医用基础化学

第2版

主　审　崔成立

主　编　程向晖　石松利

副主编　白迎春　樊丽雅　周红兵

编　者（以姓名汉语拼音为序）

白迎春　陈颖慧　程向晖　杜　燕

樊丽雅　郭慧卿　姜树原　刘广达

马宇衡　钮树芳　石松利　苏　琨

王　启　杨美青　郑东华　周红兵

科学出版社

北　京

内 容 简 介

本教材是作者根据多年的教学实践，结合医用化学相关知识的发展和当前医学相关专业的教学需求在第 1 版《医用基础化学》的基础上重新编写而成。全书共 20 章，分别介绍了溶液与酸碱平衡，稀溶液的依数性，沉淀溶解平衡，缓冲溶液，化学反应速率，氧化还原与电极电势，原子结构和元素周期律，共价键与分子间力，配位化合物，有机化合物概述，烃和卤代烃，醇、硫醇、酚和醚，醛和酮，有机羧酸及羧酸衍生物，立体异构，含氮有机化合物，糖类，脂类，氨基酸、多肽和蛋白质，放射化学概述及其应用简介等内容，各章章末还附有习题供学生自测，教材在保持化学基础知识的科学性和系统性的同时具备可读性和实用性。

本教材适合高等医学院校医学各专业本课程学时数较少的本科生、文科起点的本科生，以及临床医学、医学影像学、麻醉学、医学检验技术、口腔医学、护理学、眼视光医学等医学相关专业的本、专科生及成人教育本、专科生使用。

图书在版编目（CIP）数据

医用基础化学 / 程向晖，石松利主编 . --2 版 . 北京：科学出版社，2024. 8. --
ISBN 978-7-03-079371-3

Ⅰ. R313

中国国家版本馆 CIP 数据核字第 2024AP1128 号

责任编辑：周　园 / 责任校对：宁辉彩
责任印制：赵　博 / 封面设计：陈　敬

科学出版社 出版
北京东黄城根北街16号
邮政编码：100717
http://www.sciencep.com

天津市新科印刷有限公司印刷
科学出版社发行　各地新华书店经销
*
2016年9月第　一　版　开本：787×1092　1/16
2024年8月第　二　版　印张：15　1/2　插页：1
2025年1月第六次印刷　字数：448 000

定价：65.00元

（如有印装质量问题，我社负责调换）

前　言

本教材是包头医学院在认真总结多年教学经验，在第1版使用实践基础上编写而成。教材的指导思想是“夯实基础知识，培养专业素养，提高应用能力”，注重化学基础知识在医学上的应用，以医学类专业人才培养目标为依据，保持了化学基础知识的科学性和系统性，更注重化学知识和技能在临床实践中的应用，同时也为学生自主学习提供了素材。

教材内容由浅入深，各章节既有一定的连贯性又具有独立性，每章后附有习题，可供学生自学使用。本教材适合高等医学院校医学各专业本课程学时数较少的本科生、文科起点的本科生，以及临床医学、医学影像学、麻醉学、医学检验技术、口腔医学、护理学、眼视光医学等医学相关专业的本、专科生及成人教育本、专科生使用。

教材共分20章，参考学时为60学时，其中溶液与酸碱平衡4学时，稀溶液的依数性4学时，沉淀溶解平衡3学时，缓冲溶液3学时，化学反应速率4学时，氧化还原与电极电势4学时，原子结构和元素周期律4学时，共价键与分子间力2学时，配位化合物2学时，有机化合物概述1学时，烃和卤代烃4学时，醇、硫醇、酚和醚3学时，醛和酮3学时，有机羧酸及羧酸衍生物5学时，立体异构2学时，含氮有机化合物4学时，糖类2学时，脂类2学时，氨基酸、多肽和蛋白质2学时、放射化学概述及其应用简介2学时。

需要特别说明的是，包头医学院化学教研室成立于1958年，至今已66年，无论新老教师都为本教材的编写做出了重要贡献，在此表示衷心的谢意！本教材的编写也得到了学校及各部门的大力支持，在此表示感谢。同时也感谢内蒙古医科大学马宇衡、郭慧卿老师的积极参与和辛苦付出。

由于水平有限，教材中的不妥之处敬请专家、读者批评指正。

编　者

2024年2月

目　　录

绪　论

一、医用基础化学的研究内容

化学（chemistry）是研究物质的组成、结构、性质及变化规律的科学。世界是由物质组成的，物质具有丰富的、多层次的内部结构，并存在相互作用，化学的研究对象是实物，习惯上称为物质。

化学的历史发展大致分为三个阶段。第一阶段是17世纪中叶以前，化学还没有成为一门科学，人类的化学知识来源于实际应用的具体工艺过程，如炼金术、炼丹术、制陶、酿酒等。第二阶段是17世纪后半叶到19世纪末，化学元素论、原子分子论被相继提出，元素周期律被发现，逐渐形成了比较完整的无机化学体系；饱和碳原子的四面体结构和苯的六元环结构的建立，促进了有机化学发展；物理学的发展成就了物理化学理论；原子量的测定和物质成分的分析推动了分析化学的发展。此时，无机化学、有机化学、物理化学和分析化学这四大化学基础学科建立起来，实现了化学学科从经验到理论的飞跃。第三阶段始于20世纪初，现代化学飞速发展，化学的理论、研究方法、实验技术和应用都发生了巨大变化，量子力学原子结构理论、分子结构理论使人们对原子结构、分子结构和化学键的认识更加深入。原有的四大化学基础学科衍生出高分子化学、核化学、放射化学、生物化学等分支，在与其他学科相互渗透过程中又形成农业化学、环境化学、医学化学、材料化学、药物化学、计算化学、地球化学等学科，化学的研究手段也已不再是纯粹的实验，在量子力学、计算机技术发展的基础上，构建出理论研究模型和计算机模拟的方法，使研究效率大大提高。化学与其他学科交叉融合，推动了其在各领域的飞速发展，化学已经被公认为一门中心科学。

医用基础化学是医学生的重要基础课程，主要提供医学相关的化学基本概念、基本原理和重要的应用知识，为后续医学课程的学习打牢基础。课程内容是根据医学专业的特点和学习后续医学课程的需要选定的。医学生必须掌握的化学基础知识包括：无机化学部分，学习水溶液的性质、相关原理和应用；物理化学部分，介绍化学反应的能量变化、化学反应方向和限度、反应速率、氧化还原反应规律等相关内容；结构化学部分，研究原子结构、分子结构和元素周期律；有机化学部分，按照官能团分类，研究有机化合物的结构、性质和在医学上的应用。医用基础化学内容覆盖面广，在保留化学学科体系的相对完整性的基础上主要提炼出化学在医学上的应用部分，内容精练、难易适中、实用性强。

二、化学在医学中的地位和作用

化学作为一门自然科学，在科学技术和社会生活等方面起着非常重要的作用，医学与化学的关系密不可分。生命体的进化过程离不开化学变化，人类的生存和繁衍是通过化学反应完成的；人们通过化学方法制造药物来治疗疾病，麻醉药乙醚和普鲁卡因的发现、磺胺类药物的制备、青蒿素的提取等等都是化学物质或化学方法在医药领域的应用；现代医学研究的手段与化学密不可分，人体器官组织及亚细胞的结构和功能、物质代谢和能量变化等生命活动、生物大分子功能研究均离不开化学的基本原理、方法和技术；现代医学治疗也与化学关系密切，如基因诊断、控制药物在体内释放速率、药物定向进入靶细胞等。化学学习不仅可为后续生理学、药理学、免疫学等医学基础课程学习打下牢固基础，也可训练科学思维，培养独立分析问题和解决问题的能力。

三、医用基础化学的学习方法

医用基础化学是一门基础课程，为打牢基础，建立科学的基础知识构架，培养自主学习、发现问题、分析问题、解决问题的能力，同学们可参考以下学习方法。

方法一：养成预习习惯。利用教材、课程视频、网络教学平台等，自主预习相关课程内容，善于发现问题并提出问题，带着疑问进入课堂。

方法二：提高课堂学习效率。专注课堂学习，关注重点、难点和老师讲授的知识结构，形成清晰的知识脉络。善于质疑提问，争取得到老师的帮助来理解存疑点。

方法三：课后复习。通过习题及与同学交流学习内容，深入理解所学知识的内涵。

方法四：查阅文献，认真参加实验。将理论知识与实践紧密结合，从中找到解决问题的乐趣，把握课程内容的内在规律，主动深入挖掘化学知识在医学上的应用。

（程向晖）

第一章　溶液与酸碱平衡

临床上输液常用的生理盐水、葡萄糖溶液是常见的溶液，人体内的血液、细胞以及各种腺体的分泌液也都是溶液。临床上给患者进行补液时要特别注意溶液的浓度，如补液的浓度过高或过低都会产生不良后果，甚至危及患者生命，在医学中溶液和浓度的概念非常重要。

第一节　溶液和组成标度的表示方法

一、溶　　液

（一）溶液的组成

一种物质以分子、原子或离子状态分散于另一种物质中所构成的均匀而稳定的分散体系称为溶液（solution）。按聚集状态分类，溶液有气态溶液、液态溶液和固态溶液（又称固溶体）。盐水、糖水等属于液态溶液；气态混合物如空气属于气态溶液；锌溶于铜成黄铜，属于固态溶液。习惯上所说的溶液是指液态溶液。

溶液是由溶质和溶剂两部分组成，也就是溶质溶解于溶剂中形成的分散体系称为溶液。例如，氯化钠水溶液就是将盐（NaCl）溶解在水中形成的分散体系，这里盐是溶质，被溶解或分散在水中，而水是溶剂。同理葡萄糖水溶液中的葡萄糖是溶质，水是溶剂。一般我们所说的溶液都是指以水作为溶剂的水溶液；溶剂也可以是其他非水溶剂，如冰醋酸、乙醇、苯、四氯化碳等，这样组成的溶液称非水溶液。如以碘单质为溶质，乙醇为溶剂，将碘单质溶解在乙醇中形成的乙醇溶液就是碘酒。如果溶剂不是水，需要对溶剂进行说明。

（二）电解质与非电解质

溶液根据溶质的性质分为电解质溶液和非电解质溶液。电解质（electrolyte）是溶于水或熔融状态下能够导电的化合物。例如，NaCl在溶液状态下，在溶剂水分子的静电作用下完全解离成水合Na^+和水合Cl^-（图1-1）。

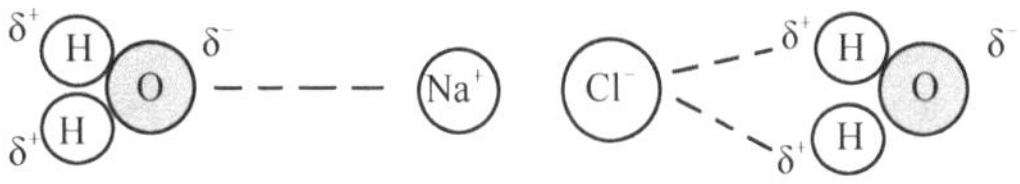

图1-1　水分子与Na^+和Cl^-的静电作用

用解离方程式表示为

$$NaCl \longrightarrow Na^+ + Cl^-$$

溶液在电场作用下，带电离子定向移动可导电。

一般的酸、碱和盐都是电解质，如盐酸、氢氧化钠、硝酸钾等。

非电解质是在水溶液中和熔融状态下都不能导电的化合物。例如1 mol葡萄糖在水溶液中不发生解离，仍是1 mol葡萄糖分子，由于没有带电粒子，所以非电解质溶液不能导电。

除羧酸及其盐、酚、胺以外，大多数有机化合物都是非电解质，如葡萄糖、乙醇、尿素等。

（三）强电解质和弱电解质

电解质根据其解离程度又分为强电解质和弱电解质。强电解质（strong electrolyte）在水溶液中完全解离成正、负离子，具有较强的导电能力。强电解质包括强酸、强碱和大部分盐类。例如

$$NaOH \longrightarrow Na^+ + OH^-$$

$$ZnSO_4 \longrightarrow Zn^{2+} + SO_4^{2-}$$

$$HCl + H_2O \longrightarrow H_3O^+ + Cl^-$$

简写为

$$HCl \longrightarrow H^+ + Cl^-$$

而弱电解质（weak electrolyte）在水溶液中只有少部分解离，产生少量的正、负离子，大部分以分子状态存在，导电能力较弱。弱电解质在溶液中离子与分子共存，是因为解离产生的离子一部分又互相碰撞，重新结合成分子，这个解离过程是可逆过程，结果是分子只有小部分解离成离子。弱电解质通常是弱酸或弱碱。例如

$$HAc+H_2O \rightleftharpoons H_3O^+ + Ac^-,$$

简写为

$$HAc \rightleftharpoons H^+ + Ac^-$$

$$H_2CO_3 \rightleftharpoons H^+ + HCO_3^-,\ HCO_3^- \rightleftharpoons H^+ + CO_3^{2-}$$

$$NH_3+H_2O \rightleftharpoons NH_4^+ + OH^-$$

碳酸存在两步解离，均是可逆解离过程，磷酸存在三步可逆解离。

电解质的解离程度可以定量地用解离度（degree of dissociation）α来表示，它是指电解质溶液达到解离平衡时，已解离的分子数和原有的分子总数之比。

$$\alpha = \frac{\text{已解离的分子数}}{\text{原有的分子总数}} \tag{1-1}$$

解离度的量纲为1，习惯上用百分率表示。

解离度的大小不仅与物质的本性有关，还与电解质溶液的浓度、溶剂性质及温度有关。不同电解质的解离度差别很大。

表 1-1　不同浓度乙酸的解离度（298.15K）

溶液浓度（$mol \cdot L^{-1}$）	H^+浓度（$mol \cdot L^{-1}$）	解离度
1.00	0.0042	0.42%
0.100	0.00132	1.32%
0.0100	0.00042	4.20%

在相同浓度下，不同电解质解离度的大小反映了电解质的相对强弱，电解质越弱，解离度越小。一般来说，对于0.1 $mol \cdot kg^{-1}$的电解质溶液，解离度小于5%的称为弱电解质。

同一弱电解质溶液，浓度越小，解离度越大（表1-1）。因此，在谈到解离度时，必须同时指出该溶液的浓度。

二、溶液组成标度的表示方法

溶液的组成标度是指一定量的溶液或溶剂中所含溶质的量。常用的有以下几种表示方法。

1. 物质的量浓度　物质的量浓度是实际工作中常用的一种表示溶液组成标度的重要方法。定义为溶质B的物质的量与溶液的体积之比，单位是 $mol \cdot L^{-1}$。用符号c_B表示，即

$$c_B = \frac{n_B}{V} \tag{1-2}$$

式中，n_B为物质B的物质的量，V为溶液的体积。物质的量浓度的单位也可以是$mmol \cdot L^{-1}$、$\mu mol \cdot L^{-1}$。

物质的量n_B与物质的质量m_B、摩尔质量M_B的关系可以用下式表示

$$n_B = \frac{m_B}{M_B} \tag{1-3}$$

蔗糖的摩尔质量是342 g·mol^{-1}，如果把342 g蔗糖溶解在适量的水中配制成1 L的溶液，它的物质的量浓度就是1 mol·L^{-1}。如果将171 g的蔗糖配制成1 L溶液，那么它的物质的量浓度就是0.5 mol·L^{-1}。

又如，氯化钠的摩尔质量是58.5 g·mol^{-1}，若将29.3 g氯化钠溶解、配制成1 L溶液，它的物质的量浓度就是0.5 mol·L^{-1}。

例1-1 200 ml盐酸溶液中含有0.73 g HCl，计算该盐酸溶液的物质的量浓度。

解： HCl的摩尔质量是36.5 g·mol^{-1}，0.73 g HCl的物质的量

$$n_{HCl} = \frac{m_{HCl}}{M_{HCl}} = \frac{0.73g}{36.5g \cdot mol^{-1}} = 0.02mol$$

该盐酸溶液的物质的量浓度为

$$c_{HCl} = \frac{n_{HCl}}{V} = \frac{0.02mol}{0.2L} = 0.1mol \cdot L^{-1}$$

例1-2 100 ml正常人的血清中含有10 mg Ca^{2+}，试计算血清中Ca^{2+}的物质的量浓度。

解： $c_{Ca^{2+}} = \frac{n_{Ca^{2+}}}{V} = \frac{m_{Ca^{2+}}/M_{Ca^{2+}}}{V} = \frac{0.01g/(40g \cdot mol^{-1})}{0.1L} = 0.0025mol \cdot L^{-1}$

2.质量浓度 定义为溶质B的质量与溶液的体积之比，用符号β_B表示，即

$$\beta_B = \frac{m_B}{V} \tag{1-4}$$

式中，m_B为物质B的质量，V为溶液的体积。质量浓度的单位为kg·L^{-1}，也可以是g·L^{-1}、mg·L^{-1}或μg·L^{-1}。表示质量的单位可以改变，而表示体积的单位一般不能改变，均用L。

如静脉注射用的氯化钠注射液β_{NaCl}= 9 g·L^{-1}，c_{NaCl}=0.15 mol·L^{-1}。临床上常用的0.9% NaCl和5%葡萄糖注射液，其质量浓度应表示为9 g·L^{-1} NaCl和50 g·L^{-1}葡萄糖。

物质B的质量浓度β_B与物质的量浓度c_B和摩尔质量M_B之间的关系为

$$\beta_B = c_B \cdot M_B \tag{1-5}$$

例1-3 100 ml NaCl注射液中含0.9 g NaCl，计算该溶液的质量浓度和物质的量浓度。

解： 该NaCl注射液的质量浓度为

$$\beta_{NaCl} = \frac{m_{NaCl}}{V} = \frac{0.9g}{0.1L} = 9g \cdot L^{-1}$$

该NaCl注射液物质的量浓度为

$$c_{NaCl} = \frac{\beta_{NaCl}}{M_{NaCl}} = \frac{9g \cdot L^{-1}}{58.5g \cdot mol^{-1}} = 0.15mol \cdot L^{-1}$$

3.质量摩尔浓度 定义为溶质B的物质的量与溶剂的质量之比，用符号b_B表示，即

$$b_B = \frac{n_B}{m_A} \tag{1-6}$$

式中，n_B为物质B的物质的量，m_A为溶剂的质量。质量摩尔浓度b_B的单位为mol·kg^{-1}。

例1-4 将5.85 g NaCl溶于100 g水中，求NaCl溶液的质量摩尔浓度。

解： $b_{NaCl} = \frac{n_{NaCl}}{m_{H_2O}} = \frac{m_{NaCl}/M_{NaCl}}{m_{H_2O}} = \frac{5.85g/58.5g \cdot mol^{-1}}{0.1kg} = 1.00mol \cdot kg^{-1}$

4. 质量分数 定义为溶质B的质量m_B与溶液总质量之比。用符号W_B表示，即

$$W_B = \frac{m_B}{m} \tag{1-7}$$

质量分数没有单位，可以用百分数（g/g%）表示。例如，市售浓盐酸中HCl的质量分数为37%，即100 g盐酸溶液中有37 g HCl气体。

例1-5 37%的盐酸溶液，密度为1.19 g · ml^{-1}，计算该溶液的物质的量浓度。

解： 1 L盐酸溶液中所含HCl的质量为

$$m_{HCl}=1.19\ g \cdot ml^{-1} \times 1000ml \times 37\% = 440.3g$$

HCl的摩尔质量为36.5 g · mol^{-1}，所以该盐酸的物质的量浓度为

$$c_{HCl} = \frac{n_{HCl}}{V} = \frac{m_{HCl} / M_{HCl}}{V} = \frac{440.3g / (36.5g \cdot mol^{-1})}{1L} = 12mol \cdot L^{-1}$$

例1-6 实验室常用的65%浓硝酸，密度为1.4 g · ml^{-1}，计算该浓硝酸的物质的量浓度。要配制3.0 mol · L^{-1}的硝酸溶液100 ml，需用这种浓硝酸多少毫升？

解： 硝酸的摩尔质量为63 g · mol^{-1}，所以硝酸的物质的量浓度为

$$c_{HNO_3} = \frac{n_{HNO_3}}{V} = \frac{m_{HNO_3} / M_{HNO_3}}{V} = \frac{1.4g \cdot ml^{-1} \times 1000ml \times 65\% / (63g \cdot mol^{-1})}{1L} = 14.4mol \cdot L^{-1}$$

欲配制3.0 mol · L^{-1}的硝酸溶液100 ml，需用浓硝酸的体积$V_{浓}$为

$$c_{浓} V_{浓} = c_{稀} V_{稀}$$

$$14.4\ mol \cdot L^{-1} \times V_{浓} = 3.0\ mol \cdot L^{-1} \times 100ml$$

$$V_{浓} = 20.8\ ml$$

5. 摩尔分数 定义为物质B的物质的量n_B与混合物的物质的量$\sum n_i$之比，用符号x_B表示，即

$$x_B = \frac{n_B}{\sum n_i} \tag{1-8}$$

如溶液由溶质B和溶剂A组成，则溶质B的摩尔分数为

$$x_B = \frac{n_B}{n_A + n_B}$$

式中，n_B为溶质B的物质的量，n_A为溶剂A的物质的量。同理，溶剂A的摩尔分数为

$$x_A = \frac{n_A}{n_A + n_B}$$

显然，$x_A+x_B=1$，即混合物（或溶液）中所有物质的摩尔分数之和为1。

6. 体积分数 定义为在相同温度和压力时物质B的体积V_B与溶液的体积V之比，用符号φ_B表示，即

$$\varphi_B = \frac{V_B}{V} \tag{1-9}$$

体积分数也没有单位，可用百分数（ml/ml%）表示，例如常用于消毒的医用酒精是体积分数为75%的乙醇水溶液，也就是100ml溶液中含有75ml乙醇。

例1-7 医用酒精溶液中乙醇的体积分数为75%，现配制500ml这种溶液，需要95%乙醇多少毫升？

解：需要95%乙醇为V毫升，则

$$V \times 95\% = 75\% \times 500$$

$$V = 394.7\text{ml}$$

第二节　强电解质溶液理论

理论上，强电解质溶液的解离度应为100%，但实验测得的解离度却小于100%。而且，溶液浓度越大，离子电荷价数越高，这种偏差也越大。因此，实验测得的解离度并不代表强电解质在溶液中的实际解离度，故称为表观解离度（degree of apparent dissociation）。是什么原因造成表观解离度小于理论解离度呢?Debye-Hückel的离子互吸理论给出了合理的阐述。

一、离　子　氛

1923年，德拜（Debye）和休克尔（Hückel）提出了电解质的离子互吸理论。其要点为：①强电解质在水中是全部解离的；②离子间通过静电引力相互作用，每一个离子都被周围电荷相反的离子包围着，形成了离子氛（ion atmosphere）。如图1-2所示，每一个离子氛中心的离子同时又是另一个相反电荷离子的离子氛成员。由于离子氛的存在，离子之间相互作用而互相牵制，不能完全自由运动，因而不能100%发挥离子应有的效能。此外，在强电解质的溶液中，正、负离子还可以部分缔合成“离子对”而作为一个独立单位运动，使自由离子的浓度降低。显然，离子氛和离子对的形成与溶液的浓度和离子所带的电荷有关。溶液越浓，离子所带电荷越大，离子之间的相互牵制作用越强。

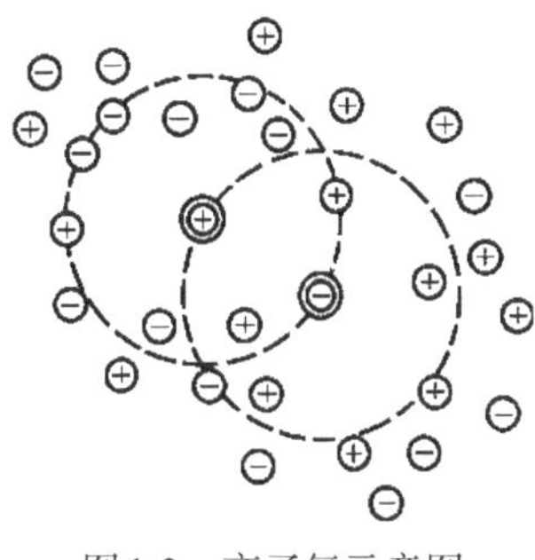

图1-2　离子氛示意图

二、活度和活度系数

为了表达强电解质溶液中离子之间的相互作用，1907年美国化学家路易斯（Lewis）提出了活度（activity）的概念，活度表示电解质溶液中实际上能起作用的离子浓度，也称有效浓度。由于受到离子之间及溶剂的影响，活度（a）的数值比其对应的浓度的数值小一些。对于溶质B的活度a_B与质量摩尔浓度b_B的关系为

$$a_B = \gamma_B \cdot b_B \tag{1-10}$$

式中，γ_B称为该离子的活度系数（activity coefficient），量纲为1。通常情况下，$\gamma_B < 1$。溶液越稀，离子间的距离越大，牵制作用越弱，离子氛和离子对出现的机会越少，活度与浓度间的差别就越小。因此，①当强电解质溶液中的离子浓度很小，且离子所带的电荷数也少时，活度接近浓度，此时$\gamma \approx 1$。②严格地说，溶液中的中性分子也有活度和浓度的差别，不过不像离子的差别那么大，所以通常把中性分子的γ视为1。③对于弱电解质溶液，因其离子浓度很小，一般把弱电解质的γ也视为1。

三、离　子　强　度

某离子的活度系数，不仅受它本身浓度和所带的电荷的影响，还受溶液中其他离子的浓度及电荷的影响，为衡量溶液中离子和它的离子氛之间相互作用的强弱，Lewis在1921年引入了离子强度（ionic strength）的概念，定义为

$$I = \frac{1}{2}\sum b_i Z_i^2 \tag{1-11}$$

式中，b_i和Z_i分别为溶液中i离子的质量摩尔浓度和该离子的电荷数。近似计算时，也可以用c_i代替b_i。I的单位为mol·kg^{-1}。离子强度反映了离子间作用力的强弱，I值越大，离子间的作用力越大，活度系数就越小；反之，I值越小，离子间的相互作用力越小，活度系数就越接近于1。Debye-Hückel推导出了离子的活度系数与溶液中离子强度的关系，即Debye-Hückel极限定律

$$\lg\gamma_i = -AZ_i^2\sqrt{I} \tag{1-12}$$

式中，A为常数，在298.15K的水溶液中A=0.509 kg$^{1/2}$·mol$^{-1/2}$。

此式只适用于离子强度小于0.01 mol·kg^{-1}的稀薄溶液。对于较高离子强度的溶液，需要对上式作修正。在生物体中，离子强度对酶、激素和维生素的功能影响是不能忽视的。

第三节 酸碱质子理论

人们经过对酸碱的性质与组成、结构关系的研究，提出了一系列的酸碱理论，其中有电离理论和质子理论。电离理论是1884年由瑞典化学家阿伦尼乌斯（Arrhenius）提出的，该理论认为：在水中解离出的阳离子全部是H^+的化合物是酸，解离出的阴离子全部是OH^-的是碱；酸碱中和反应的实质是H^+和OH^-反应生成H_2O。电离理论把酸和碱只限于水溶液，又把碱限制为氢氧化物，它不能解释非水溶剂中的酸碱反应，也不能解释氨的碱性。为了克服电离理论的局限性，1923年，布朗斯特（Brönsted）和劳瑞（Lowry）提出了酸碱质子理论。本节主要介绍酸碱质子理论。

一、酸碱的定义

根据酸碱质子理论（Brönsted- Lowry theory of acids and bases），凡是能给出质子（H^+）的物质是酸，凡是能接受质子的物质是碱；酸（HB）失去质子后转化为其共轭碱（B^-），碱（B^-）得到质子后转化为其共轭酸（HB），这种相互依存又相互转化的一对酸碱构成共轭酸碱对（conjugate acid-base pair）。酸和碱之间的关系可表示为

$$酸 \rightleftharpoons H^+ + 碱$$

$$H_2CO_3 \rightleftharpoons H^+ + HCO_3^-，HCO_3^- \rightleftharpoons H^+ + CO_3^{2-}$$

$$HCl \longrightarrow H^+ + Cl^-$$

$$H_2PO_4^- \rightleftharpoons H^+ + HPO_4^{2-}$$

$$HAc \rightleftharpoons H^+ + Ac^-$$

$$NH_4^+ \rightleftharpoons H^+ + NH_3$$

$$H_3O^+ \rightleftharpoons H^+ + H_2O，H_2O \rightleftharpoons H^+ + OH^-$$

根据酸碱质子理论，我们可以得出：①酸、碱可以是中性分子，也可以是阳离子或阴离子；②酸较其共轭碱多一个质子；③酸、碱是相对的，同种物质在某些场合是酸，而在另一场合可以是碱，其原因是共存物质彼此间给出质子能力相对强弱不同，因此同一物质在不同的环境（介质或溶剂）中，其酸碱性会发生改变；④像H_2CO_3或CO_3^{2-}这样能给出或接受多个质子的物质为多元酸或多元碱，而像HCO_3^-和H_2O这样既能给出质子，又能接受质子的物质称为两性物质（amphoteric substance）。

二、酸碱反应的实质

按照酸碱质子理论，酸碱反应的实质是质子的传递，酸在反应中给出质子转化为它的共轭碱，所给出的质子必须传递到另一种能接受质子的物质上。因此，质子的传递只可能发生在一对

共轭酸碱对的酸与另一对共轭酸碱对的碱之间，酸碱反应的实质是两对共轭酸碱对之间质子传递的反应。例如HAc溶液呈酸性是由于HAc与H_2O之间发生了质子的传递；NH_3的水溶液呈碱性是由于NH_3与H_2O分子之间发生了质子的传递。

$$\underset{酸_1}{HAc} + \underset{碱_2}{H_2O} \rightleftharpoons \underset{酸_2}{H_3O^+} + \underset{碱_1}{Ac^-}$$

$$\underset{碱_1}{NH_3} + \underset{酸_2}{H_2O} \rightleftharpoons \underset{酸_1}{NH_4^+} + \underset{碱_2}{OH^-}$$

从以上反应可以看出：一种酸（酸$_1$）和一种碱（碱$_2$）的反应，总是伴随一种新酸（酸$_2$）和一种新碱（碱$_1$）的生成。并且，酸$_1$和生成的碱$_1$组成一对共轭酸碱对，碱$_2$和生成的酸$_2$组成另一对共轭酸碱对，其实质是两对共轭酸碱对间的质子传递反应。这种质子传递反应，既不要求反应必须在水溶液中进行，也不是先要生成独立的质子再加到碱上，而只是质子从一种物质（酸$_1$）传递到另一种物质（碱$_2$）上。因此，反应可在水溶液中进行，也可在非水溶剂中或气相中进行。

第四节　弱酸和弱碱溶液的解离平衡

弱电解质在解离过程中实际上同时存在两种进程，一种是分子解离为离子，一种是离子碰撞结合为分子，这两个进程的速率是不同的。开始解离时，分子浓度高，分子解离成为离子的速率较快，但随着离子浓度的不断增加，离子碰撞结合为分子的速率逐渐增快，而解离的速率减慢。在一定条件下，解离的速率与结合的速率必将相等，这时解离过程就达到了平衡状态，此时的平衡状态就称为解离平衡。

一、弱酸、弱碱的解离平衡和解离平衡常数

在一定温度下，弱酸、弱碱在水溶液中只有极少数分子解离（dissociation）成离子，部分离子互相吸引又重新结合成分子，已解离的离子和未解离的分子之间存在着解离平衡。例如，HAc是典型的一元弱酸，在水溶液中存在如下平衡

$$HAc+H_2O \rightleftharpoons H_3O^+ + Ac^-$$

根据化学平衡原理，在一定温度下，HAc达到解离平衡，各离子的平衡浓度以计量系数为指数的幂的乘积与分子平衡浓度以计量系数为指数的幂的乘积的比值是一个常数

$$K_i = \frac{[H_3O^+][Ac^-]}{[HAc]} \tag{1-13}$$

式中的$[H_3O^+]$、$[Ac^-]$和[HAc]均为解离平衡时各物质的浓度，单位以$mol \cdot L^{-1}$表示，H_2O为纯液体，不写入解离平衡常数表达式中；K_i为解离平衡常数。K_i的大小可表示弱电解质（弱酸，弱碱等）在水溶液中解离成离子的程度，K_i越小，则解离程度越小，电解质越弱。

通常用K_a表示弱酸的解离常数，简称酸常数；用K_b表示弱碱的解离常数，简称碱常数。根据化学平衡原理，解离平衡常数的大小与弱电解质的性质及温度有关，而与浓度无关。不同的弱电解质其K_i大小不同，温度越高，往往K_i越大，我们常使用的解离平衡常数是25℃时的数值。一些弱酸和弱碱的解离平衡常数如表1-2所示（表中K_{a1}、K_{a2}、K_{a3}分别是多元弱酸的一级解离常数、二级解离常数和三级解离常数）。

表 1-2 一些弱酸和弱碱的解离常数（298.15K）

名称	K_i	名称	K_i
乙酸（HAc）	1.75×10^{-5}（K_a）	草酸（$H_2C_2O_4$）	5.6×10^{-2}（K_{a1}）
甲酸（HCOOH）	1.8×10^{-4}（K_a）		1.5×10^{-4}（K_{a2}）
氢氰酸（HCN）	6.20×10^{-10}（K_a）	磷酸（H_3PO_4）	6.9×10^{-3}（K_{a1}）
碳酸（H_2CO_3）	4.5×10^{-7}（K_{a1}）		6.1×10^{-8}（K_{a2}）
	4.7×10^{-11}（K_{a2}）		4.8×10^{-13}（K_{a3}）
氢硫酸（H_2S）	8.9×10^{-8}（K_{a1}）	氨（NH_3）	1.8×10^{-5}（K_b）
	1.0×10^{-19}（K_{a2}）	苯胺（$C_6H_5NH_2$）	4.67×10^{-10}（K_b）
邻苯二甲酸（$C_8H_6O_4$）	1.14×10^{-3}（K_{a1}）		
	3.70×10^{-6}（K_{a2}）		

虽然弱酸和弱碱的解离平衡常数（K_i）同前面讨论的解离度（α）都可用来比较弱电解质的相对强弱的程度，但它们既有联系又有区别。

解离平衡常数是化学平衡常数的一种形式，不受浓度的影响；而解离度α则是转化率的一种形式，随浓度（c）的变化而改变。一个很弱的电解质在很稀的溶液中，解离度会很高；一个较强的电解质在浓溶液中解离度也会很低。因此，K_i比α能更深刻地表明弱酸和弱碱解离的本质和能力。两者间的简化关系式为

$$\alpha=\sqrt{\frac{K_i}{c}} \tag{1-14}$$

二、弱酸碱平衡的移动

弱电解质的解离平衡与其他化学平衡一样，是一种动态平衡。外界因素如浓度、温度的改变都会使旧平衡被破坏，经过分子和离子间的相互作用达到新的平衡。本节重点讨论浓度变化对酸碱平衡的影响。

（一）浓度

例如，HAc溶于水，一定温度下达到如下平衡

$$HAc+H_2O \rightleftharpoons H_3O^+ + Ac^-$$

溶液中HAc、H_2O、Ac^-的浓度都不随时间的变化而变化，是一个定值，如果改变其中任意物质的浓度，将使解离平衡发生移动。当增大平衡体系中HAc的浓度或减小Ac^-的浓度时，HAc的解离平衡将向右移动；当增大平衡体系中Ac^-的浓度或减小HAc的浓度时，将使HAc的解离平衡向左移动。这种由于浓度改变，使弱电解质由原来的解离平衡达到新的解离平衡的过程，称为解离平衡的移动。

同离子效应和盐效应是酸碱解离平衡中重要的两个效应，也存在于配位平衡和沉淀平衡中。

（二）同离子效应

例如，在HAc溶液中，加入强电解质NaAc时，NaAc完全解离，则溶液中的Ac^-浓度大大增加，因此就破坏了原来的平衡状态，根据化学平衡移动原理，使HAc的解离平衡向左移动，降低了HAc的解离度，则溶液中H^+的浓度相应减小。

$$HAc \rightleftharpoons H^+ + Ac^-$$

$$NaAc \longrightarrow Na^+ + Ac^-$$

同理，如果在氨水中加入NH_4Cl时，由于NH_4Cl是强电解质，可提供NH_4^+，氨水的解离平衡就向左移动，使氨的解离度降低，OH^-的浓度减小，溶液的碱性减弱。

$$NH_3 \cdot H_2O \rightleftharpoons NH_4^+ + OH^-$$
$$NH_4Cl \longrightarrow NH_4^+ + Cl^-$$

同样，在HAc溶液中加入HCl或在氨水中加入NaOH，也能使HAc或NH_3的解离平衡向左移动，解离度降低。

这种在弱电解质溶液体系中，加入与该弱电解质有共同离子的强电解质，而使弱电解质的解离平衡向左移动，从而使弱电解质解离度降低的现象称为同离子效应（common ion effect）。

（三）盐效应

当在弱电解质溶液中加入与弱电解质不含相同离子的强电解质盐类时，可使弱电解质的解离度增加，这种效应称为盐效应（salt effect）。例如，在1L 0.1 mol·L^{-1}的HAc溶液中加入0.1 mol NaCl后，可使0.1 mol·L^{-1}HAc 的解离度从1.32%增加到1.82%。盐效应的产生是由于加入的强电解质解离产生大量正、负离子，每个弱电解质产生的正离子周围有强电解质的负离子包围，同样每个弱电解质产生的负离子周围有强电解质的正离子包围，从而使弱电解质离子相互结合成分子的机会减少，解离度也相应增大。

实际上，在产生同离子效应的同时，由于加入的是强电解质，所以必然会伴随盐效应，但盐效应比同离子效应对解离度产生作用的幅度小得多。例如，在1L 0.1 mol·L^{-1}溶液中加入0.1 mol NaAc时，解离度可从1.32%下降至0.0175%（即使同时考虑NaAc对HAc的盐效应，解离度也要降至0.028%）。故当电解质浓度不大时，盐效应可以忽略不计。

三、水的质子自递反应

水是重要的溶剂，同时也是一种酸碱两性物质，在水分子之间也能发生质子的传递，1个水分子能从另一个水分子中得到质子形成H_3O^+，也称水合质子；而失去质子的H_2O分子则转化为OH^-。这类发生在两性物质分子之间的质子传递作用称为质子自递作用（autoprotolysis），水的质子自递作用可表示如下

$$H_2O + H_2O \rightleftharpoons H_3O^+ + OH^-$$

在一定温度下，水的质子自递作用（也称水的解离反应）达到平衡时，则有如下关系

$$K = \frac{[H_3O^+][OH^-]}{[H_2O][H_2O]}$$

式中的$[H_2O]$可看成是一常数，将它与K合并，得

$$K_w = [H_3O^+][OH^-] \tag{1-15}$$

或

$$pK_w = pH + pOH$$

为书写方便，通常将H_3O^+简写成H^+。式中K_w称为水的离子积。式（1-15）表示：在一定温度下，纯水中H_3O^+的平衡浓度与OH^-的平衡浓度的乘积为一定值（室温下25℃，K_w=1.0×10^{-14}）。此关系也适用于任何水溶液，无论是酸溶液，还是碱溶液。如已知溶液中H_3O^+浓度，利用式（1-15）可计算出溶液中OH^-浓度，反之亦然。因此，水溶液的酸度或碱度都可以用H_3O^+或OH^-的浓度来表示。

四、共轭酸碱对的K_a与K_b的关系

在共轭酸碱对中，共轭酸的K_a和其共轭碱的K_b之间存在一定的定量关系，现以共轭酸碱对

HB-B⁻为例进行推导。共轭酸碱对HB-B⁻在溶液中存在如下质子转移反应，达到平衡后

$$HB + H_2O \rightleftharpoons H_3O^+ + B^- \qquad K_a = \frac{[H_3O^+][B^-]}{[HB]}$$

$$B^- + H_2O \rightleftharpoons HB + OH^- \qquad K_b = \frac{[HB][OH^-]}{[B^-]}$$

以上两式相乘，得

$$K_a \cdot K_b = \frac{[H_3O^+][B^-]}{[HB]} \times \frac{[HB][OH^-]}{[B^-]}$$

$$K_a \cdot K_b = [H_3O^+][OH^-] = K_w \qquad (1\text{-}16)$$

多元酸在水中逐级解离，情况较复杂。以H_3PO_4为例。

$$H_3PO_4 + H_2O \rightleftharpoons H_3O^+ + H_2PO_4^- \qquad K_{a1} = \frac{[H_3O^+][H_2PO_4^-]}{[H_3PO_4]}$$

$$H_2PO_4^- + H_2O \rightleftharpoons H_3O^+ + HPO_4^{2-} \qquad K_{a2} = \frac{[H_3O^+][HPO_4^{2-}]}{[H_2PO_4^-]}$$

$$HPO_4^{2-} + H_2O \rightleftharpoons H_3O^+ + PO_4^{3-} \qquad K_{a3} = \frac{[H_3O^+][PO_4^{3-}]}{[HPO_4^{2-}]}$$

作为碱，PO_4^{3-}逐级接受质子（H^+）

$$PO_4^{3-} + H_2O \rightleftharpoons HPO_4^{2-} + OH^- \qquad K_{b1} = \frac{[HPO_4^{2-}][OH^-]}{[PO_4^{3-}]}$$

$$HPO_4^{2-} + H_2O \rightleftharpoons H_2PO_4^- + OH^- \qquad K_{b2} = \frac{[H_2PO_4^-][OH^-]}{[HPO_4^{2-}]}$$

$$H_2PO_4^- + H_2O \rightleftharpoons H_3PO_4 + OH^- \qquad K_{b3} = \frac{[H_3PO_4][OH^-]}{[H_2PO_4^-]}$$

由各对共轭酸碱解离常数关系可看出

$$K_{a1} \cdot K_{b3} = K_{a2} \cdot K_{b2} = K_{a3} \cdot K_{b1} = K_w$$

从上列式中可以看出，共轭酸碱对的K_a和K_b只要知道其中一个就可以计算出另一个。

例1-8　已知HAc的K_a为1.75×10^{-5}，计算Ac^-的K_b。

解：Ac^-是HAc的共轭碱，由式（1-16）得

$$K_b = \frac{K_w}{K_a} = \frac{1.0\times10^{-14}}{1.75\times10^{-5}} = 5.71\times10^{-10}$$

例1-9　已知NH_3的K_b为1.80×10^{-5}，计算NH_4^+的K_a值。

解：因NH_4^+是NH_3的共轭酸，故

$$K_a = \frac{K_w}{K_b} = \frac{1.0\times10^{-14}}{1.80\times10^{-5}} = 5.56\times10^{-10}$$

例1-10　已知H_2CO_3的K_{a1}为4.5×10^{-7}，K_{a2}为4.7×10^{-11}，计算HCO_3^-的K_b值。

解： CO_3^{2-}是二元碱，HCO_3^-是两性物质，作为碱时它的碱常数是K_{b2}。

$$CO_3^{2-}+H_2O \rightleftharpoons HCO_3^-+OH^- \ (K_{b1})$$

$$HCO_3^-+H_2O \rightleftharpoons H_2CO_3+OH^- \ (K_{b2})$$

所以 $$K_{b2}=K_w/K_{a1}=1.0\times10^{-14}/4.7\times10^{-7}=2.13\times10^{-8}$$

第五节　酸碱溶液pH的计算

在化学和医学上经常使用H_3O^+浓度很低的溶液，如果用H_3O^+浓度表示这些溶液的酸碱性，使用和记忆都很不方便。为了简便起见，对于H_3O^+浓度很低的溶液，常用pH（即氢离子浓度的负对数值）来表示溶液的酸碱性。

$$pH=-\lg[H_3O^+]$$

简写为 $$pH=-\lg[H^+]$$

根据溶液中$[H_3O^+]$可以计算溶液的pH。反之根据溶液的pH可以计算溶液中$[H_3O^+]$或$[OH^-]$。

例如，$0.015mol \cdot L^{-1}$HCl溶液中，$pH=-\lg[H_3O^+]=-\lg1.5\times10^{-2}=2-\lg1.5=2-0.18=1.82$；pH=3的HCl溶液，$[H_3O^+]=10^{-pH}=10^{-3}=1.0\times10^{-3}\ mol \cdot L^{-1}$。

中性溶液中，$[H_3O^+]=[OH^-]=10^{-7}mol \cdot L^{-1}$，pH = 7；酸性溶液中，$[H_3O^+]>[OH^-]$，pH＜7；碱性溶液中，$[H_3O^+]<[OH^-]$，pH＞7。

pH越小，溶液的酸性越强，pH越大，溶液的碱性越强，对于溶液中H^+或OH^-浓度大于$1mol \cdot L^{-1}$时，可直接用H^+或OH^-的浓度来表示，而不必用pH表示。

一、一元强酸、强碱的pH计算

一元强酸、强碱在水溶液中完全解离，而溶剂水是弱电解质，达到自身解离平衡时会解离出H_3O^+和OH^-。

故对于一元强酸溶液中的H_3O^+，一部分来源于强酸的解离，另一部分来源于H_2O的解离，即$[H_3O^+]_{总}=[H_3O^+]_{强酸}+[H_3O^+]_{水}$，当强酸的浓度$c>10^{-6}\ mol \cdot L^{-1}$时，可忽略$H_2O$解离的$H_3O^+$，则

$$[H_3O^+]_{总}\approx c_{强酸}$$

$$pH=-\lg[H_3O^+]_{强酸}=-\lg c \quad (1\text{-}17)$$

同理，当强碱的浓度$c>10^{-6}\ mol \cdot L^{-1}$时，可忽略$H_2O$解离出的$OH^-$，则

$$[OH^-]_{总}\approx c_{强碱}$$

$$pOH=-\lg[OH^-]_{强碱}=-\lg c \quad (1\text{-}18)$$

$$pH=14-pOH$$

二、一元弱酸、弱碱的pH计算

HAc、NH_4^+、HCN等是一元弱酸。NH_3、Ac^-、CN^-等是一元弱碱。

以弱酸HB为例，并设其总浓度为c，此溶液中的质子转移平衡为

$$HB + H_2O \rightleftharpoons H_3O^+ + B^-$$

起始浓度　c　　0　　0

平衡浓度　$c-[H_3O^+]$　　$[H_3O^+]$　　$[B^-]$

$$K_a=\frac{[H_3O^+][B^-]}{[HB]}=\frac{[H_3O^+][B^-]}{c-[H_3O^+]} \quad (1\text{-}19)$$

通常情况下，弱酸水溶液中弱酸的$K_a \cdot c \geqslant 20K_w$，可忽略溶液中$H_2O$的解离。则

$$[H_3O^+] = [B^-] \qquad (1\text{-}19a)$$

由于弱酸的解离度小，则溶液中$[H_3O^+]$远小于弱酸的总酸度c，则

$$c - [H_3O^+] \approx c \qquad (1\text{-}19b)$$

将式（1-19a）和式（1-19b）代入式（1-19），得

$$[H_3O^+] = \sqrt{K_a \times c} \qquad (1\text{-}20)$$

式（1-20）是一元弱酸溶液$[H_3O^+]$的最简计算公式，使用最简式必须要满足的两个条件是：①$cK_a \geqslant 20K_w$，② $c / K_a \geqslant 500$。

例 1-11 计算298.15K是0.10 mol·L^{-1}HAc溶液的pH。

解： 已知，c=0.10 mol·L^{-1}，查表得$K_a = 1.75\times10^{-5}$

用条件式判断：$K_a \cdot c = 1.75\times10^{-5}\times0.10 > 20\,K_w$，$\dfrac{c}{K_a} = \dfrac{0.10}{1.75\times10^{-5}} > 500$

故可用最简式（1-20）计算

$$[H_3O^+] = \sqrt{K_a \times c} = \sqrt{1.75\times10^{-5}\times0.10} = 1.32\times10^{-3}\ \text{mol}\cdot\text{L}^{-1}$$

$$\text{pH} = -\lg[H_3O^+] = -\lg 1.32\times10^{-3} = 2.88$$

对于一元弱碱溶液，参考一元弱酸的处理方法，可得出计算一元弱碱溶液$[OH^-]$的最简公式

$$[OH^-] = \sqrt{K_b \times c} \qquad (1\text{-}21)$$

使用最简式（1-21）必须要满足的两个条件是：①$cK_b \geqslant 20K_w$，②$c/K_b \geqslant 500$。$[OH^-]$ 的负对数pOH，也可用于表示溶液的酸碱性。在常温下，水溶液中$[H_3O^+][OH^-]=10^{-14}$，取负对数后得 pH +pOH=14，因此，pH= 14−pOH。

例 1-12 计算298.15K是0.10 mol·L^{-1}NaAc溶液的pH。

解： NaAc为强电解质，在水溶液中完全解离Na^+和 Ac^-，按照酸碱质子理论，Ac^-是一元碱，在溶液中与溶剂H_2O之间发生质子转移反应，即

$$Ac^- + H_2O \rightleftharpoons HAc + OH^-$$

查表得HAc的K_a=1.75×10^{-5}，则其共轭碱Ac^-的K_b为

$$K_b = \frac{K_w}{K_a} = \frac{1.0\times10^{-14}}{1.75\times10^{-5}} = 5.71\times10^{-10}$$

用条件式判断：$K_b \cdot c = 5.71\times10^{-10}\times0.10 > 20\,K_w$，且$c/K_b$=0.100/（5.71×$10^{-10}$）> 500

可用最简式（1-21）计算

$$[OH^-] = \sqrt{K_b \cdot c} = \sqrt{5.71\times10^{-10}\times0.1} = 7.56\times10^{-6}\ \text{mol}\cdot\text{L}^{-1}$$

$$\text{pOH} = \lg[OH^-] = -\lg 7.56\times10^{-6} = 5.12$$

$$\text{pH} = 14 - \text{pOH} = 14 - 5.12 = 8.88$$

需要特别注意：对于碱性溶液的pH，首先要计算溶液的OH^-浓度，再计算溶液的pH。

三、多元弱酸、弱碱的 pH 计算

凡是能解离出两个或两个以上质子的弱酸称为多元弱酸。如H_2CO_3、$H_2C_2O_4$、H_3PO_4和H_2S等，它们在水中分步解离出多个质子，称分步解离或逐级解离（stepwise dissociation）。

例如，二元弱酸H_2S，25℃时K_{a1}=8.9×10^{-8}，K_{a2}=1.0×10^{-19}。又如，三元弱酸H_3PO_4解离则分三步进行，相应的酸常数为K_{a1}=6.9×10^{-3}，K_{a2}=6.1×10^{-8}，K_{a3}=4.8×10^{-13}。

多元弱酸解离常数$K_{a1} \gg K_{a2} \gg K_{a3}$，这是逐级解离的规律。由$H_2S$、$H_3PO_4$的解离常数值可见，第二步解离远比第一步困难，而第三步又比第二步困难。这是由于第二步解离要从已经带有一个负电荷的离子如HS^-中再给出一个正离子H^+，当然比从中性分子如H_2S中给出一个正离子H^+要困难得多。同理，第三步解离就更加困难。从同离子效应的影响来看，因为前一级的解离会抑制后一级的解离，由第二、第三步解离产生的H_3O^+与第一步解离产生的H_3O^+相比是微不足道的。

因此，多元弱酸溶液，当$K_{a1}/K_{a2} > 10^2$，H_3O^+主要决定于第一步解离，其他解离可忽略，此时多元弱酸可按一元弱酸处理。

若符合条件$cK_{a1} \geqslant 20K_w$和$c/K_{a1} \geqslant 500$，则

$$[H^+] = \sqrt{cK_{a1}} \tag{1-22}$$

多元弱碱溶液中OH^-浓度的计算同多元弱酸，可按一元弱碱近似处理，得到相对应的计算公式，若符合条件$cK_{b1} \geqslant 20K_w$和$c/K_{b1} \geqslant 500$，则

$$[OH^-] = \sqrt{cK_{b1}} \tag{1-23}$$

例 1-13　计算0.10 mol · L^{-1}邻苯二甲酸溶液的pH。

解： 查表1-2得邻苯二甲酸K_{a1}=1.14×10^{-3}，K_{a2}=3.70×10^{-6}

因为$K_{a1}/K_{a2} > 10^2$，所以可以简化为一元弱酸，用条件式判断：$cK_{a1} > 20K_w$，$c/K_{a1} > 500$，可用最简式计算

$$[H^+] = \sqrt{cK_{a1}} = \sqrt{0.10 \times 1.14 \times 10^{-3}} = 1.07 \times 10^{-2}\ \text{mol} \cdot L^{-1}$$

$$pH=1.97$$

四、两性物质溶液的氢离子浓度计算

既能给出质子又能接受质子的物质是两性物质。多元酸的酸式盐（如$NaHCO_3$、$NaHC_2O_4$、NaHS、NaH_2PO_4、Na_2HPO_4等）、弱酸弱碱盐（如NH_4Ac）、氨基酸、蛋白质等都是两性物质。

以酸式盐NaHA（浓度为c mol · L^{-1}）为例，在水溶液中存在如下平衡

酸式解离：$HA^- \rightleftharpoons H^+ + A^{2-}$　　$K_a = \dfrac{[H_3O^+][A^{2-}]}{[HA^-]}$

碱式解离：$HA^- + H_2O \rightleftharpoons H_2A + OH^-$　　$K_b = \dfrac{[H_2A][OH^-]}{[HA^-]}$

水的质子自递：$H_2O + H_2O \rightleftharpoons H_3O^+ + OH^-$　　$K_w = [H_3O^+][OH^-]$

由上述平衡可见，两性物质溶液中，质子传递平衡非常复杂，在计算两性溶液中的$[H_3O^+]$时，可以进行近似处理得

$$[H_3O^+] = \sqrt{K_a K_a'} \tag{1-24}$$

或

$$pH = \frac{1}{2}(pK_a + pK_a')$$

多元酸的酸式盐或两性物质水溶液的H_3O^+计算均可以用式（1-24），关键是要确定K_a和K_a'分别是哪级酸或哪个酸的酸常数。其中K_a是两性物质中显酸性部分的酸常数；K_a'是两性物质中显碱性部分的共轭酸的酸常数。

例 1-14　计算0.1 mol · L^{-1} KH_2PO_4溶液的pH。

解： 查表1-2得H_3PO_4 K_{a1}=6.9×10^{-3}，K_{a2}=6.1×10^{-8}

可用式（1-24）计算

$$[H_3O^+]=\sqrt{K_{a1}K_{a2}}=\sqrt{6.9\times10^{-3}\times6.1\times10^{-8}}=2.05\times10^{-5}\ mol\cdot L^{-1}$$

$$pH=4.69$$

例1-15 计算0.2 mol·L^{-1} NH_4Ac溶液的pH。

解： 查表1-2得弱酸NH_4^+的共轭碱NH_3的K_b=1.8×10^{-5}，弱碱Ac^-的共轭酸HAc的K_a'=1.75×10^{-5}，计算弱酸K_a得

$$K_a=\frac{K_w}{K_b}=\frac{1.0\times10^{-14}}{1.8\times10^{-5}}=5.56\times10^{-10}$$

$$[H^+]=\sqrt{K_aK_a'}=\sqrt{5.56\times10^{-10}\times1.75\times10^{-5}}=9.86\times10^{-8}\ mol\cdot L^{-1}$$

$$pH=7.01$$

计算两性溶液中的$[H_3O^+]$时，关键是要确定K_a和K_a'分别是哪级酸或哪个酸的酸常数。

例如：KH_2PO_4溶液，$H_2PO_4^-$作为酸时，其酸常数为H_3PO_4的K_{a2}；$H_2PO_4^-$作为碱时，其共轭酸为H_3PO_4，酸常数为H_3PO_4的K_{a1}。因此$[H^+]=\sqrt{K_{a1}K_{a2}}$。

例如：K_2HPO_4溶液，HPO_4^{2-}作为酸时，其酸常数为H_3PO_4的K_{a3}；HPO_4^{2-}作为碱时，其共轭酸为$H_2PO_4^-$，酸常数为H_3PO_4的K_{a2}。因此$[H^+]=\sqrt{K_{a2}K_{a3}}$。

例如：NH_4Ac溶液，NH_4^+作为酸，其酸常数为K_a，Ac^-作为碱，其共轭酸HAc的酸常数为K_a'。因此$[H^+]=\sqrt{K_aK_a'}$。

习　题

1. 判断下列说法是否正确：

（1）某弱酸HA的酸性越强，其共轭碱的碱性越强。

（2）同一弱电解质溶液，浓度越小，解离度越大。

（3）在298.15K时，HAc溶液的解离度越大，溶液中H_3O^+浓度越大。

2. 请按照酸碱质子理论，指出下列各物质中哪些是酸、哪些是碱、哪些是两性物质；并分别写出酸的共轭碱和碱的共轭酸。

NH_3，HCl，H_2O，$H_2PO_4^-$，HCO_3^-，H_2SO_4，CO_3^{2-}，H_2S，HAc

3. 某患者需补0.05 mol Na^+，应补多少克NaCl?若用生理盐水（质量浓度为9g·L^{-1}）需多少毫升？

4. 用体积分数为95%的乙醇溶液配制1000 ml体积分数为75%的乙醇溶液（即医用酒精），需多少毫升体积分数为95%的乙醇溶液？

5. 10 ml NaCl饱和溶液重12.003 g，将其蒸干后得NaCl 3.173 g，试计算NaCl饱和溶液的物质的量浓度、质量浓度、质量摩尔浓度和质量分数。

6. 将下列氢离子浓度换算为pH：

3.2×10^{-2} mol·L^{-1}，2.65×10^{-7} mol·L^{-1}，5.91×10^{-10} mol·L^{-1}

7. 已知0.01 mol·L^{-1}某弱酸HA（$K_a<1\times10^{-5}$）溶液的pH为4.00，计算HA的解离常数K_a和解离度α。

8. 将0.40 mol·L^{-1}甲酸溶液（$K_a=1.8\times10^{-4}$）250.0ml，加水稀释至500 ml，稀释后溶液的pH是多少？

（钮树芳）

第二章　稀溶液的依数性

溶液（solution）是由两种或两种以上物质以分子、原子或离子的形式互相分散而形成的均匀、稳定的分散系统。溶液可以以气态、液态或固态三种状态存在。

溶液的性质可分为两类：一类与溶质的本性有关，如溶液的颜色、酸碱性、导电性等；另一类与溶质本性无关，只取决于溶质在溶液中的质点数目。对于难挥发性非电解质稀溶液而言，这类与溶质本性无关的性质，具有一定的共同性和规律性，通常被称为稀溶液依数性（colligative property of dilute solution），这些性质包括蒸气压下降、沸点升高、凝固点降低和渗透压力。

水溶液与医药的关系尤为密切。人体内的水溶液简称为体液，包括血液、胃液、尿液、细胞内液、组织间液等。机体的新陈代谢、食物的消化和吸收、营养物质的运输及转化、代谢废物的排泄等都在水溶液中进行。稀溶液依数性对细胞内外物质的交换与运输、临床输液、水及电解质代谢等问题，均具有一定的理论指导意义。本章主要介绍难挥发性非电解质稀溶液的依数性。

第一节　溶液的蒸气压下降

一、液体的蒸气压

在一定温度下，将液体放入一密闭容器中，由于液体分子的热运动，一部分动能足够大的分子克服液体分子间的作用力逸出液面，扩散形成气相，这一过程称为蒸发（evaporation）。随着液相上方气相分子数目的增加，某些气相分子不断运动也会接触到液面并被吸引到液相中，这一过程称为凝结（condensation）。纯水的蒸发和凝结可表示如下

$$H_2O(l) \underset{\text{凝结}}{\overset{\text{蒸发}}{\rightleftharpoons}} H_2O(g) \qquad (2\text{-}1)$$

开始阶段，蒸发过程占优势，但随着蒸气密度增大，凝结速率也加快。当蒸发速率与凝结速率相等时气相和液相达到平衡，蒸气的密度不再改变，这时蒸气所具有的压力称为该温度下的饱和蒸气压力，简称蒸气压（vapor pressure），用符号p表示，单位为Pa或kPa。

在一定温度下，蒸气压与液体的本性有关，不同的物质有不同的蒸气压。如在20℃，水的蒸气压为2.34kPa，而乙醚的蒸气压却高达57.6kPa。

蒸气压随温度的变化而改变。液体的蒸发是吸热过程。因此，当温度升高时，式（2-1）表示的液相与气相间的平衡向右移动，蒸气压将随温度升高而增大。水的蒸气压与温度的关系见表2-1。

表2-1　不同温度下水的蒸气压

t（℃）	p（kPa）	t（℃）	p（kPa）
0	0.61115	15	1.7058
5	0.87258	20	2.3393
10	1.2282	25	3.1699

续表

t（℃）	p（kPa）	t（℃）	p（kPa）
30	4.2470	80	47.414
35	5.6290	90	70.182
40	7.3849	100	101.32
50	12.352	110	143.38
60	19.946	120	198.67
70	31.201	130	270.28

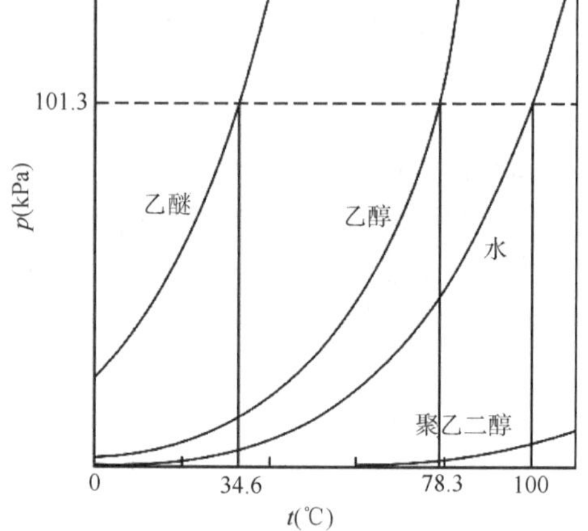

图2-1　几种液体蒸气压与温度的关系图

图2-1反映了乙醚、乙醇、水、聚乙二醇的蒸气压随温度升高而增大的情况。

固体也具有一定的蒸气压。固体直接蒸发为气体的过程称为升华（sublimation）。如冰、碘、樟脑及萘等属于易挥发性物质，具有较显著的蒸气压。但大多数固体的蒸气压都很小。固体的蒸气压也随温度升高而增大。

无论固体还是液体，蒸气压大者称为易挥发性物质，蒸气压小者则称为难挥发性物质。本章讨论稀溶液依数性时，忽略难挥发性溶质自身的蒸气压，只考虑溶剂的蒸气压。

二、溶液的蒸气压下降规律——Raoult 定律

含有难挥发性溶质溶液的蒸气压低于同温度纯溶剂的蒸气压。

溶液中部分液面或多或少地被难挥发性的溶质分子占据，导致溶剂的表面积相对减小，因此，单位时间内逸出液面的溶剂分子数目相对纯溶剂少（图2-2），这种现象称为溶液的蒸气压下降（vapor pressure lowering）。显然，溶液中难挥发性溶质浓度越大，溶剂的摩尔分数越小，蒸气压下降越多（图2-3）。

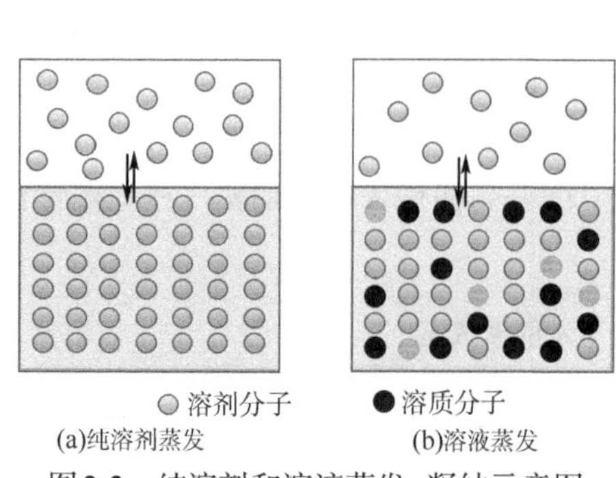

图2-2　纯溶剂和溶液蒸发-凝结示意图

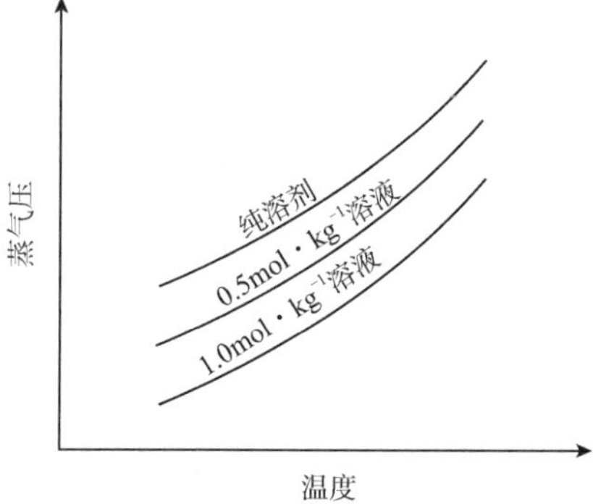

图2-3　纯溶剂与不同质量摩尔浓度溶液的蒸气压曲线

1887年，法国科学家拉乌尔（F.M.Raoult）根据实验结果总结得出如下规律：在一定温度下，难挥发性非电解质稀溶液的蒸气压等于纯溶剂的饱和蒸气压与溶剂的摩尔分数的乘积。其数学表达式为

$$p = p^{\circ}x_{A} \tag{2-2}$$

式中，p为溶液的蒸气压，p°为纯溶剂的蒸气压，x_A为溶液中溶剂的摩尔分数。

对于只有一种溶质B的稀溶液，x_B为溶质的摩尔分数，由于$x_A+x_B=1$，所以

$$p = p^{\circ}(1-x_{B}) = p^{\circ} - p^{\circ}x_{B}$$

$$p^{\circ} - p = p^{\circ}x_{B}$$

$$\Delta p = p^{\circ}x_{B} \tag{2-3}$$

式中，Δp表示溶液的蒸气压下降值。式（2-3）是Raoult定律的又一种表达式。

Raoult定律的适用范围是难挥发性非电解质的稀溶液。因为在稀溶液中，溶剂分子之间的引力受溶质分子的影响很小，与纯溶剂几乎相同，溶剂的饱和蒸气压仅取决于单位体积内溶剂的分子数。如果溶液浓度变大，溶质对溶剂分子之间的引力有显著的影响，这时溶液的蒸气压以Raoult定律计算会出现较大的误差。

从Raoult定律可以推导出稀溶液蒸气压下降与溶质的质量摩尔浓度b_B的关系。在稀溶液中，$n_A >> n_B$，因此$n_A+n_B \approx n_A$，则

$$x_{B} = \frac{n_{B}}{n_{A}+n_{B}} \approx \frac{n_{B}}{n_{A}} = \frac{n_{B}}{m_{A}/M_{A}} = \frac{n_{B}}{m_{A}} \times M_{A}$$

式中，m_A为溶剂的质量，有

$$x_{B} = b_{B}M_{A}$$

所以

$$\Delta p = p^{\circ}x_{B} = p^{\circ}b_{B}M_{A}$$

$$\Delta p = Kb_{B} \tag{2-4}$$

式中，K为比例系数，它取决于p°和溶剂的摩尔质量M_A。

因此，Raoult定律又可以表述为：在一定温度下，难挥发性非电解质稀溶液的蒸气压下降与溶质的质量摩尔浓度成正比，而与溶质的本性无关。

例2-1 已知293.15K时水的饱和蒸气压为2.3393kPa，将6.840g蔗糖($C_{12}H_{22}O_{11}$)溶于100.0g水中，计算蔗糖溶液的质量摩尔浓度和蒸气压。

解： 蔗糖的摩尔质量为342.0 g·mol^{-1}因此质量摩尔浓度为

$$b_{B} = \frac{n_{B}}{m_{A}} = \frac{m_{B}/M_{B}}{m_{A}} = \frac{6.840\ \text{g}}{342.0\ \text{g}\cdot\text{mol}^{-1}} \times \frac{1000\ \text{g}\cdot\text{kg}^{-1}}{100.0\ \text{g}} = 0.2000\ \text{mol}\cdot\text{kg}^{-1}$$

$$x_{A} = \frac{n_{A}}{n_{A}+n_{B}} = \frac{100.0\ \text{g}/18.02\ \text{g}\cdot\text{mol}^{-1}}{100.0\ \text{g}/18.02\ \text{g}\cdot\text{mol}^{-1}+6.840\text{g}/342.0\ \text{g}\cdot\text{mol}^{-1}} = 0.9964$$

蔗糖溶液的蒸气压为

$$p = p^{\circ}x_{A} = 2.3393\ \text{kPa} \times 0.9964 = 2.331\ \text{kPa}$$

第二节 溶液的沸点升高和凝固点降低

一、纯液体的沸点和凝固点

纯液体的沸点（boiling point）是指液体的蒸气压与外界大气压相等，液体开始沸腾时的温度。通常所说的沸点是指标准大气压（101.3kPa）时的沸点，用T_b^o表示。例如，水的沸点是373.15K。

液体的沸点与外界压力有关。外界压力越大，沸点越高，反之亦然。因此，在实际工作中，对热不稳定的物质进行提取或精制时，常采用减压蒸馏或减压浓缩的方法以降低蒸发温度，防止高温加热对这些物质的破坏。而对热稳定的注射液和对某些医疗器械进行灭菌时，则常采用高压灭菌法即在密闭的高压消毒器内加热，通过提高水蒸气的温度来缩短灭菌时间并提高灭菌效果。

当用一种内壁非常光滑的容器加热某种纯液体时，会出现温度已经达到或者超过液体沸点时液体并没有沸腾的现象，称为过热现象（superheating phenomenon）。过热现象容易使液体产生暴沸而发生危险。因此，实验室进行蒸发或蒸馏时需要在蒸馏瓶中加入少量沸石。

凝固点（freezing point）是指在一定外界压力（通常指101.3kPa）下，物质的液相和固相蒸气压相等，两相平衡共存时的温度，用T_f^o表示。例如，水的正常凝固点是273.15K，又称冰点，此温度时纯水的液相和固相蒸气压相等。

外界压力不同，凝固点数值不同。有些液体的凝固点随外界压力的增大而升高。有些液体则相反，其凝固点随外界压力的增大而降低。

常见溶剂的正常沸点和凝固点列在表2-2中。

表2-2 常见溶剂的T_b^o、K_b和T_f^o、K_f值

溶剂	T_b^o（℃）	K_b（K · kg · mol^{-1}）	T_f^o（℃）	K_f（K · kg · mol^{-1}）
水	100	0.513	0.0	1.86
乙酸	118	3.22	17.0	3.63
苯	80	2.64	5.5	5.07
乙醇	78.4	1.23	−117.3	1.99
四氯化碳	76.7	5.26	−22.9	32.0
乙醚	34.7	2.20	−116.2	1.80
萘	218	5.80	80.0	7.45

二、溶液的沸点升高和凝固点降低

实验表明，难挥发性非电解质稀溶液的沸点高于纯溶剂的沸点，这一现象称为溶液的沸点升高（boiling point elevation）。溶液沸点升高的原因是溶液的蒸气压低于纯溶剂的蒸气压。如图2-4所示，横坐标表示温度，纵坐标表示蒸气压。AA′为纯溶剂的蒸气压曲线，BB′为稀溶液的蒸气压曲线。在温度为T_b^o时，溶液的蒸气压低于101.3kPa。若使溶液的蒸气压力等于101.3kPa，只有升高温度至T_b，溶液才会沸腾。T_b为溶液的沸点，溶液的沸点升高为ΔT_b。

难挥发性非电解质稀溶液的凝固点总比纯溶剂凝固点低的现象被称为溶液的凝固点降低（freezing point depression）。凝固点降低同样是由溶液的蒸气压下降所引起。在图2-4中，AC为固相纯溶剂的蒸气压曲线。AA′与AC相交于A点，蒸气压为0.61115kPa，此时冰和水两相共存，A点对应的温度即是纯水的凝固点T（273.15K）。这时溶液的蒸气压低于0.61115kPa，冰和水两相不能共存。由于冰的蒸气压比水的蒸气压高，冰将融化。进一步降低温度，冰的蒸气压曲线与溶液的蒸气压曲线相交到B点，这时溶液中溶剂的蒸气压与冰的蒸气压相等，溶液中水和冰能够共存，这一温度就是该溶液的凝固点T_f。

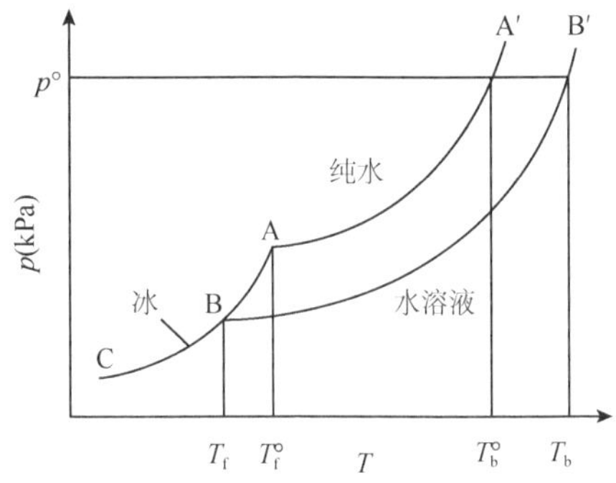

图2-4　溶液的沸点升高和凝固点降低

溶液的沸点升高及凝固点降低均与溶液的蒸气压下降相关。难挥发性非电解质稀溶液的沸点升高与溶液的质量摩尔浓度之间的关系为

$$\Delta T_b = T_b - T_b^\circ = K_b b_B \tag{2-5}$$

式中，ΔT_b为溶液的沸点升高值，K_b为溶剂的摩尔沸点升高常数。

难挥发非电解质稀溶液的凝固点降低与溶液的质量摩尔浓度之间的关系为

$$\Delta T_f = T_f - T_f^\circ = K_f b_B \tag{2-6}$$

式中，ΔT_f为溶液的凝固点降低值，K_f为溶剂的摩尔凝固点降低常数。

由式（2-5）和式（2-6）可见，难挥发性非电解质稀溶液的沸点升高和凝固点降低均与溶液的质量摩尔浓度成正比，与溶质的本性无关。

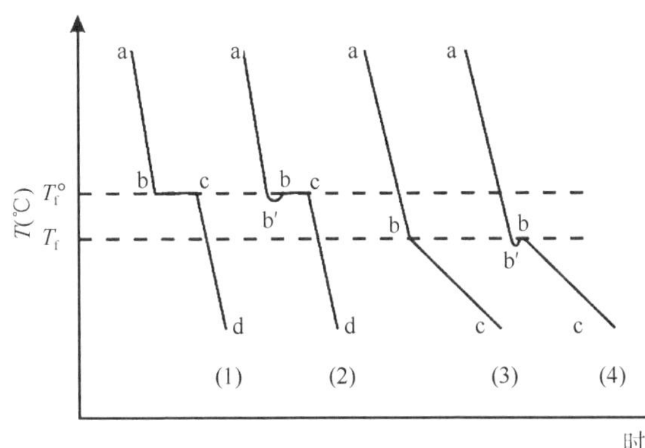

图2-5　水和溶液的冷却曲线

图2-5显示了水和溶液冷却过程温度的变化情况。曲线（1）是纯水的理想冷却曲线。从a点缓慢冷却到达b点，温度为273.15K，此时水开始结冰。结冰过程中温度不再发生变化，曲线上出现一段平台期即bc段，水的液相和固相共存，平台对应的温度T_f°称为纯水的凝固点。如果继续冷却，待全部的水都结成冰后，温度会再继续下降，即cd段。

曲线（2）是实验条件下水的冷却曲线。因为实验做不到无限缓慢冷却，而是相对较快速地强制冷却，通常会出现温度下降到T_f°时不凝固的过冷现象。一旦固相出现，因物质凝固时放热，温度又回升而出现平台。

与过热现象类似，过冷现象也广泛存在。如人工降雨就是向天空中的过冷水汽投洒具有凝结核作用的碘化银或干冰，让水汽在凝结核物质上凝结，最终成雨而落下。生物材料如造血干细胞、精子、角膜等低温保存时通常加入甘油、蔗糖、聚乙二醇等低温保护剂，目的是降低细胞外介质的冰点或过冷点，减轻冷冻细胞及组织的损伤。

图2-5中的曲线（3）是溶液的理想冷却曲线。与曲线（1）不同，溶液在温度下降至T_f时才开始结冰，$T_f < T_f^\circ$。随着冰的析出，溶液浓度不断增大，溶液的凝固点也不断下降，出现一段缓慢下降的斜线。此时，溶液的凝固点是指刚有溶剂固体析出（即b点）的温度T_f。

曲线（4）是实验条件下的溶液冷却曲线。可以看出，适当的过冷会使溶液凝固点的观察变得相对容易（温度下降到T_f以下的b′点后，又回升到b点）。

沸点升高法和凝固点降低法常用于测定溶质的相对分子质量。但多数溶剂的K_f值大于K_b值，同一溶液的凝固点降低值比沸点升高值大，因此凝固点降低法灵敏度相对较高，实验误差相对较小。特别是凝固点测定法常在低温下进行，一般不会引起生物样品的变性或破坏。因此，在医学和生物科学实验中凝固点降低法的应用更为广泛。

例2-2　将0.638g尿素溶于250g水中，测得此溶液的凝固点降低值为0.079K，试求尿素的相对分子质量。

解：水的K_f=1.86 K · kg · mol^{-1}，因为

$$\Delta T_f = K_f b_B = K_f \frac{m_B}{m_A M_B}$$

$$M_B = \frac{K_f \cdot m_B}{m_A \Delta T_f}$$

式中，m_A和m_B分别为溶剂和溶质的质量，M_B为溶质的摩尔质量（g · mol^{-1}）。代入有关数值得

$$M_B = \frac{1.86\ \mathrm{K \cdot kg \cdot mol^{-1}} \times 0.638\ \mathrm{g}}{250\ \mathrm{g} \times 0.079\ \mathrm{K}} = 0.060\ \mathrm{kg \cdot mol^{-1}} = 60\ \mathrm{g \cdot mol^{-1}}$$

所以，尿素的相对分子质量为60。

三、电解质稀溶液的依数性行为

前面我们讨论了溶质为难挥发性非电解质稀溶液的依数性，如果溶质是难挥发性电解质时，对相同浓度的溶液，它的稀溶液依数性的结果还与难挥发性非电解质溶液一致吗？表2-3给出了NaCl、$MgSO_4$溶液凝固点降低相关数据。

表2-3　一些电解质水溶液的凝固点降低值

b_B（mol · kg^{-1}）	ΔT_f（实验值）/K		ΔT_f（计算值）(K)
	NaCl	$MgSO_4$	
0.01	0.03603	0.0300	0.01858
0.05	0.1758	0.1294	0.09290
0.10	0.3470	0.2420	0.1858
0.50	1.692	1.018	0.9290

由表2-3数据可见，两种溶液的ΔT_f实验值均大于计算值，如0.10mol · kg^{-1}的NaCl溶液，按$\Delta T_f = K_f b_B$计算，ΔT_f应为0.1858K，但实验测定值却是0.3470K，实验值几乎是计算值的2倍，电解质溶液的依数性行为的理论计算值和实验测定值出现较大偏差。因此，计算电解质稀溶液的依数性质时必须引入校正因子i，i又称为范托夫（van't Hoff）系数。

$$\Delta T_b = iK_b b_B \tag{2-7}$$

$$\Delta T_f = iK_f b_B \tag{2-8}$$

溶液越稀，i越趋近于电解质解离出的正离子和负离子的总数。例如，在极稀溶液中，AB型电解质（如KCl、KNO_3、$CaSO_4$等）的i值趋近于2；AB_2或A_2B型电解质（如$MgCl_2$、$CaCl_2$、Na_2SO_4等）的i值趋近于3。

第三节　溶液的渗透压

一、渗透现象

首先介绍扩散现象，在一个盛有水的烧杯中滴加少量的蓝色硫酸铜溶液，我们就会发现很快烧杯中的水全部变为浅蓝色，滴入的硫酸铜由局部的高浓度逐步变成浓度均匀的一个体系。这种物质由高浓度向低浓度运动的现象，就是扩散现象。产生这种扩散现象的原因是存在浓度差，也就是说，如果存在浓度差，也必然要产生扩散，这是自然界中存在的一个普遍现象。

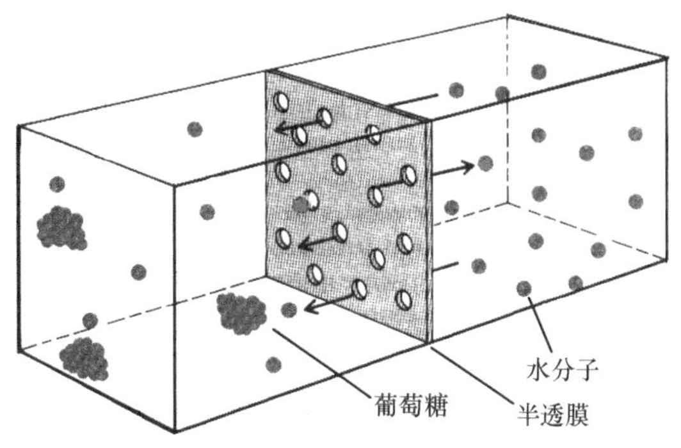

图2-6　半透膜两侧水分子的扩散

如果我们用半透膜（只让小的溶剂分子透过，而大的溶质分子不能透过，如图2-6所示）将纯水和葡萄糖溶液隔开，见图2-7（a），就会发现纯水一侧的水分子将进入葡萄糖溶液一侧，使这一侧的体积增大，导致葡萄糖溶液的浓度降低，最终会达到一个平衡状态，浓度不再变化，如图2-7（b）所示。我们把这种溶剂分子通过半透膜由纯溶剂进入溶液的扩散现象称为渗透现象，简称渗透。

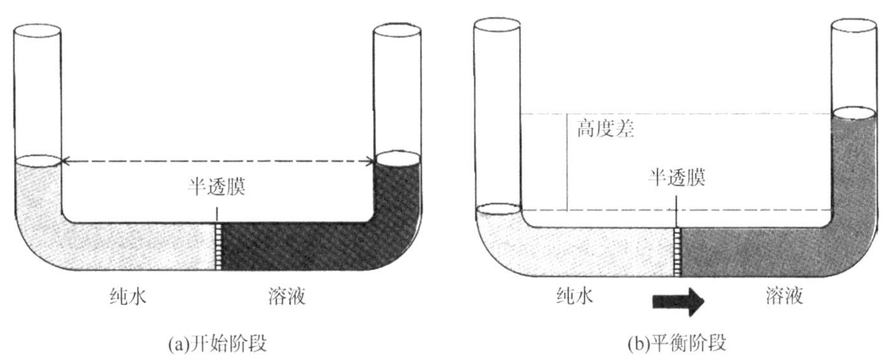

图2-7　渗透现象

不同浓度的两种溶液用半透膜隔开，也有渗透现象发生。如图2-8所示，用半透膜将浓度不同的葡萄糖溶液隔开，稀溶液一侧的水分子透过半透膜进入到浓溶液一侧，浓溶液一侧液面升高，产生液面差。渗透现象产生必须具备两个条件：一是必须有半透膜存在，二是半透膜两侧存在浓度差，也就是两侧单位体积内溶质的粒子数目不同。

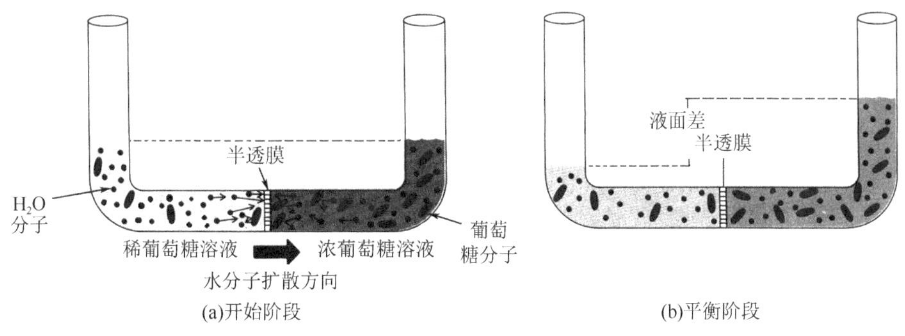

图2-8　不同浓度溶液的渗透现象

机体内的细胞膜、毛细血管壁都是生物半透膜，可以让小分子物质透过，但一些大分子溶质如蛋白质将不能透过。例如正常生理条件下，红细胞中的血红蛋白不能通过红细胞膜泄漏到细胞膜外。

二、渗　透　压

产生渗透现象的原因，是因为溶质不能透过半透膜，而在相同体积内纯溶剂（或稀溶液）中水分子的数目比溶液（或浓溶液）中的水分子数目多，存在浓度差。因此在单位时间内，从纯溶剂（或稀溶液）一侧进入溶液（或浓溶液）中的水分子多，也就是溶剂分子由纯溶剂向溶液扩散的速度快。相反，从溶液（或浓溶液）一侧进入纯溶剂（或稀溶液）一侧的水分子数少，扩散速度慢，产生的净结果是溶液（或浓溶液）一侧的液面缓慢上升，开始产生静水压力（图2-9a），随着这种压力不断增大，就会抵抗溶剂向溶液中的扩散，使溶剂向溶液中扩散的速度逐渐减慢，溶液中的溶剂向纯溶剂一侧的扩散速度增加。当液面上升到一定高度时，就会出现溶剂分子向半透膜两侧的扩散速度相等，即达到了渗透平衡。出现一种动态平衡，双向移动依然进行，只是速度相等而已，液面停止上升。这种恰能阻止渗透现象发生，而达到动态平衡的压力，称为渗透压（osmotic pressure）（图2-9b）。也就是说，当溶液与纯溶剂以半透膜隔开时，为使纯溶剂不渗入溶液而施加于溶液的额外压力，称为此溶液的渗透压。符号用Π表示，单位是Pa或kPa。

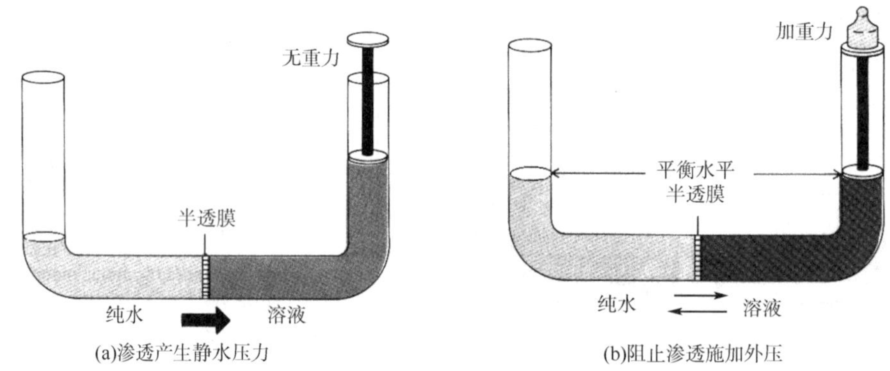

图2-9　渗透压示意图

某溶液的渗透压是指该溶液相对纯溶剂而言。如果同一溶质两个不同浓度的溶液用半透膜隔开时，为了阻止渗透现象发生而必须施加于浓溶液液面的额外压力，称为这两个溶液的渗透压差。

渗透压大表示该溶液经过半透膜的吸水性强，也就是不能透过半透膜的溶质的浓度大，相对应的溶剂的分子数目少。

三、渗透压与浓度、温度的关系

1886年，荷兰物理化学家范托夫（van't Hoff）根据实验数据提出难挥发非电解质稀溶液渗透压与浓度、温度的关系如下式：

$$\Pi = c_B RT \tag{2-9}$$

式中，Π为稀溶液的渗透压，c_B为溶液的物质的量浓度（$mol \cdot L^{-1}$），T为热力学温度，R为摩尔气体常数即8.314 $kPa \cdot L \cdot mol^{-1} \cdot K^{-1}$。

由上式可以得出：稀溶液的渗透压与溶液的物质的量浓度及热力学温度成正比，而与溶质及溶剂的种类无关，这个规律称为渗透压定律，或称为范托夫定律（van't Hoff law）。这个定律的重要意义在于说明，在一定温度下，稀溶液的渗透压只与单位体积内溶质的粒子数目成正比，而与溶质的性质无关。

渗透压定律适用于难挥发性非电解质溶液，其溶质分子在溶液中不发生电离，起渗透作用的粒子就是非电解质分子。对于任何难挥发性非电解质溶液，在相同温度下，只要物质的量浓度相同，也就是单位体积内溶质的粒子数目相同，产生的渗透压也必然相等。

例2-3　在37℃时0.3 $mol \cdot L^{-1}$的葡萄糖溶液和0.3$mol \cdot L^{-1}$蔗糖溶液的渗透压各为多少？

解：

$$\Pi = c_B RT$$

$$\Pi_{(葡萄糖)} = 0.3\ mol \cdot L^{-1} \times 8.314 kPa \cdot L \cdot mol^{-1} \cdot K^{-1} \times (273+37) K = 773.20\ kPa$$

$$\Pi_{(蔗糖)} = 0.3\ mol \cdot L^{-1} \times 8.314 kPa \cdot L \cdot mol^{-1} \cdot K^{-1} \times (273+37) K = 773.20\ kPa$$

两种溶液的渗透压相等。

那么，0.3 $mol \cdot L^{-1}$的葡萄糖溶液的渗透压与0.3 $mol \cdot L^{-1}$NaCl溶液的渗透压在37℃时是否也相等呢？

如果溶质是电解质，由于电解质在溶液中发生电离，单位体积溶液中所含溶质的粒子数目要比相同浓度非电解质溶液多，故渗透压增加。如1 mol葡萄糖在溶液中不发生电离，产生的粒子数目仍是1 mol，但1 mol NaCl在溶液中电离产生1 mol Na^+ 和1 mol Cl^-，粒子的总数目就成为2 mol，产生渗透作用的溶质粒子数目增加，故渗透压也相应增加。这样相同浓度的NaCl溶液的溶质粒子数目是葡萄糖溶液的粒子数目的2倍，因此NaCl溶液的渗透压是同浓度葡萄糖溶液渗透压的2倍。因此对电解质溶液，当利用渗透压公式计算渗透压时必须引进一个校正系数i。

$$\Pi = i c_B RT \qquad (2\text{-}10)$$

式中，i是溶质的1个分子在溶液中能产生的粒子数。如NaCl i=2，$CaCl_2$ i=3。

例2-4　在37℃时0.3 $mol \cdot L^{-1}$的NaCl溶液与0.3$mol \cdot L^{-1}$ $CaCl_2$溶液的渗透压各为多少？

解： NaCl溶液的渗透压为

$$\Pi_{NaCl} = 2 \times 0.3\ mol \cdot L^{-1} \times 8.314 kPa \cdot L \cdot mol^{-1} \cdot K^{-1} \times (273+37) K = 1546.40\ kPa$$

$CaCl_2$溶液的渗透压为

$$\Pi_{CaCl_2} = 3 \times 0.3\ mol \cdot L^{-1} \times 8.314 kPa \cdot L \cdot mol^{-1} \cdot K^{-1} \times (273+37) K = 2319.60\ kPa$$

四、渗透压在医学中的意义

（一）渗透浓度

溶液中产生渗透效应的溶质粒子（分子、离子）称为渗透活性物质。在一定温度下，由于渗透压的大小只与单位体积内溶质颗粒的粒子数目成正比，而与溶质的性质无关，也就是说溶质的粒子浓度大小决定了渗透压大小。只要温度确定，直接比较溶质的粒子浓度的大小，就可以比较出溶液渗透压大小。因此直接可以用渗透活性物质的物质的量浓度来衡量溶液渗透压的大小。

医学上常用渗透浓度来表示溶液的渗透压，定义为渗透活性物质的物质的量浓度，但这里渗透浓度表示的是压力，单位是渗量·升$^{-1}$（$Osm \cdot L^{-1}$），或者毫渗量·升$^{-1}$（$mOsm \cdot L^{-1}$），并不表示浓度。物质的量浓度与渗透浓度的关系是：1$mol \cdot L^{-1}$葡萄糖≈1 $Osm \cdot L^{-1}$葡萄糖=1000 $mOsm \cdot L^{-1}$葡萄糖，1$mol \cdot L^{-1}$NaCl≈1 $Osm \cdot L^{-1}Na^+$，1 $Osm \cdot L^{-1}Cl^-$。就是说1$mol \cdot L^{-1}$ NaCl产生的渗透压是2 $Osm \cdot L^{-1}$，1$mol \cdot L^{-1}$葡萄糖产生的渗透压是1 $Osm \cdot L^{-1}$。

例2-5　计算50$g \cdot L^{-1}$葡萄糖溶液和9$g \cdot L^{-1}$NaCl的渗透浓度各是多少？

解：50g · L^{-1}葡萄糖溶液的物质的量浓度为

$$c_{葡萄糖}=\frac{50g\cdot L^{-1}}{180g\cdot mol^{-1}}=0.278\ mol\cdot L^{-1}$$

50g · L^{-1}葡萄糖溶液的渗透浓度为：0.278 Osm · L^{-1} = 278 mOsm · L^{-1}。

9g · L^{-1}NaCl的物质的量浓度为

$$c_{NaCl}=\frac{9g\cdot L^{-1}}{58.5g\cdot mol^{-1}}=0.154mol\cdot L^{-1}$$

9g · L^{-1}NaCl的渗透浓度为：0.154 Osm · L^{-1}×2=308 mOsm · L^{-1}。

这两个溶液的渗透压比较相近。

（二）等渗、低渗和高渗溶液

溶液的渗透压具有依数性。如果两种溶液的质点浓度相等，则渗透压相等，这两种溶液互称为等渗溶液。渗透压不相等的两种溶液，渗透压相对高者称为高渗溶液（hypertonic solution），渗透压相对低者称为低渗溶液（hypotonic solution）。

医学上定义溶液的等渗、低渗和高渗是以血浆的总渗透压为标准。正常人血浆的渗透浓度大约为300 mOsm · L^{-1}，故临床上规定渗透浓度在280～320 mOsm · L^{-1}的溶液称为等渗溶液。如9g · L^{-1} NaCl、50 g · L^{-1}葡萄糖、19g · L^{-1}乳酸钠、12.5g · L^{-1} $NaHCO_3$都是等渗溶液。凡是低于280 mOsm · L^{-1}的溶液称为低渗溶液，高于320 mOsm · L^{-1}的溶液称为高渗溶液。

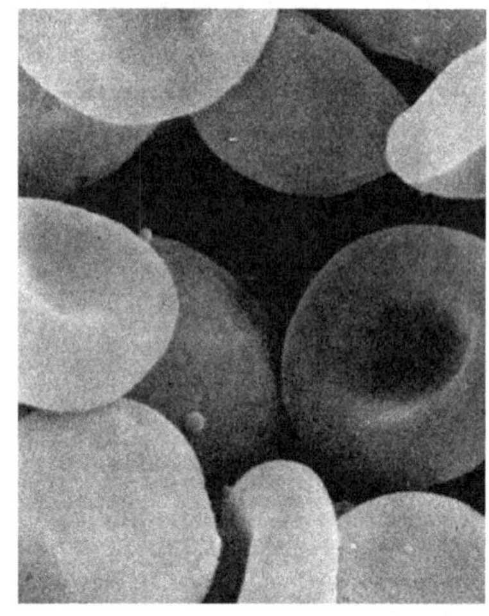

图2-10　红细胞正常形态

临床上输液必须符合一个根本原则，即输入的液体必须与血浆等渗，否则将影响血浆的渗透压。

图2-10中椭圆的盘形为正常生理状态下红细胞的形状。

红细胞在不同渗透压的溶液中会出现不同的形态，如图2-11（a）示红细胞在等渗溶液中，处于正常的形态。图2-11（b）示红细胞在低渗溶液中，低渗溶液的溶剂透过红细胞膜，扩散进入红细胞，导致红细胞胀大，最终红细胞膜破裂，血红蛋白泄漏，发生溶血（hemolysis）。图2-11（c）示红细胞在高渗溶液中，高渗溶液的吸水性强，红细胞中的液体会穿过红细胞膜扩散至高渗溶液中，导致红细胞皱缩，皱缩的红细胞相互聚结成团，若此现象发生在血管内，可能引起“栓塞”。

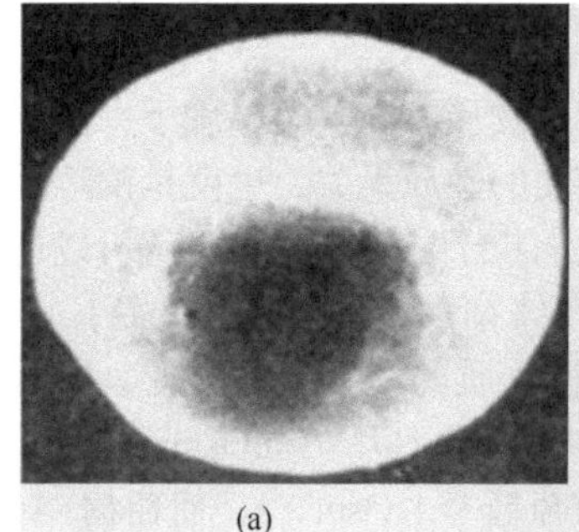

(a)

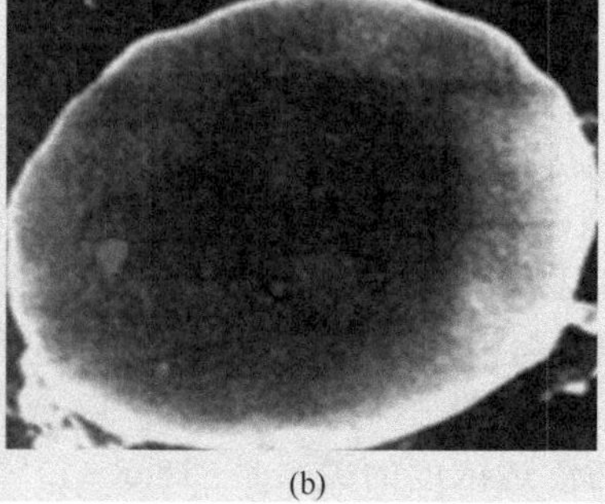

(b)

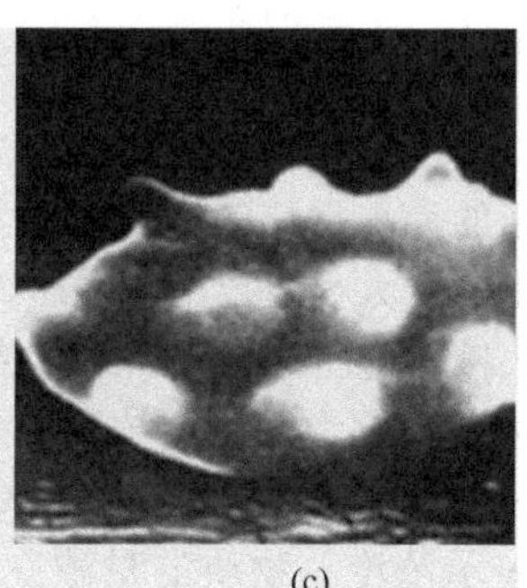

(c)

图2-11　红细胞在不同渗透压溶液中的形态

（a）等渗溶液；（b）低渗溶液；（c）高渗溶液

由于某种治疗上的需要，体内输入少量的高渗溶液也是允许的，高渗溶液必须缓慢注入，在体内被体液稀释成等渗溶液。临床上治疗酗酒时输入的高浓度葡萄糖，就是高渗溶液。临床上大量的输液仍需要等渗溶液，常用50g·L^{-1}葡萄糖溶液和9g·L^{-1} NaCl溶液作为补液。伤口的清洗需要用等渗的生理盐水（0.9%或9g·L^{-1} NaCl溶液），常用的眼药水必须与眼黏膜细胞的渗透压相等，否则均会因刺激产生疼痛。

（三）晶体渗透压与胶体渗透压

血液中含有各种无机盐和大量的蛋白质，因而具有相当高的渗透压，大约为770 kPa。其中由无机盐类的离子产生的渗透压称为晶体渗透压，约为729.5 kPa。由各种蛋白质产生的渗透压称为胶体渗透压，仅为40.5 kPa。由于蛋白质的分子量很大，远远大于无机盐的分子量，因此单位体积血浆内的蛋白质的粒子数目少，产生的渗透压就小。对于无机盐由于分子量小，单位体积血浆中的粒子数目大，同时有的可以解离为离子，成倍地增加了粒子的数目，因此人体血浆的渗透压主要来源于晶体渗透压。

虽然血浆中蛋白质产生的胶体渗透压较小，但对维持毛细血管内外水分子相对平衡却起着重要作用，这是因为蛋白质大分子不能透过毛细血管壁。如果某种原因造成血浆中的蛋白质减少，如肿瘤、肾病、烧伤等，血浆胶体渗透压降低，血浆中的水分就会过多地通过毛细血管壁进入组织间液，造成组织间液增多，形成水肿，治疗上需要输入血浆或右旋糖酐等代血浆，恢复血浆的胶体渗透压。

晶体渗透压是决定细胞间液和细胞内液水分子转移的主要因素，如果人体由于某种原因缺水，细胞外液的盐浓度相对升高，会使晶体渗透压增大，引起细胞内液中水分子向细胞外液渗透，造成细胞失水皱缩；如果大量饮水或输入过多的葡萄糖溶液，则使细胞外液的盐浓度降低，晶体渗透压减小，细胞外液的水分子向细胞内液渗透，造成细胞膨胀，严重时引起水中毒。

人体内的细胞膜、毛细血管壁是重要的生物半透膜，功能极其复杂，在生理过程中起着重要的作用。

习 题

1. 下面的溶液用半透膜隔开，用箭头标明渗透的方向：

（1）2mol·L^{-1}KCl | 2mol·L^{-1}蔗糖

（2）2mol·L^{-1}葡萄糖 | 2mol·L^{-1}蔗糖

（3）0.2mol·L^{-1}NaCl | 0.1mol·L^{-1}$CaCl_2$

（4）50.0g·L^{-1}葡萄糖 | 50.0g·L^{-1}蔗糖

2. 水在20℃时的饱和蒸气压为2.34kPa。若于100g水中溶有10.0g蔗糖（M_r=342），求此溶液的蒸气压。

3. 将2.80 g难挥发性物质溶于100 g水中，该溶液在101.3 kPa下，沸点为100.51℃。求该溶质的相对分子质量及此溶液的凝固点。（K_b=0.513K·kg·mol^{-1}，K_f=1.86K·kg·mol^{-1}）

4. 烟草有害成分烟碱（尼古丁）的实验式是C_5H_7N，今将538 mg尼古丁溶于10.0 g水，所得溶液在101.3 kPa下的沸点是100.17℃。求尼古丁的分子式。

5. 试比较下列溶液的凝固点的高低（苯的凝固点为5.5℃，K_f=5.07 K·kg·mol^{-1}，水的K_f=1.86 K·kg·mol^{-1}）：

（1）0.1 mol·kg^{-1}蔗糖的水溶液　（2）0.1 mol·kg^{-1}乙二醇的水溶液

（3）0.1 mol·kg^{-1}乙二醇的苯溶液　（4）0.1 mol·kg^{-1}氯化钠水溶液

6. 今有两种溶液，一为1.50g尿素（M_r=60.05）溶于200g水中，另一为42.8 g某非电解质溶于1000 g水中，这两种溶液在同一温度下结冰，试求该非电解质的相对分子质量。

7. 在相同温度下，试排出下列溶液渗透压由大到小的顺序：

（1）$c(C_6H_{12}O_6)= 0.2\ mol \cdot L^{-1}$　　（2）$c\left(\frac{1}{2}Na_2CO_3\right) = 0.2\ mol \cdot L^{-1}$

（3）$c\left(\frac{1}{3}Na_3PO_4\right) = 0.2\ mol \cdot L^{-1}$　　（4）$c(NaCl)= 0.2\ mol \cdot L^{-1}$

8. 今有一氯化钠溶液，测得凝固点为−0.26℃，下列说法哪个正确？为什么？

（1）此溶液的渗透浓度为140 $mmol \cdot L^{-1}$　　（2）此溶液的渗透浓度为 280 $mmol \cdot L^{-1}$

（3）此溶液的渗透浓度为70 $mmol \cdot L^{-1}$　　（4）此溶液的渗透浓度为 7.153 $mmol \cdot L^{-1}$

9.计算下述溶液的渗透浓度各为多少 $mOsm \cdot L^{-1}$?

（1）19.0 $g \cdot L^{-1}$ 乳酸钠（$C_3H_5O_3Na$）溶液

（2）12.5 $g \cdot L^{-1}$ $NaHCO_3$ 溶液

10. 比较下列各组溶液渗透压大小，并说明理由。

（1）0.1 $mol \cdot L^{-1}$ $MgSO_4$ 溶液和0.1 $mol \cdot L^{-1}$ $CaCl_2$ 溶液

（2）0.5 $mol \cdot L^{-1}$ 葡萄糖溶液和1 $mol \cdot L^{-1}$ 蔗糖溶液

11. 人体正常温度为37℃，实验测得人血浆的渗透压为780kPa，血浆的渗透浓度（$mOsm \cdot L^{-1}$）为多少？

12. 100 ml 水溶液中含有 2.00 g白蛋白，25℃时此溶液的渗透压为0.717kPa，求白蛋白的相对分子质量。

13. 测得泪水的凝固点为−0.52℃，求泪水的渗透浓度及37℃时的渗透压。

（白迎春）

第三章　沉淀溶解平衡

在难溶强电解质的饱和溶液中，存在一个两相化学平衡，即未溶解的难溶强电解质的固体与溶解于水中并解离的离子之间的平衡，该平衡称为沉淀溶解平衡。沉淀和溶解现象在自然界中普遍存在，在医学、生命科学及工业生产中具有广泛的应用。例如，自然界中钟乳石的形成、体内某些器官结石的形成等。在药物研究中，经常利用沉淀溶解平衡原理进行药物的制备、分离、纯化等。本章主要介绍难溶强电解质沉淀溶解平衡的规律及其应用。

第一节　溶度积和溶度积规则

一、溶　度　积

难溶强电解质的沉淀和溶解是一个可逆过程。在一定温度下，将难溶强电解质置于水中，在水分子作用下，难溶强电解质的表面在极性水分子作用下，会有少数分子或离子挣脱晶体的吸引，溶解于水中，这一过程称为溶解（dissolution）。与此同时，溶液中的离子在无规则运动中相互碰撞、相互吸引结合，又会重新回到固体表面，这一过程称为沉淀（precipitation）。开始时，溶解速率大于沉淀速率，所以净结果是固体的溶解；随着溶液中离子浓度的增大，沉淀的速率也逐渐增大，当沉淀速率和溶解速率相等时，在沉淀与溶解之间便建立了动态平衡，称为沉淀溶解平衡（precipitation-dissolution equilibrium）。此时的溶液为饱和溶液（saturated solution），虽然这两个相反的微观过程还在继续进行，但是宏观溶液中离子浓度变化的净结果为零，即离子浓度不再改变。难溶强电解质沉淀溶解平衡是固态难溶强电解质与溶液中自由运动的水合离子之间建立的多相平衡。例如，在一定温度下，在AgCl的水溶液中，AgCl沉淀与溶液中的Ag^+和Cl^-之间达到平衡时，可表示为

$$AgCl(s) \rightleftharpoons Ag^+(aq) + Cl^-(aq)$$

平衡常数表达式为

$$K = \frac{[Ag^+][Cl^-]}{[AgCl(s)]}$$

移项可得

$$K \cdot [AgCl(s)] = [Ag^+][Cl^-]$$

由于[AgCl(s)] 是常数，将其并入常数项K，得

$$K_{sp} = [Ag^+][Cl^-] \tag{3-1}$$

式中，K_{sp}称为溶度积常数（solubility product constant），简称溶度积。

推广于任一难溶强电解质（A_mB_n），存在如下平衡式：

$$A_mB_n(s) \rightleftharpoons mA^{n+}(aq) + nB^{m-}(aq)$$

$$K_{sp} = [A^{n+}]^m[B^{m-}]^n \tag{3-2}$$

由式（3-2）可知：在一定温度下，难溶强电解质饱和溶液中的离子浓度幂的乘积为一常数，幂的数值等于平衡方程式中各物质的化学计量数。K_{sp}可由实验测得，也可通过热力学或电化学数据计算得到。与其他平衡常数一样，K_{sp}只与物质的本性和温度有关。一些难溶强电解质的溶度积常数列于附表3中。

二、溶度积与溶解度的关系

溶解度（solubility）是指在一定温度和压力下，一定量饱和溶液中所能溶解的溶质的量，以 $mol \cdot L^{-1}$或$g \cdot L^{-1}$等表示。溶度积和溶解度都可表示难溶强电解质在水中的溶解能力，它们既有区别又有联系。溶度积K_{sp}是沉淀溶解平衡的平衡常数；溶解度S是物质溶解形成饱和溶液时的浓度。它们之间有内在联系，在一定条件下可以互相换算。在讨论沉淀溶解平衡时，为了说明溶度积和溶解度之间的计量关系，溶解度常用物质的量浓度来表示。

设难溶强电解质A_aB_b的溶解度为S，沉淀溶解达平衡时

$$A_mB_n(s) \rightleftharpoons mA^{n+}(aq) + nB^{m-}(aq)$$

平衡浓度（$mol \cdot L^{-1}$）　　　mS　　　nS

$$K_{sp} = [A^{n+}]^m[B^{m-}]^n = (mS)^m \cdot (nS)^n = m^m \cdot n^n \cdot S^{m+n}$$

$$S = \sqrt[m+n]{\frac{K_{sp}}{m^m \cdot n^n}} \tag{3-3}$$

例 3-1　已知在298.15 K时1 L纯水能溶解1.91×10^{-3} g AgCl，计算该温度下AgCl的K_{sp}。

解：已知$M_r(AgCl) = 143.4\ g \cdot mol^{-1}$，则AgCl的溶解度$S$为

$$S = \frac{1.91 \times 10^{-3} g \cdot L^{-1}}{143.4\ g \cdot mol^{-1}} = 1.33 \times 10^{-5} mol \cdot L^{-1}$$

AgCl为AB型难溶强电解质，$K_{sp} = S^2$

$$K_{sp}(AgCl) = S^2 = (1.33 \times 10^{-5})^2 = 1.77 \times 10^{-10}$$

例 3-2　已知298.15 K时Ag_2CrO_4的$K_{sp} = 1.12 \times 10^{-12}$，计算该温度下$Ag_2CrO_4$的溶解度。

解：Ag_2CrO_4为A_2B型难溶强电解质，$K_{sp} = 4S^3$，则

$$S = \sqrt[3]{\frac{K_{sp}}{4}} = \sqrt[3]{\frac{1.12 \times 10^{-12}}{4}} = 6.54 \times 10^{-5} mol \cdot L^{-1}$$

表 3-1　难溶强电解质溶解度和溶度积的换算
（298.15K）

类型	换算公式	实例
AB	$K_{sp} = S^2$	AgCl、$BaSO_4$
AB_2 或 A_2B	$K_{sp} = 4S^3$	$Mg(OH)_2$、Ag_2CrO_4
AB_3 或 A_3B	$K_{sp} = 27S^4$	$Cr(IO_3)_3$、Ag_3PO_4

上述计算结果表明，在一定温度下，不同类型的难溶强电解质，其溶解度与溶度积之间的换算关系不同。因此，对于相同类型的难溶强电解质，其K_{sp}越大，S越大；对于不同类型者，必须进行计算才能比较溶度积和溶解度的相对大小。几种常见类型难溶强电解质溶解度和溶度积的换算关系见表3-1。

由于影响难溶强电解质溶解度的因素很多，因此，运用K_{sp}与S之间的相互关系来直接换算仅适用于下列情况：

（1）离子强度很小，浓度可以代替活度的溶液。对于溶解度较大的难溶强电解质如$CaSO_4$、$CaCrO_4$等，由于溶解后离子浓度和离子强度较大，直接换算将会产生较大误差。

（2）溶解后解离出的正、负离子在水溶液中不发生副反应或副反应程度很小的物质。例如难溶的硫化物、碳酸盐以及高价阳离子等，由于S^{2-}、CO_3^{2-}、Fe^{3+}等易水解，就不能按照上述方法换算。

（3）已溶解的部分能全部解离的物质。对于Hg_2Cl_2、Hg_2I_2等共价性较强的化合物，溶液中还存在溶解了的分子与水合离子之间的解离平衡，用上述方法换算也会产生较大误差。

三、溶度积规则

一定温度下，当难溶强电解质A_mB_n达到沉淀溶解平衡时，溶液中离子浓度幂的乘积为一常数，即$[A^{n+}]^m \cdot [B^{m-}]^n = K_{sp}$。而任意条件下，难溶强电解质的溶液中离子浓度幂的乘积称为离子积（ionic product），用符号I_p表示。

$$I_p = c^m_{A^{n+}} \cdot c^n_{B^{m-}}$$

离子积和溶度积的表达式相似，但意义不同。溶度积表示难溶强电解质达到沉淀溶解平衡时，饱和溶液中离子浓度幂的乘积，在一定温度下是一个常数。而离子积表示任意溶液中离子浓度幂的乘积，其数值不定。溶度积是离子积的一个特例。因此，可依据I_p和K_{sp}之间的关系判断某一给定的难溶强电解质溶液的沉淀与溶解状态：

（1）当$I_p=K_{sp}$时，沉淀与溶解达到动态平衡，既无沉淀析出又无沉淀溶解。

（2）当$I_p<K_{sp}$时，为不饱和溶液，无沉淀析出。若加入该难溶强电解质固体，则会继续溶解，直至溶液达到沉淀溶解平衡。

（3）当$I_p>K_{sp}$时，为过饱和溶液，溶液中将会有沉淀析出，直至$I_p=K_{sp}$，达到沉淀溶解平衡。

上述结论称为溶度积规则，它反映了难溶强电解质溶解与沉淀平衡移动的规律，也是判断沉淀生成和溶解的依据。

第二节　沉淀溶解平衡的移动

沉淀溶解平衡是一个动态平衡，当外界条件改变时，沉淀溶解平衡就会发生移动。根据溶度积规则，改变条件可以促使溶液中的离子形成沉淀，或使沉淀溶解。

一、沉淀溶解平衡移动的影响因素

（一）同离子效应

在难溶强电解质的饱和溶液中，加入与该电解质含有相同离子的易溶强电解质时，使难溶强电解质的溶解度减小的现象，称为同离子效应（common ion effect），同离子效应可从化学平衡移动的观点予以解释。例如，在Ag_2CrO_4的饱和溶液中存在下列平衡：

$$Ag_2CrO_4(s) \rightleftharpoons 2Ag^+(aq) + CrO_4^{2-}(aq)$$

若向该体系加入少量Na_2CrO_4，使CrO_4^{2-}浓度增大，将引起平衡向着生成沉淀的方向移动，Ag_2CrO_4的溶解度减小。实验表明，Ag_2CrO_4在0.1 mol·L^{-1} Na_2CrO_4中的溶解度约为纯水中溶解度的1/40。

因此在实际工作中，常根据同离子效应降低难溶强电解质溶解度的原理，在沉淀反应中加入适当过量的沉淀剂，从而使沉淀反应更趋于完全。

（二）盐效应

在难溶强电解质的饱和溶液中，加入与难溶强电解质不含有相同离子的易溶强电解质时，难溶强电解质的溶解度略微增大的现象称为盐效应（salt effect）。例如，向Ag_2CrO_4的饱和溶液中加入KNO_3时，可促进固体Ag_2CrO_4的溶解。产生盐效应的原因是易溶性强电解质的加入，使溶液的离子强度增加，引起Ag^+和CrO_4^{2-}活度降低，原来已达饱和的溶液变为不饱和，从而使难溶强电解质的溶解度增大。

产生同离子效应的同时必然伴随着盐效应，由于一般同离子效应比盐效应要显著得多，当两种效应共存时，一般可忽略盐效应的影响。

二、沉淀的生成和转化

（一）沉淀的生成

根据溶度积规则，当溶液中$I_p > K_{sp}$时，将会有沉淀生成，这是产生沉淀的必要条件。

例3-3 298 K时，将0.020 mol · L^{-1} $CaCl_2$溶液10 ml与等体积同浓度的$Na_2C_2O_4$溶液混合，判断是否有沉淀生成？已知$K_{sp}(CaC_2O_4)=2.32\times10^{-9}$。

解：溶液等体积混合后，$c(Ca^{2+})= 0.010$mol · L^{-1}，$c(C_2O_4^{2-})= 0.010$ mol · L^{-1}

此时$I_p(CaC_2O_4)=c(Ca^{2+})c(C_2O_4^{2-})=0.010\times0.010=1.0\times10^{-4}$，因为$I_p > K_{sp}$，所以溶液中有$CaC_2O_4$沉淀析出。

（二）分级沉淀

如果在溶液中有两种以上的离子可与同一试剂反应产生沉淀，首先析出的是I_p最先达到K_{sp}的化合物，这种按先后顺序沉淀的现象称为分级沉淀（fractional precipitation）。

利用分级沉淀可以进行离子间的相互分离。对于相同浓度的同种类型的难溶强电解质，总是溶度积小的先析出沉淀，并且两种沉淀的溶度积差别越大，分离效果越好。对于不同类型的难溶电解质，则必须通过计算，才能判断沉淀的先后顺序和分离效果。

例3-4 在含有0.010 mol · L^{-1} Cl^-和0.010 mol · L^{-1} I^-溶液中，逐滴加入$AgNO_3$溶液。请问AgCl和AgI哪个先析出沉淀？

解：根据溶度积规则，当AgCl开始沉淀时，所需$[Ag^+]$为

$$[Ag^+]=\frac{K_{sp}(AgCl)}{[Cl^-]}=\frac{1.77\times10^{-10}}{0.010}=1.77\times10^{-8}\text{mol}\cdot\text{L}^{-1}$$

同理，当AgI开始沉淀时，所需$[Ag^+]$为

$$[Ag^+]=\frac{K_{sp}(AgI)}{[I^-]}=\frac{8.52\times10^{-17}}{0.010}=8.52\times10^{-15}\text{mol}\cdot\text{L}^{-1}$$

计算结果表明，沉淀I^-所需的Ag^+浓度比沉淀Cl^-所需的Ag^+浓度小得多，所以AgI先析出沉淀。

（三）沉淀的转化

在难溶电解质溶液体系中，加入适当的沉淀剂，使一种沉淀转化为另一种沉淀的过程称为沉淀的转化。例如，锅炉中锅垢的主要成分是$CaSO_4$，它难溶于酸，不易清除。但可以利用足量的Na_2CO_3溶液处理，就可以使 $CaSO_4$全部转化为可溶于酸的$CaCO_3$沉淀，这样很容易除去锅垢。其转化过程如下：

$$CaSO_4(s)+CO_3^{2-}(aq) \rightleftharpoons CaCO_3(s)+SO_4^{2-}(aq)$$

上述沉淀转化反应之所以能够发生，是由于生成了比$CaSO_4$更难溶的 $CaCO_3$沉淀。反应的平衡常数为

$$K=\frac{[SO_4^{2-}]}{[CO_3^{2-}]}=\frac{[Ca^{2+}][SO_4^{2-}]}{[Ca^{2+}][CO_3^{2-}]}=\frac{K_{sp}(CaSO_4)}{K_{sp}(CaCO_3)}=\frac{4.93\times10^{-5}}{3.36\times10^{-9}}=1.47\times10^4$$

转化反应的平衡常数很大，表示沉淀转化相当完全。由此可见，对同一类型的沉淀来说，将溶度积较大的沉淀转化为溶度积较小的沉淀是比较容易进行的。

三、沉淀的溶解

根据溶度积规则，要使沉淀溶解，至少要降低该难溶电解质饱和溶液中有关离子的浓度，使

其$I_p < K_{sp}$。常用的沉淀溶解方法有以下几种。

（一）生成弱电解质法

在难溶电解质饱和溶液中加入某种试剂，如果能与其解离出的离子生成弱电解质，将使难溶电解质溶液中的离子浓度降低，$I_p < K_{sp}$，从而使沉淀溶解。

1. 生成弱酸　例如，向$CaCO_3$沉淀中加入盐酸，CO_3^{2-}与盐酸反应生成弱电解质，降低了CO_3^{2-}的浓度，使$I_p < K_{sp}$，促使$CaCO_3$沉淀溶解。

$$CaCO_3(s) \rightleftharpoons CO_3^{2-}(aq) + Ca^{2+}(aq)$$
$$+\ H^+(aq)$$
$$\downarrow$$
$$HCO_3^-(aq) \overset{H^+}{\rightleftharpoons} CO_2\uparrow(g)+H_2O(l)$$

平衡移动方向

2. 生成弱碱　某些溶度积较大的氢氧化物如$Mg(OH)_2$可溶于铵盐中。这是由于铵盐溶于水解离出的NH_4^+与$Mg(OH)_2$溶液中的OH^-结合生成$NH_3 \cdot H_2O$，降低了OH^-的浓度，使$I_p < K_{sp}$，促使$Mg(OH)_2$沉淀溶解。

$$Mg(OH)_2(s) \rightleftharpoons 2OH^-(aq) + Mg^{2+}(aq)$$
$$+\ NH_4^+(aq)$$
$$\downarrow$$
$$NH_3 \cdot H_2O(aq)$$

平衡移动方向

（二）氧化还原法

对于不能溶于盐酸的一些难溶电解质，可以借助氧化还原的方法溶解。其原理是：氧化剂或者还原剂和难溶电解质中的离子发生氧化还原反应，使其在溶液中的离子浓度降低，使$I_p < K_{sp}$，促使沉淀溶解。如CuS可溶于热的稀硝酸，原因是硝酸具有氧化性，可将S^{2-}氧化成单质硫，显著降低了S^{2-}浓度，从而使CuS沉淀溶解。

$$CuS(s) \rightleftharpoons S^{2-}(aq) + Cu^{2+}(aq)$$
$$+\ HNO_3(aq)$$
$$\downarrow$$
$$S(s) + NO(g) + H_2O$$

平衡移动方向

（三）配位溶解法

对于一些难溶电解质，也可以利用配位反应，使难溶电解质的离子形成可溶性的配离子而使沉淀溶解。例如，AgCl 不溶于酸也不溶于碱，但可溶于氨水中。这是由于Ag^+与NH_3结合成难解离的$[Ag(NH_3)_2]^+$，从而降低了Ag^+的浓度，使AgCl沉淀溶解。

$$AgCl(s) \rightleftharpoons Ag^+(aq) + Cl^-(aq)$$
$$+\ 2NH_3(aq)$$
$$\downarrow$$
$$[Ag(NH_3)_2]^+(aq)$$

平衡移动方向

第三节 沉淀溶解平衡在医药中的应用

一、沉淀溶解平衡的医学意义

生物体内的无机矿物称为生物矿物（biomineral），如骨骼、牙齿、结石等。生物体内无机矿物的形成过程称为生物矿化（biomineralization）。目前已知的生物矿物有60多种，多数是含有钙、磷、碳、镁等元素的难溶电解质。生物矿化包括正常矿化和异常矿化，两类矿化的化学本质相似。正常矿化是在特定部位进行，并按规定的组成、结构和程度完成，形成各种正常的生物矿物。异常矿化是发生在不应该形成矿物的部位、矿化过度或不足，如龋齿、牙石、骨质疏松等。对人体来说，异常矿化也称为病理矿化。生物矿化涉及沉淀的生成和转化原理，下面以尿结石的形成为例简要介绍沉淀溶解平衡在医学中的应用。

尿是生物体液通过肾脏排泄出来的液体，含有人体代谢产生的有机物和无机物，如Ca^{2+}、Mg^{2+}、$C_2O_4^{2-}$、CO_3^{2-}、PO_4^{3-}、NH_4^+等，这些离子互相之间有可能发生沉淀反应，如Ca^{2+}和$C_2O_4^{2-}$形成CaC_2O_4沉淀，Ca^{2+}和PO_4^{3-}形成$Ca_3(PO_4)_2$沉淀，这些难溶物质就会构成尿结石。在人体内，尿形成的第一步是进入肾脏的血通过肾小球过滤，把蛋白质、细胞等大分子物质滤掉，出来的滤液就是原尿，原尿经过肾小管进入膀胱。血液通过肾小球前通常对CaC_2O_4是过饱和的，但由于血液中含有蛋白质等结晶抑制剂，CaC_2O_4难以形成沉淀。经过肾小球过滤后，蛋白质等大分子物质被过滤，因此滤液在肾小管内会形成CaC_2O_4结晶。不过这种CaC_2O_4小结石在肾小管中停留时间短，容易随尿液排出，不能形成大的结石堵塞通道。但有些人的尿中成石抑制物浓度太低，或肾功能不好，滤液流动速率太慢，在肾小管内停留时间较长，CaC_2O_4等微晶黏附于尿中脱落细胞或细胞碎片表面，形成结石的核心，以此核心为基础，晶体不断地沉淀、生长和聚集，最终形成结石。因此，医学上常用加快排尿速率（即降低滤液停留时间）、加大尿量（减少Ca^{2+}、$C_2O_4^{2-}$的浓度）等方式防治尿结石的生成。生活中多饮水，也是防治尿结石的一种方法。

二、沉淀溶解平衡在药物制备和使用中的应用

难溶药物的制备以及易溶药物中某些杂质成分的分离去除可以利用沉淀和溶解反应完成。如制备难溶无机药物时，通过两种易溶电解质溶液混合发生沉淀反应，控制适当的反应条件如反应物的物质的量、反应温度、溶液混合方式等，经分离、纯化、杂质检查、含量测定等步骤最终获得符合质量要求的药品满足临床应用。

氢氧化铝作为一种常用抗酸药，可用于胃酸过多、胃溃疡、十二指肠溃疡等疾病的治疗。目前已有各种氢氧化铝制剂用于临床，如复方氢氧化铝（胃舒平）、维U颠茄铝胶囊等。将硫酸铝与碳酸钠反应便可制备氢氧化铝，反应为：

$$Al_2(SO_4)_3 + 3Na_2CO_3 + 3H_2O \rightleftharpoons 2Al(OH)_3\downarrow + 3Na_2SO_4 + 3CO_2\uparrow$$

由于氢氧化铝为胶状沉淀，因此要求反应在较高浓度和较高温度下快速进行。生成的氢氧化铝沉淀经过过滤、洗涤、干燥、杂质检查、含量测定，符合药典质量标准方可供药用。

习　题

1. 下列说法是否正确？

（1）一定温度时，难溶强电解质溶液中各离子浓度幂的乘积称为溶度积。

（2）分级沉淀中，溶解度小的难溶强电解质先沉淀。

（3）沉淀转化仅仅指溶解度大的难溶强电解质转化为溶解度小的难溶强电解质。

（4）难溶强电解质的溶解度越大，其溶度积也越大。

2. 请解释下列现象：$BaSO_4$在生理盐水中的溶解度大于在纯水中的溶解度，而AgCl在生理盐水中的溶解度却小于在纯水中的溶解度。

3. AgBr和$Mg(OH)_2$的溶度积很接近，二者的饱和溶液中Ag^+和Mg^{2+}浓度是否也接近，为什么？

4. 在含有固体AgCl的饱和溶液中，加入下列物质，对AgCl的溶解度有什么影响？

（1）盐酸 （2）$AgNO_3$ （3）KNO_3 （4）氨水

5. 假设溶于水中的$Mn(OH)_2$完全解离，$K_{sp}[Mn(OH)_2]=2.06\times10^{-13}$，试计算$Mn(OH)_2$在水中的溶解度（$mol\cdot L^{-1}$）。

6. 在浓度均为0.020 $mol\cdot L^{-1}$的KCl和K_2CrO_4的混合溶液中，逐滴加入$AgNO_3$溶液时，AgCl和Ag_2CrO_4哪个先析出沉淀？已知：$K_{sp}(AgCl)=1.77\times10^{-10}$、$K_{sp}(Ag_2CrO_4)=1.12\times10^{-12}$。

7. 大约有50%的肾结石由$Ca_3(PO_4)_2$组成。人体每天的正常排尿量为1.4 L，其中约含有0.10 g Ca^{2+}，为使尿中不形成$Ca_3(PO_4)_2$沉淀，其中的PO_4^{3-}浓度不得高于多少？已知$K_{sp}[Ca_3(PO_4)_2]=2.07\times10^{-33}$。

8. 将20ml 0.020 $mol\cdot L^{-1}$ $CaCl_2$溶液与30ml同浓度的Na_2CO_3溶液相混合，试判断有无沉淀生成？已知$K_{sp}[CaCO_3]=3.36\times10^{-9}$。

（樊丽雅）

第四章 缓冲溶液

人体内的许多生物化学反应都需要在特定的生物酶催化作用下才能进行，而这些酶必须在适宜的pH范围，才能起到催化作用。当pH不合适或反应过程中介质的pH发生改变时，都会影响反应的正常进行。人体内的各种体液都具有特定的pH范围，如血液的pH为7.35～7.45，若超过这个范围，就会出现不同程度的酸中毒或碱中毒症状，严重时可危及生命。因此，维持体液的pH恒定，在医学上具有重要的意义。

体液属于一种溶液体系，维持溶液的pH恒定，需要在溶液中存在能够抗衡溶液酸碱度变化的体系，这就是本章涉及的缓冲体系。

第一节 缓冲溶液的组成及其应用

一、缓冲作用及缓冲溶液的概念

首先我们来看这样的一个实验：在3个试管中均加入纯水，或者均加入NaCl溶液，然后在各试管中加入数滴溴麝香草酚蓝指示剂（这种指示剂在pH为7.0的溶液中呈绿色，在pH＜6.0的溶液中呈黄色，在pH＞7.6的溶液中呈蓝色），这时试管中溶液由无色透明变为绿色，说明溶液此时pH为7.0。接着我们在一个试管的溶液中加入少量强酸，如盐酸，则溶液立即由绿色转变为黄色，说明溶液此时pH小于7.0；在另一试管的溶液中加入少量强碱，如氢氧化钠，则溶液立即由绿色转变为蓝色，说明溶液此时pH大于7.0。这个实验说明纯水和一般溶液的pH是不稳定的，其pH容易受外来少量强酸或强碱的影响而改变。也就是说纯水和一般溶液没有抗衡外来少量强酸或强碱而保持溶液pH相对稳定的作用。

我们再做另外一个实验：在3个试管中分别加入由NaH_2PO_4和Na_2HPO_4所组成的pH为7的溶液，然后分别滴加溴麝香草酚蓝指示剂，这时溶液均由无色透明变为绿色，说明溶液此时pH为7.0。接着我们在第1个试管中，加入少量盐酸溶液，溶液仍呈绿色，说明它的pH仍是7.0，pH没有改变。在第2个试管中，加入少量氢氧化钠溶液，溶液也仍呈绿色，说明它的pH也没有发生变化，仍维持在7.0。在第3个试管中，加入少量水进行稀释，结果溶液的颜色仍然是绿色，说明pH没有改变。以上结果表明这一类溶液能够保持pH稳定，不因外界加入少量强酸、强碱或稀释而使其溶液pH有明显的变化。

溶液的这种能抵抗外来少量强酸、强碱或稀释，而使溶液pH不易发生明显改变的作用称为缓冲作用（buffer action）。具有缓冲作用的溶液称为缓冲溶液（buffer solution），一般简写为BS。

实验还证明浓的强酸和强碱也具有对抗外来少量强酸或强碱而保持溶液pH相对稳定的作用，但这类溶液不属于我们所探讨的缓冲溶液的范畴。

稀酸和稀碱没有对抗外来少量强酸或强碱而保持溶液pH相对稳定的作用。

二、缓冲溶液的组成

缓冲溶液之所以具有缓冲作用，是由于在缓冲溶液中同时含有足量的抗酸和抗碱两种成分，通常把由这两种成分构成的体系称为缓冲系或缓冲对（buffer pair）。像上述由NaH_2PO_4-Na_2HPO_4组成的缓冲溶液中$H_2PO_4^-$和HPO_4^{2-}就是一对缓冲对。

按照酸碱质子理论，缓冲对为共轭酸碱对，其抗酸成分为共轭碱，其抗碱成分为共轭酸。缓冲溶液通常由缓冲对溶于水而成，根据缓冲对组成的不同，可把缓冲对分为两种类型。

（一）弱酸及其共轭碱

抗碱成分		抗酸成分
HAc	——	NaAc
$NaHCO_3$	——	Na_2CO_3
NaH_2PO_4	——	Na_2HPO_4
H_3BO_3	——	$Na_2B_4O_7$
$H_2C_8H_4O_4$	——	$KHC_8H_4O_4$

（二）弱碱及其共轭酸

抗酸成分		抗碱成分
$NH_3 \cdot H_2O$	——	NH_4Cl
CH_3NH_2	——	$CH_3NH_3^+Cl^-$

三、缓冲作用原理

为什么缓冲溶液具有缓冲作用而能保持其pH相对稳定呢？现以HAc-NaAc组成的缓冲溶液为例，说明缓冲作用的原理。

在HAc和NaAc组成的溶液中，由于NaAc为强电解质，在水溶液中以Na^+和Ac^-状态存在；而HAc为弱电解质，解离度很小，又因NaAc电离产生的Ac^-引起同离子效应，使HAc的解离度更小，因而HAc几乎完全以分子状态存在于溶液中，所以溶液中Na^+、Ac^-和HAc的浓度都较高。而HAc和Ac^-又是共轭酸碱对，在水溶液中存在着下列质子传递平衡：

$$HAc + H_2O \rightleftharpoons H_3O^+ + Ac^-$$

（1）当向缓冲溶液中加入少量强酸时，平衡体系中H_3O^+浓度增大，平衡向左移动，共轭碱Ac^-接受质子生成HAc。当达到新的平衡时，HAc略有增加，Ac^-略有减少，H_3O^+的浓度几乎没有升高，溶液的pH改变甚微。在这里共轭碱Ac^-起到了抗酸作用，因此共轭碱是溶液中的抗酸部分。

（2）当向缓冲溶液中加入少量强碱时，溶液中的H_3O^+立即与加入的OH^-作用生成H_2O，H_3O^+浓度减小，平衡向右移动，HAc进一步电离以补充耗去的H_3O^+。达到新的平衡时，共轭碱Ac^-略有增加，HAc略有减少，而H_3O^+的浓度几乎没有减小，溶液的pH也变化不大。在这里共轭酸HAc实际上起到了抗碱作用，因此共轭酸是缓冲溶液的抗碱成分。

（3）当向缓冲溶液中加入水进行稀释时，溶液中的H_3O^+浓度降低，同时HAc和Ac^-的浓度均降低，这时Ac^-的同离子效应减轻，对于HAc来讲，浓度越稀，离子碰撞结合成分子的机会减少，解离度增大，平衡向右移动，补偿H_3O^+的减少。

在其他类型的缓冲溶液中，也同样存在着共轭酸碱之间的质子传递平衡。如

$$H_2PO_4^- + H_2O \rightleftharpoons HPO_4^- + H_3O^+$$

总之，在缓冲溶液中，由于同时含有足量的共轭酸碱对，相当于有较大的酸“库存”和碱“库存”，在加入少量的强酸、碱时，可以从溶液中的碱“库存”中调出部分碱或从酸“库存”中调出部分酸，由于它们之间存在着质子传递平衡，利用平衡的移动使溶液的pH保持不变，因此能够抵抗外加的少量强酸或强碱。

第二节　缓冲溶液的 pH 计算

每一种缓冲溶液都有一定的pH，其大小决定于组成它的两种物质的性质和浓度。由于缓冲溶液是由共轭酸碱对组成的混合溶液，共轭酸碱对间的质子转移平衡可用通式表示如下；

$$HB(aq)+H_2O(l) \rightleftharpoons H_3O^+(aq)+B^-(aq)$$

式中HB表示共轭酸，B^-表示共轭碱。在稀溶液中，$[H_2O]$可看作是常数，因此共轭酸的电离常数为

$$K_a=\frac{[H_3O^+][B^-]}{[HB]}$$

$$[H_3O^+]=K_a\times\frac{[HB]}{[B^-]}$$

等式两边取负对数得

$$pH=-\lg K_a-\lg\frac{[HB]}{[B^-]}$$

$$pH=pK_a+\lg\frac{[B^-]}{[HB]}$$

在缓冲溶液中，由于共轭酸（HB）为弱酸，解离度很小，加上共轭碱（B^-）的同离子效应，使其解离度更小，因此式中的[HB]和$[B^-]$近似等于所配制缓冲溶液的共轭酸和共轭碱的浓度。即

$$pH=pK_a+\lg\frac{[\text{共轭碱}]}{[\text{共轭酸}]} \tag{4-1}$$

式（4-1）称为计算缓冲溶液pH的亨德森-哈塞尔巴尔赫方程（Henderson-Hasselbalch equation），也称为缓冲公式。

从缓冲公式可以看到，决定缓冲溶液pH的因素有两项：

（1）共轭酸的解离常数K_a：K_a数值的大小决定于组成缓冲对物质的本性，不同的缓冲对具有不同的pK_a。

（2）平衡时共轭碱与共轭酸浓度的比值称为缓冲比（buffer rate）。当组成缓冲溶液的缓冲对确定以后（即pK_a一定），缓冲溶液的pH将随着缓冲比的改变而改变。

当$[B^-]=[HB]$时，此时$pH=pK_a$。

当加水将缓冲溶液进行有限稀释时，共轭碱与共轭酸的浓度以相同比例稀释，$[B^-]/[HB]$的比值不变，即缓冲比不变，故pH基本不变。因此缓冲溶液的pH几乎不因稀释而改变。从缓冲公式中可以看到缓冲溶液具有抗稀释的作用。

对于弱碱及其共轭酸（如$NH_3\cdot H_2O$-NH_4Cl）组成的缓冲溶液的pH，公式中的pK_a是共轭酸（NH_4^+）的pK_a，可由$pK_a+pK_b=pK_w$求得。

$$pH=pK_a+\lg\frac{[NH_3\cdot H_2O]}{[NH_4^+]}$$

若以n_{HB}和n_{B^-}分别表示一定体积（1L或1ml）缓冲溶液中所含共轭酸和共轭碱的物质的量，则

$$[\text{共轭碱}] = \frac{n_{B^-}}{V}\text{；}[\text{共轭酸}] = \frac{n_{HB}}{V}$$

将此关系式代入式（4-1）中，可得

$$pH = pK_a + \lg\frac{n_{B^-}}{n_{HB}} \qquad (4\text{-}2)$$

这是亨德森-哈塞尔巴尔赫方程的另一种形式。从这个公式中也可以看到缓冲溶液在稀释时，由于n_{HB}和n_{B^-}不会改变，所以稀释前后pH不会改变。

缓冲溶液的缓冲性能可以通过计算实例进一步加以说明。

例4-1　用0.10 mol·L^{-1}的HAc溶液和0.20 mol·L^{-1}的NaAc溶液等体积混合配成1L缓冲溶液，已知HAc的pK_a = 4.76，求此缓冲溶液的pH。

解：原缓冲溶液的pH：由于HAc溶液和NaAc溶液是等体积混合，所以在缓冲溶液中，HAc和NaAc的浓度均为原浓度的1/2。即

$$[HAc] = \frac{0.1}{2} = 0.05\ \text{mol}\cdot\text{L}^{-1}$$

$$[Ac^-] = \frac{0.2}{2} = 0.10\ \text{mol}\cdot\text{L}^{-1}$$

$$pK_a = 4.76$$

代入式（4-1），得

$$pH = 4.76 + \lg\frac{0.1}{0.05} = 4.76 + 0.3 = 5.06$$

例4-2　取0.10 mol·L^{-1} NaH_2PO_4 10 ml与0.20 mol·L^{-1}的 Na_2HPO_4 1.0 ml混合，已知该缓冲溶液中共轭酸的pK_a =7.21，求此缓冲溶液的pH。

解：根据题意，在该缓冲溶液中共轭酸、碱的物质的量分别为

$$n_{(H_2PO_4^-)} = 10\times0.1=1.0\ \text{mmol}$$

$$n_{(HPO_4^{2-})} = 1.0\times0.2=0.2\ \text{mmol}$$

代入式（4-2）中，得

$$pH=7.21+\lg\frac{0.2}{1.0}=7.21-0.70=6.51$$

此缓冲溶液的pH为6.51。

大多数弱酸和弱碱的解离常数随温度的变化而改变很小，所以从式（4-1）可知，弱酸及其共轭碱组成的缓冲溶液的pH可以认为不受温度的影响。但是，在计算由弱碱及其共轭酸组成的缓冲溶液的pH时，包含着pK_w项，由于K_w值随着温度的升高而增大，则pK_w随着温度的升高而减小，所以弱碱及其共轭酸组成的缓冲溶液pH随着温度的改变而变化。故在实际应用时，常用弱酸及其共轭碱来配制缓冲溶液。

第三节　缓冲容量与缓冲溶液的配制

一、缓冲容量

任何缓冲溶液的缓冲能力都是有一定限度的。对缓冲溶液而言，只有加入少量强酸或强碱

时，才能起抗酸或抗碱的作用，使其pH基本不变。如果外加强酸或强碱的量过大，接近缓冲溶液中共轭碱或共轭酸的量时，溶液中的共轭碱或共轭酸将被消耗殆尽，没有了酸或碱的库存，溶液对酸或碱的抵抗能力就消失了，即失去了它的缓冲作用。缓冲溶液在基本保持pH不变，能够容忍加入的酸或碱的量越大，则缓冲能力越大，即缓冲容量越大。

影响缓冲容量的主要因素：

1. 缓冲溶液总浓度　当缓冲比一定时，缓冲溶液的总浓度（共轭酸和共轭碱的浓度总和）越大，溶液中抗酸抗碱成分越多，缓冲容量就越大。当缓冲溶液在一定范围内稀释时，由于总浓度减小，缓冲容量也会减小。

2. 缓冲比　当缓冲溶液的总浓度一定时，若[共轭酸]/[共轭碱]=1，则缓冲容量最大。此时，溶液的pH = pK_a。若[共轭酸]和[共轭碱]不相等，则缓冲容量减小，[共轭酸]与[共轭碱]相差越大，pH偏离pK_a越远，缓冲容量越小。

实验和计算表明，当缓冲比在1/10～10/1时，即溶液的pH在（pK_a−1）～（pK_a+1）时，溶液具有较大的缓冲容量。当缓冲比在上述范围之外时，溶液的缓冲容量已经很小或者说已失去缓冲作用了。因此，把具有缓冲作用的pH范围，即 pH = pK_a±1称为缓冲溶液的缓冲范围。由于不同的缓冲对其共轭酸的pK_a不同，所以各种缓冲对构成的缓冲溶液都有其特定的缓冲范围。

二、缓冲溶液的配制

配制一定pH的缓冲溶液，应按下列原则和步骤进行：

（1）选择合适的缓冲对：选择缓冲对要考虑两个因素。一是所配制的缓冲溶液的pH在所选缓冲对的缓冲范围内（pH = pK_a±1），并尽量接近弱酸的pK_a，这样所配制的缓冲溶液有较大的缓冲容量。例如，配制pH为4.8的缓冲溶液，可选择HAc-NaAc缓冲对，因为HAc的pK_a = 4.76。二是所选缓冲对物质不能与溶液中主物质发生反应，特别是药用缓冲溶液，缓冲对物质不能与主药发生配伍禁忌，且在加热灭菌过程中和保质期内要稳定，不能有毒副作用等。

（2）溶液总浓度要适当：保证在缓冲溶液中含有足量的抗酸成分和抗碱成分。总浓度太低，缓冲容量太小；在实际应用中，总浓度太高，也不必要。一般在0.05～0.50 mol · L^{-1}。

（3）计算所需缓冲对的用量：为了使缓冲溶液具有较大的缓冲容量，应尽量使缓冲比接近于1。实际工作中，为了方便，常常使用相同浓度的共轭酸、碱溶液配制，分别取不同体积混合配制缓冲溶液。

（4）校正：按上述方法计算、配制的缓冲溶液，其pH的实际值和计算值之间有差异，因此必须校正，一般用pH计或精密pH试纸对所配缓冲溶液进行校正。

表4-1列出了几种常用缓冲溶液及缓冲范围。

表4-1　几种常用缓冲溶液及缓冲范围

缓冲液的组成	作为弱酸的 pK_a	缓冲范围※
$H_2C_8H_4O_4$（邻苯二甲酸）-NaOH	2.94（pK_{a1}）	2.2～4.0
$KHC_8H_4O_4$（邻苯二甲酸氢钾）-NaOH	5.43（pK_{a2}）	4.0～5.8
HAc-NaAc	4.76	3.7～5.6
KH_2PO_4-K_2HPO_4	7.21（pK_{a2}）	5.8～8.0
H_3BO_3-NaOH	9.27	8.0～10.0
$NaHCO_3$-Na_2CO_3	10.33（pK_{a2}）	9.2～11.0

※每种缓冲溶液常用的缓冲范围和理论缓冲范围（pH = pK_a±1）稍有出入

例4-3 用0.10 mol·L^{-1}的HAc溶液和0.10 mol·L^{-1}的NaAc溶液配制pH=4.95的缓冲溶液100 ml，计算所需两溶液的体积。

解：已知 [HB] = [B$^-$] = 0.10 mol·L^{-1}，pK_a = 4.76，pH = 4.95

$$V_{HB} + V_{B^-} = 100ml$$

代入式（4-2），得

$$4.95 = 4.76 + \lg\frac{V_{B^-}}{100 - V_{B^-}}$$

$$\frac{V_{B^-}}{100 - V_{B^-}} = 1.55$$

故 V_{B^-} = 60.8 ml，V_{HB} = 100−60.8 = 39.2 ml。

即取0.10 mol·L^{-1}的HAc溶液39.2 ml和0.10 mol·L^{-1}的NaAc 60.8 ml混合可得pH = 4.95的缓冲溶液100 ml。

另外在配制一定pH的弱酸及其共轭碱的缓冲溶液时，也常采用在一定量的弱酸溶液中加入一定量的强碱，中和部分弱酸（即生成弱酸的共轭碱）的方法，以得到要求配制的缓冲溶液。用这种方法配制缓冲溶液时，必须明确两个问题：

（1）弱酸的物质的量（mol或mmol）必须多于强碱的物质的量（mol或mmol），这样反应后才能得到缓冲对。

（2）反应时被中和的弱酸的物质的量等于强碱的物质的量，也等于生成的共轭碱的物质的量，这样剩余的弱酸与生成的共轭碱组成缓冲对。

例4-4 欲配制pH = 5.00 的缓冲溶液，试计算在50.00 ml 0.10 mol·L^{-1}的HAc溶液中应加入0.10 mol·L^{-1}的NaOH溶液多少毫升？

解：设需加入的NaOH溶液为x ml，则加入NaOH的物质的量为0.10x（mmol），生成的NaAc的物质的量也是0.10x（mmol），那么，全部中和NaOH后剩余的HAc的物质的量为（0.10×50.00−0.10x）（mmol）。

已知pK_a= 4.76，pH = 5.00

代入式（4-2），得

$$5.00 = 4.76 + \lg\frac{0.10x}{0.10 \times 50.00 - 0.10x}$$

$$0.24 = \lg\frac{x}{50.00 - x}$$

$$x = 31.75ml$$

所以，在50.00ml 0.10 mol·L^{-1}的HAc溶液中加入31.75ml 0.10 mol·L^{-1}的NaOH溶液，即得到pH = 5.00 的缓冲溶液。

应该指出，用缓冲方程式计算得到的pH与实验测得的pH是稍有差异的，这是因为计算公式忽略了溶液中各离子、分子间的相互影响所致，如果实验条件要求严格，需用pH计进行校正。

配制缓冲溶液也可按照现成的配方进行配制，在医学上广泛使用的缓冲溶液的配方列于表4-2和表4-3，可参考使用。

表 4-2　$H_2PO_4^-$ 和 $H_2PO_4^{2-}$ 组成的缓冲溶液（25℃）

pH	0.10mol · L^{-1} NaOH 溶液（mL）	缓冲容量	pH	0.10mol · L^{-1} NaOH 溶液（mL）	缓冲容量
5.80	3.6	—	7.00	29.1	0.031
5.90	4.6	0.010	7.10	32.1	0.028
6.00	5.6	0.011	7.20	34.7	0.025
6.10	6.8	0.012	7.30	37.0	0.022
6.20	8.1	0.015	7.40	39.1	0.020
6.30	9.7	0.017	7.50	41.1	0.018
6.40	11.6	0.021	7.60	42.8	0.015
6.50	13.9	0.024	7.70	44.2	0.012
6.60	16.4	0.027	7.80	45.3	0.010
6.70	19.3	0.030	7.90	46.1	0.007
6.80	22.4	0.033	8.00	46.7	—
6.90	25.9	0.033			

注：表内溶液配制方法为50ml 0.10 mol · $L^{-1}KH_2PO_4$ 加入相应0.10 mol · L^{-1}NaOH稀释至100ml

表 4-3　Tris 和 Tris · HCl 组成的缓冲溶液

pH		组成 (mol · kg^{-1})		
25℃	37℃	Tris	Tris · HCl	NaCl
8.220	7.904	0.02	0.02	0.14
8.225	7.908	0.05	0.05	0.11
7.745	7.428	0.006667	0.02	0.14
7.745	7.427	0.01667	0.05	0.11
8.173	7.851	0.05	0.05	
7.699	7.382	0.01667	0.05	

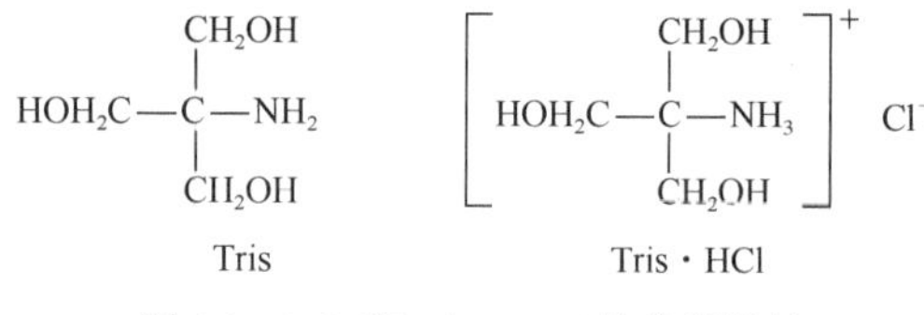

图4-1　Tris和Tris · HCl的化学结构

表4-3中，Tris和Tris · HCl（图4-1）分别为三（羟甲基）甲胺及其盐酸盐，它们的化学式分别为 $(HOCH_2)_3CNH_2$ 和 $(HOCH_2)_3CNH_2 \cdot HCl$。在Tris缓冲溶液中加入NaCl是为了调节离子强度至0.16，使其溶液与生理盐水等渗。此缓冲溶液在生物医学实验中经常用到，是重要的缓冲溶液。

第四节　缓冲溶液在医学中的意义

人体内极为复杂的物质代谢反应受多种酶控制，而每种酶在一定pH范围的体液中才具有活性。例如胃里的蛋白酶所需的pH是1.5～2.0，pH超过4.0时，它即完全失去效用。在体外，细胞培养、组织切片和细菌的染色、血液冷藏均需要一定pH的缓冲溶液。某些药物制成溶液时，其pH也需要保持恒定。因此，缓冲溶液在医学中具有非常重要的意义。

一、血液中的缓冲系

人体血液的pH之所以能保持在一定范围内，是由于血液中存在着多种缓冲系的缓冲作用以及肺、肾的调节作用的结果。血液中的缓冲对主要有：

（1）血浆：$NaHCO_3/H_2CO_3$或写成$NaHCO_3/CO_2$（溶解），Na-血浆蛋白/H-血浆蛋白，Na_2HPO_4/NaH_2PO_4。

（2）细胞：$KHCO_3/H_2CO_3$或写成$KHCO_3/CO_2$（溶解），K-血浆蛋白/H-血浆蛋白，K_2HPO_4/KH_2PO_4，K-氧合血红蛋白/H-氧合血红蛋白。

在这些缓冲体系中，碳酸氢盐缓冲系在血液中浓度最高，缓冲能力最强，维持血液正常pH的作用也最重要。

二、人体正常pH的维持

人体血液的pH为7.35～7.45。倘若pH持续低于7.35或高于7.45而不能及时调整，其结果将是致命的。

研究表明，血液的主要缓冲系统是由碳酸-碳酸氢根（H_2CO_3-HCO_3^-）共轭酸碱对组成，存在如下平衡

$$H_2CO_3 \rightleftharpoons HCO_3^- + H^+$$

把一种强酸加入这个系统，就会增加H^+的浓度，平衡向左边移动，生成更多的碳酸。碳酸不稳定，分解成二氧化碳和水。形成的二氧化碳通过血液由肺部呼出。这样，缓冲系统阻止了pH的变化。各种因素都能引起血液中酸度的增加，如肺气肿引起的肺部换气不足，患糖尿病、食用低碳水化合物和高脂肪食物引起代谢酸的增加，摄食过多的酸等都会引起血液中氢离子的增加。由于血浆内的缓冲系和机体的补偿机能的作用，可把血液中的pH恢复到正常水平。但若在严重腹泻时，丧失碳酸氢盐（HCO_3^-）过多，或因肾功能衰竭引起H^+的排泄减少，缓冲系和机体的补偿机能都不能有效地发挥功能而使血液的pH下降，则引起酸中毒。

摄入过多的碱性物质或严重的呕吐等均会引起血液里碱性物质的增加。机体的补偿机制通过降低肺部二氧化碳的排出量和通过肾脏增加对HCO_3^-的排泄来配合缓冲系，使pH恢复正常。若通过缓冲系和补偿机制尚仍不能阻止血液中pH的升高，则引起碱中毒。

在红细胞内的缓冲对中，以血红蛋白（H_2b）和氧合血红蛋白（H_2bO_2）最为重要，因为血液对CO_2的缓冲作用主要靠它们实现。

例如，正常人体代谢产生的CO_2进入静脉血液后，绝大部分与红细胞内的血红蛋白离子发生下列反应

$$CO_2 + H_2O + H_2b \longrightarrow Hb^- + HCO_3^-$$

反应产生的HCO_3^-由血液运送至肺，并与氧合血红蛋白作用

$$HCO_3^- + H_2bO_2 \longrightarrow HbO_2^- + H_2O + CO_2\uparrow$$

反应生成的CO_2从肺部呼出。所以在大量的CO_2从组织细胞运送至肺部的过程中，血液的pH不致受到太大的影响。

总之，由于血液中多种缓冲系的缓冲作用以及肺、肾的调节作用，正常人血液的pH才能得以维持在7.35～7.45。

习　　题

1. 什么叫缓冲溶液？它为什么会有缓冲作用？试以$NH_3 \cdot H_2O$-NH_4Cl缓冲对为例进行说明。

2. 决定缓冲容量的因素是什么？

3. 求下列溶液的pH：

（1）0.10 mol · L^{-1} HAc和0.20 mol · L^{-1}的NaAc等体积混合。

（2）0.10 mol · L^{-1} $NaHCO_3$和0.10 mol · L^{-1}的Na_2CO_3各100 ml混合。

（3）0.50 mol · L^{-1} NH_3和0.10 mol · L^{-1} HCl各100 ml混合。

4. 现有（1）0.10 mol · L^{-1} HAc和0.10 mol · L^{-1}的NaAc等体积混合液；（2）6体积0.10mol · L^{-1} HAc和4体积0.10 mol · L^{-1}的NaAc混合液。哪一种混合液的缓冲容量大？

5. 经实验测得三人血浆中HCO_3^-和CO_2的浓度如下：

甲：[HCO_3^-] = 24.00 mmol · L^{-1}，[CO_2溶解] = 1.2 mmol · L^{-1}

乙：[HCO_3^-] = 20.1mmol · L^{-1}，[CO_2溶解] = 1.34 mmol · L^{-1}

丙：[HCO_3^-] = 56.00 mmol · L^{-1}，[CO_2溶解] = 1.40mmol · L^{-1}

试求此三人血浆的pH（$pK_a = 6.1$），并判断何人为正常人，何人为酸中毒患者（pH＜7.35），何人为碱中毒患者（pH＞7.45）。

（周红兵）

第五章　化学反应速率

化学反应可以瞬间完成，如爆炸，也可能一年甚至几年完成，如铁生锈，同时还会受到反应条件的影响。多数情况下，人们希望化学反应进行得快一些，如药物合成，有时也希望化学反应进行得慢一些，如金属腐蚀、塑料老化。研究化学反应速率的科学称为化学动力学（chemical kinetics），它主要研究化学反应速率、影响化学反应速率的因素及化学反应的机制等问题。本章主要介绍化学反应速率的基本理论和影响反应速率的主要因素。

第一节　化学反应速率及其表示方法

一、化学反应速率

化学反应一旦发生，随着反应进行，体系内各物质的浓度不断地发生变化，反应物的浓度逐渐减少，产物的浓度逐渐增加。

化学反应速率（chemical reaction rate）衡量化学反应过程进行的快慢，通常用单位时间内反应物浓度的减少或生成物浓度的增加表示。浓度常用物质的量浓度，单位是mol · L^{-1}。时间单位可根据化学反应的快慢用秒（s）、分（min）、小时（h）、天（d）和年（a）等表示。

绝大多数化学反应速率随时间而改变，有平均速率和瞬时速率两种表示方式。

二、平均速率和瞬时速率

通过H_2O_2水溶液在少量I^-催化下的分解反应进程，可了解浓度随时间变化的情况。

$$H_2O_2(aq) \xrightarrow{I^-} H_2O(l) + \frac{1}{2}O_2(g)$$

可用单位时间反应物浓度减少的值来表示时间间隔内的平均速率（average rate）

$$\bar{v}_{(H_2O_2)} = -\frac{c_{2(H_2O_2)} - c_{1(H_2O_2)}}{t_2 - t_1} = -\frac{\Delta c_{(H_2O_2)}}{\Delta t}$$

从t_1到t_2的时间间隔Δt内反应物浓度的减少量为Δc，公式中负号是为了保证反应速率为正值。如果用单位时间内产物O_2的浓度增加量表示，则表示为

$$\bar{v}_{(O_2)} = \frac{\Delta c_{(O_2)}}{\Delta t} \qquad (5\text{-}1)$$

在298.15 K时，若H_2O_2的初始浓度为0.8 mol · L^{-1}。每隔20 min通过实验测定O_2的量，计算H_2O_2浓度的变化，H_2O_2分解速率的测定结果如表5-1所示。

表5-1　H_2O_2溶液的分解速率（298.15 K）

t（min）	$c_{(H_2O_2)}$(mol · L^{-1})	$-\frac{\Delta c_{(H_2O_2)}}{\Delta t}$(mol · L^{-1} · min^{-1})	t（min）	$c_{(H_2O_2)}$(mol · L^{-1})	$-\frac{\Delta c_{(H_2O_2)}}{\Delta t}$(mol · L^{-1} · min^{-1})
0	0.80	—	60	0.10	5.0×10^{-3}
20	0.40	2.0×10^{-2}	80	0.050	2.0×10^{-3}
40	0.20	1.0×10^{-1}			

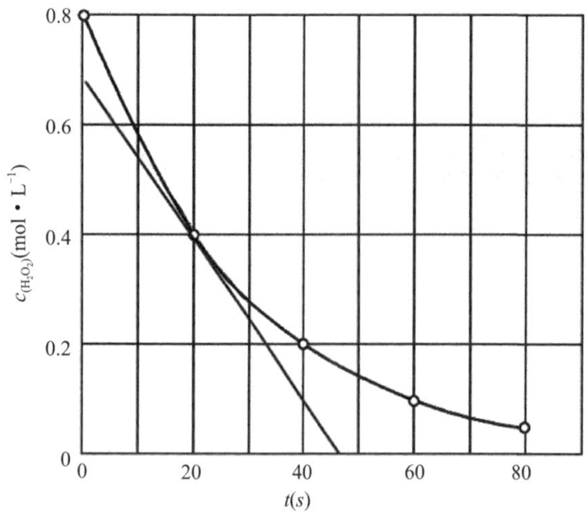

图5-1　H_2O_2分解的化学动力学曲线

由表5-1可知，反应刚开始时反应物浓度降低较快，以后逐渐减少，将浓度对时间作图，得图5-1，所得c-t曲线称为化学动力学曲线。

动力学曲线可显示出反应进行快慢与反应物浓度之间的关系。由于H_2O_2分解的速率随H_2O_2的浓度变化而变化，浓度又随时间的变化而改变，为确切地表示化学反应在某一时刻的速率，通常用瞬时速率（instantaneous rate）表示。瞬时速率为时间间隔Δt趋近于零时的平均速率的极限值。

$$v = \lim_{\Delta t \to 0} \frac{-\Delta c_{(H_2O_2)}}{\Delta t} = -\frac{dc_{(H_2O_2)}}{dt} \qquad (5\text{-}2)$$

瞬时速率可以从动力学曲线上各相应时间点的切线斜率取绝对值求得，如在20 min时曲线的斜率为

$$\frac{0.40\ mol \cdot L^{-1} - 0.68\ mol \cdot L^{-1}}{20\ min} = -1.4 \times 10^{-2}\ mol \cdot L^{-1} \cdot min^{-1}$$

此值表示在第20 min，当H_2O_2的浓度为0.40 mol · L^{-1}时的瞬时速率v=1.4×10^{-2} mol · L^{-1} · min^{-1}。

瞬时速率可确切地表示化学反应在某一时刻的速率，通常所说的反应速率就指瞬时速率。其中，反应初始速率，是研究化学动力学非常重要的参数，因为其不受产物及中间产物的影响。

化学反应速率也可以用反应进度来表示，可定义为单位体积内反应进度随时间的变化率，即

$$v = \frac{d\xi}{Vdt} \qquad (5\text{-}3)$$

式中，V为系统的体积。对任一个化学反应计量方程式，反应进度表示为

$$d\xi = \frac{dn_B}{\nu_B}$$

式中，B表示参与反应的任一组分，n_B为B物质的物质的量，ν_B是B组分的化学计量数（反应物取正值，生成物取负值），则速率可表示为

$$v_B = \frac{d\xi}{Vdt} = \frac{1}{V\nu_B} \cdot \frac{dn_B}{dt} \qquad (5\text{-}4)$$

如合成氨的反应　　$N_2(g) + 3H_2(g) \rule{1.5em}{0.4pt} 2NH_3(g)$

$$v = \frac{d\xi}{Vdt} = \frac{1}{V\nu_B} \cdot \frac{dn_B}{dt} = \frac{1}{\nu_B} \cdot \frac{dc_B}{dt} = -\frac{dc(N_2)}{dt} = -\frac{dc(H_2)}{3dt} = \frac{dc(NH_3)}{2dt}$$

在同一时刻，同一化学反应的速率应为同一值，与反应体系中选择何种物质表示反应速率无关。但实际上用不同物质的浓度变化表示化学反应速率时，其数值不同，由此可见，各物质表示的速率数值之间有一定的内在联系。在同一化学反应中，若已知某一物质的浓度变化所表示的化学反应速率，即可通过反应式中各物质的化学计量数求出其他物质所表示的反应速率。

对于一般的化学反应

$$aA + bB \rule{1.5em}{0.4pt} gG + hH$$

有 $$\frac{1}{a}v_A = \frac{1}{b}v_B = \frac{1}{g}v_G = \frac{1}{h}v_H \tag{5-5}$$

第二节　化学反应速率理论

在相同条件下，有的化学反应很快发生，有的则进行得很慢，有两个比较成熟的化学反应速率理论可以初步回答上述问题，即碰撞理论（collision theory）和过渡态理论（transition state theory）。

一、碰撞理论

碰撞理论认为，反应物分子间的相互碰撞是反应进行的先决条件。

（一）有效碰撞和弹性碰撞

反应物之间相互碰撞是发生化学反应的前提，参加反应的分子需要克服外层电子云之间和原子核之间的斥力而充分接近，相互碰撞，才能促使反应物间外层的电子重排，实现旧键的断裂和新键的生成，使反应物转化为产物。但反应物分子之间的碰撞并非每一次都能发生反应，对一般反应而言，大部分的碰撞都不能发生反应，只有很少数的碰撞才能发生反应。其中能发生化学反应的碰撞称为有效碰撞（effective collision），不发生反应的碰撞称为弹性碰撞（elastic collision）。要发生有效碰撞，反应物的分子或离子必须具备两个条件：一要有足够的能量如动能，当反应物分子无限接近时，才能克服外层电子云之间的斥力并发生化学反应；二要在碰撞时有合适的方向，即正好碰在能起反应的部位，如果碰撞的部位不合适，即使反应物分子具有足够的能量，也不会起反应。如图5-2为NO_2转化为N_2O_4的反应。

$$2NO_2(g) = N_2O_4(g)$$

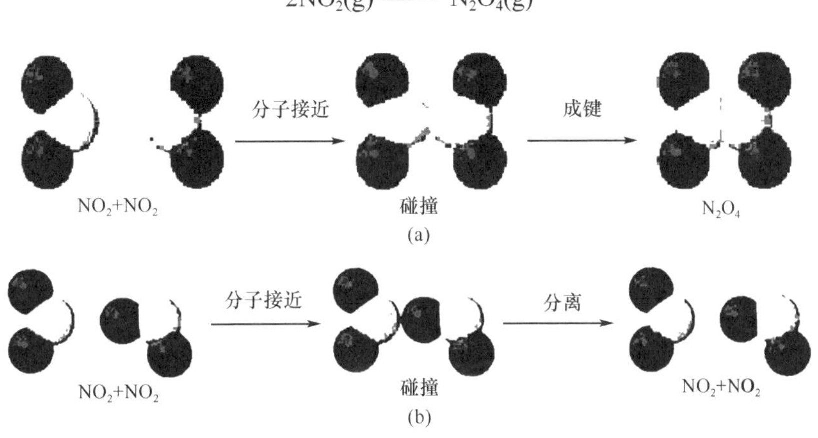

图5-2　有效碰撞（a）和弹性碰撞（b）

（二）活化分子与活化能

具有较大的动能并能够发生有效碰撞的分子称为活化分子，通常只占分子总数中的小部分。活化分子具有的最低能量（E^*）与反应物分子的平均能量（E）之差，称为活化能（activation energy）（图5-3），用符号E_a表示，单位为kJ · mol^{-1}。活化能与活化分子的概念可以从气体分子的能量分布规律加以说明。

在一定温度下，分子具有一定的平均动能，但并非每个分子的动能都一样，由于碰撞等原因分子间不断进行着能量的重新分配，每个分子的能量并不是固定在一个值。但从统计结果看，具有一定能量的分子数目不随时间改变。以分子的动能为横坐标，具有一定动能的单位能量区间分子的分子分数[$\Delta N/(N\Delta E)$]为纵坐标作图，可得图5-4，即为T_1和T_2（$T_2 > T_1$）两个不同温度下气态分子能量分布曲线。ΔN为在ΔE能量区间的分子数，N为分子总数，$\Delta N/(N\Delta E)$为单位能量区间分子的分子分数，当在横坐标上取一定的能量区间时，曲线下的面积即为分子分数。

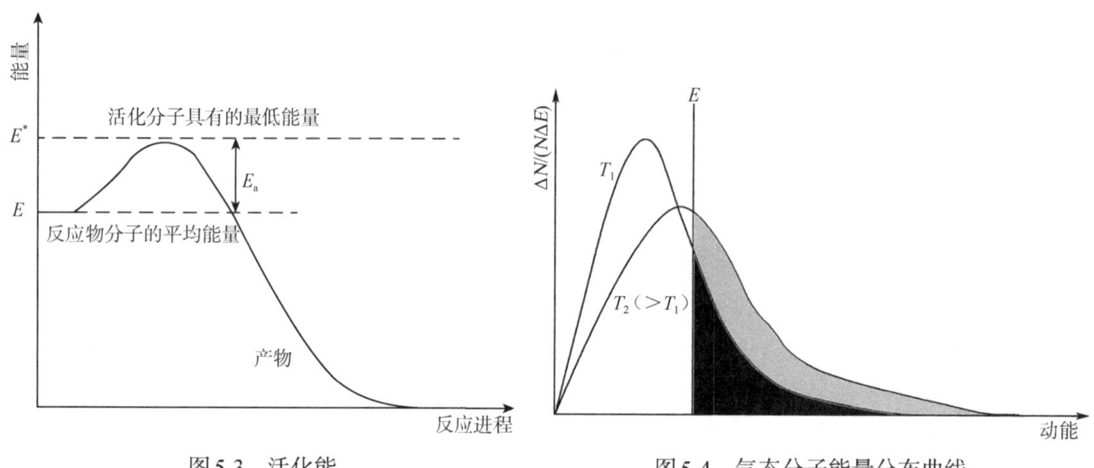

图5-3　活化能　　　　图5-4　气态分子能量分布曲线

反应物分子中活化分子在总反应分子数中所占的比率称为活化分子分数，图5-4表明，活化分子分数的大小取决于活化能的大小和反应温度的高低。在一定温度下，活化能越小，活化分子分数越多，说明单位体积内有效碰撞的频率越高，反应速率越快；反之，活化能越大，活化分子分数越少，说明单位体积内有效碰撞的频率越低，反应速率越慢。对任何一个反应而言，高温下活化分子分数较多。

二、过渡态理论

碰撞理论比较直观，容易理解，但仅限于处理气体双分子反应，把分子当作刚性球体，而忽略了其内部结构变化。20世纪30年代，艾林（Eyring）和佩尔采（Pelzer）在碰撞理论的基础上，应用量子力学和统计力学的观点，提出了反应的过渡态理论。

（一）活化络合物

过渡态理论认为，化学反应并不是通过反应物分子的简单碰撞就能完成，而是在反应物转化为产物的过程中经过一个高能量的过渡态，处于过渡态的分子称为活化络合物（activated complex）。活化络合物是一种高能量的不稳定的反应物原子组合体，能较快地分解为新的能量较低、较稳定的产物，也可以分解为原反应物。例如，对于反应$NO_2 + CO \longrightarrow NO + CO_2$，当具有较高能量的$NO_2$和CO分子彼此以适当的取向相互靠近到一定程度时，彼此的电子云会发生重叠，形成高能量的活化络合物[O—N···O···C—O]，在活化络合物中，原有的N—O键部分断裂，新的C—O键部分形成。

（二）活化能与反应热

能形成活化络合物的反应物分子，应具有比一般分子更高的能量。过渡态理论认为，活化能是活化络合物分子最低能量与反应物分子平均能量之差，因此，不管是放热反应还是吸热反应，反应物经过过渡态变成产物，都必然能形成一个高能量的过渡态，就好像通过爬山方式从一个山谷到达另一山谷一样。以反应$NO_2 + CO \longrightarrow NO + CO_2$为例，放热反应的能量变化如图5-5所示，$a$表示反应物$NO_2$ + CO的平均能量，b表示过渡态[O—N···O···C—O]的平均能量，c表示生成物

$NO + CO_2$的平均能量，反应物首先吸收134 kJ·mol^{-1}活化能（E_a）变成活化分子（过渡态的活化络合物），然后转化成产物放出368 kJ·mol^{-1}能量，此能量恰好是反应逆向进行的活化能（E'_a），因此$\Delta H = E_a - E'_a$。

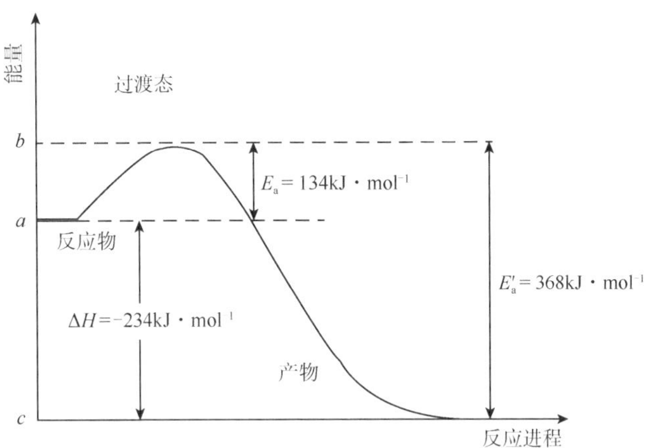

图5-5　$NO_2 + CO \equiv NO + CO_2$放热反应的能量变化曲线

反应热ΔH等于正反应活化能（E_a）与逆反应活化能（E'_a）之差，当$E_a < E'_a$时，$\Delta H < 0$，是放热反应；当$E_a > E'_a$时，$\Delta H > 0$，是吸热反应。这样，动力学参数活化能与热力学参数反应焓可以联系起来。

第三节　化学反应机理简介

一个反应的化学方程式描述了反应物和最终产物之间的计量关系，仅从方程式无法看出反应物是如何变成产物的。实际上反应的过程很复杂，许多反应要经过多步才能变成最终产物。一个化学反应所经历的途径或具体步骤称为反应机理（reaction mechanism）。

一、基元反应

由反应物一步直接转变为产物的反应称为简单反应，例如

$$NO_2(g) + CO(g) \equiv NO(g) + CO_2(g)$$

一步完成且只经历过1个过渡态的化学反应称为基元反应（elementary reaction），基元反应通过原子、分子或离子间的直接碰撞一步形成产物，因此基元反应是最简单、最基本的反应。基元反应中直接参加反应的微粒（原子、分子、离子）数称为反应分子数（molecularity），根据反应分子数的不同，可将基元反应分为单分子反应、双分子反应和三分子反应。例如

单分子反应　$SO_2Cl_2(g) \equiv SO_2(g) + Cl_2(g)$

双分子反应　$NO_2(g) + CO(g) \equiv NO(g) + CO_2(g)$

三分子反应　$2NO(g) + H_2(g) \equiv N_2O(g) + H_2O(g)$

因为三个分子同时碰撞在一起而且能够发生反应的机会很少，所以，三分子反应极少见。

反应分子数是为了说明反应机理提出的概念，仅适用于基元反应，可以通过实验确定，而不能把化学方程式中的计量系数之和直接作为反应分子数。

二、复合反应

若化学反应不是按计量方程式一步完成，而是经历了若干个基元反应步骤，这类反应称为复

合反应。例如氢气和碘蒸气生成碘化氢的反应为

$$H_2(g)+I_2(g) = 2HI(g)$$

反应机理为

第一步　　$I_2 \rightleftharpoons I + I$　　（快）

第二步　　$H_2 + 2I = 2HI$　　（慢）

第二步反应速率慢，控制总反应的速率，因此在复合反应中，影响整个反应速率的、最慢的一步反应称为速控步（rate controlling step）。

第四节　浓度对化学反应速率的影响

影响反应速率的因素很多，反应物浓度就是其中之一，反应物浓度增加实际上就是增加了反应物分子中的活化分子数。

一、化学反应的速率方程

表示反应速率与反应物浓度之间定量关系的数学式称为化学反应速率方程式，一般情况，必须根据实验确定速率方程。大量事实说明，在一定温度下，化学反应的速率与各反应物浓度幂的乘积成正比。

任一化学反应　　$aA + bB = gG + hH$

速率方程为　　$v = kc_A^m c_B^n$　　（5-6）

式中，k为速率常数（rate constant），与反应物浓度无关，只随温度、催化剂、溶剂等的不同而改变。m和n是反应物浓度的指数，说明浓度对速率影响的程度，只能通过实验测定。

例5-1　氢气和一氧化氮的反应为

$$2NO(g)+2H_2(g) = N_2(g)+2H_2O(g)$$

在1073.15 K，不同浓度下，测得生成氮气的反应速率见表5-2。写出该反应的速率方程式并求出速率常数。

表5-2　H_2和NO的反应速率（1073.15 K）

实验序号	c_{NO} (mol·L^{-1})	c_{H_2} (mol·L^{-1})	v_{N_2} (mol·L^{-1}·s^{-1})
1	6.00×10^{-3}	1.00×10^{-3}	3.19×10^{-3}
2	6.00×10^{-3}	2.00×10^{-3}	6.36×10^{-3}
3	6.00×10^{-3}	3.00×10^{-3}	9.56×10^{-3}
4	1.00×10^{-3}	6.00×10^{-3}	0.48×10^{-3}
5	2.00×10^{-3}	6.00×10^{-3}	1.92×10^{-3}
6	3.00×10^{-3}	6.00×10^{-3}	4.30×10^{-3}

解：对比实验1、2和3组数据可知，在NO浓度不变时，H_2的浓度增至2倍和3倍时，反应速率相应增至2倍和3倍，因此反应速率与氢气的浓度成正比，即$v \propto c_{H_2}$。

对比实验4、5和6组数据可知，在H_2浓度不变的情况下，NO浓度增至2倍和3倍时，反应速率增至4倍和9倍，即2^2和3^2倍。这表明反应速率和NO浓度的平方成正比，即$v \propto c_{NO}^2$。

综合NO和H_2对化学反应速率的影响可得

$$v \propto c_{H_2} c_{NO}^2$$

则速率方程 $v = kc_{H_2} c_{NO}^2$。

将实验1中的数据代入速率方程，可求出速率常数

$$k_1 = \frac{v_1}{c_{H_2} c_{NO}^2} = \frac{3.19\times10^{-3}\ mol\cdot L^{-1}\cdot s^{-1}}{1.00\times10^{-3}\ mol\cdot L^{-1}\times(6.00\times10^{-3}\ mol\cdot L^{-1})^2} = 8.86\times10^4\ L^2\cdot mol^{-2}\cdot s^{-1}$$

同理将实验2、3、4、5和6组数据代入速率方程，分别求出各组的速率常数

$$k_2 = \frac{v_2}{c_{H_2} c_{NO}^2} = \frac{6.36\times10^{-3}\ mol\cdot L^{-1}\cdot s^{-1}}{2.00\times10^{-3}\ mol\cdot L^{-1}\times(6.00\times10^{-3}\ mol\cdot L^{-1})^2} = 8.83\times10^4\ L^2\cdot mol^{-2}\cdot s^{-1}$$

$$k_3 = \frac{v_3}{c_{H_2} c_{NO}^2} = \frac{9.56\times10^{-3}\ mol\cdot L^{-1}\cdot s^{-1}}{3.00\times10^{-3}\ mol\cdot L^{-1}\times(6.00\times10^{-3}\ mol\cdot L^{-1})^2} = 8.85\times10^4\ L^2\cdot mol^{-2}\cdot s^{-1}$$

$$k_4 = \frac{v_4}{c_{H_2} c_{NO}^2} = \frac{0.48\times10^{-3}\ mol\cdot L^{-1}\cdot s^{-1}}{6.00\times10^{-3}\ mol\cdot L^{-1}\times(1.00\times10^{-3}\ mol\cdot L^{-1})^2} = 8.00\times10^4\ L^2\cdot mol^{-2}\cdot s^{-1}$$

$$k_5 = \frac{v_5}{c_{H_2} c_{NO}^2} = \frac{1.92\times10^{-3}\ mol\cdot L^{-1}\cdot s^{-1}}{6.00\times10^{-3}\ mol\cdot L^{-1}\times(2.00\times10^{-3}\ mol\cdot L^{-1})^2} = 8.00\times10^4\ L^2\cdot mol^{-2}\cdot s^{-1}$$

$$k_6 = \frac{v_6}{c_{H_2} c_{NO}^2} = \frac{4.30\times10^{-3}\ mol\cdot L^{-1}\cdot s^{-1}}{6.00\times10^{-3}\ mol\cdot L^{-1}\times(3.00\times10^{-3}\ mol\cdot L^{-1})^2} = 7.96\times10^4\ L^2\cdot mol^{-2}\cdot s^{-1}$$

求以上6组 k 的平均值，则可得到在1073.15 K时，反应 $2NO(g) + 2H_2(g) = N_2(g) + 2H_2O(g)$ 的速率常数为

$$\bar{k} = 8.42\times10^4\ L^2\cdot mol^{-2}\cdot s^{-1}$$

温度一定时，基元反应的反应速率与各反应物浓度幂（以反应方程式中相应的化学计量系数为指数）的乘积成正比，如下列基元反应：

$$NO_2(g) + CO(g) = NO(g) + CO_2(g)$$

反应速率与反应物浓度的关系为

$$v = kc_{NO_2} c_{CO} \tag{5-7}$$

大量实验证明，基元反应可以根据化学反应方程式写出速率方程。

二、反应级数及简单级数化学反应速率特征

若反应速率与反应物浓度符合浓度幂乘积的形式，则化学反应可以用反应级数（reaction order）进行分类。

任一化学反应 $aA+bB = gG + hH$ 速率方程为 $v = kc_A^m c_B^n$。

在速率方程中，m 和 n 分别是该反应对A和B物质的反应级数，总反应级数为（$m+n$），称该反应为（$m+n$）级反应，反应级数反映了反应物浓度以指数形式对反应速率影响的程度，反应级数由实验确定，其值可以是零和正整数，也可以是分数或负数，负数表示该物质对反应起阻滞作用。下面仅研究反应级数为1、2、0的最简单级数的反应特点。

（一）一级反应

一级反应（first order reaction）是反应速率与反应物浓度的一次方成正比的反应。即

$$v = -\frac{dc}{dt} = kc \quad (5\text{-}8)$$

将上式定积分得
$$-\int_{c_0}^{c} \frac{dc}{c} = \int_0^t k dt$$

得
$$\ln c = \ln c_0 - kt$$

或
$$\ln \frac{c_0}{c} = kt \quad (5\text{-}9)$$

$$c = c_0 \cdot e^{-kt} \quad (5\text{-}10)$$

上述方程为一级反应的反应物浓度与时间关系的方程式。c_0为反应物的初始浓度，c为反应时间在t时刻的反应物浓度。

若以$\ln c$对t作图得一条直线，则该反应为一级反应，该直线的斜率为$-k$，截距为$\ln c_0$。

反应物浓度消耗一半所需要的时间，称为这个反应的半衰期（half-life），用$t_{1/2}$表示。由（5-9）可求得一级反应的半衰期为

$$t_{1/2} = \frac{\ln 2}{k} = \frac{0.693}{k} \quad (5\text{-}11)$$

大多数药物在体内的代谢反应、热分解反应及放射性元素蜕变等均属于一级反应。

例 5-2 放射性^{60}Co所产生的γ射线广泛用于癌症治疗，其衰变是一级反应，放射性物质的强度以Ci（居里）表示，某医院购买一台20 Ci的钴源，在使用10年后，^{60}Co还剩多少？已知^{60}Co衰变的$t_{1/2} = 5.26$ a。

解：

$$t_{1/2} = \frac{0.693}{k}$$

$$k = \frac{0.693}{t_{1/2}} = \frac{0.693}{5.26\ \text{a}} = 0.132\ \text{a}^{-1}$$

将^{60}Co的初始浓度设为20 Ci，$k = 0.132\ \text{a}^{-1}$代入公式（5-9）

$$\ln \frac{20\ \text{Ci}}{c} = 0.132\ \text{a}^{-1} \times 10\ \text{a}$$

$$c = 5.3\ \text{Ci}$$

使用10年后，放射性钴源的强度为5.3 Ci。

（二）二级反应

二级反应（second order reaction）是反应速率与反应物浓度的二次方成正比的反应。

二级反应的速率方程式可表示为

$$v = -\frac{dc}{dt} = kc^2 \quad (5\text{-}12)$$

积分可得

$$\frac{1}{c} - \frac{1}{c_0} = kt \quad (5\text{-}13)$$

以$1/c$对t作图得一直线，则该反应为二级反应，该直线的斜率为k。

由半衰期的定义可得

$$t_{1/2}=\frac{1}{kc_0} \tag{5-14}$$

在溶液中的许多有机化学反应属于二级反应，如加成反应、消除反应、取代反应等。

例 5-3　乙酸乙酯在298.15 K时的皂化反应为二级反应：

$$CH_3COOC_2H_5 + NaOH \longrightarrow CH_3COONa + C_2H_5OH$$

若乙酸乙酯与氢氧化钠的初始浓度均为0.0100 mol · L^{-1}，反应20 min后，碱的浓度减少了0.00566 mol · L^{-1}，试求反应的速率常数和半衰期。

解：

$$k=\frac{1}{t}\left(\frac{1}{c}-\frac{1}{c_0}\right)=\frac{1}{20\ \text{min}}\left(\frac{1}{0.0100\ \text{mol}\cdot\text{L}^{-1}-0.00566\ \text{mol}\cdot\text{L}^{-1}}-\frac{1}{0.0100\ \text{mol}\cdot\text{L}^{-1}}\right)$$
$$=6.52\ \text{mol}^{-1}\cdot\text{L}\cdot\text{min}^{-1}$$

$$t_{1/2}=\frac{1}{kc_0}=\frac{1}{0.0100\ \text{mol}\cdot\text{L}^{-1}\times 6.52\ \text{mol}^{-1}\cdot\text{L}\cdot\text{min}^{-1}}=15.3\ \text{min}$$

（三）零级反应

零级反应（zero order reaction）是反应速率与反应物浓度无关的反应。温度一定时，其反应速率为一常数。

即
$$v=-\frac{dc}{dt}=kc^0=k \tag{5-15}$$

积分得
$$c_0-c=kt \tag{5-16}$$

以c对t作图得一直线，则该反应为零级反应，该直线的斜率为$-k$，半衰期为

$$t_{1/2}=\frac{c_0}{2k} \tag{5-17}$$

反应的总级数为零的反应并不多，最常见的零级反应是在一些固体表面上发生的催化反应，如氨在金属催化剂钨表面上的分解反应、苯酚的光催化降解是典型的零级反应。

现将一级、二级和零级反应的基本特征总结见表5-3。

表 5-3　一级、二级、零级反应的特征

项目	反应级数		
	一级反应	二级反应	零级反应
速率方程式	$v=kc$	$v=kc^2$	$v=kc^0$
基本方程式	$\ln c_0-\ln c=kt$	$\frac{1}{c}-\frac{1}{c_0}=kt$	$c_0-c=kt$
直线关系	$\ln c$- t	$\frac{1}{c}$- t	c- t
斜率	$-k$	k	$-k$
半衰期（$t_{1/2}$）	$\frac{0.693}{k}$	$\frac{1}{kc_0}$	$\frac{c_0}{2k}$
k 的量纲	[时间]$^{-1}$	[浓度]$^{-1}$ · [时间]$^{-1}$	[浓度] · [时间]$^{-1}$

第五节　温度对化学反应速率的影响

若保持反应物浓度不变，只在适当范围内改变反应温度，则通常温度每升高10 K，反应速率增加至原来的2～4倍。

一、温度与速率常数的关系

对大多数反应而言，速率常数随着温度的升高而增加，因而，温度升高使反应速率加快。如在常温下，氢气与氧气生成水的反应极慢，当温度为673.15 K时，约需80天反应完全，但在873.15 K时反应瞬间完成。

1889年，瑞典化学家阿伦尼乌斯（Arrhenius）总结了大量实验事实，指出反应速率常数与温度之间的定量关系为

$$k = A \cdot e^{-\frac{E_a}{RT}} \tag{5-18}$$

或

$$\ln k = -\frac{E_a}{RT} + \ln A \tag{5-19}$$

式（5-18）和（5-19）称为阿伦尼乌斯方程，式中A为常数，称为指前因子，与单位时间内反应物的碰撞总数有关，也与碰撞时分子取向的可能性有关，R为摩尔气体常数，数值为8.314 J · mol^{-1} · K^{-1}，E_a为反应活化能，T为热力学温度。

不同的反应具有不同的活化能，因此不同的化学反应有不同的反应速率，而活化能不同是化学反应速率不同的根本原因。活化能为正值，许多化学反应的活化能与破坏一般化学键所需要的能量相近，约为40～400 kJ · mol^{-1}，多数在60～250 kJ · mol^{-1}。活化能小于40 kJ · mol^{-1}的化学反应，其反应速率极快；活化能大于400 kJ · mol^{-1}的化学反应，其反应速率极慢。

二、温度对化学反应速率的影响

利用阿伦尼乌斯方程讨论反应速率与温度的关系时，可以近似地认为在一般的温度范围内反应的活化能E_a和指前因子A都是常数，不随温度的变化而改变。

从阿伦尼乌斯方程可得到如下结论：

（1）对于某一反应，活化能E_a是常数，则$e^{-\frac{E_a}{RT}}$随T升高而增大，表明温度升高，k值变大，反应加快。

（2）当温度一定时，活化能E_a越大，则k值越小，即活化能越大，反应越慢。

（3）对不同的反应，温度对反应速率影响的程度不同。由于$\ln k$与$1/T$呈直线关系，而直线的斜率为负值（$-E_a/R$），故E_a越大的反应，直线斜率越小，即当温度变化相同时，E_a越大的反应，k值变化越大。对于可逆反应，因吸热反应的活化能大于放热反应的活化能（图5-5），因此，温度升高时，吸热反应速率增大较多，温度升高平衡向吸热方向移动。

利用阿伦尼乌斯方程进行有关计算时，常需消去未知常数A。设某反应在温度T_1时反应速率常数为k_1，而在温度T_2时反应速率常数为k_2，又知E_a及A不随温度而变，则

$$\ln k_2 = -\frac{E_a}{RT_2} + \ln A$$

$$\ln k_1 = -\frac{E_a}{RT_1} + \ln A$$

两式相减得

$$\ln\frac{k_2}{k_1}=\frac{E_a}{R}\left(\frac{T_2-T_1}{T_2T_1}\right) \tag{5-20}$$

利用这一关系式可以确定反应的活化能或温度对反应速率常数的影响，也可以在已知T_1、k_1、T_2和k_2的情况下，计算温度T_3时的反应速率常数k_3。

例5-4　$CO(CH_2COOH)_2$在水溶液中的分解反应，283.15 K时$k_{10}=1.08\times10^{-4}\ s^{-1}$，333.15 K时$k_{60}=5.48\times10^{-2}\ s^{-1}$，试求反应的活化能及303.15 K的化学反应速率常数k_{30}。

解：由题知$T_1=283.15$ K，$k_1=1.08\times10^{-4}\ s^{-1}$，$T_2=333.15$ K，$k_2=5.48\times10^{-2}\ s^{-1}$，代入式（5-20）得

$$\ln\frac{5.48\times10^{-2}\ s^{-1}}{1.08\times10^{-4}\ s^{-1}}=\frac{E_a}{8.314\times10^{-3}\ kJ\cdot mol^{-1}\cdot K^{-1}}\left(\frac{333.15\ K-283.15\ K}{283.15\ K\times333.15\ K}\right)$$

$$E_a=97.7\ kJ\cdot mol^{-1}$$

将E_a值代入式（5-20），由k_{10}或k_{60}求k_{30}

$$\ln\frac{K_{30}}{1.08\times10^{-4}\ s^{-1}}=\frac{97.7\ kJ\cdot mol^{-1}}{8.314\ J\cdot mol^{-1}\cdot K^{-1}}\left(\frac{303.15\ K-283.15\ K}{283.15\ K\times303.15\ K}\right)$$

$$k_{30}=1.67\times10^{-3}\ s^{-1}$$

例5-5　在生物化学中常用温度因子Q_{10}，即310.15 K时速率常数与300.15 K时速率常数的比值来表征温度对酶催化反应的影响。已知某种酶催化反应的Q_{10}为2.50，试计算该反应的活化能。

解：根据式（5-20）可得

$$E_a=R\frac{T_1T_2}{T_2-T_1}\ln\frac{k_{310.15}}{k_{300.15}}$$

$$=8.314\times10^{-3}\ kJ\cdot mol^{-1}\cdot K^{-1}\times\left(\frac{310.15\ K\times300.15\ K}{310.15\ K-300.15\ K}\right)\times\ln2.50$$

$$=70.9\ kJ\cdot mol^{-1}$$

从式（5-20）还可以看到，在活化能E_a不变的前提下，不仅温度差（T_2-T_1）影响反应速率，而且在由T_2T_1体现的不同温度区段，同样的温度差所引起的速率变化的倍数也不相同。

表5-4列出$S_2O_8^{2-}+3I^-$ ═══ $2SO_4^{2-}+I_3^-$这一反应在不同温度区段的化学反应速率变化情况。

表5-4　温度区段对于反应速率变化的影响（$E_a=53.4\ kJ\cdot mol^{-1}$）

温度区段（K）	T_1	T_2	k_2/k_1
273.15～283.15	273.15	283.15	2.44
303.15～313.15	303.15	313.15	1.97

由表5-4可看出，对于同一反应，在较低温度区段升高10 K时，速率常数k增大的倍数较大；而在较高温度区段升高10 K时，速率常数k增大的倍数较小。所以，升高温度提高化学反应速率在低温区更有效。

对于活化能不同的反应，如$E_{a1}=20\ kJ\cdot mol^{-1}$，$E_{a2}=251\ kJ\cdot mol^{-1}$在相同温度区段（$T_1=500$ K，$T_2=520$ K）速率常数的改变不同。活化能为20 kJ · mol^{-1}的反应，k_2/k_1为1.20；而活化能为251 kJ · mol^{-1}的反应，k_2/k_1为10.2。因此，在同一区段升高相同的温度，活化能较大的反应，其速率常数随温度升高较快，所以升高温度更有利于活化能较大的反应进行。

第六节 催化剂和酶

一、催化剂及催化作用

（一）催化剂

根据国际纯粹与应用化学联合会（IUPAC）的建议，催化剂（catalyst）定义为：在化学反应里能改变化学反应速率而不改变化学平衡，且本身的质量和化学性质在化学反应前后都没有发生改变的物质。催化剂在化学反应中起到的作用称为催化作用（catalysis）。

如常温常压下，氢气和氧气发生反应极慢，但加入少量铂粉后，立即反应生成水，而铂的化学成分及本身的质量反应前后并没有改变，这里的铂粉就是一种催化剂。

有些反应的产物可成为其自身反应的催化剂，从而使反应速率加快，这一现象称为自动催化。例如高锰酸钾在酸性溶液中与草酸的反应，开始时反应较慢，一旦反应生成了Mn^{2+}后，反应就自动加速。其反应式为：

$$2KMnO_4 + 3H_2SO_4 + 5H_2C_2O_4 = 2MnSO_4 + K_2SO_4 + 8H_2O + 10CO_2$$

（二）催化剂的特点

催化作用是一种极为普遍的现象，催化剂具有以下基本特点：

（1）催化剂的作用是化学作用。由于催化剂参与反应，并在生成产物的同时，催化剂得到再生，因此在化学反应前后的质量和化学组成不变，而其物理性质可能变化，如MnO_2在催化$KClO_3$分解放出氧反应后虽化学组成仍然为MnO_2，但其由晶体变成了细粉。

（2）由于短时间内催化剂能多次反复再生，所以少量催化剂就能起显著作用。如在每升H_2O_2溶液中加入3 μg的胶态铂，即可显著促进H_2O_2分解成H_2O和O_2。

（3）在可逆反应中能催化正向反应的催化剂也同样能催化逆向反应。催化剂能加快化学平衡的到达，但不能使化学平衡发生移动，也不能改变平衡常数的值。因为催化剂能同等程度地影响正、逆反应速率，不改变反应的始态和终态，即不能改变反应的$\Delta_r G_m$，因此催化剂不能使非自发反应变成自发反应。

（4）催化剂有特殊的选择性。一种催化剂通常只能加速一种或少数几种反应，同样的反应物应用不同的催化剂可得到不同的产物。

例如：乙醇在473.15～523.15 K，铜作催化剂时，产物为乙醛和氢气；在523.15～573.15 K，三氧化二铝作催化剂时，产物为乙烯和水。

二、生物催化剂——酶

生物体在其特定的条件下（如一定的pH和温度等）进行着许多复杂的反应，几乎所有的化学反应都是由特定的酶（enzyme）作催化剂的。生物体内酶的种类繁多，被酶所催化的物质称为底物（substrate），由生物催化剂——酶参加的反应称酶催化反应（enzyme catalyzed reaction）。

酶的本质为蛋白质。如果生物体内缺少某些酶，则影响有该酶所参加的反应。酶催化的原因仍是改变反应途径，降低活化能。酶除了具有一般催化剂的特点外，还有下列特征。

（1）酶具有高度特异性。一种酶只对某一种或某一类的反应起催化作用。如α-淀粉酶作用于淀粉分子的主链，使其水解成糊精；而β-淀粉酶只水解淀粉分子的支链，生成麦芽糖。即使底物分子为异构体时，酶一般也能识别，并选择其中之一进行反应。如延胡索酸酶只催化延胡索酸（反丁烯二酸）加水生成苹果酸，对马来酸（顺丁烯二酸）则无作用。

（2）酶有高度的催化活性。对于同一反应而言，酶的催化能力常常比非酶催化高10^6～10^{10}

倍。如蛋白质的消化（即水解），在体外需用浓的强酸或强碱，并煮沸相当长的时间才能完成。但食物中蛋白质的酸碱性都不强，在温度仅为310.15 K的人体消化道中却能迅速消化，就是因为消化液中有蛋白酶等催化的结果。

（3）特定的pH和温度。酶通常在一定pH范围及一定温度范围内才能有效地发挥作用。酶的本质是蛋白质，本身具有许多可解离的基团，溶液pH改变，酶的荷电状态则会改变，从而影响酶的活性。人体中大多数酶最适温度为310.15 K（通常所说的正常体温），最适pH与酶所处的具体部位有关，如正常人血液的pH为7.35～7.45，而胃液的pH为0.9～1.5。

习　　题

1. 判断下列说法是否正确并说明理由：

（1）对于基元反应，单分子反应是一级反应，双分子反应是二级反应。

（2）温度升高使反应速率加快的主要原因是温度升高使碰撞频率增加，从而使反应速率加快。

（3）给出化学反应方程式，即可写出该反应的速率方程。

（4）任何反应的反应速率都随时间而变化。

（5）对于同一个反应，加入的催化剂虽然不同，但活化能的降低是相同的。

（6）化学反应速率常数与反应物浓度无关，但与温度和催化剂等因素有关。

2. 现有化学反应$S_2O_8^{2-} + 3I^- \longrightarrow 2SO_4^{2-} + I_3^-$，当反应速率$-\dfrac{dc(S_2O_8^{2-})}{dt}=2.0\times10^{-3}mol \cdot L^{-1} \cdot s^{-1}$时，求$\dfrac{-dc(I^-)}{dt}$和$\dfrac{dc(SO_4^{2-})}{dt}$各为多少？

3. 已知化学反应：$A + 2B \longrightarrow 2C$，在250.15 K时反应速率和浓度间的关系如下：

实验序号	c		$-v_A$（$mol \cdot L^{-1} \cdot s^{-1}$）
	A（$mol \cdot L^{-1}$）	B（$mol \cdot L^{-1}$）	
1	0.10	0.010	1.2×10^{-3}
2	0.10	0.040	4.8×10^{-3}
3	0.20	0.010	2.4×10^{-3}

（1）写出该反应的速率方程，并指出反应级数。

（2）计算该反应的速率常数。

（3）计算$c(A)= 0.010\ mol \cdot L^{-1}$，$c(B)= 0.020\ mol \cdot L^{-1}$时的反应速率。

4. 反应$H_2(g)+ I_2(g) \longrightarrow 2HI(g)$为二级反应，若$H_2$和$I_2$的浓度均为$2.0\ mol \cdot L^{-1}$时，该条件下的反应速率为$0.10\ mol \cdot L^{-1} \cdot s^{-1}$。

（1）计算$c(H_2)= 0.10\ mol \cdot L^{-1}$，$c(I_2)= 0.50\ mol \cdot L^{-1}$时的反应速率。

（2）若该反应进行一段时间后，系统内$c(H_2)= 0.60\ mol \cdot L^{-1}$，$c(I_2)= 0.10\ mol \cdot L^{-1}$，$c(HI)= 0.20\ mol \cdot L^{-1}$，计算开始时的反应速率。

5. 测定化合物S的一种酶催化反应速率的实验结果为：

t（min）	0	20	60	100	160
c（$mol \cdot L^{-1}$）	1.00	0.90	0.70	0.50	0.20

试判定在上述浓度范围内的反应级数和速率常数。

6. 青霉素G的分解为一级反应，实验数据如下：

T（K）	310.15	316.15
k（h^{-1}）	2.16×10^{-2}	4.05×10^{-2}

计算反应的活化能。

7. 在300 K时，H_2O_2分解成H_2O和O_2的活化能为75.3 kJ · mol^{-1}。如果在酶催化下，反应的活化能为25.1 kJ · mol^{-1}。设指前因子不变，计算在该温度下有酶催化与无酶催化时反应速率的倍数。

8. 元素放射性蜕变是一级反应。^{14}C的半衰期为5730年。今在一古墓的木质样品中测得^{14}C含量为初始的68.5%。此古墓距今多少年？

9. 阿司匹林的水解为一级反应。已知373.15 K时速率常数为7.92 d^{-1}，活化能为56.464 kJ · mol^{-1}。计算300.15 K时阿司匹林水解20%所需的时间。

10. 已知某药物的分解反应为一级反应，该药物的初始浓度为200 mg · ml^{-1}，在298 K时，药物分解反应的速率常数为3.0×10^{-5} · h^{-1}，若该药物的有效浓度是150 mg · ml^{-1}，求该药物有效期。

（程向晖）

第六章　氧化还原与电极电势

氧化还原反应广泛存在于自然界，与地球上生命体的产生、进化以及繁衍生息密切相关，如光合作用、呼吸过程、能量转换、新陈代谢、神经传导等。它不仅存在于无机化合物的反应中，也存在于有机化合物的反应中。

第一节　氧化还原反应的实质

一、氧　化　值

1970年，国际纯粹与应用化学联合会（IUPAC）给氧化值的定义是：元素的氧化值是该元素一个原子的表观电荷数，这种表观电荷数是将成键电子指定给电负性较大的原子而求得的。

根据元素氧化值的定义，可以得出求算氧化值的规则：

（1）在单质分子中，元素的氧化值等于零。如F_2、O_2、Cl_2等单质分子，其成键电子无偏向，因此原子的表观电荷数为零。

（2）在电中性化合物中，所有元素的氧化值之和为零。

（3）对于单原子离子，元素的氧化值等于离子所带的电荷数，如Cl^-的氧化值为-1，Mg^{2+}的氧化值为+2，Al^{3+}的氧化值为+3；对于多原子离子，所有元素的氧化值之和等于离子的电荷数，如在$C_2O_4^{2-}$中2个C的氧化值和4个O的氧化值之和为-2，即2×（+3）+4×（-2）=-2。

（4）氧在化合物中的氧化值一般为-2，但在过氧化物（如H_2O_2、Na_2O_2）中为-1，在超氧化物（如KO_2）中为$-\frac{1}{2}$，在OF_2中为+2，F的电负性比O大，F的氧化值均为-1。

（5）氢在化合物中的氧化值一般为+1，但在金属氢化物中（如NaH、CaH_2）中，H的氧化值为-1，因为H的电负性比金属的大。

根据以上规则，可求算一些较复杂化合物中某元素的氧化值。

例6-1　求$K_2Cr_2O_7$、$Na_2S_4O_6$（连四硫酸钠）和Fe_3O_4中Cr、S和Fe的氧化值。

解：设$K_2Cr_2O_7$中Cr的氧化值为x，由于氧的氧化值为-2，则

$$2\times(+1)+2x+7\times(-2)=0$$
$$x=+6$$

设$Na_2S_4O_6$中S的氧化值为x，则

$$2\times(+1)+4x+6\times(-2)=0$$
$$x=+2.5$$

设Fe_3O_4中Fe的氧化值为x，则

$$3x+4\times(-2)=0$$
$$x=+\frac{8}{3}$$

二、氧化还原反应

元素的氧化值发生了变化的化学反应称为氧化还原反应，例如：

$$Cu^{2+} + Zn \longrightarrow Cu + Zn^{2+}$$

从反应式中可以看到：Cu^{2+}得到了电子，它的氧化值降低变为Cu，Cu^{2+}被还原，Cu^{2+}是氧化剂（oxidizing agent），又称为电子的受体（electron acceptor），发生了还原反应（reduction reaction）；而Zn失去了电子，它的氧化值升高变为Zn^{2+}，Zn被氧化，是还原剂（reducing agent），又称为电子的供体（electron donor），发生了氧化反应（oxidation reaction）。

氧化还原反应可以根据其电子转移方向的不同被拆成两个半反应（half-reaction），或者说，氧化还原反应可以看成由两个半反应构成。例如

$$Cu^{2+} + Zn \longrightarrow Zn^{2+} + Cu$$

反应中Zn失去电子（电子转移出去），生成Zn^{2+}，发生了氧化反应。其氧化半反应为

$$Zn - 2e^- \longrightarrow Zn^{2+}$$

Cu^{2+}得到电子（电子转移进来），生成Cu，发生了还原反应。其还原半反应为

$$Cu^{2+} + 2e^- \longrightarrow Cu$$

氧化半反应和还原半反应不能单独存在，必须同时并存，在反应过程中得失的电子数目必须相等。因此，在配平的氧化还原反应方程中也不应有多余的电子（或电荷）存在。

半反应的通式为

$$\text{氧化态（Ox）} + ne^- \rightleftharpoons \text{还原态（Red）}$$

式中n为半反应中电子转移的数目，氧化态（oxidation state，Ox）应包括氧化剂及其相关介质，还原态（reduction state，Red）应包括还原剂及其相关介质。如半反应

$$MnO_4^- + 8H^+ + 5e^- \longrightarrow Mn^{2+} + 4H_2O$$

式中电子转移数为5，氧化态MnO_4^-和H^+，还原态为Mn^{2+}（H_2O是溶剂不包括在内）。

根据氧化还原反应的本质是有电子转移，根据电子转移方向的不同，把得电子的物质称为氧化剂，也可称为氧化态，把失电子的物质称为还原剂，也可称为还原态；把氧化态物质（电子受体）及其对应的还原态物质（电子供体）称为氧化还原电对，简称电对。每个氧化半反应或还原半反应中都含有一个氧化还原电对，通常写成：氧化态/还原态（Ox/Red），如Cu^{2+}/Cu、Zn^{2+}/Zn。

不仅金属和它的离子可以构成氧化还原电对，同一种金属的不同价态的离子、非金属单质及其共轭离子都可以构成氧化还原电对，例如Fe^{3+}/Fe^{2+}、H^+/H_2和Cl_2/Cl^-等。但在这些电对中，由于它们都不是金属导体，因此组成原电池时需外加一个能导电而又不参与电极反应的惰性电极，通常用金属Pt作惰性电极。

三、氧化还原反应方程式的配平

配平氧化还原反应方程式，首先要知道反应条件，如温度、压力、介质的酸碱性等，然后找出氧化剂及其还原产物，还原剂及其氧化产物。若根据氧化剂和还原剂氧化值变化相等的原则进行配平，则称为氧化值法；若根据氧化剂和还原剂得失电子数相等的原则进行配平，则称为离子-电子法（或半反应法）。此处只介绍离子-电子法。

以$K_2Cr_2O_7$在酸性水溶液中氧化KI为例介绍用离子-电子法配平反应方程式的步骤。

（1）写出离子方程式。

$$Cr_2O_7^{2-} + I^- \longrightarrow Cr^{3+} + I_2$$

（2）根据氧化还原电对，将离子方程式拆成氧化和还原两个半反应。

还原半反应：$Cr_2O_7^{2-} \longrightarrow Cr^{3+}$

氧化半反应：$I^- \longrightarrow I_2$

（3）配平半反应中除了H和O以外的其他原子。

$$Cr_2O_7^{2-} \longrightarrow 2Cr^{3+}$$
$$2I^- \longrightarrow I_2$$

（4）用H_2O配平半反应中的O原子。

$$Cr_2O_7^{2-} \longrightarrow 2Cr^{3+} + 7H_2O$$
$$2I^- \longrightarrow I_2$$

（5）用H配平半反应中的H原子。

$$Cr_2O_7^{2-} + 14H^+ \longrightarrow 2Cr^{3+} + 7H_2O$$
$$2I^- \longrightarrow I_2$$

（6）用电子配平半反应中的电荷。

$$Cr_2O_7^{2-} + 14H^+ + 6e^- \longrightarrow 2Cr^{3+} + 7H_2O \quad (6\text{-}1)$$
$$2I^- \longrightarrow I_2 + 2e^- \quad (6\text{-}2)$$

（7）根据氧化剂和还原剂得失电子数相等的原则，找出两个半反应最小公倍数，并把它们合并成一个配平的离子方程式。

式（6-1）×1：　$Cr_2O_7^{2-} + 14H^+ + 6e^- \longrightarrow 2Cr^{3+} + 7H_2O$

式（6-2）×3：　$6I^- \longrightarrow 3I_2 + 6e^-$

两式相加得：　$Cr_2O_7^{2-} + 6I^- + 14H^+ \longrightarrow 2Cr^{3+} + 3I_2 + 7H_2O$

（8）将配平的离子方程式写为化学方程式，注意反应前后氧化值没有变化的离子的配平。

$$K_2Cr_2O_7 + 6KI + 14HCl \rightleftharpoons 2CrCl_3 + 3I_2 + 8KCl + 7H_2O$$

例6-2 用离子-电子法配平下列氧化还原反应离子方程式。

$$Cr_2O_7^{2-} + Fe^{2+} \longrightarrow Cr^{3+} + Fe^{3+} + H_2O\text{（HCl酸性介质）}$$

解： 写出离子方程式

$$Cr_2O_7^{2-} + Fe^{2+} \longrightarrow Cr^{3+} + Fe^{3+} + H_2O$$

根据氧化还原电对，将离子方程式拆成氧化和还原两个半反应。

还原半反应：　$Cr_2O_7^{2-} \longrightarrow Cr^{3+}$

氧化半反应：　$Fe^{2+} \longrightarrow Fe^{3+}$

首先配平半反应式两边各原子的数目，然后根据电荷平衡配平半反应式两边电荷的总量。

还原半反应：　$Cr_2O_7^{2-} + 14H^+ + 6e^- \longrightarrow 2Cr^{3+} + + 7H_2O$　（6-3）

氧化半反应：　$Fe^{2+} - e^- \longrightarrow Fe^{3+}$　（6-4）

根据氧化剂和还原剂得失电子数相等的原则，找出两个半反应最小公倍数，并把它们合并成一个配平的离子方程式。

式（6-3）×1：　$Cr_2O_7^{2-} + 14H^+ + 6e^- \longrightarrow 2Cr^{3+} + 7H_2O$

式（6-4）×6：　$6Fe^{2+} - 6e^- \longrightarrow 6Fe^{3+}$

两式相加得其离子方程式为

$$Cr_2O_7^{2-} + 14H^+ + 6Fe^{2+} \rightleftharpoons 2Cr^{3+} + 6Fe^{3+} + 7H_2O$$

第二节 原电池

一、电池的概念

把一块锌片放在硫酸铜溶液中，一段时间后可以观察到：硫酸铜溶液的蓝色逐渐变浅，而锌片上会沉积出一层红棕色的铜，这是一个自发进行的氧化还原反应。反应中Zn失去电子生成Zn^{2+}发生氧化反应；Cu^{2+}得到电子生成Cu，发生还原反应，Zn和Cu^{2+}之间发生了电子转移。但由于锌和硫酸铜溶液是直接接触的，电子从锌原子直接转移到铜离子上，这时电子的流动是没有秩序的，所以并没有产生电流。随着反应的进行，溶液的温度上升，化学能转变为热能。

$$Zn + Cu^{2+} \xrightarrow{2e^-} Zn^{2+} + Cu$$

如果我们采用一个装置（图6-1），不让电子直接转移，而是使还原剂失去的电子沿着一条金属导线转移到氧化剂，这样就可以在导线中有电流产生（电子流动的方向和通常所说的电流方向相反）。这个装置是在两个烧杯中，一个盛$ZnSO_4$溶液，插入一Zn片；另一个盛$CuSO_4$溶液，插入一Cu片。两个烧杯间用一个装满饱和KCl或KNO_3的琼脂冻胶倒置U形管相连，称为盐桥（salt bridge）。盐桥的作用是沟通电路，使反应顺利进行。当导线将Cu片和Zn片相连接，中间串联一个检流计（G）时，即看到检流计的指针发生偏转，表明导线里有电流通过，电子有规则地从Zn片流向Cu片。这时，化学能转变为电能。这种借助于氧化还原反应将化学能转变为电能的装置，称为原电池（primary cell），简称电池。上述原电池称为Cu-Zn原电池，又称丹聂尔（Daniell）电池。

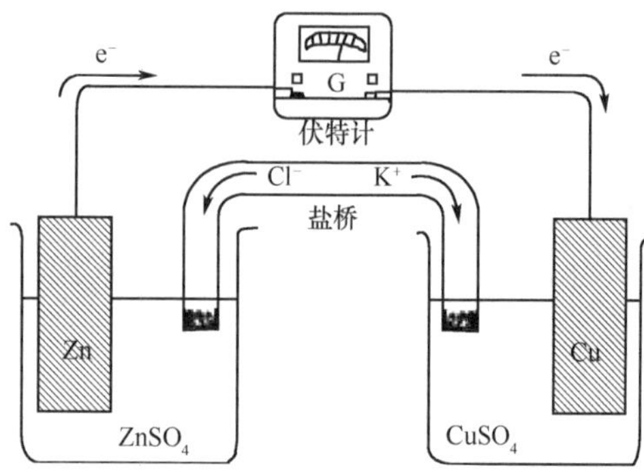

图6-1　铜-锌原电池示意图

由图6-1可知，一个原电池包括两个半电池（即两个电极），在两个电极上分别发生氧化反应和还原反应。输出电子的电极称为负极，在负极发生氧化反应；输入电子的电极称为正极，在正极发生还原反应。正极和负极分别发生如下的电极反应：

正极反应（还原反应）：　$Cu^{2+} + 2e^- \longrightarrow Cu$

负极反应（氧化反应）：　$Zn - 2e^- \longrightarrow Zn^{2+}$

由正极反应和负极反应所构成的总反应，称为电池反应。

$$Cu^{2+} + Zn \longrightarrow Zn^{2+} + Cu$$

可以看出电池反应就是氧化还原反应，而正极反应就是还原半反应，负极反应就是氧化半反应。

二、原电池的组成式和电极类型

为了正确地表示电池，需要对其表示法作统一的规定：在表示电池组成时，习惯上把负极写在左边，正极写在右边，极板与电极其余部分用一根竖线“|”隔开；同相中的不同物质之间，以及电极中的其他相界面用“,”分开；当气体或液体不能直接和普通导线相连时，应以不活泼的惰性金属（如铂）作电极板起导电作用；纯气体、液体和固体，如$H_2(g)$、$Br_2(l)$、$I_2(s)$，紧靠电极板；两电极间以盐桥用平行竖线“‖”相连；各离子的浓度c（$mol \cdot L^{-1}$）写在离子符号后，用小括号括住。如有气体其分压（kPa）也应写在气体符号后，用小括号括住。

如铜-锌原电池可表示为：

$$(-)Zn \mid Zn^{2+}(c_1) \parallel Cu^{2+}(c_2) \mid Cu(+)$$

例6-3　将下列氧化还原反应组成原电池。

$$Cu + 2Ag^+(1.0mol \cdot L^{-1}) \longrightarrow Cu^{2+}(0.1mol \cdot L^{-1}) + 2Ag$$

解：首先把反应分为氧化半反应和还原半反应

$$Cu - 2e^- \longrightarrow Cu^{2+}\text{（氧化半反应）}$$

$$Ag^+ + e^- \longrightarrow Ag\text{（还原半反应）}$$

然后根据发生氧化半反应为负极，发生还原半反应为正极，将负极Cu放在左边，正极Ag放在右边，两电极溶液之间用盐桥相连。

$$(-)Cu \mid Cu^{2+}(0.1mol \cdot L^{-1}) \parallel Ag^+(1.0mol \cdot L^{-1}) \mid Ag(+)$$

例6-4　写出下列电池所对应的化学反应

$$(-)Pt \mid Fe^{3+}, Fe^{2+} \parallel MnO_4^-, Mn^{2+}, H^+ \mid Pt(+)$$

解：负极发生氧化半反应　$Fe^{2+} - e^- \longrightarrow Fe^{3+}$　（6-5）

正极发生还原半反应　$MnO_4^- + 8H^+ + 5e^- \longrightarrow Mn^{2+} + 4H_2O$　（6-6）

式（6-5）×5＋式（6-6）得电池反应为

$$MnO_4^- + 8H^+ + 5Fe^{2+} \longrightarrow Mn^{2+} + 5Fe^{3+} + 4H_2O$$

常用电极也就是半电池，通常有以下几类：

（1）金属-金属离子电极

将金属插入到其盐溶液中构成的电极。如Zn^{2+}/Zn电极。

电极组成式　$Zn \mid Zn^{2+}(c)$

电极反应　$Zn^{2+} + 2e^- \longrightarrow Zn$

（2）气体电极

将气体通入其相应离子溶液中，并用惰性导体电极板所构成的电极。如：氯气电极。

电极组成式　$Pt, Cl_2(p) \mid Cl^-(c)$

电极反应　$Cl_2 + 2e^- \longrightarrow 2Cl^-$

（3）金属-金属难溶盐|阴离子电极

将金属表面涂有其金属难溶盐的固体，然后浸入与该盐具有相同阴离子的溶液中所构成的电极。如Ag-AgCl电极，在Ag的表面涂有AgCl，然后浸入有一定浓度的KCl溶液中。

电极组成式　$Ag, AgCl(s) \mid Cl^-(c)$

电极反应　$AgCl + e^- \longrightarrow Ag + Cl^-$

（4）氧化还原电极

将惰性导体浸入含有同一元素的两种不同氧化值的离子溶液中构成的电极。如将Pt浸入含有Fe^{2+}、Fe^{3+}的溶液，就构成了Fe^{3+}/Fe^{2+}电极。

电极组成式　$Pt \mid Fe^{2+}(c_1), Fe^{3+}(c_2)$

电极反应　$Fe^{3+} + e^- \longrightarrow Fe^{2+}$

三、电池的电动势

在Cu-Zn原电池中，当把Zn电极和Cu电极用导线连接后，电子会从Zn电极流向Cu电极，说明两电极的电位（势能）是不同的，存在电位差。这个电势差称为电池的电动势（electromotive force）。电动势常用符号E表示。电池的电动势E为

$$E = \varphi_+ - \varphi_-$$

φ_+和φ_-分别表示处于平衡态的正极和负极的电极电势。

电池的电动势是在电流强度趋近于零、电池反应极为微弱、电池中各反应物浓度基本上维持恒定的条件下测定的。因此电池电动势是指电池正负极之间的平衡电极电势差。

第三节 电极电势

一、电极电势的产生

在Cu-Zn原电池中，盐桥消除了两溶液的电势差，但电池仍然有电动势，说明两电极的电势不同。各个电极的电势是如何产生的呢？

金属是由离子和电子以金属键结合而组成的金属晶体。把金属放在它的盐溶液中，金属表面的离子受到极性水分子的作用、金属表面的金属离子的热运动和溶液中阴离子的吸引进入溶液，而将电子留在金属表面，这就是溶解过程。金属越活泼或其盐溶液浓度越小，金属溶解的趋势就越大。另一方面，溶液中的水合金属离子也有从金属表面接受电子并沉积到金属表面的趋向，金属越不活泼，金属盐溶液浓度越大，这种趋向越大。当这两种方向相反的过程进行的速度相等时，即达到动态平衡：

$$M(s) \underset{沉积}{\overset{溶解}{\rightleftharpoons}} M^{n+}(aq) + ne^-$$

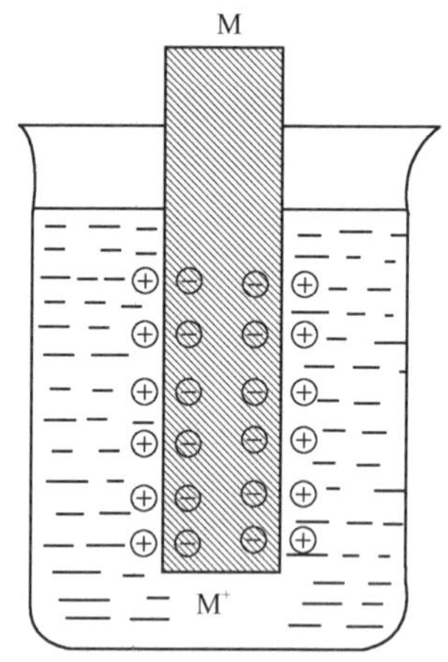

图6-2 金属的电极电势示意图

若金属溶解的趋向大于金属离子沉积到金属表面的趋向，则达平衡时，金属带负电而溶液带正电。反之，若沉积趋向大于溶解趋向，则达平衡时，金属带正电而溶液带负电。不论哪种情况，金属表面所带电荷和溶液所带电荷总相反。而且，由于静电吸引作用，在金属表面和靠近金属表面的溶液间形成了双电层（图6-2），在正负电荷层之间，也就是在金属与其盐溶液之间产生了一定的电势差，这种电势差就称为电极电势（electrode potential）。

双电层的电荷分布情况因构成的金属种类和溶液浓度不同而不同，即不同的电极有不同的电极电势。由于金属的溶解是氧化反应，金属离子的沉积是还原反应，故电极上的氧化还原反应是电极电势产生的根源。

二、电极电势的测定

电极电势的绝对值至今还不能测定，但从实际需要来看，知道其相对值即可。因此，可选取某一个电极作比较标准，国际上采用标准氢电极（SHE）作为标准电极，并规定它的电极电势为零。将待测电极与标准电极组成电池，通过测定该电池的电动势，就可求得其他各电极的相对电极电势值。

（一）标准氢电极

标准氢电极的构造如图6-3所示。为了增强吸附氢气的能力并提高反应速率，通常要在金属铂片上镀上一层铂粉即铂黑，然后将镀有铂黑的铂电极浸入到H^+浓度为1mol · L^{-1}（严格地是活度为1mol · L^{-1}）的酸溶液中，于298.15K时通入101.3kPa的纯净氢气，这就是标准氢电极。此时，溶液中的H^+与H_2建立下述平衡

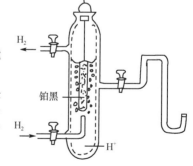

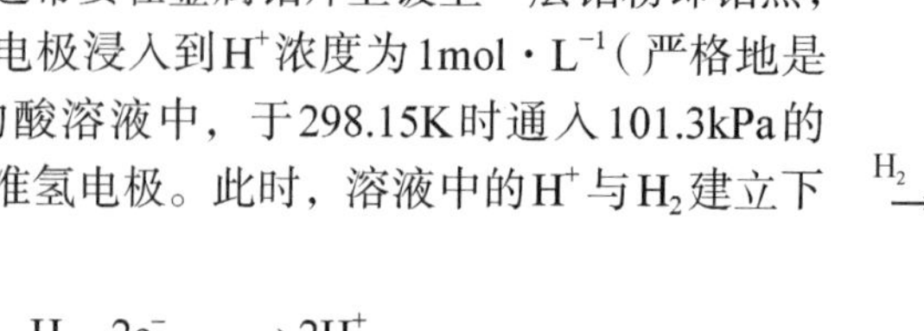

$$H_2 - 2e^- \rightleftharpoons 2H^+$$

图6-3 标准氢电极示意图

（二）标准电极电势

欲测定某电极的电势，可测定其电池的电动势即可。电极电势的大小，主要取决于构成电极

的电对的本性，但同时也与温度、浓度等因素有关。为了能定量地比较，引入标准电极电势的概念。即规定温度为298.15K，组成电极的有关离子的浓度为1mol · L^{-1}，若有气体参加反应，则气体分压为101.3kPa时，所测得的电极电势称为该电极的标准电极电势，以 $\varphi^{\ominus}$ 表示。

例6-5　将标准氢电极和标准锌电极组成电池，实验表明锌电极是负极，氢电极是正极：

$$(-)\,Zn\,|\,Zn^{2+}(1mol\cdot L^{-1})\,||\,H^{+}(1mol\cdot L^{-1})\,|\,H_2(101.3kPa),\ Pt(+)$$

测得电池电动势 $E^{\ominus}$ 为0.7628V，求标准电极电势 $\varphi^{\ominus}_{Zn/Zn^{2+}}$ 的值。

解：因标准锌电极为负极，标准氢电极为正极，则

$$E^{\ominus}=\varphi^{\ominus}_{+}-\varphi^{\ominus}_{-}=\varphi^{\ominus}_{H^{+}/H_2}-\varphi^{\ominus}_{Zn/Zn^{2+}}=0.7628\ V$$

$$\varphi^{\ominus}_{Zn/Zn^{2+}}=-0.7628V$$

如将标准锌电极换成标准铜电极，标准氢电极与标准铜电极组成电池，氢电极为负极，铜电极为正极，测得电池的电动势，$E^{\ominus}=0.3419\ V$，则 $\varphi^{\ominus}_{Cu/Cu^{2+}}=0.3419V$，其余各电极的标准电极电势也可用类似方法测定。

（三）标准电极电势表

标准电极电势表是电化学中最重要的数据表，现将有关问题说明如下：

（1）标准电极电势 $\varphi^{\ominus}$ 是在标准状态下的水溶液中测定的，对非水溶液、高温下的固相液相反应不能应用。

（2）表中所列标准电极电势的数值和符号，不因电极反应的书写方式而改变。例如，不管电极反应是按 $Zn^{2+}+2e^{-} \rightleftharpoons Zn$ 还是按 $Zn-2e^{-} \rightleftharpoons Zn^{2+}$ 进行，该电对的标准电极电势都是−0.7628V。

（3）电极的标准电极电势是强度性质，没有加合性，其数值与反应系数无关。以电对 Fe^{3+}/Fe^{2+} 为例，不管是 $Fe^{3+}+e^{-} \rightleftharpoons Fe^{2+}$ 还是 $2Fe^{3+}+2e^{-} \rightleftharpoons 2Fe^{2+}$，其 $\varphi^{\ominus}_{Fe^{3+}/Fe^{2+}}$ =0.771V，而非前一反应的2倍。而且，$Fe^{2+} \rightleftharpoons Fe^{3+}+e^{-}$ 的 $\varphi^{\ominus}$ 也仍为+0.771V，而不是−0.771V，因 $\varphi^{\ominus}$ 是电处于平衡态下的电势。

表6-1中电对的 $\varphi^{\ominus}$ 值越大，表示电对中氧化态（即氧化剂）越易得到电子，还原趋势越强，是较强的氧化剂。而它对应的还原态（即还原剂）则难失去电子，氧化趋势越弱，是较弱的还原剂。故表中氧化剂的氧化能力从上到下逐渐增强，还原剂的还原能力从下到上逐渐增强。即Li是最强的还原剂，Li^{+} 是最弱的氧化剂；F_2 是最强的氧化剂，F^{-} 是最弱还原剂。

表6-1　一些电对的标准电极电势表（25℃）

电极组成	电极反应式 氧化态 + ne^{-} $\underset{还原}{\overset{氧化}{\rightleftharpoons}}$ 还原态	标准电极电势（V） $\varphi^{\ominus}$
$Li^{+}\,|\,Li$	$Li^{+}+e^{-} \rightleftharpoons Li$	−3.0401
$K^{+}\,|\,K$	$K^{+}+e^{-} \rightleftharpoons K$	−2.931
$Ca^{2+}\,|\,Ca$	$Ca^{2+}+2e^{-} \rightleftharpoons Ca$	−2.868
$Na^{+}\,|\,Na$	$Na^{+}+e^{-} \rightleftharpoons Na$	−2.71
$Mg^{2+}\,|\,Mg$	$Mg^{2+}+2e^{-} \rightleftharpoons Mg$	−2.372
$Al^{3+}\,|\,Al$	$Al^{3+}+3e^{-} \rightleftharpoons Al$	−1.662
$Mn^{2+}\,|\,Mn$	$Mn^{2+}+2e^{-} \rightleftharpoons Mn$	−1.185

续表

电极组成	电极反应式 氧化态 + ne^- $\underset{还原}{\overset{氧化}{\rightleftharpoons}}$ 还原态	标准电极电势（V） $\varphi^{\ominus}$
Zn^{2+} | Zn	$Zn^{2+}+2e^- \rightleftharpoons Zn$	−0.7628
Fe^{2+} | Fe	$Fe^{2+}+2e^- \rightleftharpoons Fe$	−0.447
Cr^{3+}，Cr^{2+} | Pt	$Cr^{3+}+e^- \rightleftharpoons Cr^{2+}$	−0.407
Cd^{2+} | Cd	$Cd^{2+}+2e^- \rightleftharpoons Cd$	−0.4030
$[Ag(CN)_2]^-$ | Ag	$[Ag(CN)_2]^-+e^- \rightleftharpoons Ag+2CN^-$	−0.31
Ni^{2+} | Ni	$Ni^{2+}+2e^- \rightleftharpoons Ni$	−0.257
Sn^{2+} | Sn	$Sn^{2+}+2e^- \rightleftharpoons Sn$	−0.1375
Pb^{2+} | Pb	$Pb^{2+}+2e^- \rightleftharpoons Pb$	−0.1262
H^+ | H_2，Pt	$2H^++2e^- \rightleftharpoons H_2$	0.00000
Sn^{4+}，Sn^{2+} | Pt	$Sn^{4+}+2e^- \rightleftharpoons Sn^{2+}$	+0.151
H^+，SO_4^{2-}，H_2SO_3 | Pt	$SO_4^{2-}+4H^++2e^- \rightleftharpoons H_2SO_3+H_2O$	+0.172
Cl^-（饱和 KCl）| Hg_2Cl_2，Hg	$Hg_2Cl_2+2e^- \rightleftharpoons 2Hg+2Cl^-$	+0.2412
Cu^{2+} | Cu	$Cu^{2+}+2e^- \rightleftharpoons Cu$	+0.3419
$[Ag(NH_3)_2]^+$ | Ag	$[Ag(NH_3)_2]^++e^- \rightleftharpoons Ag$	+0.373
OH^- | O_2，Pt	$O_2+2H_2O+4e^- \rightleftharpoons 4OH^-$	+0.401
I^- | I_2，Pt	$I_2+2e^- \rightleftharpoons 2I^-$	+0.5355
MnO_4^-，MnO_4^{2-} | Pt	$MnO_4^-+e^- \rightleftharpoons MnO_4^{2-}$	+0.558
AsO_3^{3-}，AsO_4^{3-} | Pt	$AsO_4^{3-}+2H^++2e^- \rightleftharpoons AsO_3^{3-}+H_2O$	+0.559
OH^-，MnO_4^- | MnO_2，Pt	$MnO_4^-+2H_2O+3e^- \rightleftharpoons MnO_2+4OH^-$	+0.595
H_2O | O_2，Pt	$O_2+2H^++2e^- \rightleftharpoons H_2O_2$	+0.695
Fe^{3+}，Fe^{2+} | Pt	$Fe^{3+}+e^- \rightleftharpoons Fe^{2+}$	+0.771
Ag^+ | Ag	$Ag^++e^- \rightleftharpoons Ag$	+0.7996
Hg^{2+} | Hg	$Hg^{2+}+2e^- \rightleftharpoons Hg$	+0.851
Br^- | Br_2，Pt	$Br_2+2e^- \rightleftharpoons 2Br^-$	+1.0873
H^+，H_2O | O_2，Pt	$O_2+4H^++4e^- \rightleftharpoons 2H_2O$	+1.229
$Cr_2O_7^{2-}$，Cr^{3+}，H^+ | Pt	$Cr_2O_7^{2-}+14H^++6e^- \rightleftharpoons 2Cr^{3+}+7H_2O$	+1.232
Cl^- | Cl_2，Pt	$Cl_2+2e^- \rightleftharpoons 2Cl^-$	+1.3582
MnO_4^-，Mn^{2+}，H^+ | Pt	$MnO_4^-+8H^++5e^- \rightleftharpoons Mn^{2+}+4H_2O$	+1.507
H^+，H_2O_2 | Pt	$H_2O_2+2H^++2e^- \rightleftharpoons 2H_2O$	+1.776
F^- | F_2，Pt	$F_2+2e^- \rightleftharpoons 2F^-$	+2.866

第四节　电极电势的计算和应用

一、Nernst 方程式

标准电极电势是在标准状态下测定的电极电势，温度、压力、反应物浓度、溶液的pH等对电极电势都有着不同程度的影响，这些影响因素由Nernst方程式联系起来。

对于任意电极反应

$$a\text{氧化态} + ne^- \rightleftharpoons b\text{还原态}$$

其电极电势的Nernst方程式为

$$\varphi = \varphi^{\ominus} - \frac{RT}{nF}\ln\frac{[\text{还原态}]^a}{[\text{氧化态}]^b}$$

$$\text{或 } \varphi = \varphi^{\ominus} - \frac{2.303RT}{nF}\lg\frac{[\text{还原态}]^a}{[\text{氧化态}]^b}$$

式中，$\varphi^{\ominus}$：标准电极电势（V）；R：气体常数（$8.314\ J\cdot mol^{-1}\cdot K^{-1}$）；$F$：Faraday常数（$96485C\cdot mol^{-1}$）；$T$：绝对温度，单位用K表示，$T = 273+$摄氏温度值；$n$：电极反应中转移的电子数。

当温度为298.15K时，将各常数代入上式，则Nernst方程式可改写为

$$\varphi = \varphi^{\ominus} - \frac{0.05916}{n}\lg\frac{[\text{还原态}]^a}{[\text{氧化态}]^b}$$

应用Nernst方程式时需注意以下几点：

（1）计算前，首先配平电极反应式。

（2）电极反应式中氧化态、还原态为纯固体或纯液体（包括水）不必代入方程式中；若为气体则用分压表示（气体分压代入公式时，应除以标准态压力101.3kPa）。

（3）若在电极反应中，有H^+或OH^-参加反应，则这些离子的浓度也应根据反应式写在方程式中。

例6-6　计算电极反应：$MnO_4^- + 8H^+ + 5e^- \rightleftharpoons Mn^{2+} + 4H_2O$ 在pH = 5时，此电极的电极电势（其他条件仍为标准态）。

解：查表知该电极的 $\varphi^{\ominus}_{MnO_4^-/Mn^{2+}}$=1.51V，则

$$\because\ [MnO_4^-] = [Mn^{2+}] = 1.0mol\cdot L^{-1}$$

$$pH = -\lg[H^+] = 5$$

$$[H^+] = 10^{-5}\ mol\cdot L^{-1}$$

$$\therefore\ \varphi = \varphi^{\ominus} - \frac{0.05916}{n}\lg\frac{[Mn^{2+}]}{[MnO_4^-][H^+]^8}$$

$$= 1.51 - \frac{0.05916}{5}\lg\frac{1}{1\times(10^{-5})^8}$$

$$= 1.037V$$

计算结果表明，溶液pH越大，电极电势越小，MnO_4^-的氧化能力越弱。反之，pH越小，即溶液的酸度越大，电极电势越大，MnO_4^-的氧化能力越强。所以，通常在酸性较强的溶液中使用$KMnO_4$作氧化剂。

例6-7　判断下列电池（298.25K）的正负极，计算其电动势，并写出电极反应式和电池反应式。

$$Zn\,|\,Zn^{2+}(0.001\ mol\cdot L^{-1})\ \|\ Cd^{2+}(0.1\ mol\cdot L^{-1})\,|\,Cd$$

解：查表知

$$Zn^{2+} + 2e^- \rightleftharpoons Zn \qquad \varphi^{\ominus} = -0.7628V$$

$$Cd^{2+} + 2e^- \rightleftharpoons Cd \qquad \varphi^{\ominus} = -0.4030V$$

$$\varphi_{Zn^{2+}/Zn} = \varphi^{\ominus} - \frac{0.05916}{n}\lg\frac{1}{[Zn^{2+}]}$$
$$= -0.7628 - \frac{0.05916}{2}\lg\frac{1}{0.001}$$
$$= -0.8515V$$

$$\varphi_{Cd^{2+}/Cd} = \varphi^{\ominus} - \frac{0.05916}{n}\lg\frac{1}{[Cd^{2+}]}$$
$$= -0.4030 - \frac{0.05916}{2}\lg\frac{1}{0.1}$$
$$= -0.4326V$$

由于镉电极电势高于锌电极电势，故镉电极为正极，锌电极为负极，原电池的电动势为

$$E = \varphi_{+} - \varphi_{-}$$
$$= -0.4326 - (-0.8515)$$
$$= 0.4189V$$

负极的电极反应为：$Zn - 2e^{-} \rightleftharpoons Zn^{2+}$

正极的电极反应为：$Cd^{2+} + 2e^{-} \rightleftharpoons Cd$

电池反应为：$Zn + Cd^{2+} \rightleftharpoons Zn^{2+} + Cd$

对于任意电池反应

$$a\mathrm{Ox}_1 + b\mathrm{Red}_2 \rightleftharpoons c\mathrm{Red}_1 + \mathrm{Ox}_2$$

其电池电动势的Nernst方程式为

$$E = E^{\ominus} - \frac{RT}{nF}\ln Q$$

其中$Q=\{[\mathrm{Red}_1]^c[\mathrm{Ox}_2]^d\}/\{[\mathrm{Ox}_1]^a[\mathrm{Red}_2]^b\}$；$E^{\ominus}$：标准电池电动势，$E^{\ominus}=\varphi_{+}^{\ominus}-\varphi_{-}^{\ominus}$；$n$：已配平的氧化还原反应方程式中转移的电子数；在298.15K，代入有关常数，则

$$E = E^{\ominus} - \frac{0.05916}{n}\lg Q$$

例6-8 计算下列电池（298. 15K）的电动势，写出电池反应。

$$Zn|Zn^{2+}\ (0.001\ mol \cdot L^{-1})\ \|\ Cd^{2+}(0.1\ mol \cdot L^{-1})|Cd$$

解： 由电池表示式可写出反应式为

$$Zn + Cd^{2+} \rightleftharpoons Zn^{2+} + Cd$$

则

$$E = E^{\ominus} - \frac{0.05916}{n}\lg Q$$
$$= (\varphi_{+}^{\ominus} - \varphi_{-}^{\ominus}) - \frac{0.05916}{n}\lg\frac{[Zn^{2+}]}{[Cd^{2+}]}$$
$$= [-0.4030 - (-0.7628)] - \frac{0.05916}{2}\lg\frac{0.001}{0.1}$$
$$= 0.419\ V$$

二、电极电势的应用

（一）判断氧化还原反应进行的方向

对于标准电极电势表的应用，还需要注意：

（1）标准电极电势 $\varphi^{\ominus}$ 是在水溶液中测定的，它不适用于非水溶液系统及高温下的固相间的反应。

（2）一般来说，$\varphi^{\ominus}$ 值只能用来判断标准状态下氧化还原反应的方向，不能直接用于非标准状态下的氧化还原反应。

对于氧化还原反应也可以用电动势E来判断其自发进行的方向：

1）$E>0$，反应正向自发进行。

2）$E<0$，反应逆向自发进行。

3）$E=0$，反应达到平衡。

氧化还原反应总是在得电子能力强的氧化剂与失电子能力强的还原剂之间发生，即较强的氧化剂与较强的还原剂作用，生成较弱的还原剂与较弱的氧化剂。因此，在电极电势表中，位于第二纵行左下方的氧化剂可以氧化其右上方的还原剂；同样，位于右上方的还原剂可以还原其左下方的氧化剂；而且氧化剂和还原剂在表中的位置相隔越远，它们之间得失电子自发反应的趋势越大。

例6-9 计算标准状态下反应$Fe + Cu^{2+} \rightleftharpoons Cu + Fe^{2+}$的电池电动势 $E^{\ominus}$，并判断反应自发进行的方向。

解：假设反应按所写反应方程式正向进行并组成电池，则

正极，发生还原反应：$Cu^{2+}+2e^- \rightleftharpoons Cu$，$\varphi_+^{\ominus}=+0.3419\ V$

负极，发生氧化反应：$Fe-2e^- \rightleftharpoons Fe^{2+}$，$\varphi_-^{\ominus}=-0.447\ V$

$$E^{\ominus}=\varphi_+^{\ominus}-\varphi_-^{\ominus}=0.3419-(-0.447)=+0.789\ V$$

因 $E^{\ominus}>0$，反应正向自发进行。

当然，也可以用电极电势高的电对中的氧化态（Cu^{2+}）氧化电极电势低的电对中的还原态（Fe）来判断反应方向。这两种方法本质上是一致的。

例6-10 判断下列反应在298.15K时自发进行的方向

$$Pb^{2+} + Sn \rightleftharpoons Pb + Sn^{2+}$$

其中$[Pb^{2+}]=0.0010\ mol\cdot L^{-1}$，$[Sn^{2+}]=0.100\ mol\cdot L^{-1}$。

解：假设反应按所写方程式正向进行，则Pb^{2+}是氧化剂，Sn是还原剂，组成电池时，则

正极，发生还原反应：$Pb^{2+}+2e^- \rightleftharpoons Pb$，$\varphi_+^{\ominus}=-0.1262\ V$

负极，发生氧化反应：$Sn-2e^- \rightleftharpoons Sn^{2+}$，$\varphi_-^{\ominus}=-0.1375\ V$

由于是非标准状态下的反应，根据电池电动势的Nernst方程式

$$\begin{aligned}E&=E^{\ominus}-\frac{0.05916}{n}\lg\frac{[Sn^{2+}]}{[Pb^{2+}]}\\&=(\varphi_+^{\ominus}-\varphi_-^{\ominus})-\frac{0.05916}{2}\lg\frac{0.100}{0.0010}\\&=[-0.1262-(-0.1375)]-\frac{0.05916}{2}\lg\frac{0.100}{0.0010}\\&=+0.011-0.059=-0.048\ V\end{aligned}$$

因 $E < 0$，反应将按所写方程式逆向自发进行。

（二）判断氧化还原反应进行的程度

氧化还原反应进行的程度可由平衡常数 K 的大小来衡量，而平衡常数可以由电极电势计算。因此，应用电极电势值可判断氧化还原反应进行的程度。

例 6-11　判断在标准状态下 $Sn + Pb^{2+} \rightleftharpoons Sn^{2+} + Pb$ 反应进行的程度。

解：查表得 $\varphi^{\ominus}_{Pb^{2+}/Pb} = -0.1260\text{ V}$，$\varphi^{\ominus}_{Sn^{2+}/Sn} = -0.1360\text{ V}$

$$\lg K = \frac{2\times(-0.1260+0.1360)}{0.05916} = 0.34$$

故反应的平衡常数　　$K=2.19$

此平衡常数很小，所以反应进行得很不完全。

根据上面计算，我们可以导出利用标准电极电势来计算平衡常数 K 的公式

$$\lg K = \frac{nE^{\ominus}}{0.05916} = \frac{n(\varphi^{\ominus}_{+} - \varphi^{\ominus}_{-})}{0.05916}$$

式中，$\varphi^{\ominus}_{+}$ 为反应中氧化剂电对的标准电极电势；$\varphi^{\ominus}_{-}$ 为反应中还原剂电对的标准电极电势；n 为反应中转移的电子数目。

由此可见，两个电对的 $\varphi^{\ominus}$ 值相差越大，平衡常数也越大，反应进行得越完全。

第五节　电势法测定溶液的 pH

由Nernst方程可知，电极电势与离子的浓度有关。在一定温度下，已知离子的浓度，就可求算出电极电势；反之，如果测出了电极电势，也可求算离子的浓度。我们知道，测量电极电势需要两个电极组成电池，如果其中一个电极的电极电势是已知的，且不受试验组成变化的影响，这种电极电势为定值并可作为比较标准的电极，称为参比电极（reference electrode）；而另一个电极的电极电势又与待测离子的浓度有关，这种电极称为指示电极（indicating electrode）。将两电极组成电池，通过测定该电池的电动势就可求出离子浓度，所以，这种分析方法称为电势法。

一、电势法测定 pH 的基本原理

有些电极的电极电势随着溶液的pH改变而变化，如氢电极，其电极反应为

$$2H^+ + 2e^- \rightleftharpoons H_2$$

若 H_2 的分压为101.3kPa时，其电极电势为

$$\begin{aligned}
\varphi^{\ominus}_{H^+/H_2} &= \varphi^{\ominus} - \frac{0.05916}{2}\lg\frac{P_{H_2}/101.3}{[H^+]^2} \\
&= \varphi^{\ominus} + \frac{0.05916}{2}\lg\frac{[H^+]^2}{P_{H_2}/101.3} \\
&= \varphi^{\ominus} + \frac{0.05916}{2}\lg\frac{[H^+]^2}{1} \\
&= 0 + 0.05916\lg[H^+] \\
&= -0.05916\text{pH}
\end{aligned}$$

测量氢电极的电极电势，就可以计算出溶液的pH。为此，我们将氢电极（$[H^+]$ 未知）与标准

氢电极相连，构成如下的原电池

$$(-)\mathrm{Pt},\ \mathrm{H_2}(101.3\mathrm{kPa})|\mathrm{H^+}(c_{未知})\parallel \mathrm{H^+}(c_{标准})|\mathrm{H_2}(101.3\mathrm{kPa}),\ \mathrm{Pt}(+)$$

因为测定样品溶液的pH时，其溶液的$[H^+]$均小于$1mol \cdot L^{-1}$，故其电极电势（φ_2）小于标准氢电极的电极电势（φ_1），即上述原电池的氢电极为负极，标准氢电极为正极。

原电池的电动势为

$$E=\varphi_1-\varphi_2=0-(-0.05916\mathrm{pH})=0.05916\mathrm{pH}$$

$$\mathrm{pH}=\frac{E}{0.05916}$$

由上式可知，在298.15K时，此原电池的电动势每改变0.05916V，即相当于被测溶液的pH改变1个单位。因此，当测出原电池的电动势E值后，即可求得被测溶液的pH。

在上述原电池中，标准氢电极作为比较标准，做参比电极；氢电极其电极电势随溶液的pH改变而变化，可以指示溶液的pH，做指示电极。由于氢电极和标准氢电极制作和使用都很麻烦，干扰因素较多，故在实际工作中常用甘汞电极作参比电极，玻璃电极作指示电极。

二、饱和甘汞电极和玻璃电极

（一）饱和甘汞电极（SCE）

电极由两个玻璃套管构成，内管盛$Hg\text{-}Hg_2Cl_2$的糊状物，下端用棉球塞紧，上端封入一段铂金丝作为连接导线，外管下端用素烧瓷填塞，由上端侧口注入饱和KCl。测定中，盛有饱和KCl溶液的外管还可起盐桥的作用。

甘汞电极的组成为

$$\mathrm{Pt},\ \mathrm{Hg},\ \mathrm{Hg_2Cl_2}\,|\,\mathrm{KCl}(饱和)$$

电极反应为

$$\mathrm{Hg_2Cl_2}+2\mathrm{e^-}\rightleftharpoons 2\mathrm{Hg}+2\mathrm{Cl^-}$$

298.15K时，其电极电势的计算式为：

$$\varphi_{\mathrm{SCE}}=\varphi^{\ominus}-\frac{0.05916}{2}\lg\frac{[\mathrm{Cl^-}]^2}{1}=\varphi^{\ominus}-0.05916\lg[\mathrm{Cl^-}]$$

在饱和溶液中，$[Cl^-]$为一定值，故饱和甘汞电极的电极电势φ_{SCE}也是定值。298.15K时，$\varphi_{SCE}=0.2412V$。

饱和甘汞电极的优点是制备简单、电极电势较稳定、使用方便，因而常用作参比电极。

（二）玻璃电极

在玻璃管的下端接一特定成分玻璃制成的球形薄膜（其厚度约为0.1mm）。膜内装有$0.1mol \cdot L^{-1}$的HCl溶液，溶液中插入一根镀有AgCl的Ag丝电极作为内参比电极。将Ag丝与导线相连，即构成玻璃电极。

298.15K时，玻璃电极的电极电势为

$$\varphi_{\mathrm{G}}=\varphi_{\mathrm{G}}^{\ominus}-0.05916\mathrm{pH}$$

式中$\varphi_G^{\ominus}$从理论上讲是个常数，但由于玻璃是不定组成，所以不同的玻璃电极可能有不同的$\varphi_G^{\ominus}$值；即使同一玻璃电极，在使用过程中，$\varphi_G^{\ominus}$也会发生变化。因此，$\varphi_G^{\ominus}$实际上是未知数。但这并不影响玻璃电极作为指示电极的使用，因为在实际工作中，可通过两次测量法将$\varphi_G^{\ominus}$消去，从而

得到不包括 $\varphi_G^\ominus$ 项的pH计算式。

三、电势法测定溶液 pH 的方法

用玻璃电极作指示电极，饱和甘汞电极作参比电极，同时插入被测液中，组成电池：

（－）玻璃电极 | 待测pH溶液 ‖ SCE（+）

电池的电动势E为

$$E = \varphi_{SCE} - \varphi_G$$
$$= 0.2412 - (\varphi_G^\ominus - 0.05916\text{pH})$$

由于 $\varphi_G^\ominus$ 是未知数，因此不可能通过测定电池电动势E求出溶液的pH。为了消去 $\varphi_G^\ominus$，可先将玻璃电极和饱和甘汞电极浸入一已知pH的标准缓冲溶液中，测其电动势。设此标准缓冲溶液的pH为pH_S，则

$$E_S = 0.2412 - (\varphi_G^\ominus - 0.05916\text{pH}_S)$$

然后再将标准缓冲溶液换成待测pH的溶液，设测得电池电动势为E_X，则

$$E_X = 0.2412 - (\varphi_G^\ominus - 0.05916\text{pH}_X)$$

将以上两式相减并整理得

$$\text{pH}_X = \text{pH}_S + \frac{E_X - E_S}{0.05916}$$

在一定温度下，pH_S已知，因此，通过E_X和E_S两次电动势的测定，即可得到溶液的 pH。

从上式可知，在298.15K时，电池电动势每改变0.05916V；即相当于溶液pH改变1个单位。pH计上的读数，即按0.05916V相当于1个pH单位进行标度的。

习　　题

1.名词解释：

（1）氧化值　（2）原电池　（3）指示电极

2.指出下列化合物中划线元素的氧化值：

（1）$K_2\underline{Cr}O_4$　（2）$Na_2\underline{S_2}O_3$　（3）$Na_2\underline{S}O_3$　（4）$\underline{Cl}O_2$　（5）$\underline{N_2}O_5$　（6）$Na\underline{H}$　（7）$K_2\underline{O_2}$　（8）$K_2\underline{Mn}O_4$

3.配平下列各反应反应式：

（1）$Cr_2O_7^{2-} + SO_3^{2-} + H^+ \longrightarrow Cr^{3+} + SO_4^{2-} + H_2O$

（2）$As_2S_3 + ClO_3^- \longrightarrow Cl^- + H_3AsO_4 + SO_4^{2-}$

（3）$MnO_4^- + H_2O_2 + H^+ \longrightarrow Mn^{2+} + O_2 + H_2O$

4.各找出两种满足下列要求的物质：

（1）能将Co^{2+}还原成Co，但不能将Zn^{2+}还原成Zn。

（2）能将Br^-氧化成Br，但不能将Cl^-氧化成Cl_2。

5. 根据标准电极电势表的数据，判断以下各组物质中的较强氧化剂与较强还原剂（设其离子浓度均为$1mol \cdot L^{-1}$）：

（1）I_2/I^-、Br_2/Br^-

（2）Cu^{2+}/Cu、Pb^{2+}/Pb

6.根据标准电极电势，判断下列反应在标准状态下自发进行的方向：

（1）$2Cr^{3+} + 2Br^- \rightleftharpoons 2Cr^{2+} + Br_2$

（2）$2KI + SnCl_4 \rightleftharpoons SnCl_2 + I_2 + 2KCl$

7.下列说法是否正确，请判断并做出解释：

（1）$S_4O_6^{2-}$中有2个S的化合价是0，另2个S的化合价是+5，所以$S_4O_6^{2-}$中的S的氧化数也分别为0和+5。

（2）在电对Sn^{2+}/Sn的溶液中，插入一根铜线，在电极和铜线间接上伏特计，指针发生偏转，测量值就是该电对的绝对电极电势。

8.简答题：

（1）电极有哪些类型？

（2）标准电极电势有何用途？

（3）如何判断氧化还原反应自发方向？

9.现有一298K下的反应：

$$2AgNO_3(0.1\ mol\cdot L^{-1}) + Cu(s) \rightleftharpoons 2Ag(s) + Cu(NO_3)_2(0.01mol\cdot L^{-1})$$

$$(\varphi^{\ominus}_{Ag^+/Ag} = 0.7996V,\ \varphi^{\ominus}_{Cu^{2+}/Cu} = 0.3419V)$$

（1）计算电池的电动势。（2）判断反应方向（写出电池反应式）。（3）写出电池组成式。

10.求电池（－）$Zn\ |\ Zn^{2+}(0.02\ mol\cdot L^{-1})\ \|\ Cd^{2+}(0.2\ mol\cdot L^{-1})\ |\ Cd$（＋）298.15K时的电动势，$\varphi^{\ominus}_{Zn^{2+}/Zn} = -0.7618V$，$\varphi^{\ominus}_{Cu^{2+}/Cu} = -0.403V$，并写出电池反应式。

11.二氧化氯ClO_2是一种高效、广谱、安全的杀菌、消毒剂，常用于水的净化处理。ClO_2的生成反应为：$2NaClO_2(aq)+Cl_2(g) \rightleftharpoons 2ClO_2(g)+2NaCl(aq)$。已知$ClO_2(g)+e^- \rightleftharpoons ClO_2^-(aq)$，$\varphi^{\ominus}_{ClO_2/ClO_2^-} = 0.954\ V$；$Cl_2(g)+2e^- \rightleftharpoons 2Cl^-(aq)$，$\varphi^{\ominus}_{Cl_2/Cl^-} = 1.358\ V$，计算此反应的$E^{\ominus}$及$K^{\ominus}$。

12.计算标准状态下反应

$Fe+Cu^{2+} \rightleftharpoons Cu + Fe^{2+}$的电池电动势并判断反应自发进行的方向（$\varphi^{\ominus}_{Fe^{2+}/Fe} = -0.447V$，$\varphi^{\ominus}_{Cu^{2+}/Cu} = 0.3419V$）。

13.今有电极反应$MnO_4^- + 8H^+ + 5e^- \longrightarrow Mn^{2+} + 4H_2O$　$\varphi^{\ominus}_{MnO_4^-/Mn^{2+}} = 1.507V$，若$[MnO_4^-]$和$[Mn^{2+}]$仍为$1mol\cdot L^{-1}$，求298.15K，pH = 6时此电极的电极电势。

（杨美青）

第七章　原子结构和元素周期律

化学是研究原子运动的科学。自然界存在的物质千姿百态，种类繁多，性质各异。但是，构成这些物质的原子种类却是有限的。要探究其原因，就必须了解物质结构的知识，其中首先要了解原子结构（atomic structure）方面的知识。

原子是由带正电荷的原子核和绕核作高速运动的带负电荷的电子组成。通常情况下，原子核并不参与物质的化学运动。物质的化学变化只涉及核外电子运动状态的改变。因此，本章重点研究核外电子运动状态及其特征，研究核外电子的排布规律，阐述元素性质发生周期性变化与核外电子排布的内在联系。

第一节　核外电子运动状态及特性

运动是物质存在的形式，原子核和电子都在不停地运动。在一般化学反应中，原子核不变，变化的只是核外电子，因而元素的化学性质与核外电子的运动状态和排布方式有直接的关系。下面主要讲解核外电子的运动状态。

一、电子运动的特殊性

行星（如地球）、人造地球卫星是以固定轨道运转的。这种大物体的运动有着共同的规律，我们可以在任何时间内同时准确地测出它们的位置和速度。而电子是一种极微小的粒子，质量只有9.1×10^{-30}kg，在核外运动的速度却非常快（接近光速，即每秒30万公里），因此，在光的波粒二象性的启发下，提出电子不但具有粒子的性质，也具有像光波一样的波动性。也就是说，电子的运动具有两重性——微粒性和波动性。我们把电子的这种性质称为电子的波粒二象性。如何看待电子的波粒二象性呢？电子的粒子性不言而喻因其有质量。而电子的波动性我们知道它是和电子运动的统计性规律联系在一起，我们不能知道单一电子出现的地方，只能知道电子在某一区域内出现机会的大小，即电子在某一区域出现的概率密度。所以，电子波是概率波。我们不能同时准确测定电子在某一时间的空间位置和速度，如果空间位置测定得越准确，则其速度测定得越不准确，反之，其速度测定得越准确，则其空间位置测定得越不准确。因此，不能用看待地球、人造卫星等大物体的眼光来看待它。它不像人造卫星那样有固定的轨道。这就是电子运动的特殊性。

二、电子云的概念

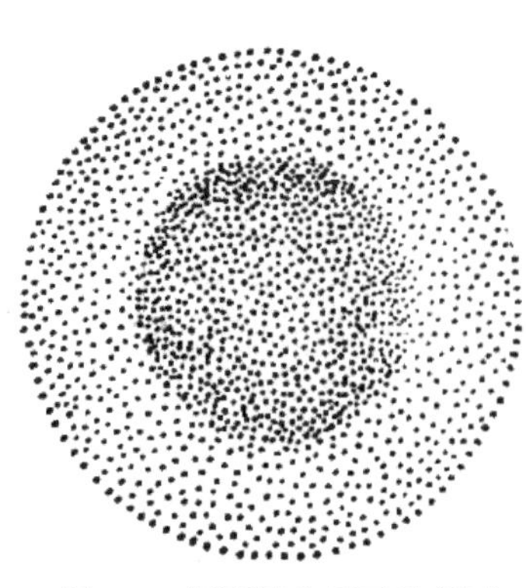
图7-1　氢原子电子云示意图

由于电子运动的特殊性，至今对于电子的运动轨迹还不能准确测出，只能统计出核外某一区域内电子出现的机会（概率密度）的多少。如果我们用小黑点的疏密度来表示电子出现机会的多少，则氢原子中的一个电子在核外运动的状态可描述为图7-1。

小黑点密集的地方，表示电子在这区域出现的机会多，出现的可能性大。而小黑点稀疏的地方，表示电子在此区域出现的机会少。这样，电子在核外某一区域内的高速运转，就如在原子核外面蒙上一层负电的云雾，称为电子云（electron cloud)。电子云是一种形象化的比喻，它只是一种电子出现机会的图形表示方法，绝不是说电子可以分散成云。

氢原子的电子云呈球形对称分布，电子在以半径为52.9pm（$1pm=10^{-12}m$）的地方出现的机会最大，即在这个地方电子云密度最大。但是，电子也可以出现在离核较近或较远的地方，即电子可以出现在原子核外任意地方，只是出现的机会要小一些。

三、原子轨道和量子数

现代量子力学用波函数（wave function）$\psi(x, y, z)$ 和其相应的能量来描述电子在核外的运动状态。为了方便起见，我们把波函数称为原子轨道（atomic orbit）。波函数是由取值和组合一定的三个量子数n、l、m所决定，三个量子数的取值限制和它们的物理意义如下：

1.主量子数（principal quantum number）$\boldsymbol{n}$　主量子数n可以取非零的任意正整数，即n=1，2，3，…，n。它决定电子在核外空间电子云密度最大的区域离核的远近，是决定电子能量高低的主要因素。n=1时，电子离核的平均距离最近，能量最低。n越大，电子离核的平均距离越远，能量越高。n值相同的电子属于一个电子层。n =1即第一电子层，n=2即第二电子层，n=3即第三电子层，依此类推。这些电子层可用下列光谱学符号表示：

电子层符号	K	L	M	N
n	1	2	3	4

2.角量子数（angular quantum number）$\boldsymbol{l}$　角量子数l取值受主量子数的限制，它只能取小于n的正整数和零。取0，1，2，3，…，n−1，共n个值。例如，n=1时，l只能为0；n=2时，l可为0、1。n=3时，l可为0、1、2。按光谱的习惯，l = 0时用符号s表示，l = 1时用符号p表示，l = 2时用符号d表示，l=3时用符号f表示等。角量子数决定原子轨道或电子云的形状。如l = 0时，原子轨道呈球形分布；l = 1时，原子轨道呈双球形分布，d、f 原子轨道的形状更为复杂。在多电子原子中，角量子数也是决定电子能量高低的因素。所以，在多电子原子中，主量子数相同、角量子数不同的电子，其能量是不相等的，即在同一电子层中的电子还可分为若干不同的能级（energy level）或称为亚层，当主量子数n相同时角量子数l越大能量越高。于是有$E_{ns} < E_{np} < E_{nd} < E_{nf}$。

3.磁量子数（magnetic quantum number）$\boldsymbol{m}$　磁量子数m的取值受角量子数的限制，m=0，±1，±2，…，±l，共（2l+1）个值。磁量子数决定原子轨道在空间的伸展方向，每个伸展方向称为 1 个原子轨道，但它与电子的能量无关。例如，l=0时，则磁量子数可以有 1 个取值，即m=0，说明s轨道在空间有 1 种不同的伸展方向，即共有1个s轨道。l=1时，磁量子数可以有 3 个取值，即m=0，+1，−1，说明p轨道在空间有 3 种不同的伸展方向，共有3个p轨道。但这 3 个p轨道的能量相同，即能级相同。此 3 个轨道称为简并轨道或等价轨道。l=2时，量子数可以有5个取值，即m=0，+1，−1，+2，−2，说明d轨道在空间有 5 种不同的伸展方向，共有5个d轨道。这 5 个轨道能量相同，即能级相同。此 5 个轨道也称为简并轨道或等价轨道。

s、p和d轨道的形状如图 7-2所示。

综上所述，可以看到n、l、m这三个量子数的组合有一定的规律。例如，n=1时，l只能等于0，m也只能等于0，三个量子数的组合只有一种，即1、0、0。即第一电子层只有一个能级，也只有一个轨道。相应的波函数写成$\psi_{1,0,0}$或写成ψ_{1s}。当n=2时，l 可以等于0和1，所以第二电子层共有两个能级。当n=2，l=0时，m只能等于0；而当n=2、l=1时，m可以等于0、+1、−1。它们的量子数组合共有4个轨道，即2，0，0；2，1，0；2，1，+1；2，1，−1。这也说明第二电子层共有四种，其中2，0，0的组合是一个能级，其余三种组合属第二个较高的能级。由此类推，每个电子层的轨道总数应为n^2。见表 7-1。

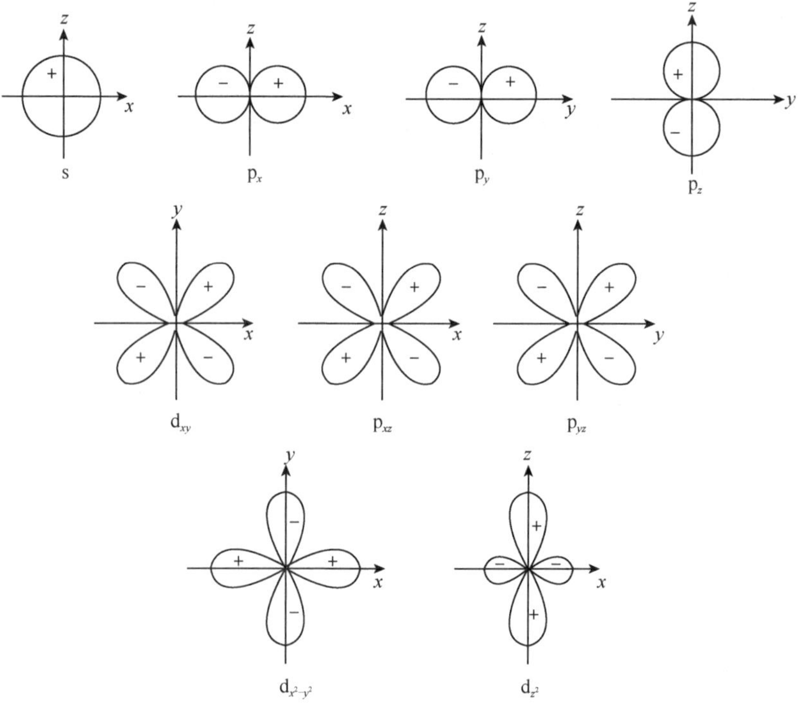

图 7-2　s、p 和 d 轨道的形状图

上述三个量子数的合理组合决定了一个原子轨道。但要描述电子的运动状态还需要有第四个量子数——自旋量子数（spin quantum number），用符号 m_s 表示。它与 n、l、m 无关。电子本身还有自旋运动。自旋运动有两种相反的方向，分别用自旋量子数+1/2 和−1/2 两个数值表示，也可用符号↑和↓表示。两个电子的自旋方向相同时称为平行自旋，反之称为反平行自旋。所以一共要有四个量子数，即 n、l、m、m_s，才能表示一个电子的运动状态。

表 7-1　量子数组合和轨道数

主量子数（n）	角量子数（l）	磁量子数（m）	同一电子层的轨道数（n^2）
1	0	0	1
2	0	0	4
	1	0，±1	
3	0	0	9
	1	0，±1	
	2	0，±1，±2	

例 7-1　已知基态 Na 原子的价电子处于最外层 3s 亚层，试用 n、l、m、m_s 量子数来描述它的运动状态。

解： 最外层 3s 亚层的 n=3、l=0、m=0，所以它的运动状态可表示为 3，0，0，+1/2（或−1/2）。

例 7-2　有无以下的电子运动状态？

（1）$n = 1$　$l = 1$　$m = 0$

（2）$n = 2$　$l = 0$　$m = \pm 1$

（3）$n = 3$　$l = 3$　$m = \pm 1$

（4）$n=4$　$l=3$　$m=\pm 2$

解： 有（4）；无（1），（2），（3）。

例 7-3　填充合理的量子数。

（1）$n=?$　$l=2$　$m=0$　$m_s=+1/2$

（2）$n=2$　$l=?$　$m=\pm 1$　$m_s=-1/2$

（3）$n=2$　$l=0$　$m=?$　$m_s=+1/2$

（4）$n=4$　$l=2$　$m=0$　$m_s=?$

解：（1）$n=3$，4，5，…；（2）$l=1$；（3）$m=0$；（4）$m_s=\pm 1/2$。

第二节　多电子原子结构和周期表

一、电子的能级

电子的能量主要决定于主量子数 n 和角量子数 l。磁量子数 m 和自旋量子数 m_s 对电子的影响极微小。

1956年，在前人工作的基础上，我国化学家徐光宪用（$n+0.7l$）值的大小对多电子原子中的轨道能级进行分组，将（$n+0.7l$）值中整数相同的轨道归为一个能级组。即

原子轨道的能级 $E=n+0.7l$

例如：3d电子的能量 $E_{3d}=3+0.7\times 2=4.4$

4s电子的能量 $E_{4s}=4+0.7\times 0=4.0$

所以，$E_{3d}>E_{4s}$，即3d电子的能量大于4s电子的能量。

表示原子轨道能量的高低的方法一般是按能量的高低依次画出一些横线条来，每一条横线的位置就代表“一个能级”。根据大量的光谱数据计算得出多电子原子的原子轨道近似能级顺序见图7-3。

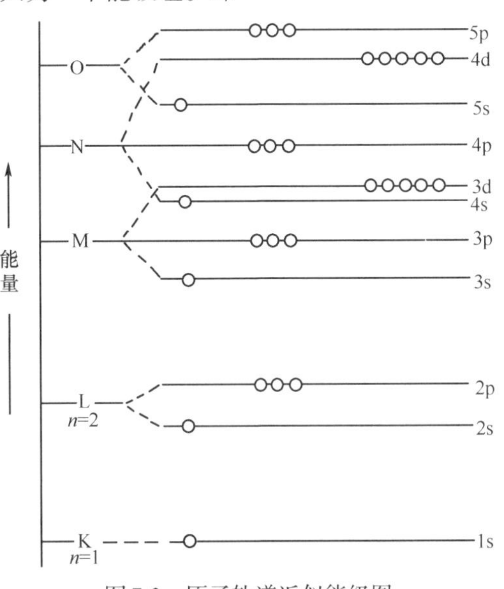

图7-3　原子轨道近似能级图

根据上面的顺序可以得出以下结论：

（1）电子的能量不仅取决于主量子数 n，还与角量子数 l 有关。

（2）当 n 值相同，l 值越大能量越高。

其顺序为：$E_{ns}<E_{np}<E_{nd}<E_{nf}<\cdots$

例如：$E_{3s}<E_{3p}<E_{3d}$

$E_{4s}<E_{4p}<E_{4d}<E_{4f}$

（3）l 值相同，n 值越大能量越高。

其顺序为：$E_{ns}<E_{(n+1)s}<E_{(n+2)s}<\cdots$

$E_{np}<E_{(n+1)p}<E_{(n+2)p}<\cdots$

$E_{nd}<E_{(n+1)d}<E_{(n+2)d}<\cdots$

例如：$E_{1s}<E_{2s}<E_{3s}<\cdots$

$E_{2p}<E_{3p}<E_{4p}<\cdots$

$E_{3d}<E_{4d}<E_{5d}<\cdots$

（4）当 n 和 l 值都不相同时，能级的高低有交错排列的情况。当 $n\geqslant 3$ 时，则 $E_{nd}>E_{(n+1)s}$，$E_{nf}>E_{(n+1)p}$。例如，$E_{3d}>E_{4s}$，$E_{4f}>E_{5p}$。这种主量子数较小的能级高于主量子数较大的能级的现象，称为能级交错。

二、原子核外电子的排布的规律

原子核外电子的排布，也可以称为原子的电子组态（electronic configuration），实质上都是说明核外电子各处于什么运动状态，这是原子结构的主要内容。

根据光谱实验数据，多电子原子中的核外电子的排布规律可归纳为以下三条：能量最低原理、Pauli不相容原理和Hund规则。

1. Pauli不相容原理　这个原理是解决一个原子轨道最多能容纳多少个电子的。1925年奥地利物理学家Pauli提出了一个重要的原理，即一个原子中不容许有两个电子处于完全相同的运动状态。后来了解到四个量子数可以决定一个电子的运动状态，这个原理也就可以表述为：在一个原子中不可能有四个量子数完全相同的两个电子存在。于是这个原理称之为Pauli不相容原理（Pauli exclusion principle）。前文已提到，n、l、m三个量子数可以决定一个原子轨道，而自旋量子数m_s只可能有两个数值，所以在一个原子轨道上最多只能容纳两个自旋方向相反的电子。

根据这个原理很容易推定每个电子层最多能容纳的电子数应为原子轨道总数的2倍，即等于$2n^2$。

例如：$n=1$时，也就是说，第一电子层最多可以容纳$2\times1^2=2$个电子。

$n=2$时，也就是说，第二电子层最多可以容纳$2\times2^2=8$个电子。

2. 能量最低原理　“系统的能量越低，越稳定”，是自然界的普遍规律。核外电子的排布也遵循这一规律。基态多电子原子核外电子排布时总是先占据能量最低的轨道，当低能量轨道占满后，电子才依次排入高能量的轨道，以使整个原子处于能量最低最稳定状态。这就是能量最低原理。

7s　7p　7d　7f
6s　6p　6d　6f
5s　5p　5d　5f
4s　4p　4d　4f
3s　3p　3d
2s　2p
1s

图7-4　原子轨道近似能级顺序

原子轨道的近似能级顺序可以借助图7-4 掌握。图中按原子轨道能量高低的顺序排列，下方的轨道能量低，上方的轨道能量高。用斜线贯穿各原子轨道，由下而上就可以得到原子轨道的近似能级顺序。

为了能简便地写出多数原子的电子组态，可以采用原子核外电子填充图，如图7-4所示。

按照这个顺序填充电子时，多数结果与实验一致，也符合整个原子能量最低原理。例如，按照这个顺序，$_{22}Ti$的电子排布式应写成$1s^22s^22p^63s^23p^63d^24s^2$。在书写电子排布式时，应一律按电子层的顺序，而不按电子填充顺序。

在个别情况下，虽然按原子轨道能级由低到高的顺序填充了，但并没有达到使整个原子能量最低。例如第24号铬，其价层电子按能级高低填电子从低到高排布应是$3d^44s^2$，但按$3d^54s^1$排布才使整个原子能量最低。遇到这类情况，自然只能以实验为依据。

3. Hund规则　原子中能量相等的轨道，称为简并轨道或等价轨道。例如3个p 轨道、5个d轨道等都是简并轨道。德国物理学家Hund根据实验发现，在简并轨道中，电子尽可能分占不同的轨道，且自旋平行。后来将这个规则称为Hund规则。Hund规则实际上是能量最低原理的补充，因为要使两个电子在一个轨道上成对，就要克服它们之间的斥力，就要吸收额外的电子成对能，原子的能量自然升高。

有了Hund规则之后，可以进一步书写在简并轨道中电子排布的情况。若以“□”表示一个原子轨道，则碳原子核外电子排布的轨道式应表示为

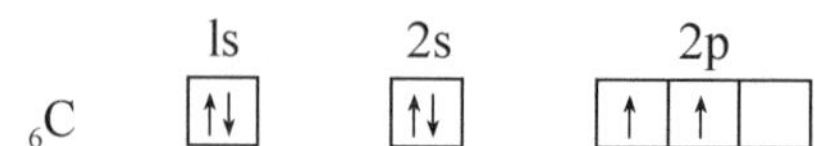

而不应表示为

	1s	2s	2p		
$_6C$	↑↓	↑↓	↑↓		

又如，N原子核外电子排布的轨道式，同理应为

	1s	2s	2p		
$_7N$	↑↓	↑↓	↑	↑	↑

根据以上电子排布规律，现将从Li到Ar各元素原子核外电子排布情况表示见表7-2。

表7-2　元素原子核外电子排布

元素	原子序数	电子排布式	元素	原子序数	电子排布式
H	1	$1s^1$	Ne	10	$1s^22s^22p^6$
He	2	$1s^2$	Na	11	$1s^22s^22p^63s^1$
Li	3	$1s^22s^1$	Mg	12	$1s^22s^22p^63s^2$
Be	4	$1s^22s^2$	Al	13	$1s^22s^22p^63s^23p^1$
B	5	$1s^22s^22p^1$	Si	14	$1s^22s^22p^63s^23p^2$
C	6	$1s^22s^22p^2$	P	15	$1s^22s^22p^63s^23p^3$
N	7	$1s^22s^22p^3$	S	16	$1s^22s^22p^63s^23p^4$
O	8	$1s^22s^22p^4$	Cl	17	$1s^22s^22p^63s^23p^5$
F	9	$1s^22s^22p^5$	Ar	18	$1s^22s^22p^63s^23p^6$

全满、半满和全空规则实验结果告诉我们，简并轨道全充满、半充满或全空的这些状态都是能量较低的稳定状态。

全满：s^2、p^6、d^{10}、f^{14}

半满：p^3、d^5、f^7

全空：p^0、d^0、f^0

这就解释了例如Cr原子的价电子组态为$3d^54s^1$而不是$3d^44s^2$，以及29号元素Cu原子的价电子组态为$3d^{10}4s^1$而不是$3d^94s^2$等的原因。不过不符合这种情况也是有的。例如，钨原子（$_{74}W$）的价电子组态是$5d^46s^2$，而不是$5d^56s^1$。这说明我们对原子结构的认识还有待深入。

又例如上面的He和Ne，最外层的s轨道、p轨道全充满，这种状态能量最低，化学性质很不活泼，在一般条件下不发生化学反应。

第一到第四层（n=1，2，3，4）的各种电子状态和每层中电子的最大容量见表7-3。

在书写电子排布式时，为简化计，通常把内层已达到稀有气体电子层结构的部分，用稀有气体的元素符号加方括号表示，并称为原子芯（atomic core）。例如26号元素Fe的基态原子电子排布式为$1s^22s^22p^63s^23p^63d^64s^2$可以写成[Ar]$3d^64s^2$。又如47号元素Ag基态原子的电子排布式为$1s^22s^22p^63s^23p^63d^{10}4s^24p^64d^{10}5s^1$，可以写成[Kr]$4d^{10}5s^1$。

在此写法中，原子芯外的排布称为价电子组态。书写离子的电子排布式是在基态原子的电子排布式基础上加上（负离子）或失去（正离子）电子。例如：

Fe^{2+}：[Ar]$3d^64s^0$（失去4s上的2个电子）

Fe^{3+}：[Ar]$3d^54s^0$（失去4s上的2个电子，再失去3d上1个电子）

Cl^{-1}：[Ne]$3s^23p^6$（得到一个电子排布在3p上）

表 7-3　各电子层中电子的状态及最大容量

电子层 n	K 1	L 2		M 3			N 4			
l=0 ～ n-1	0	0	1	0	1	2	0	1	2	3
m=-l ～ +l										−3
	0	0	−1	0	−1	−2	0	−1	−2	−2
			0		0	−1		0	−1	−1
			+1		+1	0		+1	0	0
						+1			+1	+1
						+2			+2	+2
										+3
电子亚层	1s	2s	2p	3s	3p	3d	4s	4p	4d	4f
轨道数 =2l+1	1	1	3	1	3	5	1	3	5	7
各亚层上的电子数=2（2l+1）	2	2	6	2	6	10	2	6	10	14
各层最大容量 =2n^2	2	8		18			32			

三、原子的电子组态和元素周期表

随着原子结构理论的发展，元素周期律的本质不断被揭示出来。已知原子核外电子组态的周期性变化正是元素周期律的基础。元素周期表是周期律的表现形式，其中包括7个周期、16个族和5个区。

下面利用附录的周期表说明它们与电子组态的关系。

（一）周期和能级组

周期表目前共有7个周期（横行）。由于每建立一个新的电子层就形成一个新的周期，所以原子的电子层数（n）就是该元素所属的周期数（用阿拉伯数字表示）。各周期所含元素的数目有多少之分，这与原子轨道的能级组有关。也就是每一个能级组与一个周期相对应。见表7-4。

表 7-4　能级组与周期的关系

周期数和周期名称	能级组	起止元素	元素个数	能级组内各亚层电子填充次序（反映核外电子构型的变化）
1. 特短周期	1	$_1H \rightarrow {}_2He$	2	$1s^{1\sim2}$
2. 短周期	2	$_3Li \rightarrow {}_{10}Ne$	8	$2s^{1\sim2} \rightarrow 2p^{1\sim6}$
3. 短周期	3	$_{11}Na \rightarrow {}_{18}Ar$	8	$3s^{1\sim2} \rightarrow 3p^{1\sim6}$
4. 长周期	4	$_{19}K \rightarrow {}_{36}Kr$	18	$4s^{1\sim2} \rightarrow 3d^{1\sim10} \rightarrow 4p^{1\sim6}$
5. 长周期	5	$_{37}Rb \rightarrow {}_{54}Xe$	18	$5s^{1\sim2} \rightarrow 4d^{1\sim10} \rightarrow 5p^{1\sim6}$
6. 特长周期	6	$_{55}Cs \rightarrow {}_{86}Rn$	32	$6s^{1\sim2} \rightarrow 4f^{1\sim14} \rightarrow 5d^{1\sim10} \rightarrow 6p^{1\sim6}$
7. 未完周期	7	$_{87}Fr \rightarrow$ 未完		$7s^{1\sim2} \rightarrow 5f^{1\sim14} \rightarrow 6d^{1\sim7}$

（二）族与原子的电子组态

性质相似的元素归为一族（纵列），用罗马数字标记。每一族还有主副之分，分别用A和B标记，它们都是根据各自相似的电子组态划分的。

主族：周期表中共有7个主族，ⅠA～ⅦA，凡内层轨道全充满，最后一个电子填入*n*s或*n*p亚层上，都是主族元素，价层电子的总数等于族数（用罗马数字表示），即等于*n*s、*n*p两个亚层上的电子数目的总和。例如元素${}_{13}Al$，核外电子排布是$1s^22s^22p^63s^23p^1$，电子最后填入3p亚层，价层电子组态为$3s^23p^1$，价层电子数为3，故为ⅢA族。

零族元素：（有的教材将其划归ⅧA）是稀有气体，其最外层也已充满，呈稳定结构。

副族元素：在族号罗马字后加“B”表示副族，副族全是金属元素。周期表中共有ⅠB～ⅦB7个副族。凡是最后一个电子填入（*n*−1）d或（*n*−2）f亚层上的都属于副族，ⅢB～ⅦB族元素，价电子总数等于（*n*−1）d、*n*s两个亚层电子数目的总和，也等于其族数。例如元素${}_{25}Mn$的填充次序是$1s^22s^22p^63s^23p^63d^54s^2$，价层电子组态是$3d^54s^2$，所以是ⅦB族。ⅠB、ⅡB族由于其（*n*−1）d亚层已经填满，所以最外层*n*s亚层上电子数等于族数。

Ⅷ族：（有的教材将其划归ⅧB）它处在周期表的中间，共有三个纵列。最后1个电子填在（*n*−1）d亚层上，但它们外层电子的组态是$(n-1)d^{6\sim10}ns^{0,1,2}$，电子总数是8～10。此族多数元素在化学反应中的价数并不等于族数。

（三）元素在周期表中的分区

根据价层电子组态的特征，可将元素周期表中的元素分为5个区，这实际上是把价层电子组态相似的元素集中在一个区（图7-5）。

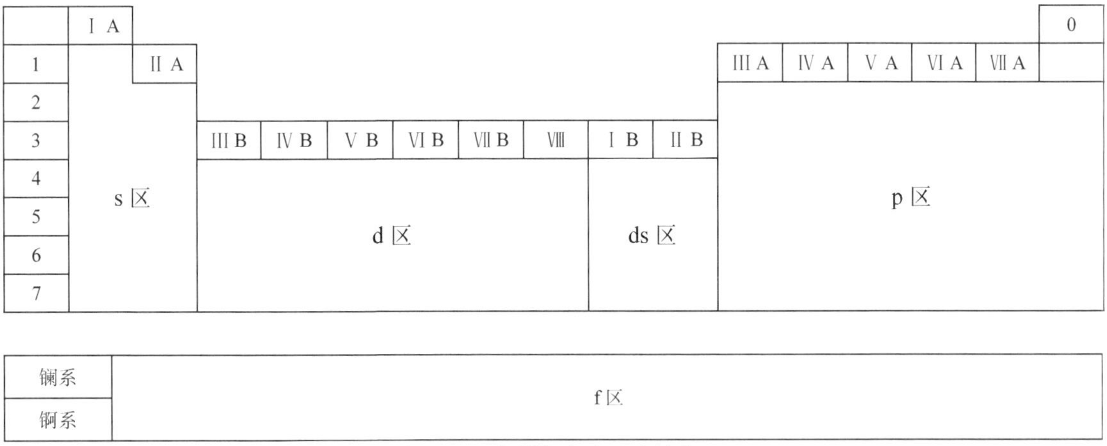

<table>
<tr><td></td><td>ⅠA</td><td colspan="14"></td><td>0</td></tr>
<tr><td>1</td><td></td><td>ⅡA</td><td colspan="8"></td><td>ⅢA</td><td>ⅣA</td><td>ⅤA</td><td>ⅥA</td><td>ⅦA</td><td></td></tr>
<tr><td>2</td><td></td><td></td><td colspan="8"></td><td colspan="6" rowspan="6">p区</td></tr>
<tr><td>3</td><td></td><td></td><td>ⅢB</td><td>ⅣB</td><td>ⅤB</td><td>ⅥB</td><td>ⅦB</td><td>Ⅷ</td><td>ⅠB</td><td>ⅡB</td></tr>
<tr><td>4</td><td colspan="2" rowspan="4">s区</td><td colspan="6" rowspan="4">d区</td><td colspan="2" rowspan="4">ds区</td></tr>
<tr><td>5</td></tr>
<tr><td>6</td></tr>
<tr><td>7</td></tr>
</table>

<table>
<tr><td>镧系</td><td rowspan="2">f区</td></tr>
<tr><td>锕系</td></tr>
</table>

图7-5　元素周期表中元素的分区

1. s区元素　最后一个电子填充在*n*s轨道上，价层电子的组态是ns^1或ns^2，位于周期表的左侧，包括ⅠA和ⅡA族。除H外，它们都是活泼金属，容易失去电子形成+1或+2价离子。在化合物中无可变的氧化值（见第九章）。

2. p区元素　最后一个电子填充在*n*p轨道上，价层电子组态是$ns^2np^{1\sim6}$，位于周期表的右侧，包括ⅢA～ⅦA族元素。其中大部分为非金属元素。零族稀有气体也属于p区。p区元素多数有可变的氧化值。

s区和p区的共同特点是：最后一个电子都排布在最外层，最外层电子的总数等于该元素的族数。s区和p区就是按族划分的周期表中的主族。

3. d区元素　它们的价层电子组态是$(n-1)d^{1\sim9}ns^{1\sim2}$，最后一个电子基本都是填充在倒数的第二层（*n*−1）层d轨道上的元素，位于长周期的中部。这些元素都是金属，常有可变化的氧化值，称为过渡元素。它包括ⅢB～Ⅷ族元素。d区元素的离子容易形成多种配合物。

4. ds区元素　价层电子组态是$(n-1)d^{10}ns^{1\sim2}$，即次外层d轨道是全充满的，最外层轨道上有

1～2个电子。它们既不同于s区，也不同于d区，称为ds区，它包括ⅠB和ⅡB族，处于周期表d区和p区之间。它们都是金属，也属过渡元素。

5. f区元素　最后一个电子填充在f轨道上，价层电子组态是$(n-2)f^{0\sim14}ns^2$，或$(n-2)f^{0\sim14}\cdot(n-1)d^{0\sim2}ns^2$，但有例外。它包括镧系元素（57～71号元素）和锕系元素（89～103号元素）。由于本区包括的元素较多，故常将其列于周期表之下。它们的最外层电子数目相同，次外层电子数目也大部分相同，只有外数第三层的电子数目不同，所以每个系内各元素的化学性质极为相似，都为金属，将它们称为内过渡元素。f区元素也有可变的氧化值。

（四）过渡元素的概念

过渡元素（transition element）最初是指Ⅷ族元素，后来其含义有所扩大，因为根据原子结构的特征和性质来看，副族原子和主族元素都有明显的不同，所以全部副族元素都应称为过渡元素。其中的镧系和锕系元素可称为内过渡元素。所以过渡元素包括d区、ds区和f区的元素。

过渡元素原子的最外层电子数较少，除钯外都只有1～2个电子，所以它们都是金属元素。另外，它们的$(n-1)$d轨道未充满或刚充满，或f轨道也未充满，所以在化合物中常有多种氧化值。它们的性质与主族元素有较大的区别。

综上所述，原子的电子组态与它在周期表中的位置有密切关系。一般可以根据元素的原子序数和电子填充顺序，写出该原子的电子组态并推断它在周期表中的位置，或者根据它在周期表中的位置，推知它的原子序数和电子组态。

例7-4　已知某元素的原子序数为25，试写出该元素的电子排布式，并指出该元素在周期表中所属周期、族和区。

解：该元素的原子应有25个电子。根据电子填充顺序，它的电子排布式应为$1s^22s^22p^63s^23p^63d^54s^2$或写成$[Ar]3d^54s^2$。其中最外层电子的主量子数$n$=4，所以它属于第四周期的元素。最外层电子和次外层d电子总数为7，所以它属于ⅦB族。3d电子未充满，应属于d区元素。

例7-5　已知某元素位于第五周期ⅦA族位置上，试写出该元素的电子排布式和原子序数。

解：该元素最外层电子的主量子数n应等于5。因为是主族元素，所以最外层电子数为7，应是$5s^25p^5$的排布。它的内层电子应为全充满状态，所以它的电子排布式应写成$1s^22s^22p^63s^23p^63d^{10}4s^24p^64d^{10}5s^35p^5$或写成$[Kr]4d^{10}5s^25p^5$。该元素的原子序数应等于核外电子数，即等于2+8+18+18+7=53。

第三节　元素性质的周期变化规律

一、原子半径

一般所说的原子半径（atomic radius）有3种：以共价单键结合的两个相同原子核间距离的一半称为共价半径（covalent radius）；单质分子晶体中相邻分子间两个非键合原子核间距离的一半称为van der Waals半径（van der Waals radius）；金属单质的晶体中相邻两个原子核间距离的一半称为金属半径（metallic radius）。图7-6列出了部分原子的原子半径，表中除稀有气体为van der Waals半径外，均为共价半径。

从表中看出，原子半径随原子序数的增加呈现周期性变化。这与原子电子排布的周期性变化有关。各周期的主族从左到右，电子层数不变，核对最外层电子的吸引增加明显，原子半径的逐渐减少也就比较明显。长周期中的过渡元素原子半径先是缓慢缩小然后略有增大。内过渡元素，核对最外层电子的吸引变化不大，原子半径几乎不变。

表中稀有气体原子半径突然增大，因为它是van der Waals半径。

同一主族从上到下，由于电子层数增加，所以原子半径递增。

H 37																	He 54
Li 156	Be 105											B 91	C 77	N 71	O 60	F 67	Ne 80
Na 186	Mg 160											Al 143	Si 117	P 111	S 104	Cl 99	Ar 96
K 231	Ca 197	Sc 161	Ti 154	V 131	Cr 125	Mn 118	Fe 125	Co 125	Ni 124	Cu 128	Zn 133	Ga 123	Ge 122	As 116	Se 115	Br 114	Kr 99
Rb 243	Sr 215	Y 180	Zr 161	Nb 147	Mo 136	Tc 135	Ru 132	Rh 132	Pd 138	Ag 144	Cd 149	In 151	Sn 140	Sb 145	Te 139	I 138	Xe 109
Cs 265	Ba 210		Hf 154	Ta 143	W 137	Re 138	Os 134	Ir 136	Pt 139	Au 144	Hg 147	Tl 189	Pb 175	Bi 155	Po 167	At 145	

镧系元素

La 187	Ce 183	Pr 182	Nd 181	Pm 181	Sm 180	Eu 199	Gd 179	Tb 176	Dy 175	Ho 174	Er 173	Tm 173	Yb 194	Lu 172

图7-6 原子半径（pm）

二、元素的金属性和非金属性

元素的金属性就是指元素的原子失去电子的性质，非金属性指元素的原子获得电子的性质。元素失去电子的能力大，金属性就强；反之，获得电子的能力大，非金属性就强。元素的原子得失电子的难易程度主要取决于原子半径的大小和电子层结构。概括地说，有以下三方面的关系：

（1）如电子层相同，核电荷数越多，核对最外层电子的吸引力就越大，越容易得到电子，非金属性越强，金属性越弱。反之，核电荷数越少，核对最外层电子的吸引力就越小，越不容易得到电子，非金属性越弱，金属性越强。电子层不相同，电子层数越多，核对最外层多电子的吸引力越小，越不容易得到电子，非金属性越弱，金属性越强。反之，电子层数越少，核对最外层多电子的吸引力越大，越容易得到电子，非金属性越强，金属性越弱。

（2）原子的半径越小，核对最外层电子的吸引力越大，越容易得到电子，非金属性越强，金属性越弱。反之，原子半径越大，核对最外层电子的吸引力就越小，越不容易得到电子，非金属性越弱，金属性越强。

（3）原子的最外层电子数少于4个时，容易失去电子，表现出金属性。少于4个越多的金属性越强；也就是说，最外层电子数只有1个时金属性最强，最外层电子数有2个时金属性次之，最外层电子数有3个时金属性再次之，最外层电子数有4个时金属性更次之。原子的最外层电子数多于4个时，容易得到电子，表现出非金属性，多于4个越多的非金属性越强；也就是说，最外层电子数有7个时非金属性最强，最外层电子数有6个时非金属性次之，最外层电子数有5个时再次之，最外层电子数有4个时非金属性更次之。这一点是从稀有气体元素的结构得到启发，稀有气体（除氦外）最外层电子组态为ns^2np^6共8个电子（He为$1s^2$），八电子结构能量最低最稳定。因此，原子的最外层电子数少于4个或多于4个时，则容易失去或得到电子，以构成八电子结构（即八隅律）。但这只是一般情况下的结论，元素的金属性和非金属性并不完全遵守此结论，有很多例外。

由此元素原子的金属性和非金属性与周期表有如下关系：

（1）在同一周期中，各元素的原子核外电子层数相同，从左到右，原子序数依次增大，核电荷数依次增多，原子半径逐渐减小，失去电子的能力逐渐减弱，得到电子的能力逐渐增强，因此，金属性逐渐减弱，非金属性逐渐增强。反之，金属性逐渐增强，非金属性逐渐减弱。从同周期元素的化学性质变化情况的研究可以证实，这个结论是正确的。

一般来说，我们可以从元素的单质跟水或酸起反应置换出氢的难易，元素最高价氧化物的水化物（氧化物间接或直接跟水生成的化合物）——氢氧化物的碱性强弱，来判断元素金属性的强弱；可以从元素氧化物的水化物的酸性强弱，或从跟氢气生成气态氢化物的难易，来判断元素非金属性的强弱。

（2）在同一主族的元素中，各元素的原子核外电子层数不相同，从上到下，原子序数增大，核电荷数依次增多，电子层数增多，原子半径增大，失去电子的能力逐渐增强，得到电子的能力逐渐减弱，因此，金属性逐渐增强，非金属性逐渐减弱。反之，金属性逐渐减弱，非金属性逐渐增强。这可以从碱金属元素和卤素的化学性质的递变中得到证明。

三、元素电负性

有些元素形成化合物时，既不是完全失去电子，也不是完全得到电子，如NH_3中的N和H。因此不能仅仅从电离能（某气态原子失去一个电子，变成一个气态正一价离子所需吸收的最低能量，称为该元素的第一电离能）来衡量元素的金属性或从电子亲和能（一个气态的基态原子与一个电子结合形成一个气态的负一价离子所放出的能量，称为该元素的第一电子亲和能）来衡量元素的非金属性，需要把二者结合起来考虑。Pauling在1932年引入电负性（electronegativity）的概念。所谓电负性是指元素的原子在分子中吸引电子的能力的相对大小；电负性大，原子在分子中吸引电子的能力强，反之就弱。

Pauling根据热化学的数据和分子的键能计算出电负性的数值，见图7-7。

H 2.18																
Li 0.98	Be 1.57											B 2.04	C 2.55	N 3.04	O 3.44	F 3.98
Na 0.93	Mg 1.31											Al 1.61	Si 1.90	P 2.19	S 2.58	Cl 3.16
K 0.82	Ca 1.00	Sc 1.36	Ti 1.54	V 1.63	Cr 1.66	Mn 1.55	Fe 1.80	Co 1.88	Ni 1.91	Cu 1.90	Zn 1.65	Ga 1.81	Ge 2.01	As 2.18	Se 2.55	Br 2.96
Rb 0.82	Sr 0.95	Y 1.22	Zr 1.33	Nb 1.60	Mo 2.16	Tc 1.90	Ru 2.28	Rh 2.20	Pd 2.20	Ag 1.93	Cd 1.69	In 1.73	Sn 1.96	Sb 2.05	Te 2.10	I 2.66
Cs 0.79	Ba 0.89	La 1.10	Hf 1.30	Ta 1.50	W 2.36	Re 1.90	Os 2.20	Ir 2.20	Pt 2.28	Au 2.54	Hg 2.00	Tl 2.04	Pb 2.33	Bi 2.02	Po 2.00	At 2.20

图7-7 部分元素电负性的数值

元素的电负性也呈现周期性的变化：同一周期中，从左到右电负性递增；反之，从右到左电负性递减。同一主族中，从上到下电负性递减；反之，从下到上电负性递增。副族元素的电负性没有明显的变化规律。

元素的电负性大小可用于衡量元素的金属性和非金属性的强弱。一般地说，金属元素的电负性在2.0以下，非金属的电负性在2.0以上，但这不是一个严格的界限。氟电负性最大，位于周期表的右上方，是非金属性最强的元素。

电负性有广泛的应用，电负性数据和其他键参数结合，可以预测化合物中化学键的类型。例如，HCl中H的电负性为2.18，而Cl的电负性为3.16。则二者的电负性均大于2.0，二者均为非金属元素。所以，二者形成的化学键为共价键。KCl中的K的电负性为0.82。则K为金属元素，而Cl为非金属元素。所以，二者形成的化学键为离子键。

习 题

1.描述核外电子运动的状态的量子数有哪些？

2.n=3的电子层最多可容纳多少个电子？

3.写出下列各能级或轨道的名称：

（1）$n=3$，$l=1$　　（2）$n=4$，$l=2$　　（3）$n=4$，$l=3$

（4）$n=3$，$l=1$，$m=1$　　（5）$n=4$，$l=2$，$m=-1$

4.碳的价层电子排布是$2s^22p^2$，试用4个量子数分别表明每个电子的运动状态？

5.以下各“亚层”哪些可能存在？若存在包含多少轨道？

（1）2d　（2）4 f　（3）3p　（4）6d

6.按所示格式填写下表：

原子序数	电子排布	价层电子排布	周期	族	区
33					
	$1s^22s^22p^63s^23p^63d^{10}4s^1$				
		$3d^34s^2$			
			5	ⅡA	

7.不参考周期表，试给出下列原子的电子排布式：

（1）第5周期第3个元素 （2）第3周期的稀有气体元素 （3）原子序数为26的元素的最稳定的离子 （4）4p轨道半充满的主族元素

8.写出下列离子的电子排布式：

（1）Co^{2+}　（2）Mn^{2+}　（3）Fe^{2+}　（4）Cu^{2+}

9.将下列原子按电负性升高的次序排列：O，Si，Al，Na，Cu。

10.基态原子价层电子排布满足下列条件之一的是哪一类或哪一个元素？

（1）具有3个p电子 （2）有5个量子数为n=3，l=2的电子，有2个量子数为n=4，l=0的电子 （3）3d为全充满，4s只有两个电子的元素

11.已知下列元素电子的价层电子构型分别为：$3s^2$，$4s^24p^1$，$3d^{10}4s^2$。它们分别属于第几周期？第几族？哪个区？

12.已知某元素位于第四周期ⅥA族位置上，试写出该元素的电子排布式和原子序数。

（白迎春　郭慧卿）

第八章　共价键与分子间力

分子是物质能够独立存在并保持其化学性质的最小微粒。物质的性质主要由其分子的性质决定，而分子的性质又是由分子的结构所决定的。本章主要讨论构成分子和晶体的原子与原子之间的结合方式及结合力、分子的空间构型以及分子间力。

在分子或晶体中相邻两原子或离子间的强烈作用力称为化学键（chemical bond）。化学键可分为离子键、共价键（包括配位键）和金属键三种基本类型。在这三种类型化学键中，以共价键相结合的化合物占已知化合物的90%以上。所以共价键占有特殊的地位，且共价键理论比较复杂，内容丰富。

第一节　现代价键理论

Lewis的经典共价键理论的要点：

（1）共价键是由成键原子双方各自提供外层单电子组成共用电子对而形成。

（2）形成共价键后，成键原子一般都达到稀有气体原子最外层的电子组态，因而稳定。

Lewis的共价键理论初步揭示了共价键与离子键的区别，但他把电子看成是静止不动的负电荷，因而无法解释为什么两个带负电荷的电子不互相排斥反而互相配对，也无法说明共价键具有的方向性以及一些共价分子的中心原子最外层电子数虽少于8（如BF_3）或多于8（如PCl_5）但仍相当稳定。

一、现代价键理论的要点

价键理论是继承了Lewis共享电子对的概念，在量子理论力学的基础上提出来的。现代价键理论的基本要点如下：

（1）两个原子接近时，只有自旋方向相反的单电子可以相互配对（两原子轨道有效重叠），使电子云密集于两核间，系统能量降低，形成稳定的共价键。

（2）自旋方向相反的单电子配对形成共价键后，就不能再和其他原子中的单电子配对。所以，每个原子所能形成共价键的数目取决于该原子中的单电子数目。这就是共价键的饱和性。

（3）成键时，原子轨道重叠越多，两核间电子云越密集，形成的共价键越牢固。这称为原子轨道最大重叠原理。据此，共价键的形成将尽可能沿着原子轨道最大程度重叠的方向进行。

原子轨道中，除s轨道呈球形对称外，p、d等轨道都有一定的空间取向，它们在成键时只有沿着一定的方向靠近才能达到最大程度的重叠。这就决定了共价键具有方向性。例如，在形成HCl分子时，H原子的1s轨道与Cl原子的$3p_x$轨道是沿着x轴方向靠近，以实现它们之间的最大程度重叠，形成稳定的共价键，如图8-1（a）所示。其他方向的重叠，如图8-1（b）和图8-1（c）所示，因原子轨道没有重叠和很少重叠，故不能成键。

二、共价键的类型

1. σ键　对于含有单的s电子或单的p电子的原子，它们可以通过s-s、s-p_x、p_x-p_x、p_y-p_y、p_z-p_z等轨道重叠形成共价键。为了达到原子轨道最大程度重叠，其中s-s、s-p_x和p_x-p_x轨道沿着键轴（x轴）方向以“头碰头”方式进行重叠，轨道的重叠部分沿键轴呈圆柱形对称分布，原子轨道间以这种重叠方式形成的共价键称为σ键[图8-2（a）]。

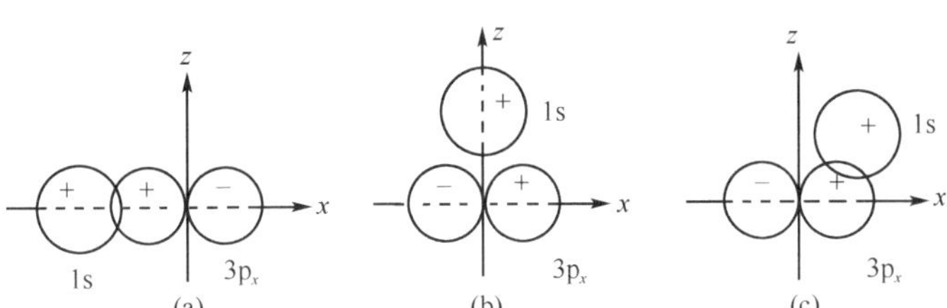

图 8-1　氯化氢分子的成键示意图

2. π键　两个互相平行的p_y或p_z轨道则只能以“肩并肩”方式进行重叠，轨道的重叠部分垂直于键轴并呈镜面对称但符号相反（即称为镜面反对称）分布，原子轨道以这种重叠方式形成的共价键称为π键[图8-2（b）]。

3. σ键和π键的区别　由于σ键的轨道重叠程度比π键的轨道重叠程度大，因而σ键比π键牢固。π键较易断开，化学活泼性强，一般它是与σ键共存于具有双键或三键的分子中；σ键牢固，不易断开，是构成分子的骨架，可单独存在于两原子间。

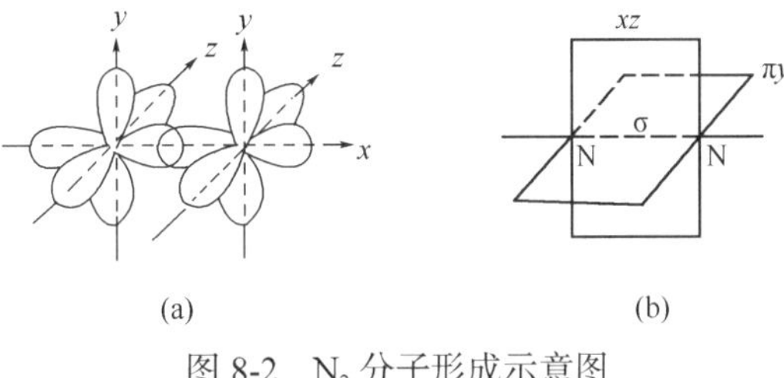

图 8-2　N_2分子形成示意图

（a）σ键；（b）π键

当两原子形成共价键时，首先形成σ键。如果两原子之间只有共价单键，则此键应是σ键。双键中有一个σ键和1个π键，三键中有1个σ键和2个π键。所以，N_2分子中有1个σ键和2个π键，其分子结构式可用N≡N表示。如图8-3所示。

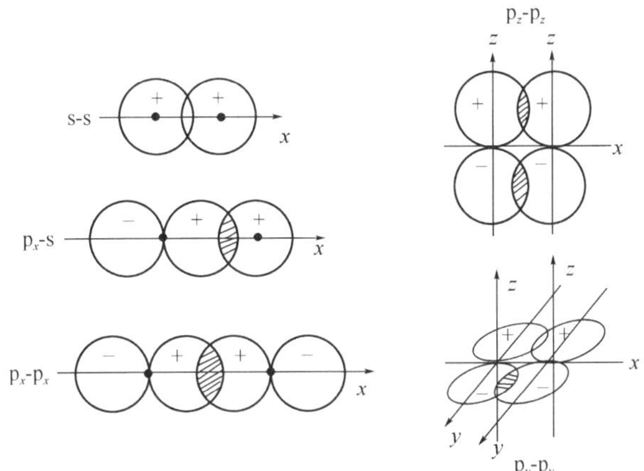

图 8-3　σ键和π键

因在主量子数相同的原子轨道中，p轨道沿键轴方向的重叠程度较s轨道的大，所以一般地说，p-p重叠形成的σ键（可记为$\sigma_{p\text{-}p}$）比s-s重叠形成的σ键（可记为$\sigma_{s\text{-}s}$）牢固。σ键和π键的主要特点如表8-1所示。

表 8-1　σ键和π键的主要特点

	σ键	π键
存在状态	可以单独存在，存在于任何共价键中	不能单独存在，只能与σ键同时存在
重叠状态	成键轨道沿键轴重叠，重叠程度较大	成键p轨道平行重叠，重叠程度较小
性质	（1）键能较大，较稳定	（1）键能较小，不稳定
	（2）电子云受核的约束大，不易被极化	（2）电子云受核的约束小，易被极化
	（3）成键的2个原子可沿键轴自由旋转	（3）成键的2个原子不能沿键轴自由旋转

三、键　参　数

化学键的性质可以用某些物理量来描述。例如，用共价键的键能表征键性质的强弱，用键长和键角描述分子的空间结构等。键能、键长、键角及键的极性这些表征化学键的物理量称为键参数（bond parameter）。

（一）键能

键能（bond energy）是表示键牢固程度的参数。在100kPa、298K下，将1mol理想气态分子AB解离为理想气体的A原子和B原子所需的能量称为AB的解离能，用D（A—B）表示，单位为kJ·mol^{-1}。

（1）对于双原子分子，解离能就是它的键能E（A—B）。因此，对于H_2分子：

$$E\text{（H—H）}=D\text{（H—H）}=436\ \text{kJ}\cdot\text{mol}^{-1}$$

（2）对于多原子分子，键能和解离能不同。例如，H_2O分子中有2个等价的O—H键，但每个键的解离能并不相等：

$$H_2O \longrightarrow OH(g)+H(g) \quad D_1=502\ \text{kJ}\cdot\text{mol}^{-1}$$
$$OH(g) \longrightarrow O(g)+H(g) \quad D_2=424\ \text{kJ}\cdot\text{mol}^{-1}$$

H_2O分子中的O—H键的键能是2个等价的O—H键的平均解离能：

$$E\text{（O—H）}=\frac{D_1+D_2}{2}=\frac{502+424}{2}=463\text{（kJ}\cdot\text{mol}^{-1}\text{）}$$

一般键能越大，键越牢固。

（二）键长

是指构成这个共价键的两个原子的核间平衡距离称为键长（bond length）。用符号L表示。理论上用量子力学近似可以算出键长。实际上复杂分子中原子间键长往往是通过光谱及衍射实验来测定的。在不同的化合物中同样两种原子之间的键长稍有差别。因而可用其平均值即平均键长作为该键的键长。

一般地说，两原子形成的同型共价键的键长越短，键越牢固。

（三）键角

分子中键和键的夹角称为键角（bond angle）。键角可以用实验方法测定。它是反映分子空间构型的重要参数之一。一般而言，根据分子中的键角和键长可确定分子的空间构型。例如，H_2O分子中的键角为104°45′。表明H_2O分子为“V”形结构；CO_2分子中的键角为180°，表明CO_2分子为直线型结构。

H_2O分子和CO_2分子的结构如下：

O
H　H　　　　O═C═O
104°45′　　　　180°

（四）键的极性

1. 非极性共价键　键的极性是由成键原子的电负性不同而引起的。当成键原子的电负性相同时，核间的电子云密集区域在两核的中间位置，两个原子核正电荷所形成的正电荷重心和成键电子对的负电荷重心恰好重合，其电子云对称分布2个原子中间，这样的共价键称为非极性共价键（nonpolar covalent bond）。如H—H、C—C等共价键就是非极性共价键。

2. 极性共价键　当成键原子的电负性不同时，核间的电子云密集区域偏向电负性较大的原子一端，使之带部分负电荷，一般以δ^-符号表示（δ：微量的意思），而电负性较小的原子一端则带部分正电荷，一般用符号δ^+表示，键的正电荷重心与负电荷重心不重合，其电子云非对称分布于2个原子中间，这样的共价键称为极性共价键（polar covalent bond），如HCl分子中的H—Cl键就是极性共价键。又例如氯甲烷分子中的碳氯键：

$$H_3\overset{\delta^+}{C} \longrightarrow \overset{\delta^-}{Cl}$$

当成键原子的电负性相差很大时，可以认为成键电子对完全转移到电负性很大的原子上，这时，原子转变为离子，形成离子键。

第二节　杂化轨道理论

实验测定证实，CH_4分子具有正四面体空间构型。中心C原子有四个等同的共价键。这四个键指向正四面体的四个顶点和氢结合，其夹角为109°28′。但价键理论不能解释CH_4分子的正四面体空间构型，也不能解释H_2O分子中2个O—H键的键角为什么不是90°而是104°45′。为了解决价键理论无法解决的这类矛盾，1931年Pauling等人在价键理论的基础上提出了杂化轨道理论（hybrid orbital theory）。

一、杂化轨道理论的要点

（1）在成键过程中，由于原子间的相互影响，同一原子中参加成键的几个能量相近的原子轨道（即波函数），可以进行组合，重新分配能量和确定空间方向，组成数目相等的新的原子轨道，这种轨道重新组合的过程称为杂化（hybridization），杂化后形成的新轨道称为杂化轨道（hybrid orbital）。

（2）杂化轨道的波函数在某个方向的值比杂化前的大得多，更有利于原子轨道间最大程度的重叠。因而杂化轨道比原来轨道的成键能力强。一般有如下顺序：$s < p < sp < sp^2 < sp^3 < d < dsp^2 < d^2sp^3 = sp^3d^2 < sp^3d$。

（3）杂化轨道之间力图在空间取最大夹角分布，使相互间的排斥能最小，故形成的键较稳定。不同类型的杂化轨道之间的夹角不同，成键后形成的分子就具有不同的空间构型。

二、轨道杂化类型及实例

（一）s和p原子轨道杂化

对于主族元素，*n*s、*n*p能级比较接近，往往采用sp型杂化，有下列三种杂化的轨道的类型。

1. sp型杂化　由1个s轨道和1个p轨道组合成2个sp杂化轨道的过程称为sp杂化，所形成的轨道称为sp杂化轨道，每个sp杂化轨道均含有1/2的s 轨道成分和1/2的p轨道成分。为使相互间的排斥能最小，轨道间的夹角为180°。当2个sp杂化轨道与其他原子轨道重叠成键后就形成直线型分子。sp杂化过程及sp杂化轨道的形状如图8-4所示。

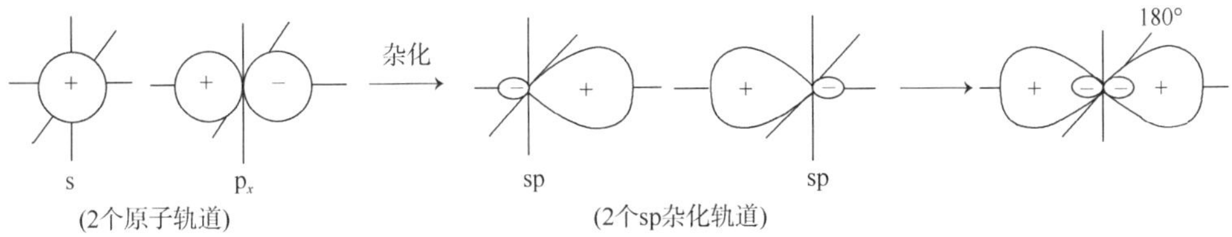

s　p_x　(2个原子轨道)　杂化　sp　sp　(2个sp杂化轨道)　180°

图8-4　s和p轨道组合成sp杂化轨道示意图

例 8-1　试用杂化轨道理论说明$BeCl_2$含有2个完全等同的Be—Cl键、键角为180°，分子空间构型为直线型。

解：Be原子的价层电子组态为$2s^2$，在形成$BeCl_2$分子的过程中，Be原子的一个2s电子激发到2p空轨道，其价层电子组态变为$2s^12p^1$，这两个含有单电子的2s轨道和2p轨道进行sp杂化，形成了夹角为180°的2个能量相同的sp杂化轨道，当它们分别与2个Cl原子中含有单电子的3p轨道重叠时，就形成2个完全等同的$\sigma_{sp\text{-}p}$键，所以$BeCl_2$分子的空间构型为直线型（图8-5），其形成的过程可表示为：

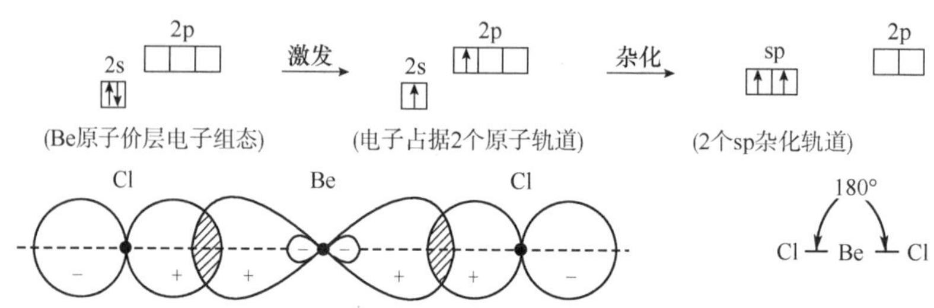

图 8-5　$BeCl_2$ 分子构型和 sp 杂化轨道的空间取向

例 8-2　试说明乙炔（C_2H_2）分子中碳原子的杂化情况和共价键类型。

解：乙炔分子中有2个完全等同的C—H键，键角为180°，分子的空间构型为直线型。

乙炔分子中有2个完全等同的C—H键，这是因为碳原子变为激发态后由1个2s轨道与1个2p轨道发生杂化，形成能量、形状完全相同的2个sp杂化轨道，轨道形状大体同前，两个杂化轨道的对称轴在同一直线上，所以2个轨道间的夹角为180°，剩下的2个未参加杂化的p轨道与杂化轨道间相互垂直。因此，乙炔分子中C原子采用sp杂化。两个碳原子之间各用一个sp杂化轨道以“头碰头”方式互相重叠形成一个sp-sp C—Cσ键。这两个杂化轨道各与2个H原子中含有单电子的1s轨道以“头碰头”方式重叠，就形成2个sp-s C—Hσ键；形成的1个C—Cσ键和2个C—Hσ键在同一条直线上，剩下的2个未参加杂化的p轨道与杂化轨道间相互垂直，且p轨道相互平行，因此，它们只能以“肩并肩”的方式形成2个π键，所以，碳碳三键由1个σ键和2个π键组成。乙炔分子为直线型。乙炔分子的形成过程如图8-6所示。

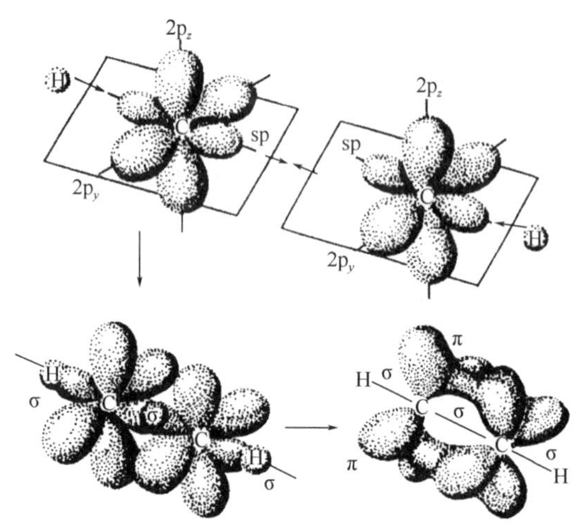

图 8-6　乙炔分子形成过程示意图

2. sp^2杂化　由一个s轨道与2个p轨道组合成3个sp^2杂化轨道的过程称为sp^2杂化。每个sp^2杂化轨道含有1/3的s轨道成分和2/3的p轨道成分，为使轨道间的排斥能最小，3个sp^2杂化轨道呈正三角形分布，夹角为120°（图8-7）。当3个sp^2杂化轨道与其他3个相同原子的轨道重叠成键后，就形成平面正三角形构型的分子。

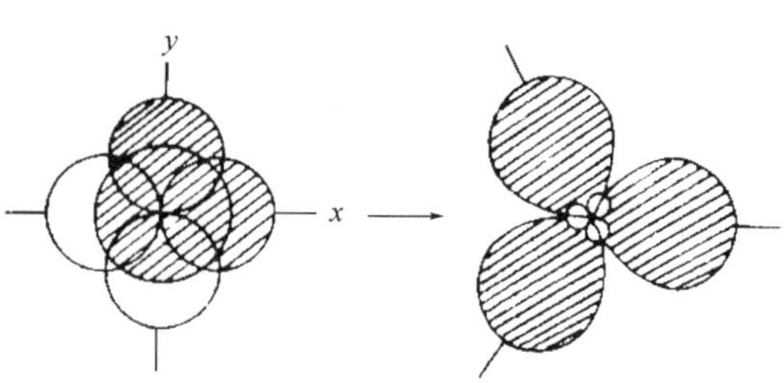

图 8-7　s 轨道和 2 个 p 轨道组合成 sp^2 杂化轨道示意图

例 8-3　试用杂化轨道理论说明 BF_3分子中有 3 个完全等同的B—F键，键角为120°，分子的空间构型为正三角形。

解：BF_3分子的中心原子是B，其价层电子组态为$2s^22p^1$。在形成BF_3分子的过程中，B原子的2s轨道上的1个电子激发到2p空轨道，其价层电子组态变为$2s^12p^2$，1个2s轨道和2个2p轨道进行sp^2杂化。形成夹角均为120°的3个完全等同的sp^2杂化轨道，当它们各与1个F原子的含有单电子的2p轨道重叠时，就形成了3个σ_{sp^2-p}键。故BF_3分子的空间构型是正三角形[图8-8（b）]，其形成过程可表示为

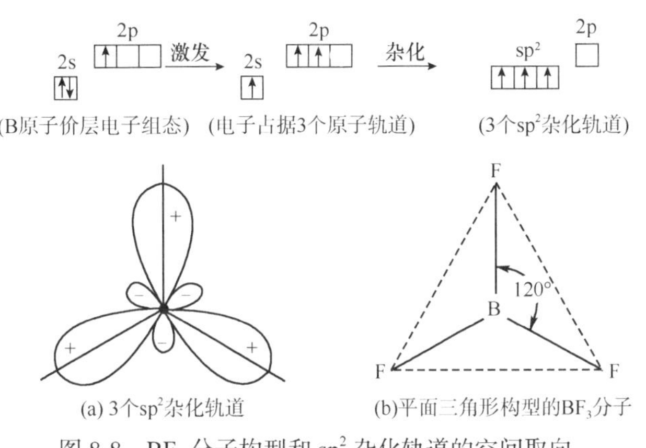

图8-8　BF_3分子构型和sp^2杂化轨道的空间取向

例8-4　试说明乙烯（C_2H_4）分子中碳原子的杂化情况和共价键类型。

解：乙烯分子中有3个完全等同的C—H键，键角为120°，分子的空间构型为平面正三角形。

碳原子从基态转变为激发态后，1个2s轨道和2个p轨道发生杂化，形成能量、形状完全相同的3个sp^2杂化轨道，形状与sp杂化轨道类似，其能量相当于1/3s电子和2/3p电子能量之和，它们对称分布在碳原子所在同一平面上，3个sp^2杂化轨道间的夹角为120°，呈平面正三角形，剩下的1个未杂化的p轨道垂直于sp^2杂化轨道所在的平面。乙烯分子中的碳原子就是sp^2杂化，2个碳原子各以一个sp^2杂化轨道"头碰头"方式互相重叠形成一个sp^2-sp^2 C—Cσ键，又各用2个sp^2杂化轨道和2个H原子的1s轨道形成2个sp^2-s C—Hσ键，形成的C—Cσ键和4个C—Hσ键在同一平面上。2个碳原子未参加杂化的2p轨道相互平行，只能以"肩并肩"的方式重叠，形成碳-碳之间第2个键——π键（图8-9和图8-10），所以，碳碳双键由1个σ键和1个π键组成。乙烯分子为平面结构。

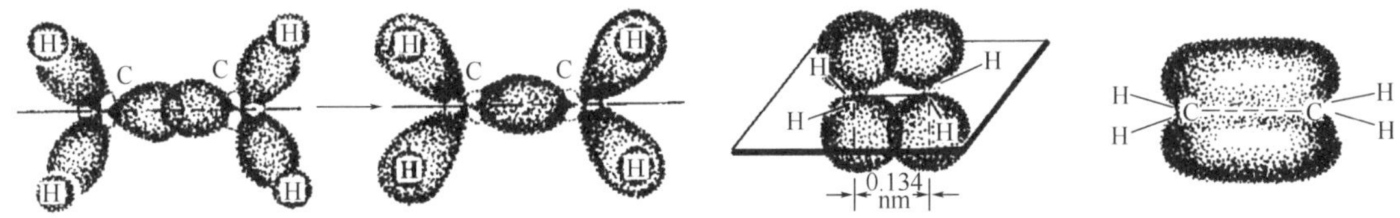

图8-9　乙烯分子形成σ键过程示意图　　图8-10　乙烯分子形成π键过程示意图

3. sp^3杂化轨道　由1个s轨道和3个p轨道组合成4个sp^3杂化轨道的过程称为sp^3杂化。每个sp^3杂化轨道含有1/4的s轨道成分和3/4的p轨道成分。为使轨道间的排斥能最小，4个分别指向正四面体顶角的sp^3杂化轨道间的夹角均为109°28′（图8-11）。当它们分别与其他4个相同原子的轨道重叠成键后，就形成正四面体构型的分子。

例8-5　试解释CH_4分子的空间构型和共价键类型。

解：近代实验测定表明，CH_4分子中有4个完全等同的C—H键，键角为109°28′，分子的空间构型为正四面体。其形成过程可表示为图8-11。碳原子从基态转变为激发态后，1个2s轨道和3个

p轨道发生杂化，形成能量、形状完全相同的4个sp^3杂化轨道，其能量相当于1/4s电子和3/4p电子能量之和，它们对称地分布在以碳原子为中心的正四面体的4个顶角上，4个sp^3杂化轨道间的夹角为109°28′，组成正四面体构型。所以，甲烷分子中碳原子采用sp^3杂化。4个碳原子各以1个sp^3杂化轨道与4个H原子的1s轨道形成四个sp^3-s C—Hσ键，形成的4个C—Hσ键形成1个正四面体。所以，碳碳单键都是σ键（图8-11）。甲烷分子为正四面体结构。

乙烷（C_2H_6）分子中碳原子也采用sp^3杂化，杂化后，两个碳原子间形成1个碳碳σ键，其余形成6个C—Hσ键，其形成过程如图8-12。

2s [↑↓]　2p [↑][↑][ ]　—激发→　2s [↑]　2p [↑][↑][↑]　—杂化→　sp^3 [↑][↑][↑][↑]

（C原子价层电子组态）　（4个原子轨道）　（4个sp^3杂化轨道）

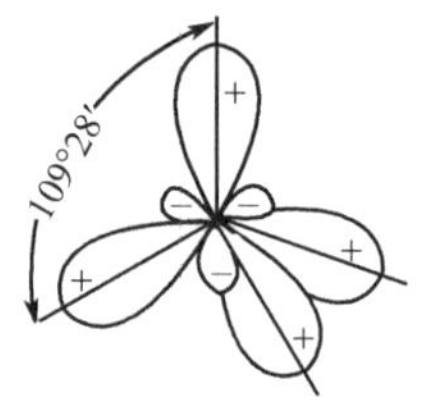

(a) 4个sp^3杂化轨道

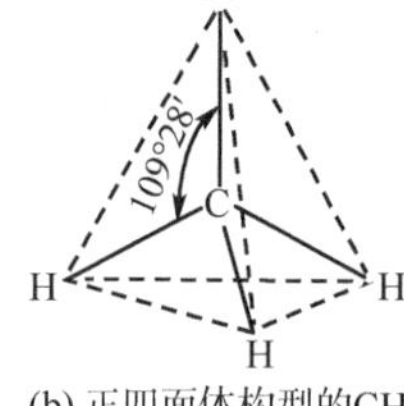

(b) 正四面体构型的CH_4分子

图8-11　CH_4分子的空间构型和sp^3杂化轨道

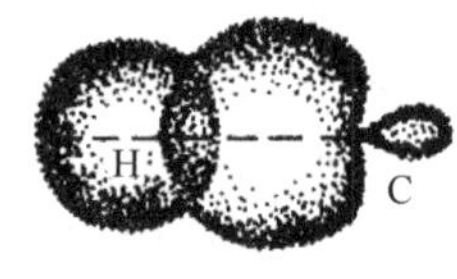

C—Hσ键

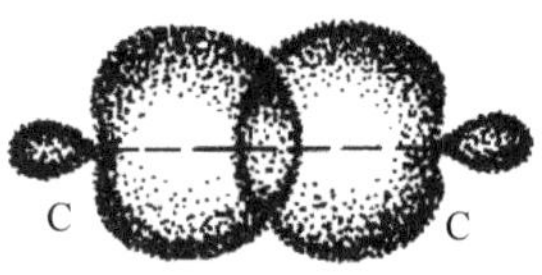

C—Cσ键

图8-12　乙烷分子形成过程示意图

现将上述sp型的3种杂化归纳于表8-2中。

表8-2　sp型的3种杂化

杂化类型	sp	sp^2	sp^3
参与杂化的原子轨道	1个s+1个p	1个s+2个p	1个s+3个p
杂化轨道数	2个sp杂化轨道	3个sp^2杂化轨道	4个sp^3杂化轨道
杂化轨道间夹角	180°	120°	109°28′
空间构型	直线	正三角形	正四面体
实例	$BeCl_2$，C_2H_2	BF_3，C_2H_4	CH_4，CCl_4

（二）等性杂化和不等性杂化

按杂化后形成的几个杂化轨道的能量是否相同，轨道的杂化可分为等性杂化和不等性杂化。

1.等性杂化　杂化后所形成的几个杂化轨道所含原来轨道成分的比例相等，能量完全相同，这种杂化称为等性杂化（equivalent hybridization）。通常，若参与杂化的原子轨道都含有单电子或空轨道，其杂化是等性的。如上述的3种sp型杂化。

2.不等性杂化　杂化后所形成的几个杂化轨道所含原来轨道成分的比例不相等而能量不完全相同，这种杂化称为不等性杂化（nonequivalent hybridization）。通常，若参与杂化的原子轨道中，有的已被孤对电子占据，其杂化是不等性的。

例8-6　试说明NH_3分子的空间构型。

解：实验测知，NH_3分子中有3个N—H键，键角为107°，分子的空间构型为三角锥形（习惯上孤对电子不包括在分子的空间构型中）。

N原子是NH_3分子的中心原子，其价层电子组态为$2s^2 2p_x^1 2p_y^1 2p_z^1$。在形成$NH_3$分子的过程中，

N原子的1个已被孤对电子占据的2s轨道与3个含有单电子的p轨道进行sp^3杂化，但在形成的4个sp^3杂化轨道中，有1个已被N原子的孤对电子占据，该sp^3杂化轨道含有较多的2s轨道成分，其余3个各有单电子的sp^3杂化轨道则含有较多的2p成分，故N原子的sp^3杂化是不等性杂化。当3个含有单电子的sp^3杂化轨道各与1个H原子的1s轨道重叠，就形成3个sp^3-s的σ键。由于N原子中1对孤对电子不参与成键，其电子云较密集地分布于N原子周围，它对成键电子对产生排斥作用，使N—H键的夹角被压缩至107°（小于109°28′），所以NH_3分子的空间构型呈三角锥形（图8-13）。

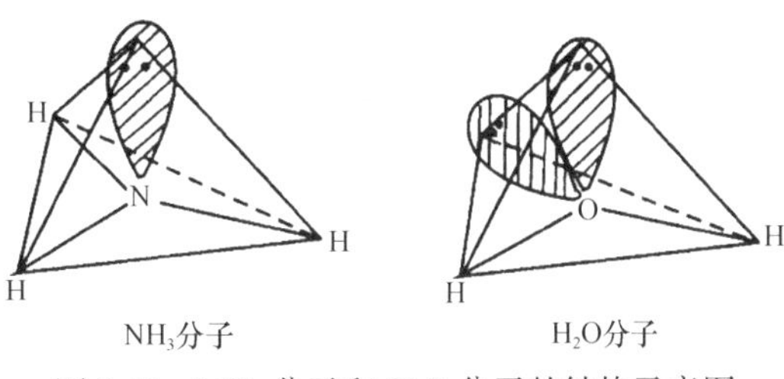

图 8-13　NH_3 分子和 H_2O 分子的结构示意图

例 8-7　试解释H_2O分子的空间构型。

解：实验测得，H_2O分子中有2个O—H键，键角为104°45′，分子的空间构型为“V”形。

中心原子O的价层电子组态为$2s^22p_x^22p_y^12p_z^1$。在形成H_2O分子的过程中，O原子以sp^3不等性杂化形成4个sp^3不等性杂化轨道，其中有单电子的2个sp^3杂化轨道含有较多的2p轨道成分，它们各与1个H原子的1s轨道重叠，形成2个sp^3-s的σ键，而余下的2个含有较多2s轨道成分的sp^3杂化轨道被1对孤对电子占据，它们对成键电子对的排斥作用比NH_3分子中的更大，使O—H键夹角压缩至104°45′（比NH_3分子的键角小），故H_2O分子具有V形空间构型（图8-13）。

第三节　分子间的作用力

一、分子的极性与分子的极化

（一）分子的极性

1. 非极性分子和极性分子　分子中正、负电荷重心相重合的分子是非极性分子；不重合的是极性分子。

对于双原子分子，分子的极性与键的极性是一致的，即由非极性共价键构成的分子一定是非极性分子，如H_2、Cl_2、O_2、N_2等分子；由极性共价键构成的分子必是极性分子，如，HCl、HF等分子。

对于多原子分子，分子的极性与键的极性不一定一致。分子是否有极性，不仅取决于组成分子的元素电负性，而且也与分子的空间构型有关。分子的空间构型能使键的极性抵消的是非极性分子；否则就是极性分子。

例如，在$BeCl_2$分子中虽然有两个极性的Be—Cl共价键，但因整个分子具有直线型对称结构，2个键的极性相互抵消，分子的正、负电荷重心重合，所以$BeCl_2$是非极性分子。而在NH_3分子中，有3个N—H极性共价键，且因分子呈三角锥形构型结构，键的极性不能抵消，分子的正、负电荷重心不重合，所以，NH_3分子是极性分子。

2. 电偶极矩　分子极性的大小用电偶极矩（electric dipole moment）量度。

$$\mu = L \times q$$

式中μ为分子的电偶极矩，是一个矢量，化学上规定其方向是从正电荷重心指向负电荷重心；L为正、负电荷重心间的距离；q为正电荷重心或负电荷重心上的电量。

根据实验测定，若分子的电偶极矩等于零，则正、负电荷重心的距离必定等于零，这样的分子是非极性分子；若电偶极矩不等于零，则分子是极性分子。电偶极矩越大，分子的极性越强。一些物质分子的电偶极矩见表8-3。

表 8-3　一些物质分子的电偶极矩 μ（10^{-30} C·m）

分子式	电偶极矩	分子式	电偶极矩	分子式	电偶极矩
H_2	0	$CHCl_3$	3.84	H_2O	6.17
N_2	0	CH_3Cl	6.20	NH_3	4.90
CO_2	0	CH_4	0	HF	6.37
CS_2	0	CO	0.40	HCl	3.57
BCl_3	0	H_2S	3.67	HBr	2.67
CH_4	0	SO_2	5.33	HI	1.40

（二）分子的极化

1. 永久偶极　极性分子的正、负电荷重心不重合，分子中始终存在着一个正极和一个负极，故极性分子具有永久偶极（permanent dipole）。

2. 诱导偶极　极性分子和非极性分子在外电场的作用下，分子的偶极按电场方向取向，同时因受外电场作用，使正、负电荷重心的距离增大，分子的极性因此而增强。这种因外电场的作用，使分子变形产生偶极或增大电偶极矩的现象称为分子的极化。由此而产生的偶极称为诱导偶极（induced dipole），其电偶极矩称为诱导电偶极矩，即图 8-14 中的 $\Delta\mu$。

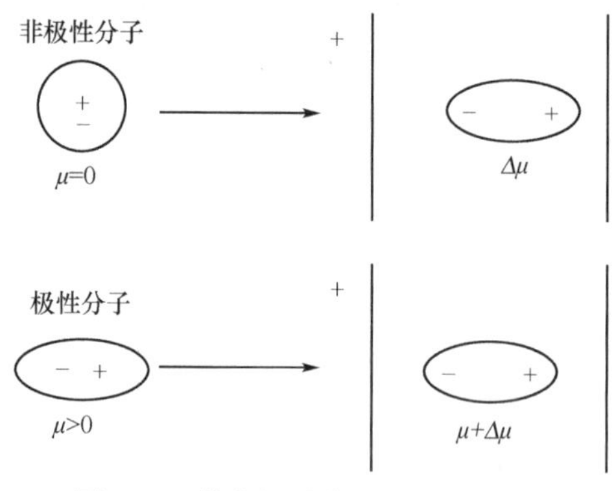

图 8-14　外电场对分子极性影响示意图

分子的偶极按电场方向取向，同时因受外电场作用，使正、负电荷重心的距离增大，分子的极性因此而增强。这种因外电场的作用，使分子变形产生偶极或增大电偶极矩的现象称为分子的极化。

诱导电偶极矩的大小与外电场的强度成正比。分子越容易变形，它在外电场的影响下产生的诱导电偶极矩也越大。分子的极化不仅在外电场的作用下产生，分子间相互作用时也可发生，这正是分子间存在相互作用力的重要原因。

二、van der Waals 力

人们发现，自然界的物质当温度降低时，气态可以凝结成液态和固态。固体粉末也可压成片状。其原因是除了原子与原子、离子与离子间存在强烈作用外，分子与分子间还存在另一种较弱的作用力，其值虽只有化学键能的 1/100～1/10，作用范围也很小，但却是决定物质沸点、溶解度、表面张力等的重要因素。它最早由荷兰物理学家 van der Waals 提出，故称 van der Waals 力。按作用力产生的原因和特性，这种力可分为取向力、诱导力和色散力三种。

1. 取向力　极性分子具有永久偶极，当两个极性分子接近时，它们的永久偶极之间就会发生同极相斥、异极相吸的作用，使极性分子在空间旋转（取向）。取向的结果，使分子间按异极相邻的状态排列（图 8-15）。由永久偶极的取向而产生的分子间吸引力称为取向力（orientation force）。

取向力依赖于分子的永久偶极间相互作用而存在。所以取向力只能发生在极性分子之间。

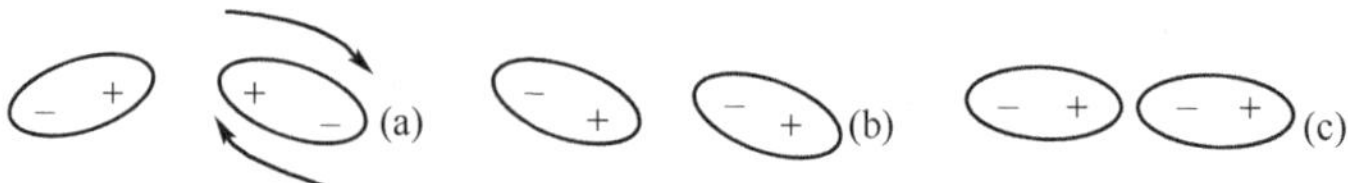

图 8-15　两个极性分子相互作用示意图

2.诱导力　诱导力发生在极性分子和非极性分子以及极性分子之间。

极性分子的永久偶极相当于一个外电场，可诱导邻近的分子发生电子云变形而导致诱导偶极的产生。于是诱导偶极与永久偶极相吸引，如图8-16所示。由极性分子的永久偶极与非极性分子所产生的诱导偶极之间的相互作用力称为诱导力（induction force）。

当两个极性分子互相靠近时，在彼此的永久偶极的影响下，相互极化，产生诱导偶极，因此对极性分子之间的作用来说，诱导力是一种附加的取向力。

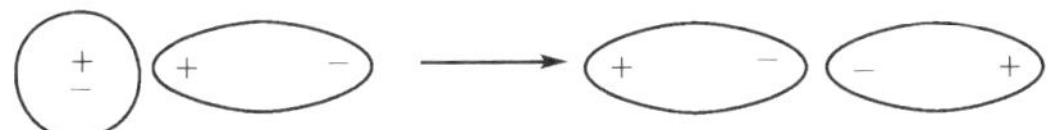

图 8-16　极性分子和非极性分子相互作用示意图

3. 色散力　人们发现，O_2、N_2、Cl_2 等非极性分子，在温度降低时也都会由气态变成液态和固态。这表明非极性分子之间也存在相互作用。这是由于分子内部的电子在不断地运动，核不停地振动，使分子的正、负电荷重心不断发生瞬间相对位移，从而产生瞬间偶极。瞬间偶极又可诱使邻近的分子极化，因此非极性分子之间可靠瞬间偶极相互吸引。这种由于瞬间偶极而产生的分子间相互作用力称为色散力（dispersion force）（图 8-17）。

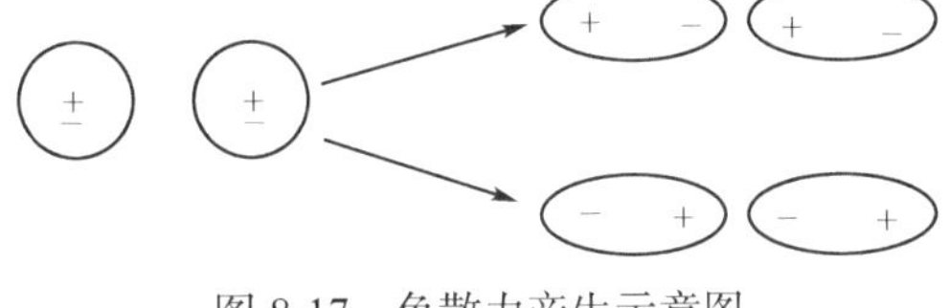

图 8-17　色散力产生示意图

虽然瞬间偶极存在的时间很短，但在每一瞬间不断地重复发生着，又不断地相互诱导和吸引，因此该力就是在这样的反复作用下发生的。任何分子都有不断运动的电子和不停振动的原子核，都会不断产生瞬间偶极。所以，色散力存在于各种分子之间，并且在van der Waals力中占有相当大的比重。

综上所述：在非极性分子之间只有色散力；在极性分子和非极性分子之间，既有诱导力，也有色散力；而在极性分子之间，取向力、诱导力和色散力都存在。表8-4列出上述三种作用力在一些分子中的分配情况。

表 8-4　分子间 van der Waals 力的分配情况（单位 $kJ \cdot mol^{-1}$）

分子	取向力	诱导力	色散力	总能量
Ar	0.000	0.000	8.49	8.49
CO	0.0029	0.0084	8.74	8.75
HI	0.025	0.1130	25.86	26.00
HBr	0.686	0.502	21.92	23.11
HCl	3.305	1.004	16.82	21.13
NH_3	13.31	1.548	14.94	29.80
H_2O	36.38	1.929	8.996	47.31

van der Waals力不属于化学键范畴，它有下列一些特点：

（1）对于大多数分子，色散力是主要的。只有极性大的分子，取向力才比较显著。诱导力通常都很小。

（2）它一般不具有方向性和饱和性。

（3）它是静电引力，其作用只有几到几十 $kJ \cdot mol^{-1}$，约比化学键小1～2个数量级；它的作用范围只有几十到几百pm。

van der Waals力是决定物质沸点、熔点等物理性质的主要因素。例如，因为非极性卤素分子的色散力随其分子量的增大而增大，所以它们的沸点和熔点也随分子量的增大而升高（表8-5）。因而在常温下，氯是气体，溴是液体，碘是固体。

表 8-5　卤素的沸点和熔点（K）

物质分子	F_2	Cl_2	Br_2	I_2
沸点	83.26	239.16	331.16	457.66
熔点	50.16	170.76	265.36	386.76（加压下）

三、氢　键

1.氢键　当H原子与电负性很大、半径很小的X（如F、O、N等）以共价键结合成H—X时，密集于两核间的共用电子对强烈地偏向X原子，使H原子几乎成为裸露的质子而具有大的正电荷场强，因而这个H原子还能与另一个共价键上的电负性大、半径小、并在外层含有孤对电子的Y原子（如F、O、N等）产生定向的吸引作用，从而形成氢键（hydrogen bond），通常用X—H···Y虚线表示。

图 8-18　氟化氢、氨水中的分子间氢键

X和Y可以是同种元素的原子，也可以是不同种元素的原子。如H_2O中的氢键以O—H···O构成，氨水中则有N—H···N、N—H···O和O—H···O等。图8-18是氟化氢、氨水分子间形成的氢键。

氢键的强度也可由键能表示，氢键的强度比化学键能小得多，而与van der Waals处于同一数量级，但比van der Waals力强。氢键键能的大小与X、Y两元素的电负性和原子半径有关。X、Y电负性数值越高、半径越小，则X、Y上的负电荷密度越大，氢键越强。常见氢键的强弱顺序是：

F—H···F > O—H···O > O—H···N > N—H···N > O—H···Cl > O—H···S

2.氢键的方向性　氢键的方向性是指Y原子与HX形成氢键时，3个原子应尽可能地处在一条直线上，即氢原子要尽量与对方的孤对电子方向一致，这样引力较大，且两个电负性较大的原子间距离最远，斥力最小，键的稳定程度高。

3.氢键的饱和性　每个X—H键只能与Y原子形成1个氢键。这是因为氢原子比X和Y两原子小得多，当形成X—H···Y后，第2个Y原子要接近氢原子时，将会受到氢键中的X和Y原子的电子云排斥的缘故。根据上述讨论，可将氢键看作是较强的、有方向性和饱和性的van der Waals力。

4.分子间氢键　相同分子之间或不同分子之间形成的氢键称为分子间氢键（intermolecular hydrogen bond）。如H_2O中的O—H···O键，HF中的F—H···F键，NH_3—H_2O中的N—H···N和N—H···O键等。

5.分子内氢键　同一分子内形成的氢键称为分子内氢键（intra-molecular hydrogen bond）。如在HNO_3中存在着分子内氢键（图8-19），其他如在苯酚的邻位上有—CHO、—COOH、—OH、—NO_2等基团时也可形成分子内氢键。分子内氢键虽不在一条直线上，但形成了较稳定的环状结构。这些取代基处于间位或对位时彼此相距较远，成环距离太大而不能形成分子内氢键，但可以形成分子间氢键。

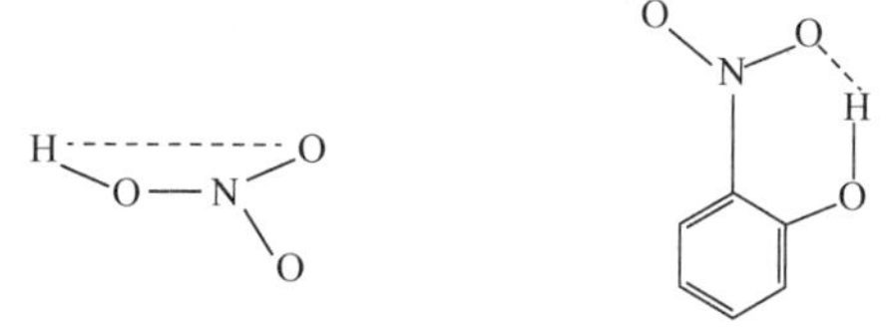

图 8-19　硝酸、邻硝基苯酚中的分子内氢键

氢键存在于许多化合物中，它的形成对物质的一些物理化学性质产生影响。所以在同类化合物中能形

成分子间氢键的物质，其熔点、沸点比不能形成分子间氢键的高。从图8-20可见，第Ⅳ主族的氢化物均不会形成氢键，故它们的氢化物随着分子量的增大，色散力亦变大，沸点也随之上升。第Ⅴ、第Ⅵ和第Ⅶ主族元素的氢化物，NH_3、H_2O和HF由于它们的分子间能形成氢键，所以沸点都比同族其他元素的氢化物的高。而分子内的氢键的形成，由于减弱了分子的极性，所以一般情况下，熔、沸点都比同类化合物低。如邻硝基苯酚形成了分子内氢键，沸点为318K；间硝基苯酚沸点为369K，而对硝基苯酚可形成分子间氢键，分子极性大，沸点为387K。

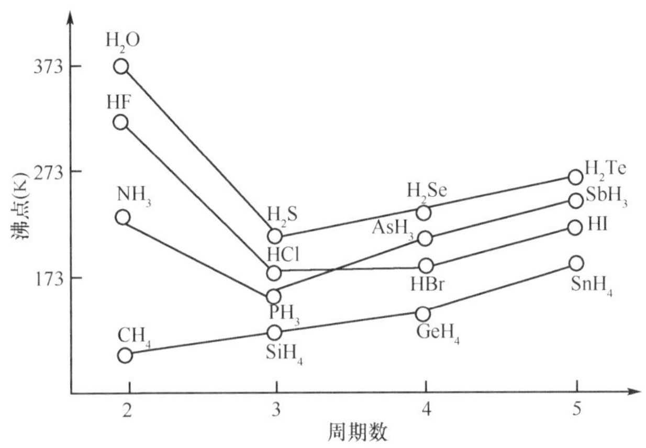

图8-20　第ⅣA至ⅦA元素氢化物的沸点

氢键的形成对物质的溶解度也有影响。在极性溶剂中，溶质和溶剂间如能形成分子间氢键，可使溶解度增大；若溶质形成分子内氢键，则在极性溶剂中的溶解度变小，而在非极性溶剂中的溶解度变大。如邻苯二酚可形成分子内氢键，对苯二酚与水可形成分子间氢键，所以在水中，对苯二酚的溶解度大于邻苯二酚，而在四氯化碳溶剂中则相反。

氢键在生命过程中也起着相当重要的作用，如蛋白质和核酸等大分子中，均有分子内氢键存在。脱氧核糖核酸分子中，两条多核苷酸链靠碱基之间形成氢键配对而相连，即腺嘌呤（A）与胸腺嘧啶（T）配对形成2个氢键，鸟嘌呤（G）与胞嘧啶（C）配对形成3个氢键。它们盘曲成的双螺旋结构的各圈之间也是靠氢键维系而增强其稳定性，一旦氢键被破坏，分子的空间结构发生改变，生物活性就会丧失。因此对医学生来说，氢键的概念具有相当重要的意义。

习　　题

1. 解释下列名词：

（1）σ键　（2）π键　（3）不等性杂化　（4）极性共价键　（5）氢键

2. 指出下列各分子中各个碳原子所采取的杂化轨道的类型：CH_4、C_2H_2、C_2H_4、H_3COH、CH_2O。

3. 分别指出下列各组化合物中哪个化合物的化学键的极性最大？哪个化合物的化学键的极性最小？

（1）NaCl、$MgCl_2$、$AlCl_3$、$SiCl_4$、PCl_5

（2）HF、HCl、HBr、HI

4. 下列各对分子中，哪个分子的极性较强？

（1）HCl和HI　（2）H_2O和H_2S　（3）NH_3和PH_3

（4）CH_4和SiH_4　（5）CH_4和$CHCl_3$　（6）BF_3和NF_3

5. 将下列两组物质按沸点由低到高的顺序排列：

（1）H_2，CO，Ne，HF　（2）CI_4，CF_4，CBr_4，CCl_4

6. 常温下F_2和Cl_2为气体，Br_2为液体，而I_2为固体，何故？

7.判断下列各分子间存在着哪些分子间力作用：

（1）苯和四氯化碳　　（2）乙醇和水　　（3）苯和乙醇　　（4）液氨

8. 解释下列现象：

（1）BF_3的偶极矩等于零，而NF_3的偶极矩不等于零。

（2）在室温下，为什么H_2O是液体而H_2S是气体？

（3）邻羟基苯甲酸的熔点低于对羟基苯甲酸。

9. 简答题：

（1）形成氢键的条件是什么？氢键与共价键的相似处有哪些？

（2）非极性分子中是否只有非极性键？举例说明，并解释原因。

（3）共价键为何具有方向性和饱和性？

（石松利）

第九章　配位化合物

配位化合物（coordination compound）简称配合物，是一类组成复杂、性能独特、用途极为广泛的化合物。生物体内的金属元素多以配合物的形式存在。例如，动物血液中的血红蛋白是铁的配合物，在血液中起输送氧气的作用；叶绿素是镁的配合物，植物的光合作用由它来完成。配位反应已渗透到生物化学、生命科学、有机化学、分析化学、催化动力学领域，在生产实践、分析科学、功能材料和药物合成等方面有重要的实用价值。配位化学已发展成为一门独立的学科，成为化学科学中一个重要的分支。

本章介绍了配合物的基本概念、配合物的价键理论、配合物的解离平衡、螯合物等，最后在此基础上，讨论了配合物在医学上的意义。

第一节　配位化合物的基本概念

一、什么是配合物

向盛有少量$CuSO_4$稀溶液的小试管中逐滴加入6mol·L^{-1}氨水，边加边摇，开始时有大量天蓝色的$Cu(OH)_2$沉淀生成；继续滴加氨水时，沉淀逐渐消失，并出现深蓝色透明溶液。向该溶液中再滴入少量NaOH溶液，并不见天蓝色$Cu(OH)_2$沉淀生成，而滴入少量$BaCl_2$溶液时，则有$BaSO_4$白色沉淀生成，表明溶液中除了SO_4^{2-}外，几乎检查不出Cu^{2+}的存在，那么Cu^{2+}究竟转变成什么物质了呢？我们不妨在上述深蓝色透明溶液中加入适量乙醇，则有深蓝色晶体析出。经分析，该结晶的化学组成是$[Cu(NH_3)_4]SO_4 \cdot H_2O$。$[Cu(NH_3)_4]SO_4$在水中全部解离为$[Cu(NH_3)_4]^{2+}$和$SO_4^{2-}$，而$[Cu(NH_3)_4]^{2+}$是由1个$Cu^{2+}$和4个$NH_3$以配位键形成的复杂离子。它在水中的行为好像弱电解质一样，只能部分地解离出Cu^{2+}和NH_3，绝大多数仍以复杂离子的形式$[Cu(NH_3)_4]^{2+}$存在。

又如，氰化物一般有剧毒，但亚铁氰化钾（$K_4[Fe(CN)_6]$）虽然也含有氰根，却没有毒，这是因为它不像NaCN、KCN等氰化物是简单的离子型化合物，而是复杂的化合物。其水溶液只有K^+能被检出，而不能检出Fe^{2+}和CN^-，这类复杂离子称为配离子。亚铁氰化钾解离过程如下

$$K_4[Fe(CN)_6] \rightleftharpoons 4K^+ + [Fe(CN)_6]^{4-}$$

我们把阳离子（或原子）与一定数目的阴离子或中性分子以配位键形成的不易解离的复杂离子（或分子）称为配离子（或配位分子）。

带正电荷的配离子称为配阳离子，如$[Cu(NH_3)_4]^{2+}$以及用于银镜反应的$[Ag(NH_3)_2]^+$；带负电荷的配离子称为配阴离子，如亚铁氰化钾中的$[Fe(CN)_6]^{4-}$以及Hg^{2+}与过量KI生成的无色$[HgI_4]^{2-}$。

含有配离子的化合物和配位分子统称为配合物。因此，配合物可以是酸、碱、盐，也可以是电中性的配位分子。如$H[Cu(CN)_2]$、$[Cu(NH_3)_4](OH)_2$、$[Cu(NH_3)_4]SO_4$、$[Ni(CO)_4]$、$[Co(NH_3)_3Cl_3]$等。习惯上把配离子也称为配合物。

另外还有一类有别于配合物的复杂化合物，例如明矾$KAl(SO_4)_2 \cdot 12H_2O$，是由硫酸钾和硫酸铝作用生成的。将其溶解于水，都能解离为简单的K^+、Al^{3+}、SO_4^{2-}，其性质如同简单化合物K_2SO_4和$Al_2(SO_4)_3$的混合水溶液。这类由2种或2种以上的简单盐类组成的同晶型化合物，称为复盐。

二、配合物的组成

大多数配合物由配离子与带有相反电荷的离子组成。现以$[Cu(NH_3)_4]SO_4$为例，其组成可表示如下：

$$\underbrace{\underbrace{[\overset{\text{中心原子}}{Cu}(\overset{\text{配体}}{NH_3})_4]}_{\text{内层}}\ \underbrace{SO_4}_{\text{外层}}}_{\text{配合物}}$$

（一）内层和外层

配合物一般由内层和外层两部分组成。中心原子与配体组成的结构单元称为配合物的内层（inner sphere），通常把内层写在化学式中方括号内。配合物中与配离子带相反电荷的离子称为配合物的外层（outer sphere），方括号以外的部分为外层。配合物的内层与外层之间以离子键结合，在水溶液中易解离出外层离子，而配离子很难解离。配离子与外层离子所带电荷的总量相等，符号相反。也有些配合物只有内层，而无外层，称为配位分子，如$[PtCl_2(NH_3)_2]$。

（二）中心原子

在配离子（或配位分子）中，接受孤对电子的阳离子或原子统称为中心原子（central atom）。中心原子位于配离子的中心位置，是配离子的核心部分，一般是金属离子，大多数为过渡元素，特别是第ⅧB族元素以及与它们相邻近的一些副族元素，某些副族元素的原子和高氧化值的非金属元素的原子也是比较常见的中心原子，如$[Ag(NH_3)_2]^+$、$[Ni(CO)_4]$和$[SiF_6]^{2-}$中的Ag（Ⅰ）、Ni（0）和Si（Ⅳ）都是中心原子。

（三）配体和配位原子

在配合物中，与中心原子以配位键结合的阴离子或中性分子称为配体（ligand），如$[Ag(NH_3)_2]^+$、$[Ni(CO)_4]$和$[SiF_6]^{2-}$中的NH_3、CO和F^-都是配体。

配体中直接向中心原子提供孤对电子形成配位键的原子称为配位原子（ligating atom），如NH_3中的N，CO中的C，F^-中的F等。配位原子的最外层都有孤对电子，常见的是电负性较大的非金属原子，如C、O、N、F、S、Cl、Br、I等。

按配体中配位原子的多少，可将配体分为单齿配体（monodentate ligand）和多齿配体（multidentate ligand）。

只含有一个配位原子的配体称为单齿配体。如NH_3、H_2O、CN^-、F^-、Cl^-、CO、Br^-等，其配位原子分别为N、O、C、F、Cl、C、Br。虽然有的配位原子有1对以上的孤对电子，如SCN^-中S和N都可是配位原子，但仍属单齿配体，这是由于S和N距离太近，只能选择其中1个配位原子与中心原子形成1个配位键。

例如$[Ag(SCN)_2]^-$配位原子是S，$[Fe(NCS)_6]^{3-}$配位原子是N。含有2个或2个以上配位原子的配体称多齿配体。如乙二胺$H_2N—CH_2—CH_2—NH_2$（简写为en）、二亚乙基三胺$H_2N—CH_2—CH_2—NHCH_2—CH_2—NH_2$（简写为DEN）、乙二酸HOOC—COOH、乙二胺四乙酸根（可用符号Y^{4-}表示）。常见配体见表9-1。

表 9-1 常见配体

	中性分子配体	配位原子	阴离子配体	配位原子	阴离子配体	配位原子
单齿配体	H_2O	O	F^-	F	NO_2^-	N
	NH_3	N	Cl^-	Cl	ONO^-	O
	CO	C	Br^-	Br	SCN^-	S
	CH_3NH_2	N	I^-	I	NCS^-	N

	分子式	名称	缩写符号
多齿配体	$\ddot{O}^-—C(=O)—C(=O)—\ddot{O}^-$	草酸根	ox
	$H_2\ddot{N}—CH_2—CH_2—\ddot{N}H_2$	乙二胺	en
	N N	联吡啶	bpy
	$(H\ddot{O}OCH_2C)_2:NCH_2CH_2N:(CH_2CO\ddot{O}H)_2$	乙二胺四乙酸	EDTA

（四）配位数

配离子（或配位分子）中直接与中心原子以配位键结合的配位原子的数目称为配位数（coordination number）。从本质上讲，配位数就是中心原子与配体形成配位键的数目。如果配体均为单齿配体，则中心原子的配位数与配体的数目相等。例如$[Ag(NH_3)_2]^+$中Ag^+的配位数是2；$[Ni(CO)_4]$中的Ni的配位数为4；$[Cu(NH_3)_4]^{2+}$中Cu^{2+}的配位数为4；$[Fe(NCS)_6]^{3-}$中Fe^{3+}的配位数为6。如果配体中有多齿配体，则中心原子的配位数不等于配体的数目。例如，$[Cu(en)_2]^{2+}$中的配体en是双齿配体，一个en分子中有两个N原子与Cu^{2+}形成配位键，因此Cu^{2+}的配位数是4而不是2；$[CuY]^{2-}$中Cu^{2+}的配位数是6而不是1。可见在计算中心原子的配位数时，必须注意区分配体是单齿配体还是多齿配体。含有多个配体的配合物，其配位数是各配体的配位原子的总数，如$[Co(en)_2(NH_3)Cl]^{2+}$中Co^{3+}的配位数是6而不是4。可用公式：配位数=∑配体数 × 齿数。配合物中，中心原子的常见配位数是2、4和6。表9-2列出了某些金属离子常见的、较稳定的配位数。

表 9-2 常见金属离子的配位数

配位数	金属离子	实例
2	Ag^+、Cu^+、Au^+	$[Ag(NH_3)_2]^+$、$[Cu(CN)_2]^-$
4	Cu^{2+}、Zn^{2+}、Cd^{2+}、Hg^{2+}、Al^{3+}、Sn^{2+}、Pb^{2+}、Co^{2+}、Ni^{2+}、Pt^{2+}、Fe^{3+}、Fe^{2+}	$[HgI_4]^{2-}$、$[Zn(CN)_4]^{2-}$、$[Pt(NH_3)_2Cl_2]$
6	Cr^{3+}、Al^{3+}、Pt^{4+}、Fe^{3+}、Fe^{2+}、Co^{3+}、Co^{2+}、Ni^{2+}、Pb^{4+}	$[PtCl_6]^{2-}$、$[Co(NH_3)_3(H_2O)Cl_2]$、$[Fe(CN)_6]^{3-}$、$[Ni(NH_3)_6]^{2+}$、$[Cr(NH_3)_4Cl_2]^+$

（五）配离子的电荷

配离子的电荷数等于中心原子和配体总电荷的代数和。例如，在$[Cu(NH_3)_4]^{2+}$中，NH_3是中性分子，所以配离子的电荷数就等于中心原子的电荷数，为+2。而在$[Fe(CN)_6]^{4-}$中，配离子的电荷数=1×（+2）+6×（-1）=-4。由于配合物是电中性的，因此，外层离子的电荷总数和配离子的电荷总数相等，电性相反，所以根据外层离子电荷可以推断出配离子的电荷及中心原子的氧化数。

三、配合物的命名和分类

（一）命名

配合物的命名法服从一般无机化合物的命名原则。

1. 配合物的命名 阴离子名称在前，阳离子名称在后。像一般无机化合物中的二元化合物、酸、碱、盐一样命名为“某化某”“某某酸”“氢氧化某”“某酸某”等。

2. 配离子及配位分子的命名 将配体名称列在中心原子之前，配体的数目用中文大写二、三、四等数字表示。复杂的配体名称写在圆括号内，以免混淆，不同配体之间用中圆点“·”隔开，在最后一种配体名称之后缀以“合”字，中心原子名称后以加小括号的罗马数字表示其氧化数，即

配体数 - 配体名称 - “合” - 中心原子名称（氧化数）

3. 配体命名原则顺序

（1）配离子及配位分子中如果既有无机配体又有有机配体，则无机配体在前，有机配体在后。

（2）在无机配体或有机配体中，先列出阴离子，后列出阳离子。

（3）在同类配体中（同为阴离子或同为中性分子），按配位原子元素符号的英文字母顺序列出配体。

（4）在同类配体中，配位原子相同时，所含原子数目少的配体先列出。

（5）在配位原子相同、所含原子的数目也相同的几个配体同时存在时，则按配体中与配位原子相连的原子的元素符号英文字母顺序进行。例如$[PtNH_2(NO_2)(NH_3)_2]$中的NH_2^-和NO_2^-，其配位原子相同且所含原子的数目也相同，则按照与N相连的H和O的英文字母顺序命名，即为氨基·硝基·二氨合铂（Ⅱ）。

一些具有两个配位原子的单齿配体，应将配位原子列在左侧。如NO_2^-做配体时，若在配合物的化学式中标作NO_2时，表示配位原子为N，该配体以“硝基”命名；若标作ONO时，表示配位原子为O，配体以“亚硝酸根”命名。

一些配位化合物的命名实例如下：

$[Cu(NH_3)_4]^{2+}$	四氨合铜（Ⅱ）离子
$[CoCl_2(NH_3)_4]^+$	二氯·四氨合钴（Ⅲ）离子
$[Fe(en)_3]Cl_3$	三氯化三（乙二胺）合铁（Ⅲ）
$[Ag(NH_3)_2]OH$	氢氧化二氨合银（Ⅰ）
$H_2[PtCl_6]$	六氯合铂（Ⅳ）酸
$[Co(ONO)(NH_3)_5]SO_4$	硫酸亚硝酸根·五氨合钴（Ⅲ）
$[Co(NH_3)_5(H_2O)]_2(SO_4)_3$	硫酸五氨·一水合钴（Ⅲ）
$[Co(NH_3)_2(en)_2]Cl_3$	氯化二氨·二（乙二胺）合钴（Ⅲ）
$NH_4[Co(NO_2)_4(NH_3)_2]$	四硝基·二氨合钴（Ⅲ）酸铵
$[Ni(CO)_4]$	四羰基合镍（0）
$NH_4[Cr(NCS)_4(NH_3)_2]$	四（异硫氰酸根）-二氨合铬（Ⅲ）酸铵

（二）分类

根据组成，配合物大致包括以下两类。

（1）简单配合物：由1个中心原子和若干个单齿配体形成，如$[Cu(NH_3)_4]SO_4$、$[Pt(NH_3)_2Cl_2]$等。

（2）螯合物：由1个中心原子和双齿或多齿配体形成，它们具有由配位键参加形成的环状结构，如$[Cu(en)_2]SO_4$等。

四、配合物的几何异构现象

在配合物中，配体是按一定的方式排列在中心原子的周围空间，因此，每一种配合物都具有一定的空间构型。如果配合物中只有一种配体，它在中心原子周围也只能有一种排列方式。但是，如果配合物中有多种配体时，就可能出现不同的空间排列方式，这种组成相同、配体的空间排列方式不同的物质称为几何异构（或顺-反异构）现象，如具有平面正方形的$[Pt(NH_3)_2Cl_2]$就有两种不同的排列方式（图9-1）。同种配体在同一侧的为顺式，在对角位置的为反式。

同样在八面体配合物中，也有顺-反异构现象。如$[Co(NH_3)_4Cl_2]^+$（图9-2）。

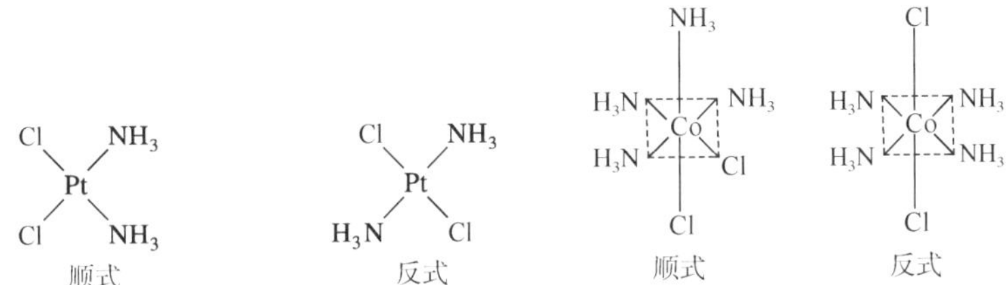

图9-1　$[Pt(NH_3)_2Cl_2]$的几何异构体　　图9-2　$[Co(NH_3)_4Cl_2]$的几何异构体

顺-反异构体不但理化性质不同，而且在人体内所表现的生理、药理作用也不同。临床表明，顺式$[Pt(NH_3)_2Cl_2]$有抗癌作用，而反式却没有抗癌作用。对于具有四面体构型的配合物，不论其中配体是否相同，均不存在顺-反异构现象。总之，配合物的异构现象较为复杂，这里不作详细讨论。

第二节　配合物的化学键理论

配合物的一些物理、化学性质取决于配合物的内层结构，特别是内层中配体与中心原子间的结合力。配合物的化学键理论，就是说明这种结合力形成的条件和本质，并用它解释配合物的某些性质，如配位数、空间构型、磁性等。当前配合物的化学键理论主要有价键理论、晶体场理论和配位场理论。本节只介绍简明易懂、使用较为广泛的价键理论。

一、配合物的价键理论的基本要点

1931年，美国化学家Pauling把杂化轨道理论应用到配合物上，提出了配合物的价键理论。其基本要点如下：

（1）中心原子与配体中的配位原子之间以配位键结合，即配位原子提供孤对电子，填入中心原子的价电子层空轨道形成配位键。配体为电子对给予体（Lewis碱），中心原子为电子对受体（Lewis酸），二者的结合物——配离子或配位分子是酸碱配合物。

（2）为了增强成键能力和形成结构匀称的配合物，中心原子所提供的空轨道首先进行杂化，形成数目相等、能量相同、具有一定空间伸展方向的杂化轨道，中心原子的杂化轨道与配位原子的孤对电子轨道在键轴方向上重叠成键。

（3）配合物的空间构型取决于中心原子所提供杂化轨道的数目和类型。表9-3列出中心原子常见的杂化轨道类型和配合物的空间构型。

表 9-3 中心原子的杂化轨道类型和配合物的空间构型

配位数	杂化轨道	空间构型	实例
2	sp	直线	$[Ag(NH_3)_2]^+$、$[AgCl_2]^-$、$[Au(CN)_2]^-$
4	sp^3	四面体	$[Ni(CO)_4]$、$[Cd(CN)_4]^{2-}$、$[ZnCl_4]^{2-}$、$[Ni(NH_3)_4]^{2+}$
	dsp^2	平面四方形	$[Ni(CN)_4]^{2-}$、$[PtCl_4]^{2-}$、$[Pt(NH_3)_2Cl_2]$
6	sp^3d^2	八面体	$[FeF_6]^{3-}$、$[Fe(SCN)_6]^{3-}$、$[Co(NH_3)_6]^{2+}$、$[Ni_2(NH_3)_6]^{2+}$
	d^2sp^3	八面体	$[Fe(CN)_6]^{3-}$、$[Co(NH_3)_6]^{3+}$、$[Fe(CN)_6]^{4-}$、$[PtCl_6]^{2-}$

在很多情况下，还不能用价键理论来预测配合物的空间构型和中心原子杂化类型，往往是在取得了配合物的空间构型及磁性等实验数据后，再用价键理论来解释。

二、外轨配合物和内轨配合物

过渡元素作为中心原子时，其价电子空轨道往往包括次外层的d轨道，根据中心原子杂化时所提供的空轨道所属的电子层的不同，配合物可分为两种类型。一种是中心原子全部用最外层电子空轨道（*n*s，*n*p，*n*d）进行杂化成键，所形成的配合物称为外轨配合物（outer-orbital coordination compound）；另一种是中心原子用次外层d轨道，即（*n*−1）d轨道和最外层的*n*s、*n*p轨道进行杂化成键，所形成的配合物称为内轨配合物（inner-orbital coordination compound）。

例如，中心原子采取sp、sp^3、sp^3d^2杂化轨道成键形成配位数为2、4、6的配合物都是外轨配合物，中心原子采取dsp^2或d^2sp^3杂化轨道成键形成配位数为4、6的配合物都是内轨配合物。

三、实　　例

1. 配位数为2的外轨配合物　$[Ag(NH_3)_2]^+$的形成：Ag^+的电子组态为$4d^{10}$，当它与NH_3分子形成$[Ag(NH_3)_2]^+$时，Ag^+用1个5s轨道和1个5p轨道进行杂化，形成的2个sp杂化轨道与2个NH_3中的N原子形成2个配位键，从而形成空间构型为直线型的$[Ag(NH_3)_2]^+$，Ag^+采用外层轨道杂化，$[Ag(NH_3)_2]^+$属外轨型配离子。

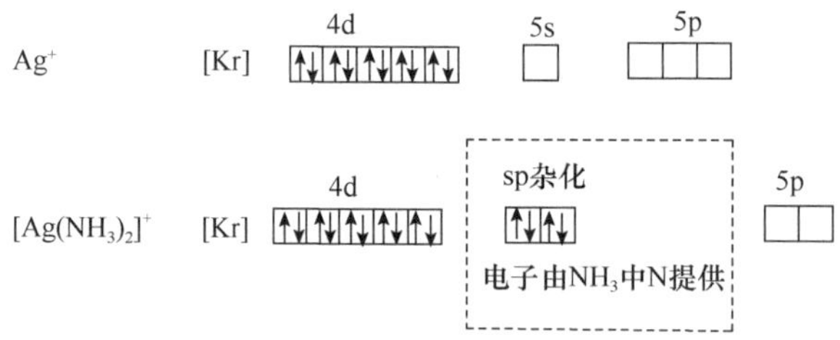

2. 配位数为4的配合物

（1）$[Ni(NH_3)_4]^{2+}$的形成：Ni^{2+}的电子组态为$3d^8$，它用1个4s轨道和3个4p轨道进行sp^3杂化，形成的4个sp^3杂化轨道与4个NH_3中的N原子形成4个配位键，从而形成空间构型为正四面体的配离子，属外轨型配离子。

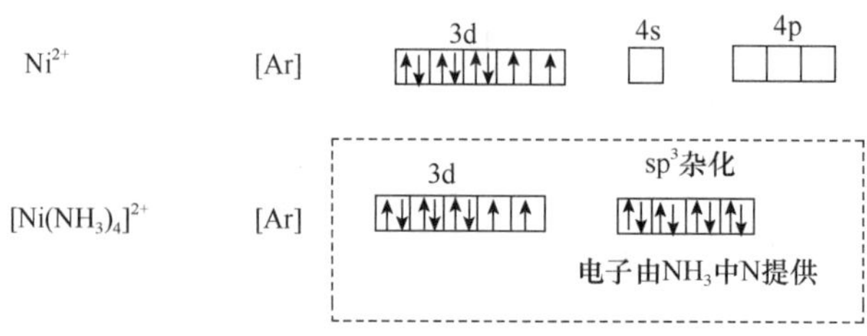

（2）$[Ni(CN)_4]^{2-}$的形成：Ni^{2+}与CN^-接近时，由于CN^-中碳的电负性较小，对Ni^{2+}的3d轨道上的电子排斥力强，致使3d轨道上的电子发生重排，空出的1个3d轨道与1个4s轨道、2个4p轨道进行杂化，形成4个能量相同的dsp^2杂化轨道。Ni^{2+}用4个dsp^2杂化轨道与4个CN^-中的C原子形成配位键，从而形成空间构型为平面正方形的$[Ni(CN)_4]^{2-}$，属内轨型配离子。

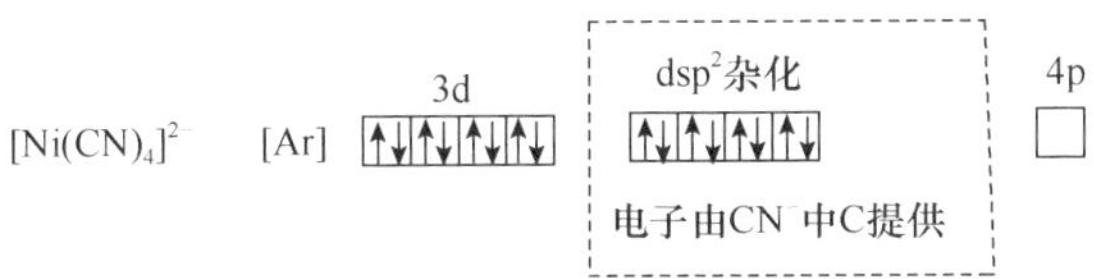

3.配位数为6的配合物

（1）$[Fe(H_2O)_6]^{3+}$的形成：Fe^{3+}的电子组态为$3d^5$，当它与水分子形成$[Fe(H_2O)_6]^{3+}$时，外层1个4s轨道、3个4p轨道和2个4d轨道进行杂化，形成6个能量相等的sp^3d^2杂化轨道，与6个H_2O中的O原子形成6个配位键，从而形成空间构型为正八面体的配离子。由于中心原子的杂化轨道全由最外层价电子空轨道杂化而成，内层3d轨道上的电子排布没有改变，属外轨型配离子。

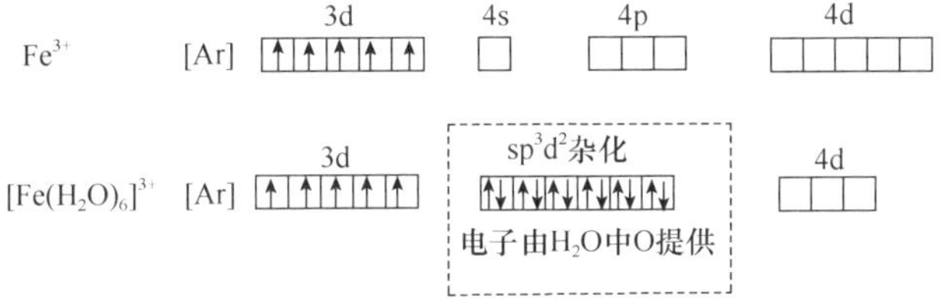

（2）$[Fe(CN)_6]^{3-}$的形成：当Fe^{3+}与CN^-形成$[Fe(CN)_6]^{3-}$时，3d轨道上的电子发生重排，5个电子合并在3个3d轨道中，单电子由5个减少为1个，空出2个3d轨道，与1个4s轨道、3个4p轨道进行d^2sp^3杂化，然后与6个CN^-中的C形成6个配位键从而形成空间构型为正八面体的配离子。由于次外层的d轨道参与了杂化，故形成的配离子属内轨配离子。

$[Fe(CN)_6]^{3-}$　[Ar]　3d　d^2sp^3杂化　电子由CN^-中C提供

四、配合物的磁矩

配合物是内轨还是外轨，一般是通过测定配合物的磁矩（μ）来确定的。

表9-4是根据近似公式$\mu \approx \sqrt{n(n+2)}\mu_B$算得的单电子数为1～5的磁矩理论值。式中，$\mu_B$为玻尔磁子，$\mu_B$=9.27×$10^{-24}$A · m^2。

表9-4　单电子数与磁矩的理论值μ

n	0	1	2	3	4	5
μ/μ_B	0.00	1.73	2.83	3.87	4.90	5.92

假定配体和外层离子都已成对，那么配合物的单电子数就是中心原子的单电子数。因此，将测得配合物的磁矩与理论值对比，确定中心原子的单电子数n，由此即可判断配合物中成键轨道的杂化类型和配合物的空间构型，从而区分出内轨配合物和外轨配合物，表9-5列出了几种配合物的磁矩实验值，据此可以判断配合物的类型。

表 9-5 几种配合物的单电子数与磁矩的实验值

配合物	中心原子的 d 电子	μ/μ_B	单电子数	配合物类型
$[Fe(H_2O)_6]SO_4$	6	4.91	4	外轨配合物
$K_3[FeF_6]$	5	5.45	5	外轨配合物
$Na_4[Mn(CN)_6]$	5	1.57	1	内轨配合物
$K_3[Fe(CN)_6]$	5	2.13	1	内轨配合物
$[Co(NH_3)_6]Cl_3$	6	0	0	内轨配合物

在什么情形下形成外轨配合物或内轨配合物，这取决于中心原子的电子层结构和配体的性质。

当中心原子的（n−1）d轨道全充满（d^{10}）时，没有可利用的空（n−1）d轨道，只能形成外轨配合物，如$[Ag(CN)_2]^-$、$[Zn(CN)_4]^{2-}$、$[CdI_4]^{2-}$、$[Hg(CN)_4]^{2-}$等均为外轨配离子。

当中心原子的（n−1）d轨道电子数不超过3个时，至少有2个（n−1）d空轨道，所以总是形成内轨配合物。如Cr^{3+}和Ti^{3+}分别有3个和1个d电子，所形成的$[Cr(H_2O)_6]^{3+}$和$[Ti(H_2O)_6]^{3+}$均为内轨配离子。

从中心原子的电子组态来看，具有d^4～d^7组态的中心原子，既可以形成内轨配合物又可以形成外轨配合物时，配体就成为决定配合物类型的主要因素。若配体中的配位原子的电负性较大（如卤素原子和氧原子等），不易给出孤对电子，则倾向于占据中心原子的外层轨道形成外轨配合物。如F^-和H_2O与Fe^{3+}形成$[FeF_6]^{3-}$和$[Fe(H_2O)_6]^{3+}$都是外轨配离子。若配体中的配位原子的电负性较小（如CN^-中的C原子，NO_2^-中的N原子等），容易给出孤对电子，对中心原子的（n−1）d电子影响较大，使中心原子d电子重排，空出（n−1）d轨道接受配体的孤对电子，从而形成内轨配合物。如CN^-和NO_2^-与Co^{3+}形成的$[Co(CN)_6]^{3-}$和$[Co(NO_2)_6]^{3-}$都是内轨配离子。由于（n−1）d轨道比nd轨道能量低，同一中心原子的内轨配合物比外轨配合物稳定。

含有空（n−1）d轨道的内轨配合物不稳定。如$[V(NH_3)_6]^{3+}$中的V^{3+}的电子组态为$3d^2$，它用2个3d空轨道与4s、4p空轨道经d^2sp^3杂化形成6个d^2sp^3杂化轨道，分别与6个NH_3分子形成6个配位键后，尚有1个3d轨道空着，所以，形成的$[V(NH_3)_6]^{3+}$虽为内轨配离子，但稳定性差。

价键理论认为，不论外轨配合物还是内轨配合物，配体与中心原子间的价键本质上均属共价键。

从价键理论不难看出，价键理论的概念明确、模型具体、使用方便，能较好地说明配合物形成过程中，中心原子与配位原子间的价键性质、空间构型、配位数和磁性，并能定性地说明一些配合物的稳定性，在配位化学的发展过程中起了很大的作用。但是，由于价键理论只孤立地看到配体与中心原子的成键，只讨论配合物的基态性质，对激发态却无能为力，忽略了成键时在配体电场下，中心原子d轨道能量的变化，因而不能解释配合物的颜色和吸收光谱，也无法定量地说明一些配合物的稳定性。这些将由其他配合物理论来解释。

第三节 配 位 平 衡

中心原子与配体生成配离子或配位分子的反应称为配位反应，而配离子或配位分子解离出中心原子和配体的反应称为解离反应。在水溶液中存在着配离子的生成反应与解离反应之间的平衡称为配位平衡。配位平衡可以定量表示配离子的稳定性，配位平衡不同于一般平衡的特点是配位反应的趋势远大于配离子解离的趋势。化学平衡的一般原理完全适用于配位平衡。

一、配位平衡常数

在$AgNO_3$溶液中加入过量的氨水，则有$[Ag(NH_3)]^+$生成

$$Ag^+ + 2NH_3 \longrightarrow [Ag(NH_3)_2]^+$$

这类反应称为配位反应。若向此溶液中加入Cl^-，并没有AgCl沉淀生成，似乎Ag^+已完全与NH_3配合生成$[Ag(NH_3)]^+$。可是，若向溶液中加入I^-后，却有黄色AgI沉淀生成，说明溶液中仍有未被配合的Ag^+，即$[Ag(NH_3)]^+$还可解离出少量Ag^+。可见，在溶液中配合反应和解离反应同时存在，即存在下列配位平衡

$$Ag^+ + 2NH_3 \underset{解离}{\overset{配位}{\rightleftharpoons}} [Ag(NH_3)_2]^+$$

配位平衡的平衡常数称为配合物的稳定常数，用K_s表示。上述配位平衡的稳定常数为

$$K_s = \frac{[Ag(NH_3)_2^+]}{[Ag^+][NH_3]^2}$$

K_s越大，说明配离子越容易生成，配合物越稳定。一般配合物的K_s数值均很大，为方便起见，常用$\lg K_s$表示。常见配离子的稳定常数见表9-6。

表 9-6　一些常见配离子的 K_s 和 $\lg K_s$

配离子	K_s	$\lg K_s$	配离子	K_s	$\lg K_s$
$[Ag(NH_3)_2]^+$	1.1×10^7	7.05	$[Zn(NH_3)_4]^{2+}$	2.9×10^9	9.46
$[Ag(CNS)_2]^-$	3.7×10^7	7.57	$[Cu(NH_3)_4]^{2+}$	2.1×10^{13}	13.32
$[Cu(NH_3)_2]^+$	7.3×10^{10}	10.86	$[HgCl_4]^{2-}$	1.2×10^{15}	15.1
$[Ag(CN)_2]^-$	1.3×10^{21}	21.10	$[Zn(CN)_4]^{2-}$	5.0×10^{16}	16.7
$[Cu(CN)_2]^-$	1.0×10^{24}	24.0	$[Cu(CN)_4]^{2-}$	2.0×10^{27}	27.3
$[Au(CN)_2]^-$	2.0×10^{38}	38.3	$[HgI_4]^{2-}$	6.8×10^{29}	29.83
$[Fe(SCN)_3]$	2.0×10^3	3.3	$[Hg(CN)_4]^{2-}$	2.5×10^{41}	41.4
$[Fe(C_2O_4)_3]^{3-}$	1.6×10^{20}	20.2	$[Co(NH_3)_6]^{2+}$	1.3×10^5	5.11
$[Al(C_2O_4)_3]^{3-}$	2.0×10^{16}	16.3	$[Cd(NH_3)_6]^{2+}$	1.4×10^5	5.15
$[CdCl_4]^{2-}$	6.3×10^2	2.8	$[Ni(NH_3)_6]^{2+}$	5.5×10^8	8.74
$[Cd(CNS)_4]^{2-}$	3.98×10^3	3.6	$[AlF_6]^{3-}$	6.9×10^{18}	19.84
$[Co(CNS)_4]^{2-}$	1.0×10^3	3.0	$[Fe(CN)_6]^{4-}$	1.0×10^{35}	35.0
$[CdI_4]^{2-}$	2.6×10^5	5.41	$[Co(NH_3)_6]^{3+}$	1.4×10^{35}	35.15
$[Cd(NH_3)_4]^{2+}$	1.3×10^7	7.12	$[Fe(CN)_6]^{3-}$	1.0×10^{42}	42.0

事实上，配离子的形成是分步进行的，每一步有一个平衡和一个相应的平衡常数，即每一步有一个分步稳定常数。例如

$$Ag^+ + NH_3 \rightleftharpoons [Ag(NH_3)]^+$$

$$K_{s_1} = \frac{[Ag(NH_3)^+]}{[Ag^+][NH_3]}$$

$$[Ag(NH_3)]^+ + NH_3 \rightleftharpoons [Ag(NH_3)_2]^+$$

$$K_{s_2} = \frac{[Ag(NH_3)_2^+]}{[Ag(NH_3)^+][NH_3]}$$

K_{s_1}和K_{s_2}称为分步稳定常数，显然，各分步稳定常数之积等于总稳定常数。

$$K_{s_1} \times K_{s_2} = \frac{[Ag(NH_3)^+]}{[Ag^+][NH_3]} \times \frac{[Ag(NH_3)_2^+]}{[Ag(NH_3)^+][NH_3]} = \frac{[Ag(NH_3)_2^+]}{[Ag^+][NH_3]^2} = K_s$$

配合物稳定常数是配合物在水溶液解离稳定性的量度。对于配位数相等的配离子，可根据K_s值的大小直接比较配离子的稳定性，配位数不等的配离子之间，需通过计算才能比较。例如，$[CuY]^{2-}$的K_s为5×10^{18}，$[Cu(en)_2]^{2+}$的K_s为1×10^{21}，但是$[CuY]^{2-}$比$[Cu(en)_2]^{2+}$稳定。

二、配位平衡的移动

配离子的解离平衡和弱电解质的解离平衡类似，可因条件变化而发生移动。现分别从以下几方面讨论。

（一）pH的影响

1. 酸效应 根据酸碱质子理论，配离子中很多配体，如F^-、CN^-、SCN^-、OH^-、NH_3等都是碱，可接受质子，生成难解离的共轭弱酸。若配体的碱性较强，且溶液中氢离子浓度较大时，配体与质子结合，导致配离子解离。如

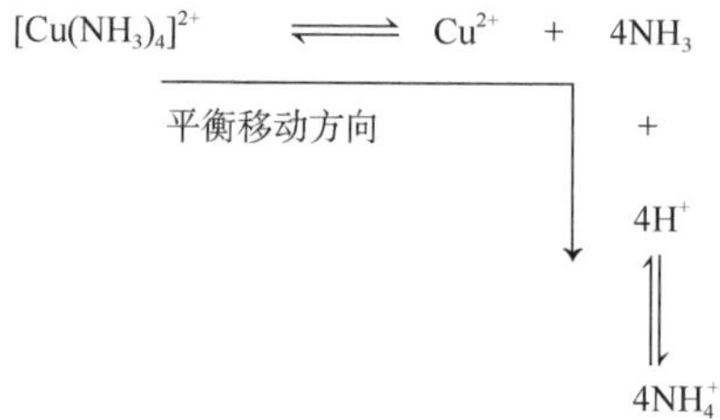

这种因配体与H^+结合而导致配离子解离的作用称为酸效应。溶液的酸性越强，越容易使配离子解离，酸效应越明显。

2. 水解效应 配离子的中心原子大多是过渡金属离子，它在水溶液中往往容易发生水解，导致中心原子浓度降低，配位反应向解离方向移动。溶液的碱性越强，越有利于中心原子的水解反应进行。这种因金属离子与溶液中OH^-结合而使配离子解离的作用称为水解效应。如

$[FeF_6]^{3-} \rightleftharpoons Fe^{3+} + 6F^-$

平衡移动方向

+

$3OH^-$

$\rightleftharpoons$

$Fe(OH)_3$

在溶液中，酸效应和水解效应同时存在，究竟哪种效应为主，将取决于溶液的pH、配离子的稳定常数、配体的碱性强弱以及中心原子氢氧化物的溶解度等因素。一般采取在不生成氢氧化物沉淀的前提下提高溶液pH的办法，以保证配离子的稳定性。

（二）沉淀平衡的影响

一般来说，当沉淀物中的金属离子可与某种配体形成配离子时，则加入该配体可使沉淀物或多或少地溶解。溶解效应的大小取决于形成配离子的稳定性和沉淀的溶解度。形成配离子的K_s越大，配体的配位能力越强，就越容易使沉淀溶解，也就是使沉淀平衡转化为配位平衡；反之，则由配位平衡转化为沉淀平衡。若在AgCl沉淀中加入大量氨水，可使白色AgCl沉淀溶解生成无色透明的$[Ag(NH_3)_2]^+$，反之若再向该溶液中加入NaBr溶液，立即出现淡黄色沉淀，反应如下：

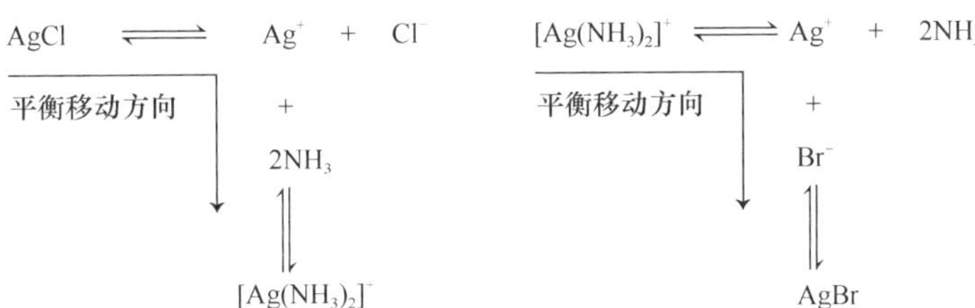

这是由于加入氨水时，NH_3和Ag^+的结合能力大于Cl^-和Ag^+的结合能力，因而AgCl沉淀溶解，生成$[Ag(NH_3)_2]^+$，即由沉淀平衡转化为配位平衡。而加入Br^-溶液时，由于Br^-与Ag^+的结合能力大于NH_3和Ag^+的结合能力；$[Ag(NH_3)_2]^+$被破坏，生成AgBr沉淀，配位平衡又转化为沉淀平衡。

（三）与氧化还原平衡的关系

溶液中的氧化还原平衡可以影响配位平衡，使配位平衡移动，配离子解离。如I^-可将$[FeCl_4]^-$中的Fe^{3+}还原成Fe^{2+}，使配位平衡转化为氧化还原平衡，其反应如下

$$[FeCl_4]^- \rightleftharpoons Fe^{3+} + 4Cl^-$$

平衡移动方向

$$Fe^{3+} + I^- \rightleftharpoons Fe^{2+} + 1/2I_2$$

同样，配位平衡也可以使氧化还原平衡改变方向，使原来不可能发生的氧化还原反应在配体存在下发生。例如，在标准状态下I_2不可能将Fe^{2+}氧化成Fe^{3+}，因为$\varphi^{\ominus}_{Fe^{3+}/Fe^{2+}}(0.771V) > \varphi^{\ominus}_{I_2/I^-}(0.5355V)$。故下列反应正向进行，即

$$2Fe^{3+}+2I^- \rightleftharpoons 2Fe^{2+}+I_2$$

若在溶液中加入F^-，由于生成$[FeF_6]^{3-}$，而使Fe^{3+}浓度降低，导致$\varphi^{\ominus}_{Fe^{3+}/Fe^{2+}}$降低而小于$\varphi^{\ominus}_{I_2/I^-}$，从而可使反应逆向进行，即配位平衡改变了氧化还原的方向。

$$Fe^{3+} + I^- \rightleftharpoons Fe^{2+} + 1/2I_2$$

$$Fe^{3+} + 6F^- \rightleftharpoons [FeF_6]^{3-}$$

反应进行方向

三、稳定常数的应用

利用配离子的稳定常数，可以计算溶液中有关物质的浓度、判断配位反应进行的方向、判断难溶盐的生成和溶解以及计算金属与其配离子组成电对的电极电势等。现将配合物溶液中有关物质的浓度和配位反应进行的方向讨论如下。

（一）计算配合物溶液中有关物质的浓度

例 9-1　如在 100ml 0.1mol · L^{-1} $AgNO_3$溶液中含有NH_3的总浓度为2.0mol · L^{-1}，求$[Ag^+]$。（已

知$[Ag(NH_3)_2]^+$的K_s=1.1×10^7）

解：溶液中存在下列配位平衡：

	Ag^+	+ $2NH_3$ ⇌	$[Ag(NH_3)_2]^+$
起始浓度	0.1	2.0	0
反应浓度	$0.1-x$	$2(0.1-x)$	$0.1-x$
平衡时	x	$2.0-2(0.1-x)$	$0.1-x$

因x值很小，故$2.0-2(0.1-x)\approx 2-0.2$，$0.1-x\approx 0.1$

代入平衡常数式

$$K_s=\frac{[Ag(NH_3)_2^+]}{[Ag^+][NH_3]^2}=\frac{0.1}{[Ag^+](2-0.2)^2}=1.1\times10^7$$

$$x=[Ag^+]=2.8\times10^{-9}mol\cdot L^{-1}$$

（二）判断配位反应的方向

例 9-2 向$[Ag(NH_3)_2]^+$溶液中加入足量的CN^-后，将发生什么变化?（已知$[Ag(CN)_2]^-$ K_s=1.3×10^{21}）

解：溶液中存在如下平衡

$$[Ag(NH_3)_2]^+ + 2CN^- \rightleftharpoons [Ag(CN)_2]^- + 2NH_3$$

$$K=\frac{[Ag(CN)_2^-][NH_3]^2}{[Ag(NH_3)_2^+][CN^-]^2}=\frac{[Ag(CN)_2^-][NH_3]^2[Ag^+]}{[Ag(NH_3)_2^+][CN^-]^2[Ag^+]}=\frac{K_s([Ag(CN)_2^-])}{K_s([Ag(NH_3)_2^+])}$$

$$=\frac{1.3\times10^{21}}{1.1\times10^7}=1.18\times10^{14}$$

计算所得平衡常数很大，说明上述反应向生成$[Ag(CN)_2]^-$方向进行得很彻底。可见转化反应总是向生成K_s值大的配离子方向进行。通常，我们只需比较反应式两侧配离子的K_s值，即可判断反应进行的方向。

第四节 螯 合 物

一、螯合物和螯合剂的概念

Cd^{2+}和甲胺（CH_3NH_2）配合生成$[Cd(CH_3NH_2)_4]^{2+}$（图 9-3）；Cd^{2+}和乙二胺配合生成$[Cd(en)_2]^{2+}$，两种配离子有类似的组成和结构：

$$\left[\begin{matrix} CH_3-\overset{H_2}{N}\searrow & & \swarrow\overset{H_2}{N}-CH_3 \\ & Cd & \\ CH_3-\underset{H_2}{N}\nearrow & & \nwarrow\underset{H_2}{N}-CH_3 \end{matrix}\right]^{2+} \quad \left[\begin{matrix} CH_2-\overset{H_2}{N}\searrow & & \swarrow\overset{H_2}{N}-CH_2 \\ | & Cd & | \\ CH_2-\underset{H_2}{N}\nearrow & & \nwarrow\underset{H_2}{N}-CH_2 \end{matrix}\right]^{2+}$$

图 9-3 Cd（Ⅱ）分别与甲胺和乙二胺形成的配离子

二者所不同的是，乙二胺为双齿配体，两个N原子各提供一对孤对电子与Cd^{2+}形成配位键，犹如螃蟹以双螯钳住中心原子，形成环状结构。这种由中心原子与多齿配体形成的环状配合物称为螯合物（chelate）。由于生成螯合物而使配合物稳定性大大增加的作用称为螯合效应（chelating effect）。能与中心原子形成螯合物的多齿配体称为螯合剂（chelating agent）。

螯合物与具有类似组成和结构的单齿配体形成的配合物相比稳定性要大得多。例如，

$[Cu(NH_3)_4]^{2+}$的$\lg K_s$为13.32，而$[Cu(en)_2]^{2+}$的$\lg K_s$为20.00。

常见的螯合剂大多是有机化合物，特别是具有氨基N和羧基O的一类氨羧螯合剂使用得更广，如乙二胺四乙酸（EDTA）及其盐，它的负离子与金属离子最多可形成有5个螯合环的稳定性很高的螯合物。

二、影响螯合物稳定性的因素

下面从结构因素说明螯合物的稳定性。

1. 螯合环的大小　绝大多数螯合物中，以五元环和六元环的螯合物最稳定，这两种环的键角是108°和120°。如Ca^{2+}与EDTA同系物形成的螯合物的稳定常数随n值的增大而减小（图9-4）。这是因为五元环的键角（108°）更接近于C的sp^3杂化轨道的夹角（109°28′），张力小，环稳定。而三元环和四元环张力大，不稳定。所以，螯合剂中相邻两个配位原子之间只能间隔2～3个其他原子，以形成稳定的五元环和六元环螯合物。

2. 螯合环的数目　多齿配体中某个配位原子与中心原子结合后，其余的配位原子与中心原子的距离减小，它们与中心原子结合的概率增大。若其中有一配位键破坏，由于多齿配体中其他配位原子仍与中心原子键合着，使得被破坏的配位键较易恢复，所以螯合物特别稳定。多齿配体中的配位原子越多，配体可用的配位原子就越多，形成螯合环就越多，同一种配体与中心原子所形成的配位键就越多，配体脱离中心原子的机会就越小，螯合物就越稳定（图9-5）。

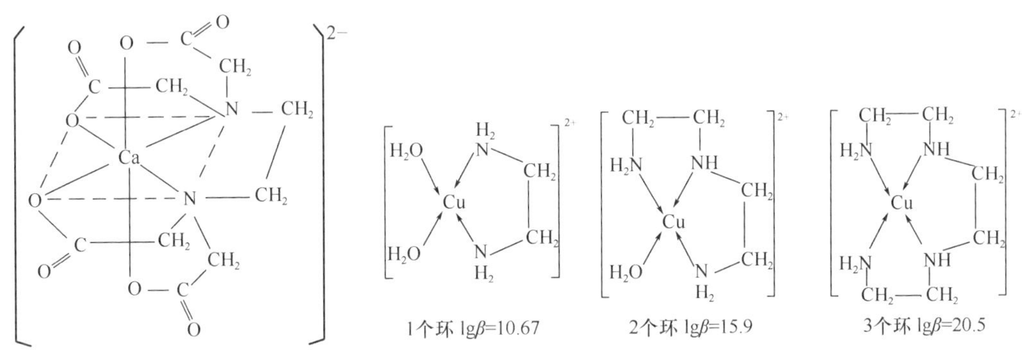

图9-4　CaY^{2-}的结构　　图9-5　螯环数与螯合物稳定性的关系

第五节　配合物在医学上的意义

配合物在医学上有重要的意义和广泛的应用，主要表现在以下几个方面。

1. 配合物在生命过程中起重要作用　例如，人体内输送氧气和运输二氧化碳的血红蛋白中的亚铁血红素，是一种含铁的配合物；执行植物光合作用的叶绿素，是一种含镁的配合物；对恶性贫血有防治作用的维生素B_{12}是一种含钴的配合物；对调节物质代谢（尤其是糖代谢）有重要作用的胰岛素是含锌的配合物。生物体内还有一类比一般催化剂效能高千万倍，甚至十亿万倍的生物催化剂——酶，其中很多是复杂的金属配合物。

2. 一些药物本身就是配合物或配位剂　例如，补给贫血病人铁质的枸橼酸铁铵，治疗血吸虫病的酒石酸锑钾，用于治疗血钙过多的EDTA二钠盐都是配合物或配位剂。特别是顺式-二氯二氨合铂（Ⅱ）对探索抗癌新药开辟了新的领域。此外，人们还积极探索合成，旨在能结合细菌体内金属离子、破坏其体内酶系的配体抗菌剂。

3. 有些配合物可用作抗凝血剂防止血液凝固　适量的Ca^{2+}是血液凝固的必要条件，保存血液时常加入少量枸橼酸钠或EDTA二钠盐，与血液中游离的钙离子结合成稳定的配合物，从而防止血液凝固。

4.有些配合物可用作有害元素中毒的解毒剂 例如，二巯基丁二酸钠（NaOOCCHSH—CHSH—COONa）可以和进入体内的砷、汞以及某些重金属形成稳定的配合物而解毒；又如枸橼酸钠可以和铅形成稳定的配合物，是防治职业性铅中毒的有效药物。铅中毒时也可以注射$Na_2[CaY]$解毒，因为可生成比$[CaY]^{2-}$更稳定的$[PbY]^{2-}$而排出体外。

5.一些临床生化检验常利用配合物的形成反应 由于离子在生成配合物时，常显示某种特征的颜色，故可用于离子的定性与定量检验。例如，检验人体是否有机汞农药中毒，取检液经酸化后，加入二苯胺基脲醇溶液，若出现紫色或蓝紫色，即证明有Hg^{2+}存在。再如检测血清中铜的含量，可于血清中加三氯乙酸除去蛋白质后，滤液中加入铜试剂（二乙胺二硫代甲酸钠）生成黄色配合物，随后可用比色法测其含量。

习 题

1.解释下列名词：

（1）配合物　（2）配位原子　（3）螯合物　（4）酸效应

（5）配位平衡　（6）水解效应　（7）螯合效应　（8）配位数

2.区别下列名词：

（1）单齿配体与多齿配体　（2）内层与外层

（3）内轨配合物与外轨配合物　（4）d^2sp^3杂化与sp^3d^2杂化

3.指出下列配合物中中心原子、配体、配位原子和配位数，并命名：

（1）$[Co(NH_3)_6]Cl_2$　（2）$Na_3[Ag(S_2O_3)_2]$

（3）$[Zn(NH_3)_4]SO_4$　（4）$[Ni(NH_3)_4(H_2O)_2]Cl_2$

（5）$H[Al(OH)_4]$　（6）$[Pt(NH_3)_4(NO_2)Cl]$

（7）$[Pt(en)ClBr]$　（8）$NH_4[Cr(NCS)_4(NH_3)_2]$

4.写出下列配合物的化学式：

（1）二氰合金（Ⅰ）酸钾　（2）氯化二氯·三氨·水合钴（Ⅲ）

（3）硫酸四氨合铜（Ⅱ）　（4）二氯·二羟基·二氨合铂（Ⅳ）

（5）四羰基合镍（0）　（6）三氯化三（乙二氨）合铁（Ⅲ）

5.$AgNO_3$能从$Pt(NH_3)_6Cl_4$的溶液中，将所有的氯沉淀为AgCl，但在$Pt(NH_3)_3Cl_4$溶液中，仅能沉淀出1/4的氯，试根据这些事实写出这两种配合物的结构式。

6.如在含有Fe^{3+}的溶液中加入KSCN，则由于生成$[Fe(SCN)_6]^{3-}$而使溶液显血红色。今将KSCN溶液加入下列溶液中能否显色？并说明原因。

（1）铁铵钒$NH_4·Fe(SO_4)_2$溶液　（2）铁氰化钾$K_3[Fe(CN)_6]$溶液

7.已知$[PtCl_4]^{2-}$和$[Ni(CN)_4]^{2}$为平面正方形结构，$[HgI_4]^{2-}[Cd(CN)_4]^{2-}$为四面体结构，指出它们各采用哪种杂化轨道成键。

8.判断下列配位反应进行的方向：

（1）$[Hg(NH_3)_4]^{2+}+Y^{4-} \rightleftharpoons HgY^{2-}+4NH_3$

（2）$[Fe(C_2O_4)_3]^{3-}+6CN^- \rightleftharpoons [Fe(CN)_6]^{3-}+3C_2O_4^{2-}$

（3）$[Cu(NH_3)_4]^{2+}+2Zn^{2+} \rightleftharpoons [Zn(NH_3)_4]^{2+}+Cu^{2+}$

9.当溶液中$[NH_3]=[Ag(NH_3)_2^+]=0.1mol·L^{-1}$时，溶液中$[Ag^+]$是多少？

10.螯合物有何特点？它的稳定性与什么因素有关？

（杜　燕）

第十章　有机化合物概述

第一节　有机化合物和有机化学

最初化学家根据来源不同将化学物质划分为有机化合物和无机化合物两类。把从无生命的矿物质中得到的化合物称为无机化合物；从有生命的动植物体中得到的化合物称为有机化合物（organic compound）。1828年，德国化学家维勒（Wöhler）用典型的无机化合物——氰酸钾和氯化铵成功地合成了有机化合物——尿素。从此打破了只能从有生命的机体得到有机化合物的错误理念。此后，人们又陆续地合成了许多结构复杂的有机化合物，例如糖类、蛋白质、核酸、激素和酶等生命物质。现在人们不但能够合成自然界中已有的许多种有机化合物，而且能够合成自然界中原来没有的多种多样性能良好的有机化合物，如合成树脂、合成橡胶、合成纤维和许多药物、染料等等。因此“有机化合物”这个名称已失去了固有的含义，只是习惯的原因，一直沿用至今。

无机化合物和有机化合物在组成上和性质上都存在着明显的不同之处，构成无机化合物的元素有108种，而在有机化合物中，只发现为数有限的几种元素。所有的有机化合物都含有碳元素，多数含有氢元素，其次含有氧、氮、卤素、硫、磷等元素，也有一些有机化合物含有金属元素。尽管组成有机化合物的元素为数不多，但有机化合物结构繁杂，数量达上千万，而无机化合物却只有几十万个。对有机化合物的广泛研究证明：有机化合物分子中的氢原子可以被其他原子或原子团所取代，而衍生出来许多其他有机化合物。所以通常有机化合物是指含碳的化合物或碳氢化合物及其衍生物（不过要把CO、CO_2和碳酸以及碳酸盐除外，因为它们的性质与无机化合物相同）。有机化学（organic chemistry）现代定义是指研究碳氢化合物及其衍生物的化学。它主要研究有机化合物的组成、结构、性质、合成方法、应用以及它们之间的相互转变和内在联系。

有机化学是医学课程中的一门重要基础课。人体的组成成分除了水分子和无机离子外，几乎都是由有机化合物组成的，这些物质在体内进行着一系列的化学变化来维持人体的健康。例如：糖、脂肪、蛋白质和核酸等的代谢；为了防病、治病，除研究病因外还要研究药物的化学结构与其作用的关系，即药物的构效关系，而治疗疾病的药物绝大多数都是有机化合物。其他如生理学、微生物学、免疫学、遗传学、卫生学等医学基础课程的学习都和有机化学知识有着密切的联系。所以，有机化学是医学生不可缺少的化学基础，只有掌握了有机化合物结构与性质的关系，才能认识蛋白质、核酸和酶等生命物质的结构和功能，为学习后期医学课程和探索生命的奥妙奠定基础。

第二节　有机化合物的特点

实验证明，有机化合物和无机化合物之间没有绝对的界限，二者可以互相联系，互相转化。但是，由于碳原子在周期表中的特殊位置，决定了有机化合物具有以下特点。

1.可燃性　绝大多数有机化合物都可以燃烧。如汽油、酒精、棉花、油脂等。如果有机化合物只含有碳和氢两种元素，则燃烧的最终产物是二氧化碳和水。而大多数无机化合物则不能燃烧。我们常利用这一性质区别有机化合物和无机化合物。

2.熔点较低　有机化合物在常温下通常以气体、液体或低熔点固体状态存在。熔点一般在400℃以下。这是因为固体有机化合物的结构单元是分子，分子之间的排列仅是以较弱的范德瓦耳斯力相吸引，破坏这样的引力所需要的能量较少，所以熔点较低。而无机化合物的固体结晶是由正、负离子互相交错排列而成，正、负离子间以静电引力相互吸引，要破坏这样的排列则需要较多的能量，因此熔点较高。如氯化钠的熔点为800℃，氧化铝的熔点高达2050℃，而有机化合物环己烷的熔点仅为6.4℃。

3.不导电 有机化合物一般是非电解质，在溶解和熔融状态下都不导电。如蔗糖、油脂等。这是因为有机化合物中的化学键基本上是共价键，极性很小或无极性，难以电离成离子。而大多数无机化合物在熔化或溶液中是以离子状态存在的，所以具有导电性。

4.难溶于水 有机化合物一般难溶于水而易溶于有机溶剂。这是因为水是一种极性很强的溶剂，它对于极性很强的物质或离子型化合物就易于溶解。因此，无机化合物多易溶于水。而有机化合物一般极性较弱或完全没有极性，所以多数有机化合物不溶于水，而易溶于非极性或极性弱的有机溶剂。少数极性较强的有机化合物如乙醇、蔗糖等则能溶于水。因此，在溶解度方面得出如下规律："极性相似者彼此互溶。"

5.反应速度慢且反应复杂 由于有机化合物反应主要发生在分子间，必须使其分子中的某个化学键断裂才能进行。所以反应速度较慢，一般需要几小时或几天甚至更长的时间才能完成。为了加快反应速度，常常需要采取加热、加催化剂或光照的方法来实现。而无机化合物的反应，多属于离子间的反应，所以反应速度很快，往往瞬时即可完成。

另外，有机化合物分子是由多原子结合而成的复杂分子，在发生反应时，并不局限于分子的某一特定部位，分子的其他部分往往也会受到影响。因此，在主要反应进行的同时，常伴有一些副反应发生。所以在进行有机合成时，需选择最佳的反应条件，以减少副反应，提高产率。若反应后生成了混合物，需要分离提纯。

6.多种异构现象 有机化合物中普遍存在着多种异构现象，如构造异构、立体异构等。这是有机化合物的一个重要特点，也是造成有机化合物数目繁多的主要原因。

有机化合物的这些特点都是相对的。虽然大多数有机化合物都能燃烧，但也有一些不能燃烧，如四氯化碳。又如多数有机化合物不能导电，但也有一些能导电的，如有机酸。

第三节 有机化合物的结构

一、碳及其他元素在有机化合物分子中的化合价

有机化合物的性质与其结构密切相关，相互依存。碳元素是形成有机化合物的主体元素，它位于元素周期表第二周期第ⅣA主族，碳原子的电子结构为$1s^22s^22p^2$。碳原子的最外层有4个电子，与其他原子结合时，不易得失电子，而是通过共用电子对的方式相结合。这样形成的1对电子就称为1个共价键。碳原子可和其他原子结合形成4个共价键。因此，有机化合物分子中的化学键主要是共价键。

有机化合物中的其他元素也都有各自的化合价。例如：氢、氯为1价；氧为2价；氮为3价。

$$-\overset{|}{\underset{|}{C}}- \qquad H- \qquad Cl- \qquad -O- \qquad -\overset{|}{N}-$$

二、共价键的结合方式及表示法

有机化合物分子中各原子间的结合方式和排列顺序称为结构（structure）。表示有机化合物分子结构时，常用一条短线来代表一对共用电子，即代表一个共价键。这样以若干短线代表共价键表示分子中原子的种类、数目和连接顺序的式子称为结构式。有时为了书写方便，常常略去短线，将连接在同一个碳原子上的氢原子合并写出或将几个"—CH_2—"基合并在一起来表示，成为结构式的简化式。例如

结构式

```
    H  H  H  H  H
    |  |  |  |  |
H — C— C— C— C— C — H
    |  |  |  |  |
    H  H  H  H  H
```

简化式

$CH_3—CH_2—CH_2—CH_2—CH_3$

$CH_3CH_2CH_2CH_2CH_3$

$CH_3(CH_2)_3CH_3$

在有机化合物分子中，碳原子不仅能和其他元素的原子相结合，而且碳原子之间也能结合。碳原子间可以用一对、两对或三对电子相结合，这样就分别形成碳-碳单键、碳-碳双键和碳-碳三键。表示如下

单键	双键	三键
C : C	C : : C	C ⋮ ⋮ C
C—C	C═C	C≡C

在有机化合物分子中，碳原子间不但可以互相结合成链状，也可以结合成环状，这样就构成了有机化合物的基本骨架。例如

```
 |  |  |  |  |
—C—C—C—C—C—
 |  |  |  |  |
```

链状骨架　　环状骨架

表示环状结构时，可以不标出碳、氢两元素的符号，碳-碳间只用短线连接。例如

环己烷

三、碳原子的立体概念

碳和其他原子结合时，分子中的原子并不像结构式表示的那样，完全分布在一个平面上，而是具有一定的空间构型。例如：甲烷的立体结构是正四面体。碳原子位于正四面体的中心，4个氢原子位于正四面体的4个顶点，如图10-1所示。

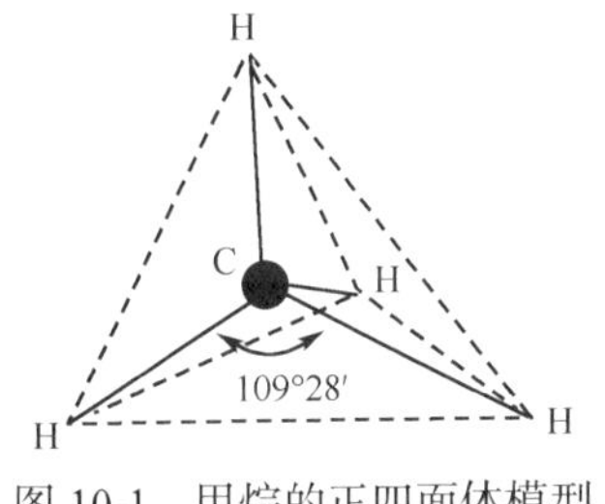

图 10-1　甲烷的正四面体模型

为了形象地表明分子中各原子的结合状态，可利用分子模型。最常用的分子模型是“球棍模型”，它是以小球和短棍组成的，以不同颜色的小球来表示各种不同的原子，以短棍表示原子间连接的共价键。此模型可形象地表示分子中各原子间的相互空间关系，使用方便，故在研究有机化合物分子的立体结构时，常常使用这种模型，如图10-2所示。

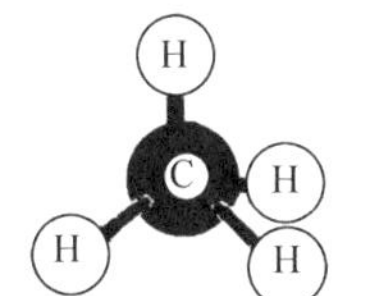

图 10-2　甲烷的球棍模型

在讨论有机化合物分子的空间结构时，也可采用立体结构式。例如乳酸的一种立体结构式如下

```
    COOH
     |
H — C ···OH
     ▼
    CH3
```

式中的楔形实线“◣”表示价键朝向纸平面前方，细线“—”表示价键位于纸平面上，虚线“---”表示价键朝向纸平面后方，这种表示方法形象直观。

第四节　有机化合物的反应类型

有机反应的实质就是旧键的断裂和新键的形成过程。共价键的断裂主要有两种方式：均裂和异裂。

1. 均裂　共价键断裂时，共用电子对平均分配到两个成键原子上，如下式所示

$$-\overset{|}{\underset{|}{C}}:Y \longrightarrow -\overset{|}{\underset{|}{C}}\cdot + \cdot Y$$

所形成带有单电子的活泼原子或基团称为自由基（free radical）或游离基。这种通过均裂产生自由基，再进行自由基之间的碰撞结合而进行的反应称为自由基反应（free radical reaction）或游离基反应。它是一种连锁反应，反应一旦发生，将迅速进行，直到反应结束。

自由基非常活泼，它只是在反应中作为活泼中间体存在，而且只能瞬间存在。自由基极易与其他物质发生反应。例如：人体中过多的自由基易与体内的核酸、蛋白质、碳水化合物等发生自由基反应，从而使蛋白质变性，酶失活，细胞及组织损伤，从而引起多种疾病和导致衰老并可诱发癌症。

2. 异裂　共价键断裂时，共用电子对被成键原子的某一方所获得，形成正、负两个离子。

$$-\overset{|}{\underset{|}{C}}:Y \longrightarrow -\overset{|}{\underset{|}{C}}{}^{+} + [:Y]^{-} \qquad -\overset{|}{\underset{|}{C}}:Y \longrightarrow [-\overset{|}{\underset{|}{C}}:]^{-} + Y^{+}$$

正碳离子　　　　负碳离子

这种异裂后生成正、负离子，由正、负离子与进攻试剂之间进行的反应称为离子型反应。离子型反应一般发生在有机化合物的极性分子中，通过共价键异裂，首先生成正碳离子或负碳离子活泼中间体而逐步完成反应。

离子型反应又可分为亲核反应（nucleophilic reaction）和亲电反应（eletrophilic reaction）两种。

正碳离子能与负离子或含有未共用电子对（如：NH_3）等亲核试剂（nucleophilic reagent）发生反应，由亲核试剂进攻正碳离子发生的反应称为亲核反应。亲核反应又分为亲核取代反应和亲核加成反应。

负碳离子能与正离子（H^+等）或能接受电子对的亲电试剂发生反应。由亲电试剂进攻负碳离子进行的反应称为亲电反应。亲电反应也分为亲电取代反应和亲电加成反应。

第五节　有机化合物的分类

有机化合物数目繁多，为便于学习和研究，有必要对它们进行系统的分类。一般有按碳架分类和按官能团分类两种。

一、按碳架分类

根据碳原子结合而成的基本骨架不同，有机化合物被分为三大类。

1. 链状化合物　这类化合物分子中的碳和碳或碳和其他原子相互连接成链状。链状化合物的碳架可以是直链也可以带支链。因脂肪的分解产物脂肪酸具有链状结构，故链状化合物又称为脂肪族化合物。例如

$$CH_3-CH_2-CH_2-CH_2-CH_3 \qquad CH_3-\underset{\underset{CH_3}{|}}{CH}-CH_2OH$$

2. 环化合物　此类化合物的分子都是由碳原子互相结合组成的环状结构故称碳环化合物。它又可分为以下两类

（1）脂环族化合物：此类化合物可看作是由链状化合物的碳链两端闭合而成的一种环状化合物，是一类性质和脂肪族化合物相类似的碳环化合物。如

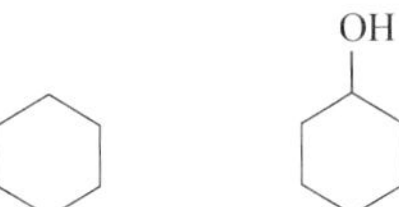

（2）芳香族化合物：是分子中含有苯环或稠苯体系的化合物。例如

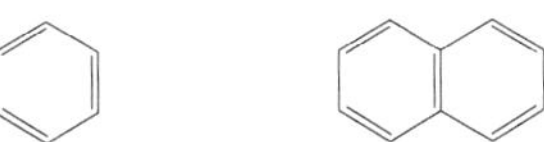

3. 杂环化合物　这类化合物是指成环的原子除了碳原子外还含有其他元素的原子如氧、硫或氮等原子。例如

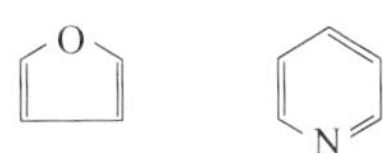

二、按官能团分类

在有机化合物中能决定某一类化合物性质的原子或原子团通常称为官能团（functional group）或功能基。例如 CH_3OH、C_2H_5OH 等醇类化合物中都含有羟基（—OH），羟基就是醇类化合物的官能团。由于它们含有相同的官能团，因此，醇类化合物有相似的化学性质。当然，这并不意味着官能团以外的分子其他部分，就不发生化学反应。在整个分子中，官能团与非官能团部分是互相联系、互相影响的。

有机化合物按官能团分类，便于认识含相同官能团的一类化合物的共性，可以起到举一反三的作用。本书就是按照官能团分类展现有机化学的基础内容。一些常见的官能团见表10-1。

表 10-1　有机化合物的主要官能团

化合物类别	官能团		实例
	基团结构	名称	
烷烃	无		CH_4
烯烃	$>C=C<$	碳碳双键	$CH_2=CH_2$
炔烃	$-C\equiv C-$	碳碳三键	$CH\equiv CH$
卤代烃	—X	卤素	CH_3CH_2Cl
醇和酚	—OH	羟基	CH_3OH
醚	C—O—C	醚键	$CH_3—O—CH_3$
醛	$-C(=O)H$	醛基	CH_3CHO
酮	$-\overset{\overset{}{}}{C}(=O)-$	羰基	$CH_3-C(=O)-CH_3$
羧酸	$-C(=O)OH$	羧基	CH_3COOH
胺	$-NH_2$	氨基	CH_3NH_2

习　　题

1.现代有机化合物和有机化学的含义是什么？

2.什么叫官能团？有哪些较重要的官能团？

3.指出下列化合物中哪几个是有机化合物？

A.CCl_4　　B.CH_3CH_2OH　　C.CH_2Cl_2　　D.CO_2　　E. Na_2CO_3　　F. CH_3NH_2

4.指出下列各化合物的分子结构中所含有官能团的名称：

（1）$CH_3—CH═CH—CH_3$

（2）$CH_3—CH_2—C(═O)H$

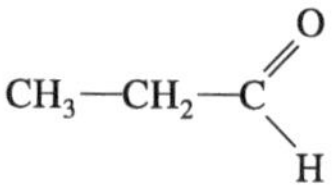

（3）$C_6H_5—C(═O)OH$

（4）$CH_3—CH(OH)—CH_3$

（5）（四氢呋喃环状结构）

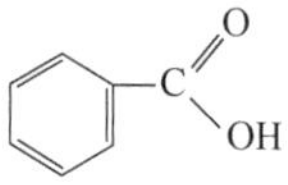

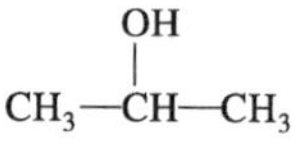

（6）（γ-丁内酯环状结构）

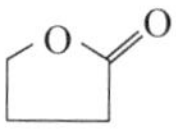

5.下列各组的概念有何区别？

（1）离子型反应与自由基型反应

（2）亲电反应与亲核反应

（周红兵）

第十一章　烃和卤代烃

由碳和氢两种元素组成的化合物称为烃（hydrocarbon）。人们常把烃类物质看作是有机化合物的“母体”，其他各类有机化合物从结构上说，都可以看作是由烃衍变而来的，可视为烃的衍生物（derivative）。如甲醇CH_3OH可视为甲烷CH_4分子中的一个H原子被羟基—OH取代的产物。

烃的种类很多，根据其结构和性质的不同，可以分为链烃和环烃两大类。

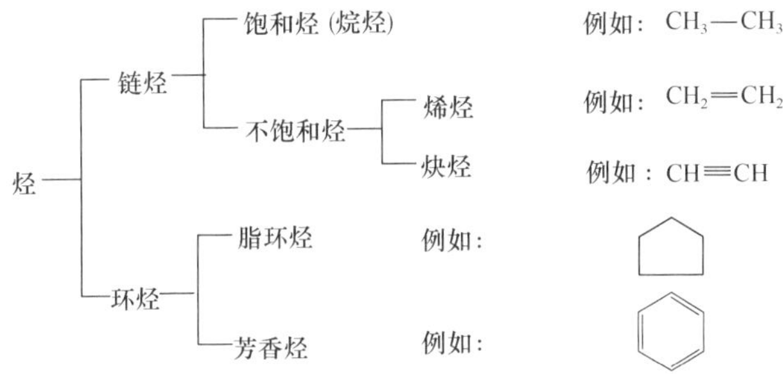

根据结构特征烃类分为链烃和环烃两大类。链烃又进一步分为饱和烃（saturated hydrocarbon）和不饱和烃（unsaturated hydrocarbon）。烷烃是饱和烃，烯烃和炔烃是不饱和烃。

烃是一类非常重要的有机化合物，广泛存在于自然界中，如石油和煤中就存有大量的烃类物质，可作为制备其他化工和医药产品的原料。

第一节　烷　　烃

一、烷烃的结构

烷烃中碳原子通常有链状和环状两种连接方式，习惯将前者称为烷烃，后者称为环烷烃。

烷烃（alkane）分子结构的特征是：分子中各原子之间都以单键（σ键）相连。由于烷烃中C—C键和C—H键都是σ键，电子云沿键轴近似于圆柱形对称分布，两个成键原子可以沿键轴“自由”旋转。

甲烷CH_4是最简单的烷烃分子。分子中的碳原子的轨道与4个H原子的轨道重叠形成4个C—H σ键，在空间呈正四面体排布，相互间距离最远，排斥力最小，能量最低，体系最稳定。

二、烷烃的通式和同系列

烷烃的分子组成可用通式C_nH_{2n+2}表示，即当碳原子的数目为n时，则氢原子的数目为$2n+2$。具有相同分子通式并且结构相似的一系列化合物称为同系列（homologous series）。同系列中的各化合物互称为同系物（homolog）。例如：CH_4、CH_3CH_3、$CH_3CH_2CH_3$都是烷烃的同系物。相邻两个同系物在组成上的不变差数CH_2称为同系差。

同系物的结构相似，化学性质也相近。因此，在每个同系列里只要深入了解少数几个化合物，就可推测其他同系物的结构和性质的规律性。

三、饱和碳原子的类型

烷烃中的碳原子按照与它直接连接的碳原子的数目不同，可分为伯、仲、叔、季碳原子。

伯碳原子（一级碳原子）：只与1个其他碳原子直接相连的碳原子，以1°表示。

仲碳原子（二级碳原子）：与2个其他碳原子直接相连的碳原子，以2°表示。

叔碳原子（三级碳原子）：与3个其他碳原子直接相连的碳原子，以3°表示。

季碳原子（四级碳原子）：与4个其他碳原子直接相连的碳原子，以4°表示。

例如

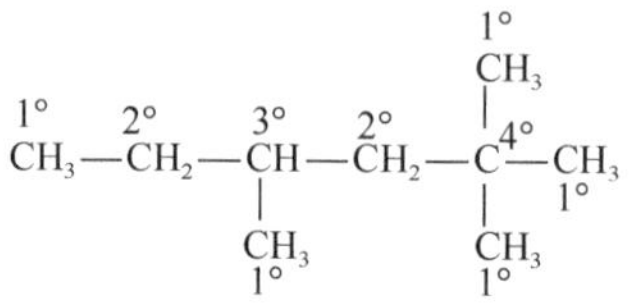

$$\overset{1°}{CH_3}-\overset{2°}{CH_2}-\overset{3°}{\underset{\underset{1°}{CH_3}}{\underset{|}{CH}}}-\overset{2°}{CH_2}-\overset{\overset{1°}{CH_3}}{\overset{|}{\underset{\underset{1°}{CH_3}}{\underset{|}{\overset{4°}{C}}}}}-\underset{1°}{CH_3}$$

伯、仲、叔碳原子上的氢原子分别称为伯氢原子、仲氢原子、叔氢原子。不同类型氢原子的相对反应活性各不相同。

四、烷烃的同分异构现象

具有相同的分子组成，而分子结构不同的现象称为同分异构现象。分子式相同，而结构式不同的化合物，彼此互称为同分异构体，简称异构体。

甲烷、乙烷和丙烷分子中的碳原子，只有一种连接的方式，所以无异构体。随着烷烃中碳原子数的增加，碳原子就可以有多种连接的方式。例如分子式为C_4H_{10}的丁烷就有两种不同的同分异构体。

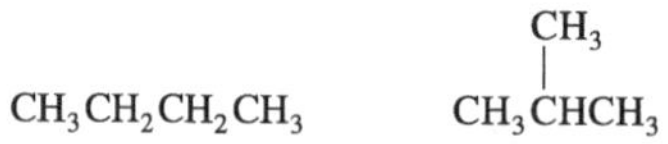

$$CH_3CH_2CH_2CH_3 \qquad CH_3\overset{\overset{CH_3}{|}}{C}HCH_3$$

我们把这种具有相同分子式，仅由于碳链结构不同产生的同分异构现象称为碳链异构。随着烷烃分子中碳原子数的增多，同分异构体的数目也随之增加。例如：己烷C_6H_{14}有5个异构体，庚烷C_7H_{16}有9个异构体，十二烷$C_{12}H_{26}$有355个异构体。

五、烷烃的命名

有机化合物常根据其来源、用途等原因而采用“俗名”，如酒精、柠檬酸、血红素、胆固醇等已为人们所熟悉。但有机化合物的结构复杂、数目庞大、种类繁多，要准确地反映出化合物的结构和名称的一致性，就必须制定一个共同遵循的命名原则。

烷烃的命名原则是各类有机化合物命名的基础。通常分为普通命名法（common nomenclature）和系统命名法（systematic nomenclature）。

（一）普通命名法

只适合结构简单的烷烃的命名。1～10个碳原子的直链烷烃，分别用甲、乙、丙、丁、戊、己、庚、辛、壬、癸表示碳原子的个数，再加上“烷”字，即为烷烃的普通命名。如C_3H_8（丙烷）。10个碳原子以上的烷烃用中文数字命名。如$C_{20}H_{42}$（二十烷）。

直链烷烃在名称前加一个“正”字，如$CH_3CH_2CH_2CH_3$的名称是正丁烷，但“正”字通常被省略，简称为丁烷。

烷烃异构体可用“正”“异”“新”字来区分。正表示直链烷烃；异表示碳链一端具有

$\underset{\displaystyle CH_3}{\underset{|}{CH_3CH}}$— 基团，此外再无其他支链的烷烃；新表示碳链一端具有 $CH_3-\overset{\displaystyle CH_3}{\overset{|}{\underset{\displaystyle CH_3}{\underset{|}{C}}}}-$ 基团，此外再无其他支链的烷烃。例如

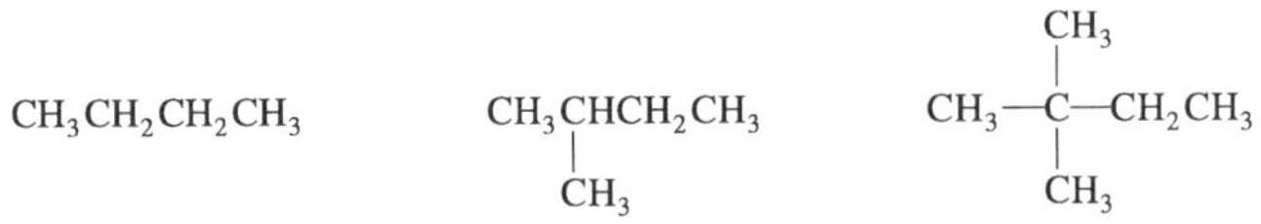

$CH_3CH_2CH_2CH_3$	$CH_3\underset{\displaystyle CH_3}{\underset{|}{CH}}CH_2CH_3$	$CH_3-\overset{\displaystyle CH_3}{\overset{|}{\underset{\displaystyle CH_3}{\underset{|}{C}}}}-CH_2CH_3$
(正)丁烷	异戊烷	新己烷

普通命名法只适用于一些直链或含碳原子数较少的烷烃异构体，对于结构比较复杂的烷烃，就必须采用系统命名法。

（二）系统命名法

有机化合物命名采用IUPAC有机物命名法。我国根据这个命名原则，结合汉字特点，制定出我国的有机化合物系统命名法。命名原则适用于各类有机化合物。系统命名时，主要是确定主链及取代基（支链或侧链）的位次、个数和名称。烷烃中的取代基是指各种烷基。烃分子中去掉一个氢原子后所剩下的基团称为烃基，用R— 表示。烷基是烷烃分子中去掉一个氢原子后所剩下的基团。命名烷基时，把相应的烷烃名称中的“烷”字改为“基”字即可。常见的烷基结构和名称如下

CH_4	甲烷	CH_3-	甲基	CH_3-CH_3	乙烷
CH_3CH_2-	乙基	$CH_3CH_2CH_3$	丙烷	$CH_3CH_2CH_2-$	丙基
$\underset{\displaystyle CH_3}{\underset{|}{CH_3CH}}-$	异丙基	$CH_3CH_2CH_2CH_3$	丁烷	$CH_3CH_2CH_2CH_2-$	正丁基
$CH_3-\overset{\displaystyle CH_3}{\overset{|}{\underset{\displaystyle CH_3}{\underset{|}{C}}}}-$	叔丁基				

烷烃系统命名法的主要原则如下：

（1）选主链：选择连续的最长碳链为主链，以此作为“母体烷烃”，并按主链所含碳原子数命名为某烷。当分子中有几种等长碳链可选择时，应选择含取代基多的最长碳链为主链。

（2）编号：从靠近取代基的一端开始，给主链上的碳原子用1、2、3依次编号，以确定取代基的位次，并尽量使各取代基的位次尽可能小。位次和取代基之间要用“-”连接起来。

（3）命名：若连有相同的取代基时，则合并取代基，并在取代基名称前用二、三、四……数字表明取代基的个数，表示各位次的阿拉伯数字之间用“,”隔开。如果含有几个不同的取代基时，应按“次序规则”，即按取代基名称的英文首字母顺序依次列出，若首字母相同，则依次往后进行比较。如几种常见烷基在系统中的先后次序为丁基（butyl）、乙基（ethyl）、甲基（methyl）、戊基（pentyl）、丙基（propyl）。例如

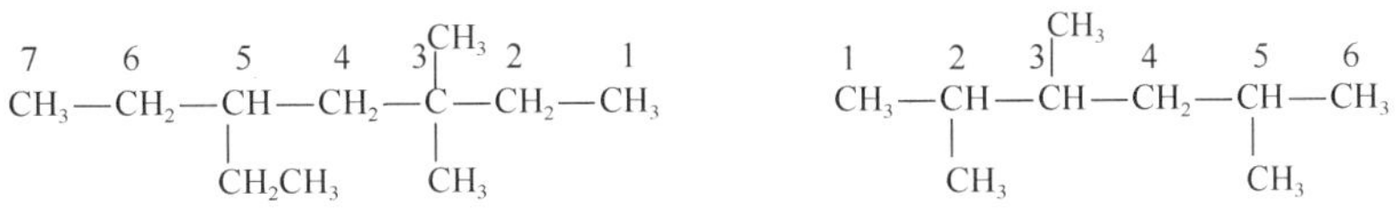

$$\overset{7}{C}H_3-\overset{6}{C}H_2-\underset{\displaystyle CH_2CH_3}{\underset{|}{\overset{5}{C}H}}-\overset{4}{C}H_2-\overset{\displaystyle CH_3}{\overset{3|}{\underset{\displaystyle CH_3}{\underset{|}{C}}}}-\overset{2}{C}H_2-\overset{1}{C}H_3$$

5-乙基-3,3-二甲基庚烷

$$\overset{1}{C}H_3-\underset{\displaystyle CH_3}{\underset{|}{\overset{2}{C}H}}-\overset{\displaystyle CH_3}{\overset{3|}{CH}}-\overset{4}{C}H_2-\underset{\displaystyle CH_3}{\underset{|}{\overset{5}{C}H}}-\overset{6}{C}H_3$$

2,3,5-三甲基己烷

六、烷烃的物理性质

有机化合物的物理性质一般是指物态、沸点、熔点、密度、溶解度、折光率等。烷烃同系物

的物理性质通常随碳原子数的增加而呈规律性的变化。在室温和常压下，正烷烃中C_1～C_4是气体，C_5～C_{16}是液体，C_{17}以上的高级正烷烃是固体。烷烃的熔、沸点随着碳原子数的增加而呈现出规律性的升高。但在同分异构体中，支链越多，沸点越低。烷烃是非极性或弱极性的化合物，根据“极性相似者相溶”的经验规律，烷烃易溶于非极性或极性较小的苯、四氯化碳、乙醚等有机溶剂，难溶于水和其他强极性溶剂。

七、烷烃的化学性质

1. 稳定性　烷烃分子中只存在牢固的碳-碳σ键和碳-氢σ键，所以烷烃具有高度的化学稳定性。在室温下，烷烃与强酸、强碱、强氧化剂、强还原剂一般都不发生化学反应。烷烃常用作溶剂和药物基质。烷烃在适宜的反应条件下，如高温、光照或过氧化物催化下，也能发生一些反应，主要有卤代反应。

2. 卤代反应　有机化合物分子中的某些原子或基团被另一原子或基团取代的化学反应称为取代反应（substitution reaction）。烷烃分子中的氢原子被卤素原子取代的反应称为卤代反应（halogenation reaction）。

甲烷和氯气的混合物在紫外光照射或加热至250～400℃的条件下，可剧烈地发生氯代反应，得到氯化氢和一氯甲烷、二氯甲烷、三氯甲烷（氯仿）及四氯甲烷（四氯化碳）的取代混合物

$$\underset{\text{甲烷}}{CH_4} \xrightarrow[\text{光照}]{Cl_2} \underset{\text{一氯甲烷}}{CH_3Cl} \xrightarrow[\text{光照}]{Cl_2} \underset{\text{二氯甲烷}}{CH_2Cl_2} \xrightarrow[\text{光照}]{Cl_2} \underset{\text{三氯甲烷}}{CHCl_3} \xrightarrow[\text{光照}]{Cl_2} \underset{\text{四氯化碳}}{CCl_4}$$

卤素与烷烃的反应活性顺序为：$F_2 > Cl_2 > Br_2 > I_2$，此反应顺序适用于卤素对大多数其他有机化合物的反应。甲烷的氟代反应十分剧烈，难以控制。碘最不活泼，碘代反应难以进行。因此卤代反应一般是指氯代反应和溴代反应。

第二节　环　烷　烃

分子中只有一个碳环结构的烷烃称为单环环烷烃，其分子通式为C_nH_{2n}，它比相应的烷烃少两个氢原子。

一、环烷烃的命名

环烷烃的命名与烷烃相似，只是在同数碳原子的链状烷烃的名称前加“环”字。环碳原子的编号，应使环上取代基的位次最小。例如

H_3C　CH_3

环己烷　　1,3-二甲基环戊烷

二、环烷烃的结构与稳定性

环烷烃的稳定性与其环的几何形状有关。环丙烷分子最不稳定，最容易发生开环反应。其次是环丁烷，也容易发生开环反应。一般五元环和六元环分子比较稳定，不发生开环反应。

环烷烃的稳定性的排列顺序是：环己烷＞环戊烷＞环丁烷＞环丙烷。

三、环烷烃的物理性质

环烷烃的物理性质与烷烃相似，环烷烃都不溶于水，溶于苯、四氯化碳等低极性的有机溶

剂。由于环烷烃分子中单键旋转受到一定的限制，分子运动幅度较小，并具有一定的对称性和刚性。因此，环烷烃的沸点、熔点和密度都比同碳原子数的烷烃高。

四、环烷烃的化学性质

五元环和六元环等较大环的环烷烃与链状烷烃的化学性质很相似，与强酸、强碱、强氧化剂（如$KMnO_4$）等试剂都不发生反应。在光照、高温或过氧化物存在下，也能发生像链状烷烃那样的取代反应。

由于环烷烃具有环状结构，所以还具有与链状烷烃不同的化学性质。五元以上的环烷烃较稳定，环丙烷和环丁烷不稳定，容易发生开环反应，生成链状化合物。

（一）催化加氢

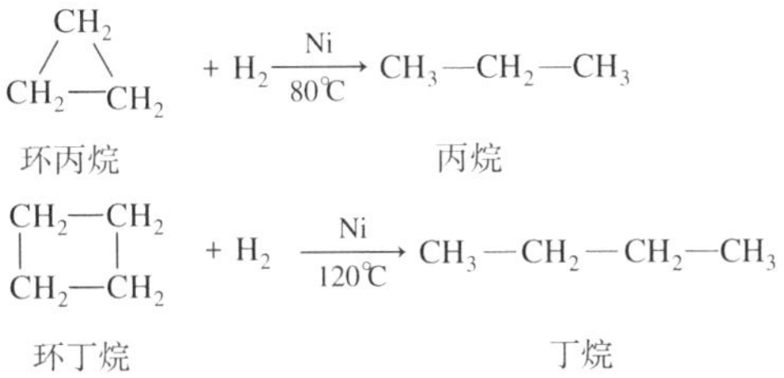

$$\text{环丙烷} + H_2 \xrightarrow[80℃]{Ni} CH_3-CH_2-CH_3 \ (\text{丙烷})$$

$$\text{环丁烷} + H_2 \xrightarrow[120℃]{Ni} CH_3-CH_2-CH_2-CH_3 \ (\text{丁烷})$$

从反应条件可以看出，四元环比三元环稳定，而环戊烷和环己烷通常不能发生催化加氢反应。

（二）与卤素、氢卤酸反应

环丙烷在常温下，能与卤素或氢卤酸发生开环反应，生成链状化合物。例如

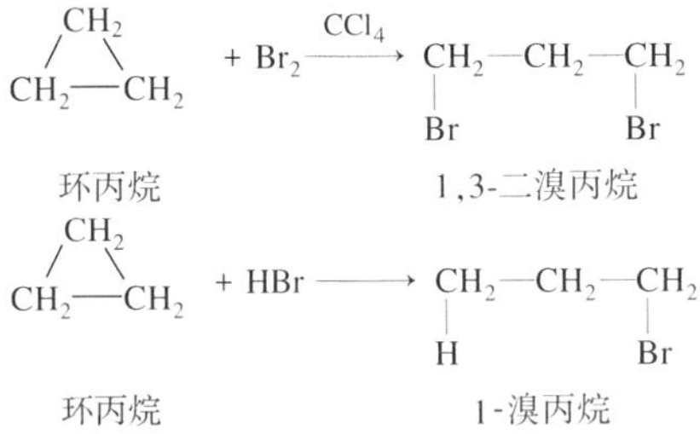

$$\text{环丙烷} + Br_2 \xrightarrow{CCl_4} \underset{Br}{CH_2}-CH_2-\underset{Br}{CH_2} \ (\text{1,3-二溴丙烷})$$

$$\text{环丙烷} + HBr \longrightarrow \underset{H}{CH_2}-CH_2-\underset{Br}{CH_2} \ (\text{1-溴丙烷})$$

环丁烷的反应活性比环丙烷略低，常温下环丁烷与卤素或氢卤酸不发生反应，在加热条件下才能发生反应。环戊烷、环己烷的化学性质与开链烷烃相似，环比较稳定，难发生开环反应。

第三节 烯 烃

一、烯烃的结构

烯烃（alkene）是分子中含有碳-碳双键的烃，烯烃的官能团是碳-碳双键（$>C=C<$）。含有一个双键的开链烯烃的通式为C_nH_{2n}，与环烷烃具有相同的通式，属于不饱和烃。

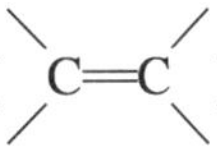

烯烃中碳碳双键是由一个σ键和一个π键构成的。由于π键电子云对称地分布于碳-碳σ键平面的上下。所以，以双键相连的两个碳原子不能自由地相对旋转，否则π键很容易破裂。最简单的烯烃是乙烯$CH_2=CH_2$，乙烯立体结构为平面三角形，键角接近120°，其结构如图11-1所示。

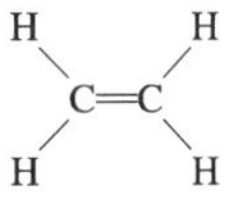

$$H_2C=CH_2$$

图11-1 乙烯分子的结构

二、烯烃的命名和异构现象

简单的烯烃常用普通命名法命名，例如

$$\underset{\text{乙烯}}{CH_2{=}CH_2} \qquad \underset{\text{丙烯}}{CH_3CH{=}CH_2}$$

烯烃的系统命名与烷烃相似，其命名原则为：

（1）选择含有双键在内的最长碳链为主链，按主链碳原子的数目命名为某烯。

（2）主链上碳原子的编号应从靠近双键一端开始，其次兼顾取代基具有最低位次。双键的位次以两个双键碳原子中编号较小的一个表示，把它写在母体名称之前，并用“-”隔开。当不可能发生误会时，也可以不注明位次。

（3）取代基的位次、数目、名称写在某烯的前面。取代基先后的处理同烷烃的命名原则相同。例如

$$\overset{4}{CH_3}-\underset{CH_3}{\overset{3}{C}H}-\underset{CH_2CH_3}{\overset{2}{C}}{=}\overset{1}{C}H_2 \qquad \overset{1}{CH_3}-\underset{CH_3}{\overset{2}{C}}{=}\overset{3}{C}H-\overset{4}{CH_3}$$

2-乙基-3-甲基-1-丁烯　　2-甲基-2-丁烯

烯烃基的命名与烷烃基一样，常见的烯烃基有：

$$\underset{\text{乙烯基}}{CH_2{=}CH-} \qquad \underset{\text{丙烯基}}{CH_3-CH{=}CH-} \qquad \underset{\text{烯丙基}}{CH_2{=}CH-CH_2-}$$

烯烃的同分异构现象较烷烃复杂，同数碳原子的烯烃与烷烃相比较，异构体的数目更多。由于烯烃存在碳碳双键，所以分子中双键位置的不同会产生不同的异构体，例如：丁烯有三个异构体。

$$\underset{(\text{I})}{CH_3CH_2CH{=}CH_2} \qquad \underset{(\text{II})}{CH_3CH{=}CHCH_3} \qquad \underset{(\text{III})}{CH_3-\underset{CH_3}{C}{=}CH_2}$$

（Ⅰ）与（Ⅱ）称为位置异构，（Ⅰ）、（Ⅱ）与（Ⅲ）之间互为碳链异构。

烯烃分子中除存在碳链异构和位置异构外，由于分子中存在着限制碳原子自由旋转的双键，故还存在顺反异构现象，将在第十五章详细讨论。

三、电子效应

有机化合物分子中，原子间的相互影响可以用电子效应（electronic effect）和立体效应（steric effect）来描述。电子效应是指由于分子中原子或基团之间的相互影响使分子中的电子云发生一定程度的改变，从而对物质性质产生的影响。立体效应是指分子的空间结构对物质性质所产生的影响。电子效应分为诱导效应（inductive effect）和共轭效应（conjugative effect）两种。

（一）诱导效应

在多原子分子中，一个键的极性将影响到分子的其他部分，使整个分子的电子云密度发生一定程度的改变。这种改变是由成键原子的电负性不同而引起的，并通过静电引力沿着碳链由近及远地依次传递，我们把这种因某一原子或基团的电负性而引起的电子云沿着分子链向某一方向移动的效应，称为诱导效应。

诱导效应用符号I表示，分为吸电子诱导效应（−I）和给电子诱导效应（+I）两种。

诱导效应的方向是以C—H键中的氢原子作为比较标准，有下列情况：

$$\begin{array}{ccc} -\overset{|}{\underset{|}{C}}\rightarrow X & -\overset{|}{\underset{|}{C}}-H & -\overset{|}{\underset{|}{C}}\leftarrow Y \\ -I\text{效应} & \text{比较标准} & +I\text{效应} \end{array}$$

X是一个电负性大于H的基团，当X取代H后C—X键的电子云移向X，与氢原子比较X具有吸电子性，X称为吸电子基团。由它引起的诱导效应称为吸电子诱导效应。相反，Y是一个电负性小于H的基团，C—Y键的电子云移向碳原子，与氢原子比较，Y具有给电子性，我们把它称为给电子基团。由它引起的诱导效应称为给电子诱导效应。诱导效应在X或Y的地方表现最强烈，并沿着分子链传递下去。例如：在1-氯丙烷分子中，由于氯原子的电负性较强，C—Cl键的电子云偏移而使C_1带有部分正电荷，C_1原子的正电荷又吸引C_1—C_2键的共用电子对，使C_2也带有少量的正电荷，这种影响依次传递下去，并逐渐减弱，一般到第三个原子以后，就可忽略不计了。

$$H\rightarrow \overset{H\ \delta^+}{\underset{H}{C_3}}\rightarrow \overset{H\ \delta^+}{\underset{H}{C_2}}\rightarrow \overset{H\ \delta^+}{\underset{H}{C_1}}\rightarrow Cl$$

1-氯丙烷

根据实验结果，一些取代基的电负性大小次序如下

—F＞—Cl＞—Br＞—I＞—OCH_3＞—C_6H_5＞—H＞—CH_3＞—C_2H_5＞—$CH(CH_3)_2$＞—$C(CH_3)_3$

位于H前面的是吸电子基团，位于H后面的是给电子基团。

诱导效应是一种静电作用，是分子本身固有的永久性效应，没有外电场影响时也存在，它不会使共用电子对完全转移到某个原子上，而只是使键的极性发生变化。

（二）共轭效应

在共轭体系内存在着共轭效应，共轭效应主要分为两种，即π-π共轭和p-π共轭。

1. π-π共轭　分子内具有单双键间隔排列的结构特征的化合物称为π-π共轭体系。形成共轭体系的原子必须在同一平面上，必须有可以实现平行重叠的p轨道，还要有一定数量的供成键用的p电子。如：1,3-丁二烯CH_2═CH—CH═CH_2等就是典型的π-π共轭分子。

共轭体系的特点：一是电子云趋于平均化，即键长趋于平均化；二是体系能量降低，稳定性明显增加。

由于共轭双键的存在，而使分子中的原子间发生相互影响，以致引起电子云平均化现象称为共轭效应（也称C效应）。

2. p-π共轭　有机化合物分子中1个原子的p轨道和1个π键被1个单键隔开，且p轨道与π轨道相互平行重叠而形成的体系称为p-π共轭体系。在p-π共轭体系中，电子云密度也出现平均化现象。一般在p轨道中有2个未共用的电子。例如：氯乙烯分子中就存在p-π共轭。

$$CH_2=CH-\ddot{\underset{..}{Cl}}:$$

氯乙烯

在氯乙烯分子中，氯原子以其孤对电子占据的p轨道与碳-碳π键平行重叠形成p-π共轭，共轭体系中电子云向双键方向转移，使分子中键长发生了平均化，碳-氯键键长缩短，氯与碳结合得比较牢固，使氯乙烯分子中氯原子活性降低。

共轭效应和诱导效应都是影响分子内电子云密度的一种电子效应。二者的不同处在于诱导效应是由于原子或基团的电负性不同引起的，这种影响可以沿着碳链传递并逐渐减弱，以致消失。所以，其作用是近程的；共轭效应是由于共轭体系的存在而引起的一种特殊的分子内原子间的相互影响，其影响可通过π电子的运动迅速地传递到整个共轭体系中，不因链的增长而减弱，因此共轭效应的影响是远程的。

四、烯烃的物理性质

在室温下，2～4个碳原子的烯烃为气体，5～18个碳原子的烯烃为液体，19个碳原子以上的烯烃为固体。烯烃的沸点和烷烃一样，随着碳原子数的增加而升高。直链烯烃的沸点比支链烯烃的沸点高。一般顺式异构体的沸点比反式高，熔点则比反式低。

五、烯烃的化学性质

烯烃的化学性质较烷烃活泼，易发生化学反应。这是由烯烃的结构特点所决定的。在烯烃分子的双键中，一个是σ键，一个是π键。由于π键电子云离原子核较远，受原子核的束缚力较弱，电子云流动性大，容易受到外电场影响而变形。因而π键没有σ键那样牢固，较易断裂。

（一）加成反应（addition reaction）

这类反应就是双键中π键断裂，双键碳原子上加上两个原子或基团，形成两个新的σ键，这是烯烃的主要反应。

1. 催化加氢

$$\underset{\text{丙烯}}{CH_3—CH═CH_2} + H_2 \xrightarrow{\text{催化剂}} \underset{\text{丙烷}}{CH_3—CH_2—CH_3}$$

烯烃与H_2必须在催化剂（Pt、Ni、Pd）的存在下才能发生反应。

2. 加卤素

$$CH_2═CH_2 + Br_2(CCl_4\text{溶液}) \longrightarrow \underset{\text{1,2-二溴乙烷}}{\underset{Br\quad\ Br}{CH_2—CH_2}}$$

烯烃与卤素（Cl_2、Br_2）的加成反应较易发生。当烯烃与溴的四氯化碳溶液作用时，溴的红棕色褪去。因为这个反应有明显的颜色变化，所以此反应常用作烯烃与烷烃的鉴别。

3. 加卤化氢 烯烃与卤化氢发生加成反应，生成卤代烷。

$$\underset{\text{乙烯}}{CH_2═CH_2} + HBr \longrightarrow \underset{\text{溴乙烷}}{CH_3—CH_2Br}$$

乙烯是一个对称分子，与HBr加成时，溴无论加到哪一个碳上，都生成相同的产物。当一个不对称烯烃（如丙烯）和卤化氢发生加成反应时，有可能形成两种不同的产物。

$$CH_3—CH═CH_2 + HBr \begin{cases} \longrightarrow CH_3—CH_2—CH_2Br & \text{1-溴丙烷} \\ \longrightarrow CH_3—\underset{Br}{CH}—CH_3 & \text{2-溴丙烷} \end{cases}$$

实验证明：主要产物是2-溴丙烷。

俄国化学家马尔科夫尼科夫（Markovnikov）总结了不对称烯烃和卤化氢发生加成反应的规律：HX与不对称烯烃加成时，HX中的氢主要加在含氢较多的双键碳原子上。这一选择性规律简称马氏规则。

（二）氧化反应

由于烯烃分子中存在双键，极易与氧化剂作用，π键被氧化而断裂。如果用碱性或中性高锰酸钾溶液和烯烃作用，可使烯烃氧化为邻二醇，则高锰酸钾溶液的紫红色褪去，生成褐色的二氧化锰沉淀。

$$3CH_2{=\!=}CH_2 + 2KMnO_4 + 4H_2O \longrightarrow 3\underset{\text{OH}}{\underset{|}{CH_2}}{-}\underset{\text{OH}}{\underset{|}{CH_2}} + 2KOH + 2MnO_2\downarrow$$

乙二醇

利用高锰酸钾的颜色变化，可检查分子中不饱和烃的存在。

六、二　烯　烃

二烯烃（diene）是含有两个双键的不饱和烃。开链二烯烃具有与单炔烃相同的通式C_nH_{2n-2}，二烯烃有三种类型：

1. 隔离二烯烃　双键被2个或2个以上的单键隔开，由于2个双键相隔较远，相互间影响很小，其性质与单烯烃相似。如：1,4-戊二烯$CH_2{=\!=}CH{-}CH_2{-}CH{=\!=}CH_2$。

2. 聚焦二烯烃　2个双键连在同一个碳原子上。这一类化合物制备困难，为数不多，其稳定性也较差。如：丙二烯$CH_2{=\!=}C{=\!=}CH_2$。

3. 共轭二烯烃　2个双键被1个单键隔开（共轭双键），如：1,3-丁二烯$CH_2{=\!=}CH{-}CH{=\!=}CH_2$。这类化合物的结构和性质有其特殊性，以下主要讨论共轭二烯烃的性质。

1,3-丁二烯$CH_2{=\!=}CH{-}CH{=\!=}CH_2$是二烯烃化合物中最简单、最重要的共轭二烯，它是一种典型的π-π共轭分子，电子云趋向于平均分布在整个体系中，而使单键和双键没有明显的区别。

共轭二烯烃的化学性质与烯烃相似，也可与卤素、卤化氢发生加成反应。但由于是共轭体系，又有它特有的性质。例如1,3-丁二烯与HBr的加成，就可以有1,2-加成和1,4-加成两种产物。

$$\underset{\text{1,3-丁二烯}}{CH_2{=\!=}CH{-}CH{=\!=}CH_2} + HBr \begin{cases} \xrightarrow{\text{1,2-加成}} CH_2{=\!=}CH{-}\underset{\text{Br}}{\underset{|}{CH}}{-}CH_3 & \text{3-溴-1-丁烯} \\ \xrightarrow{\text{1,4-加成}} \underset{\text{Br}}{\underset{|}{CH_2}}{-}CH{=\!=}CH{-}CH_3 & \text{1-溴-2-丁烯} \end{cases}$$

在一般情况下，1,4-加成产物常常是主产物。

第四节　炔　　烃

一、炔烃的结构

炔烃是含有碳碳三键的不饱和烃，它比相应的烯烃少两个氢原子。其通式与二烯烃相同，为C_nH_{2n-2}。炔烃的官能团是碳-碳三键（$-C\equiv C-$）。最简单的炔烃是乙炔，结构式为$H{-}C\equiv C{-}H$。乙炔分子中碳氢原子都分布在同一直线上，键角为180°。碳-碳三键中2个是π键，1个是σ键。

二、炔烃的异构现象和命名

炔烃由于三键的存在，与同数碳原子的烯烃相比异构体数目相对较少。炔烃与烯烃相似，由于碳链和三键位置不同，而具有碳链异构和位置异构。但不产生顺反异构现象。例如，丁炔只有下面两个位置异构体。

$$CH\equiv C{-}CH_2CH_3 \qquad CH_3{-}C\equiv C{-}CH_3$$

炔烃的系统命名原则与烯烃相似。选择含有碳碳三键在内的最长碳链为主链，编号应从靠近三键一端开始。例如

$$\underset{\text{2-丁炔}}{CH_3{-}C\equiv C{-}CH_3} \qquad \underset{\text{3-甲基-1-丁炔}}{CH\equiv C{-}\underset{CH_3}{\underset{|}{CH}}{-}CH_3}$$

三、炔烃的化学性质

炔烃的化学性质与烯烃相似，具有加成、氧化等不饱和烃的通性，但由于炔烃三键中有2个π键，使其化学性质与烯烃有一些区别，炔烃能发生一些烯烃不能发生的反应。

（一）加成反应

1. 催化加氢 在催化剂（Ni、Pt、Pd）条件下，炔烃可以发生加氢反应，通常反应不能停留在生成烯烃的一步，而是直接生成烷烃。即—C≡C—的2个π键先后断裂实现氢化。

$$\underset{\text{乙炔}}{CH{\equiv}CH} + H_2 \xrightarrow{Pt} \underset{\text{乙烯}}{CH_2{=}CH_2} \xrightarrow{H_2,\ Pt} \underset{\text{乙烷}}{CH_3{-}CH_3}$$

2. 加卤素 炔烃与烯烃一样，也可以和卤素发生加成反应，但炔烃的加成反应速率比烯烃略慢些。只要有足够量的卤素存在，可直接得到四取代烷烃的加成物。例如

$$CH{\equiv}CH + Br_2 \longrightarrow \underset{\text{1,2-二溴乙烯}}{\underset{Br\quad\ Br}{CH{=}CH}} \xrightarrow{Br_2} \underset{\text{1,1,2,2-四溴乙烷}}{CHBr_2{-}CHBr_2}$$

加成后，溴的红棕色褪去，此反应可用来鉴别炔烃和烷烃。

3. 加卤化氢 炔烃可与HX（HCl，HBr）加成，当第二步加成时遵守马氏规则。例如

$$\underset{\text{乙炔}}{CH{\equiv}CH} + HBr \longrightarrow \underset{\text{溴乙烯}}{CH_2{=}CH{-}Br} \xrightarrow{HBr} \underset{\text{1,1-二溴乙烷}}{CH_3{-}\underset{Br}{CH}{-}Br}$$

（二）氧化反应

炔烃氧化的情况与烯烃相似，被$KMnO_4$氧化时三键断裂，生成羧酸、二氧化碳等产物。同时$KMnO_4$溶液紫色褪去，这一反应可作为炔烃的鉴定。

（三）炔淦的生成

直接和三键碳原子相连的氢原子具有一定的活泼性，可被金属取代而生成炔烃的金属衍生物称为炔淦。

$$CH{\equiv}CH + Cu_2Cl_2(\text{氨溶液}) \longrightarrow \underset{\text{乙炔亚铜(红棕色)}}{Cu{-}C{\equiv}C{-}Cu\downarrow}$$

$$CH{\equiv}CH + AgNO_3(\text{氨溶液}) \longrightarrow \underset{\text{乙炔银(白色)}}{Ag{-}C{\equiv}C{-}Ag\downarrow}$$

具有R—C≡C—R′结构的炔烃，由于三键碳原子上没有氢存在，不能发生上述反应，故炔淦反应可用来鉴定乙炔和具有R—C≡CH结构的炔烃。

第五节 芳 香 烃

芳香烃（aromatic hydrocarbon）通常指含有苯环的碳氢化合物。芳香烃包括苯及其同系物和多环芳香烃两大类。苯是最简单、最重要的芳香烃，是芳香族化合物的母体。

最初从树脂和香精油等天然产物中取得一些具有芳香气味的物质，研究发现它们大多含有苯环结构。于是将此类化合物称为芳香族化合物。后来发现许多含有苯环结构的化合物并不是都有香味，甚至有的气味还很难闻。因此，“芳香”一词已失去原有的含义。现在认为芳香族化合物是

具有“芳香性”的化合物。所谓“芳香性”（aromaticity）是指化学性质上表现为高度不饱和性，但很稳定，易发生取代反应，难发生加成和氧化反应。

一、苯的结构

苯的分子式为C_6H_6，苯分子中所有的碳原子和氢原子都在同一平面上，6个碳原子正好形成正六边形，键角为120°，形成一个包含6个碳原子的闭合的π-π共轭体系，电子云密度完全平均化，环上没有单键和双键的区别，C—C键键长均为139pm。苯的结构如图11-2和图11-3所示。

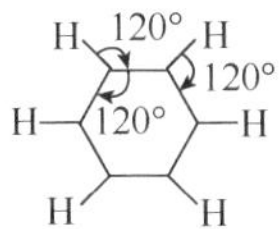

图11-2 苯分子中σ键

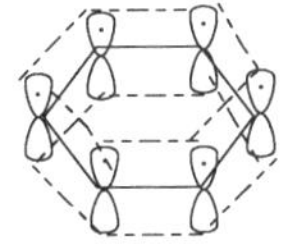

图11-3 苯分子中大π键

常见的苯的结构书写方式为⌬和⌬。

二、苯的同系物的命名

苯的同系物指苯分子中的氢原子被烃基取代的产物。

苯的同系物的命名原则如下：

（1）烷基苯命名时，多以苯环为母体，烷基为取代基，称为“某苯”。例如

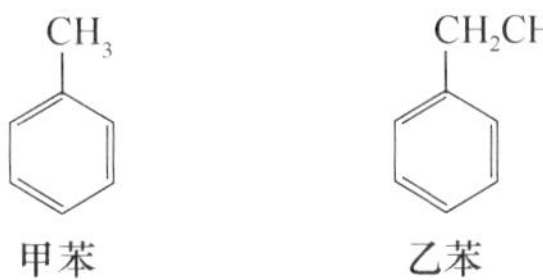

（2）如果苯环上连有两个取代基，命名时可用邻位或1,2-位、间位或1,3-位、对位或1,4-位表示取代基在苯环上的位置。例如：二甲苯有三种异构体。

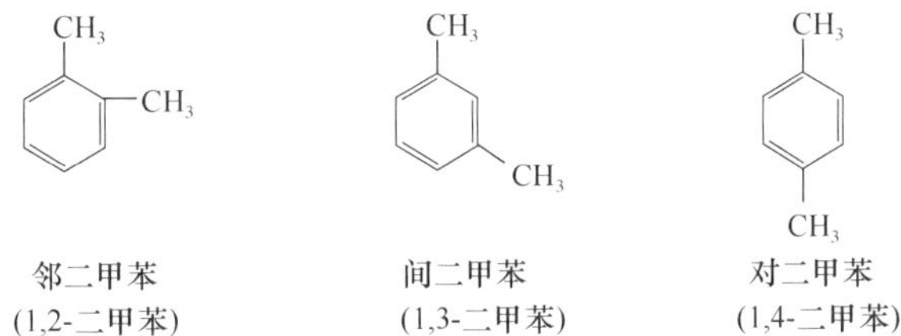

（3）若苯环上连接甲基和其他不同的烃基时，一般以甲苯为母体，其他烃基的排列顺序按“次序规则”。将甲基所连的碳原子定为1-位，将苯环碳位依次编号，并使各取代基具最小编号。将取代基的位次、数目和名称放于“苯”字之前。例如

CH_3

Cl

3-氯甲苯(间-氯甲苯)

芳香烃分子中去掉一个氢原子后所剩下的基团称为芳基，常用“Ar”来表示。例如

或 $C_6H_5—$ 　　 $—CH_2—$ 或 $C_6H_5—CH_2—$

苯基 　　 苯甲基(苄基)

三、苯及其同系物的物理性质

苯及其同系物一般为液体，具有特殊的气味。蒸气有毒，长期吸入它们的蒸气，会损害造血器官和神经系统。因此在操作时需采取防护措施。苯及其同系物都不溶于水，而易溶于乙醚等有机溶剂，它们是许多有机化合物的良好溶剂。

四、苯及其同系物的化学性质

苯环是一个非常稳定的体系，所以苯与烯烃性质有显著差别。苯及其同系物易发生取代反应，难发生加成反应和氧化反应。

（一）苯的亲电取代反应

苯最重要的反应是亲电取代反应。在反应中苯环上的H被—X、$—NO_2$、$—SO_3H$等原子或基团所取代。

1. 卤代反应　在铁或三卤化铁等催化剂存在下，苯环上的氢可被氯或溴取代生成氯苯或溴苯。

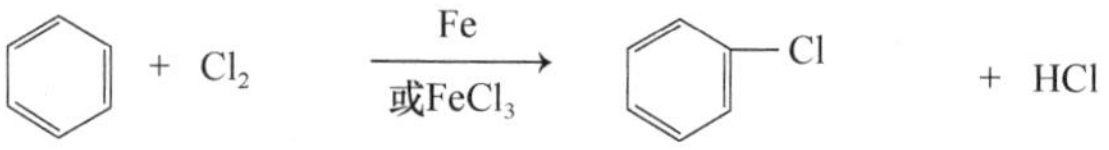

$$C_6H_6 + Cl_2 \xrightarrow[\text{或}FeCl_3]{Fe} C_6H_5Cl + HCl$$

氯苯

甲苯比苯易发生卤代反应，生成邻位和对位卤代产物的混合物。

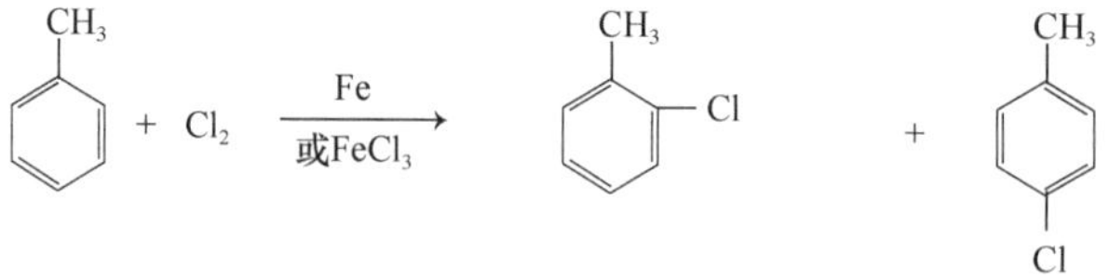

$$C_6H_5CH_3 + Cl_2 \xrightarrow[\text{或}FeCl_3]{Fe} o\text{-}ClC_6H_4CH_3 + p\text{-}ClC_6H_4CH_3$$

邻-氯甲苯　对-氯甲苯

2. 硝化反应　苯与浓硝酸和浓硫酸的混合物作用，生成硝基苯。

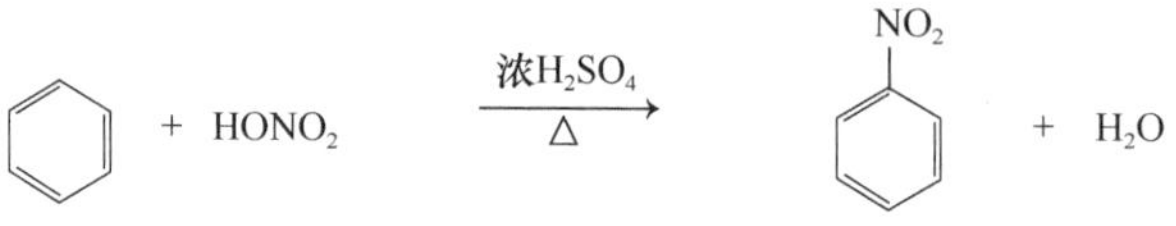

$$C_6H_6 + HONO_2 \xrightarrow[\Delta]{\text{浓}H_2SO_4} C_6H_5NO_2 + H_2O$$

硝基苯

在硝化反应中浓硫酸既是脱水剂，又是催化剂。

3. 磺化反应　苯与浓硫酸在加热条件下或与发烟硫酸作用时，苯环上的氢原子被磺酸基（$—SO_3H$）取代，生成苯磺酸。

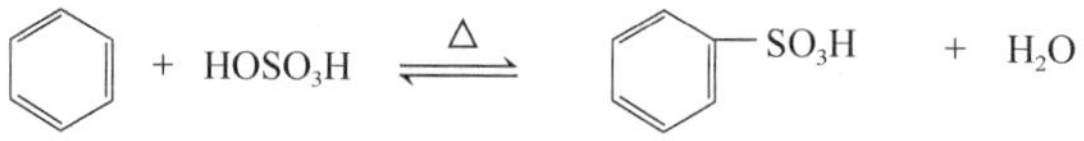

$$C_6H_6 + HOSO_3H \overset{\Delta}{\rightleftharpoons} C_6H_5SO_3H + H_2O$$

苯磺酸

（二）氧化反应

苯环结构相当稳定，一般很难被氧化剂氧化。但烷基苯在高锰酸钾或重铬酸钾的硫酸溶液作用下，则发生侧链氧化，并且不论侧链多长最终产物均为苯甲酸。若与苯环直接相连的α-碳原子上没有氢，则不能发生侧链氧化反应。例如

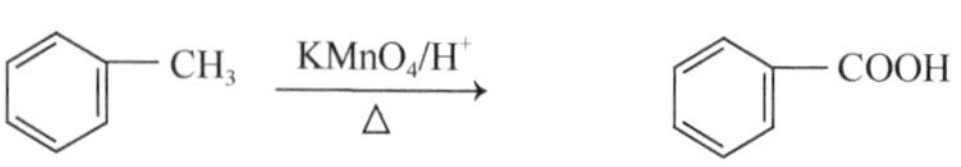

$$C_6H_5CH_3 \xrightarrow[\Delta]{KMnO_4/H^+} C_6H_5COOH$$

甲苯　苯甲酸

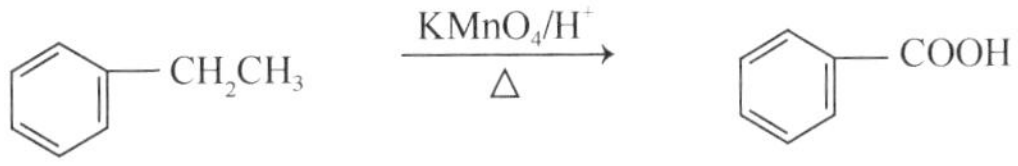

$$\text{C}_6\text{H}_5\text{CH}_2\text{CH}_3 \xrightarrow[\triangle]{KMnO_4/H^+} \text{C}_6\text{H}_5\text{COOH}$$

乙苯　　苯甲酸

$$\text{C}_6\text{H}_5\text{C}(CH_3)_3 \xrightarrow[\triangle]{KMnO_4/H^+} \text{不反应}$$

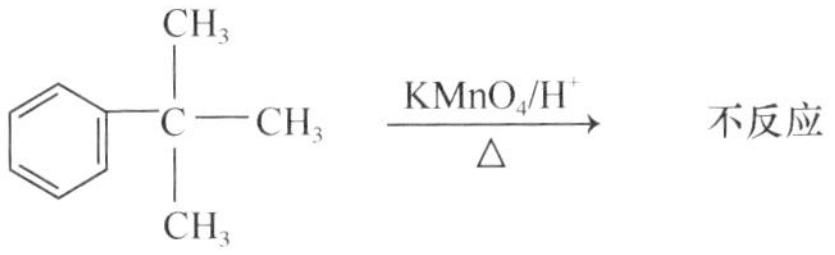

叔丁基苯

五、稠环芳香烃

稠环芳香烃是由2个或2个以上苯环共用两个邻位碳原子稠合而成的多环芳香烃。重要的有萘、蒽、菲等。

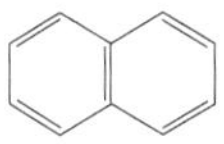

萘 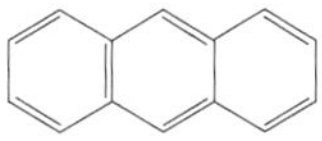　　蒽 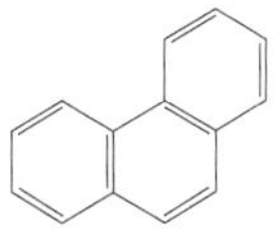　　菲

萘的分子式为$C_{10}H_8$，存在于煤焦油中，为无色结晶，熔点80.5℃，室温下即可升华。过去曾用作防蛀剂，因具有一定毒性，现已被樟脑丸所代替。萘是一种重要的化工原料。

蒽和菲的分子式均为$C_{14}H_{10}$，互为异构体，它们也存在于煤焦油中，而且都是无色结晶，能溶于苯中。

许多药物的结构中含有菲的骨架。例如甾族化合物分子中有一个完全氢化了的菲与环戊烷稠合的结构母体称为环戊烷并多氢菲。环戊烷并多氢菲的衍生物广泛存在于动植物体内，具有重要的生理作用。

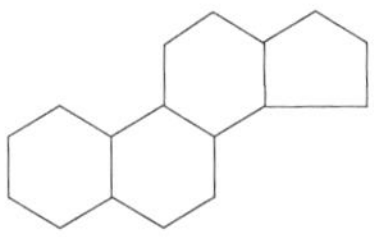

环戊烷并多氢菲

第六节　卤　代　烃

烃类分子中的1个或多个氢原子被卤素原子取代后生成的化合物，称为卤代烃（halohydrocarbon）。其结构通式为R—X。卤代烃中至少含有1个C—X键，卤原子可看作为卤代烃的官能团。

一、卤代烃的分类和命名

1. 分类　按卤原子的不同，卤代烃分为氟代烃、氯代烃、溴代烃和碘代烃。按烃基的不同，卤代烃分为卤代烷烃、卤代烯烃和卤代芳烃。例如

CH_3CH_2Br　　$CH_2{=}CH{-}Cl$　　$C_6H_5{-}I$

溴乙烷　　氯乙烯　　碘苯

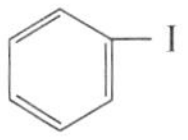

按卤原子连接饱和碳原子类型的不同，卤代烃分为伯卤代烃、仲卤代烃和叔卤代烃。

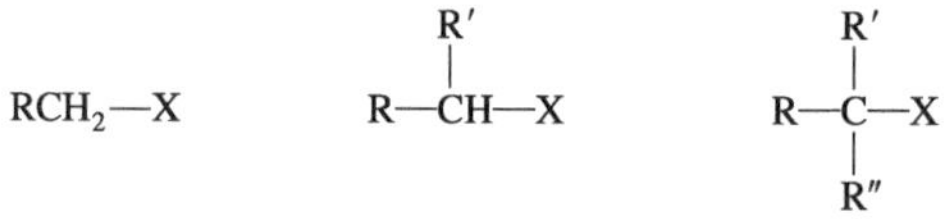

$$\underset{\text{伯卤代烃}}{RCH_2—X} \qquad \underset{\text{仲卤代烃}}{\begin{array}{c} R' \\ | \\ R—CH—X \end{array}} \qquad \underset{\text{叔卤代烃}}{\begin{array}{c} R' \\ | \\ R—C—X \\ | \\ R'' \end{array}}$$

另外，含一个或多个卤原子的卤代烃分别称为一卤代烃和多卤代烃。因一卤代烷较为重要，本节主要讨论一卤代烷的性质。

2. 命名 简单的卤代烃的命名，通常在相应烃的名称前加卤素名。例如

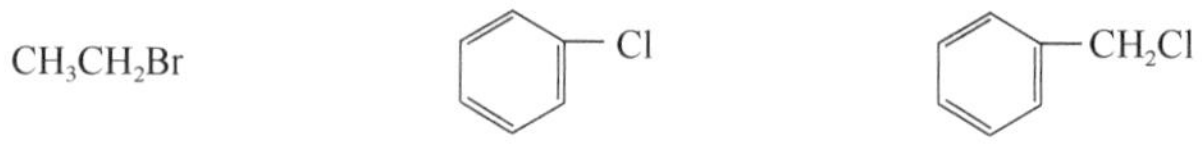

CH_3CH_2Br 溴乙烷　　C_6H_5—Cl 氯苯　　C_6H_5—CH_2Cl 氯化苄(苄基氯)

比较复杂的卤代烃一般用系统命名法。命名时，把连有卤原子的最长碳链作为主链，卤原子作为取代基，按照烷烃和烯烃的命名法编号，不同取代基按“次序规则”排列。例如

$$\underset{\text{2-甲基-1-氯丙烷}}{\begin{array}{c} CH_3—CH—CH_2Cl \\ | \\ CH_3 \end{array}} \qquad \underset{\text{3-溴丙烯}}{CH_2═CH—CH_2Br}$$

有些卤代烃用习惯名称。例如：三氯甲烷$CHCl_3$常称为氯仿。

二、卤代烃的物理性质

许多卤代烃具有强烈的气味。室温下，一卤代烃多为液体，少数低级卤代烷是气体如CH_3Cl，15个碳以上的卤代烷为固体。

卤代烃的密度一般比水大。卤代烃难溶于水，可溶于醇、乙醚和烃类等多种有机溶剂。许多有机物可溶于卤代烃，故氯仿、二氯甲烷等是常用的有机溶剂，可用于从水溶液中提取有机物。

三、卤代烃的化学性质

卤代烃中由于卤原子的电负性比碳原子大，因此$C^{\delta+}—X^{\delta-}$键具有极性，在一定条件下，C—X键易异裂，而发生一系列化学反应。因此，卤代烃的化学性质比较活泼。

1. 取代反应 卤代烷（haloalkane）能与许多试剂作用，分子中的卤原子被其他原子或基团所取代，生成各种产物。

卤代烷与氢氧化钠（或氢氧化钾）的水溶液共热，卤原子被羟基取代生成醇。此反应又称为卤代烷的水解，可用于制备醇类。

$$R—X \xrightarrow[\Delta]{NaOH/H_2O} ROH + NaX$$

2. 消除反应 卤代烷在氢氧化钾（钠）的乙醇溶液中加热，分子中脱去一分子卤化氢，生成烯烃。这种由分子中脱去1个小分子，如HX、H_2O等，生成不饱和结构的反应称为消除反应（elimination reaction）。

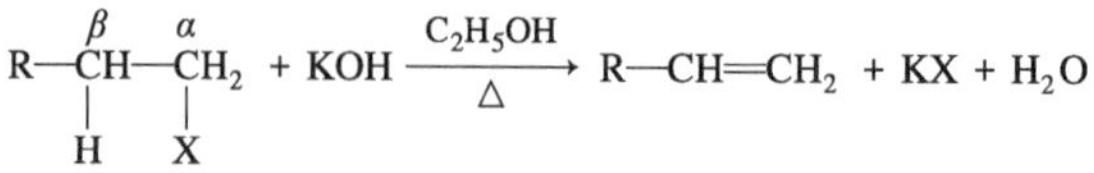

$$\begin{array}{c} \quad\ \beta \quad\ \ \alpha \\ R—CH—CH_2 \\ \quad\ | \qquad | \\ \quad\ H \qquad X \end{array} + KOH \xrightarrow[\Delta]{C_2H_5OH} R—CH═CH_2 + KX + H_2O$$

反应中，卤代烷除α-碳原子上脱去X外，还从β-碳原子上脱去1个氢原子，故又称β-消除反应。显然，在β-碳原子上必须有氢才可能起消除反应。仲卤代烷和叔卤代烷分别有2个或3个β-碳原子，消除反应可沿着2个或3个方向进行，有可能得到不同的烯烃。例如

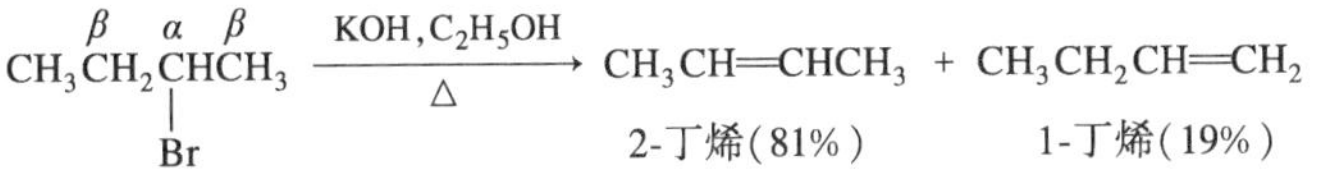

$$\underset{\beta}{CH_3}\underset{\alpha}{CH_2}\underset{\beta}{\underset{|}{C}HCH_3}\ (\text{Br 位于 }\alpha\text{-C}) \xrightarrow[\triangle]{KOH,C_2H_5OH} \underset{\text{2-丁烯(81\%)}}{CH_3CH{=}CHCH_3} + \underset{\text{1-丁烯(19\%)}}{CH_3CH_2CH{=}CH_2}$$

实验证明：消除反应的主要产物是C═C碳原子上连有最多烃基的烯烃，这一经验规律称为札依采夫（Saytzeff）规则。此规则说明，卤代烷脱卤化氢时，氢原子主要是从含氢较少的β-碳原子上脱去的，如上面反应中，主要产物是2-丁烯。它比同一反应中的另一烯烃双键碳原子上连的烃基多。

习　　题

1. 指出下面化合物中各碳原子是属于哪一类型（伯、仲、叔、季）碳原子：

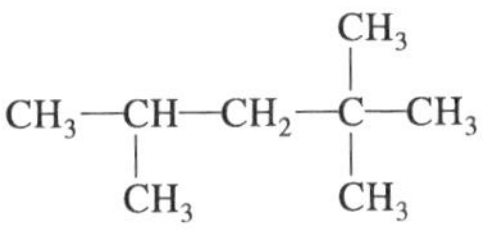

$$CH_3—\underset{CH_3}{\underset{|}{CH}}—CH_2—\overset{CH_3}{\overset{|}{\underset{CH_3}{\underset{|}{C}}}}—CH_3$$

2. 命名下列化合物：

（1）$CH_3—\underset{CH_3}{\underset{|}{CH}}—\underset{CH_2CH_3}{\underset{|}{CH}}—CH_3$　（2）$CH_3—CH{=}CH—\underset{CH_3}{\underset{|}{CH}}—CH_3$　（3）$CH_3CH_2\underset{CH_3}{\underset{|}{CH}}—C{\equiv}CH$

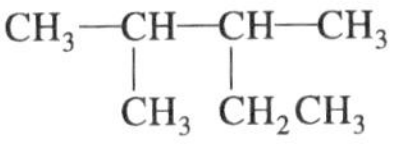

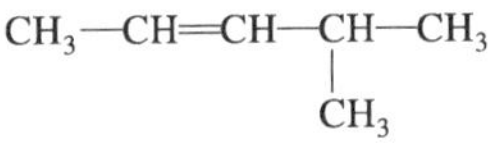

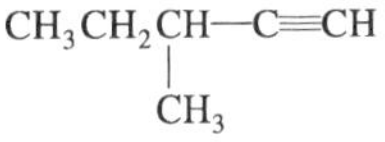

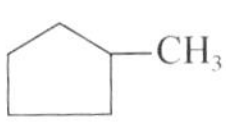

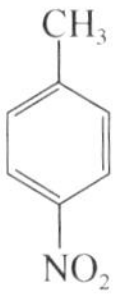

（4）（苯环对位分别连 CH_3 和 NO_2）　（5）（环戊基—CH_3）　（6）（苯基—$CH_2CH_2CH_3$）

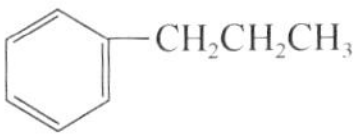

3. 写出下列化合物结构式：

（1）3-甲基-1-戊烯　（2）异戊烷　（3）2-硝基-4-氯甲苯

（4）乙苯　（5）二乙基乙炔　（6）2-甲基-1-丁烯-3-炔

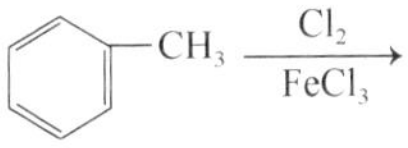

4. 完成下列化学反应：

（1）$CH_3CH_2\underset{CH_3}{\underset{|}{C}}{=}CH_2 + HBr \longrightarrow$　（2）$CH_3CH_2C{\equiv}CH \xrightarrow{AgNO_3(\text{氨溶液})}$

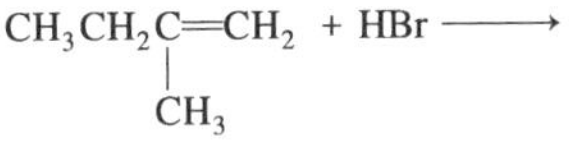

（3）（苯基—$CH_2CH_2CH_3$）$\xrightarrow{KMnO_4/H^+}$　（4）（苯基—CH_3）$\xrightarrow[FeCl_3]{Cl_2}$

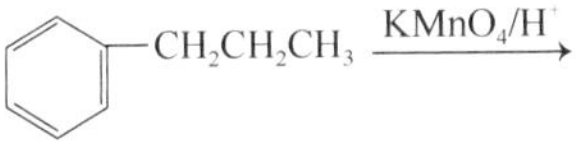

（5）$CH_3CH_2\underset{Cl}{\underset{|}{C}}HCH_3 \xrightarrow[\triangle]{NaOH/H_2O}$

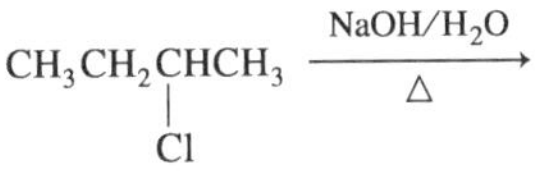

5. 用化学方法鉴别下列各组化合物：

（1）丙烷、丙烯和丙炔　（2）苯和甲苯

（3）1-戊炔、2-戊炔和戊烷　（4）环丙烷和丙烷

6. 分子式为C_4H_6的链状化合物A和B，A能使高锰酸钾溶液褪色，也能与硝酸银的氨溶液发生反应，B能使高锰酸钾溶液褪色，但不能与硝酸银的氨溶液发生反应，写出A和B可能的结构式。

7. 某化合物A分子式为C_9H_{12}，能被高锰酸钾氧化得到化合物B分子式为$C_8H_6O_4$。将A进行硝化，只得到2种一硝基化合物。试推出A、B的结构式。

（樊丽雅）

第十二章　醇、硫醇、酚和醚

醇（alcohol）是羟基与饱和碳原子直接相连的一类化合物；硫醇（thiol）可看作硫原子替代了醇分子中的氧原子的一类化合物；酚（phenol）是羟基与芳香环直接相连的一类化合物；醚（ether）是两个烃基通过氧原子连接起来的化合物。

醇、硫醇、酚和醚不仅是有机合成的重要原料和试剂，而且也是研究机体生化、生理、病理变化及药物作用的重要物质。

醇和酚在医药上可用作消毒剂或防腐剂；硫醇类化合物作为重金属中毒的解毒剂，在治疗疾病、调整物质代谢、保护酶系统等方面起着十分重要的作用；醚的化学性质稳定，常用作有机溶剂、冷冻剂。

第一节　醇

一、醇的结构、分类和命名

（一）醇的结构

醇的结构通式：R—OH。醇的官能团（—OH）称为醇羟基。醇类化合物的羟基总是与饱和碳原子直接相连。结构最简单的醇是甲醇（CH_3OH），甲醇的羟基与甲基直接相连，其次是乙醇（CH_3CH_2OH），它的羟基与乙基直接相连。

（二）醇的分类

醇的分类方法一般有三种。

（1）醇类可根据羟基所连的烃基结构不同，分为脂肪醇、脂环醇和芳香醇。例如

$CH_3—CH_2—OH$　　环己基—OH　　苯基—CH_2OH

乙醇（脂肪醇）　　环己醇（脂环醇）　　苯甲醇（芳香醇）

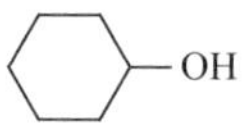

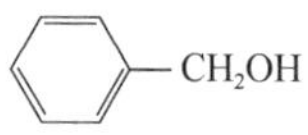

（2）根据醇中所含羟基数目的多少，又分为一元醇、二元醇和多元醇。含2个以上羟基的醇统称为多元醇。例如

$CH_3—OH$　　$CH_2(OH)—CH_2—CH_2(OH)$　　$CH_2(OH)—CH(OH)—CH_2(OH)$

一元醇　　二元醇 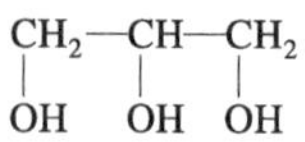　　多元醇

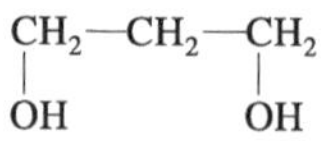

（3）根据羟基所连接的碳原子的类型不同，醇可分为伯醇、仲醇和叔醇。例如

$RCH_2—OH$　　$RR'CH—OH$　　$RR'R''C—OH$

伯醇　　仲醇 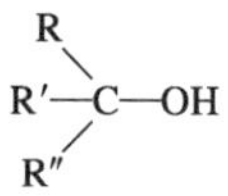　　叔醇

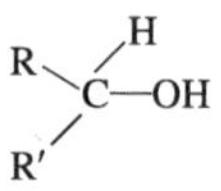

（三）醇的命名

1.普通命名法 普通命名法一般仅用于结构简单的醇类，即在“醇”前加上烃基名并省去“基”字。例如

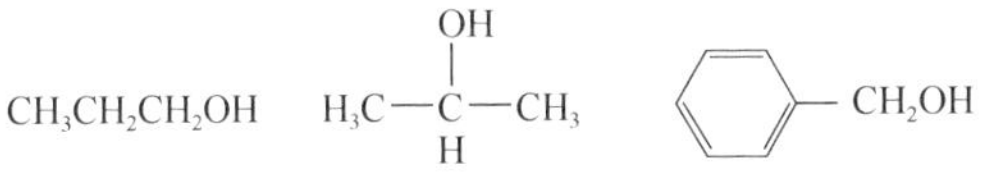

$CH_3CH_2CH_2OH$ 丙醇　　$H_3C-CH(OH)-CH_3$ 异丙醇　　$C_6H_5-CH_2OH$ 苯甲醇(苄醇)

2.系统命名法 对于结构复杂的醇则采用系统命名法，命名原则如下。

（1）选择含有羟基的最长碳链作为主链，按主链所含碳原子的数目称为某醇，从离羟基最近的一端将主链依次编号，在醇名前用阿拉伯数字标明羟基的位置，依次将其他取代基的位置、数目、名称写在羟基位置之前。

（2）脂环醇可按脂环烃基的名称后加“醇”来命名，从连接羟基的环碳原子开始编号，并使环上取代基的编号最小。

（3）不饱和醇的命名应选择包含羟基和不饱和键在内的最长碳链为主链。根据主链所含碳原子的数目称为某烯（炔）醇，在编号时应从靠近羟基的一端开始编号并标明不饱和键和羟基的位置。

（4）芳香醇命名时，则可将芳基作为取代基加以命名。

（5）多元醇的命名应尽可能选择含多个羟基在内的最长碳链作为主链，按羟基数目称为某二醇、某三醇，并在醇名前标明羟基位置。例如

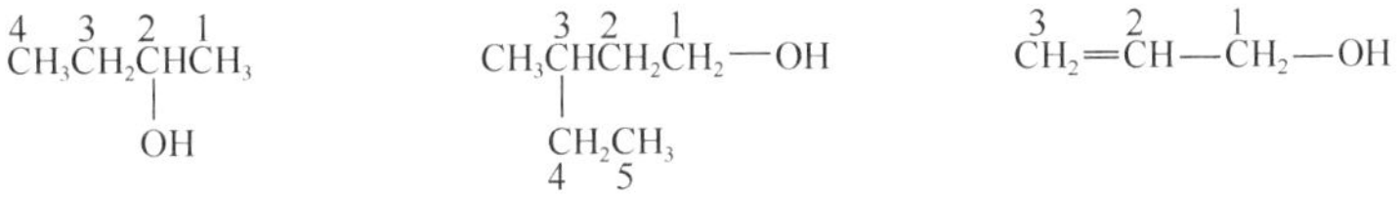

$\overset{4}{C}H_3\overset{3}{C}H_2\overset{2}{C}H(OH)\overset{1}{C}H_3$ 2-丁醇

$CH_3\overset{3}{C}H(\overset{4}{C}H_2\overset{5}{C}H_3)\overset{2}{C}H_2\overset{1}{C}H_2-OH$ 3-甲基-1-戊醇

$\overset{3}{C}H_2=\overset{2}{C}H-\overset{1}{C}H_2-OH$ 2-丙烯-1-醇

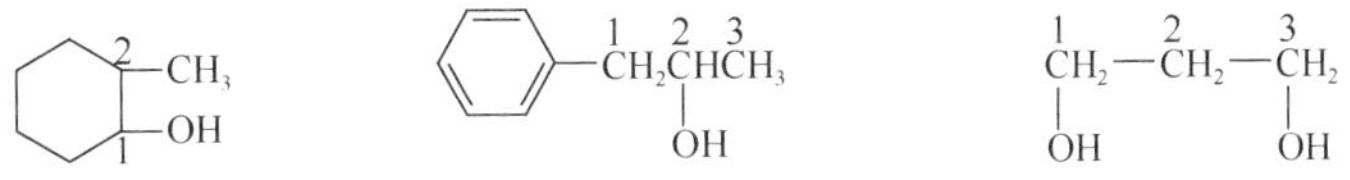

2-甲基环己醇

$C_6H_5-\overset{1}{C}H_2\overset{2}{C}H(OH)\overset{3}{C}H_3$ 1-苯基-2-丙醇

$\overset{1}{C}H_2(OH)-\overset{2}{C}H_2-\overset{3}{C}H_2(OH)$ 1,3-丙二醇

二、醇的物理性质及化学性质

C_1～C_4的低级饱和一元醇是无色易挥发的液体，有明显的酒味。C_5～C_{11}的醇为油状黏稠液体，C_{12}以上的高级醇则多为无臭无味的蜡状固体。

链状饱和一元醇的沸点通常与烷烃的变化规律相似，碳原子数目不同的醇，其沸点随碳原子数目增加而上升。碳原子数目相同的醇，支链越多沸点越低。但是醇的沸点比与它相对分子质量相近的烷烃高得多。例如甲醇（相对分子质量为32）的沸点为64.7℃，而乙烷（相对分子质量为30）的沸点为-88.6℃，这是因为醇分子中的氢氧键是极性很强的键，羟基上带有部分正电荷的氢原子，可以和另一个醇分子中带部分负电荷的氧原子相互吸引而形成氢键，从而使液态的醇形成较大的“缔合分子”。要使液态的醇变成单分子气态的醇，必须多提供一部分能量用以破坏氢键。因此，醇的沸点比与它相对分子质量相近的烷烃高很多。

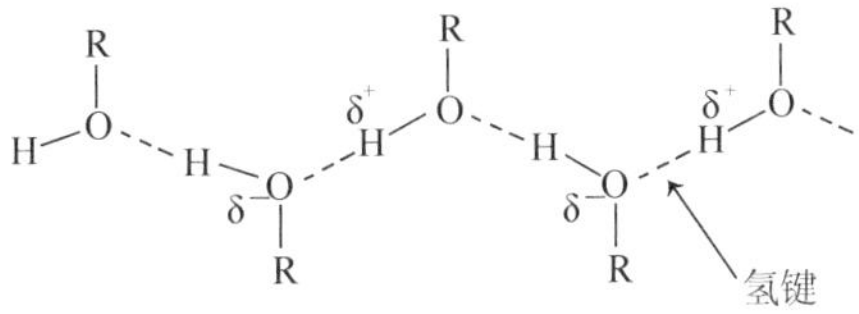

氢键

液态醇分子之间缔合的氢键

低级醇如甲醇、乙醇和丙醇，因烃基较小，醇与水间通过氢键的相互吸引，足以抵消醇分子间的吸引力而与水互溶。但随着烃基增大，醇在水中的溶解度显著下降，因此，高级醇不溶于水，而易溶于有机溶剂。

醇的化学性质是由其官能团羟基所决定。由于氧的电负性大于碳和氢，所以醇中 C—O 键和 O—H 键均为极性键。醇的化学反应多发生在这两个极性键上，一种是 C—O 键断裂，整个羟基被取代；另一种是 O—H 键断裂，羟基上的氢被取代。

$$R-\underset{H}{\overset{H}{\underset{|}{\overset{|}{C}}}}\,\vdots\,O\,\vdots\,H$$

醇发生化学反应的主要部分

（一）醇与金属钠的反应

醇与水一样含有羟基，羟基中的氢可被金属钠取代生成醇钠，同时放出氢气和一定的热量。

$$2R\text{-}OH + 2Na \longrightarrow 2R\text{-}ONa + H_2\uparrow$$

金属钠与水或甲醇的反应相当剧烈。随着醇中烷基碳原子数的增加，其与金属钠的反应剧烈程度逐渐减弱。例如金属钠与乙醇的反应速度是可控制的，而与正丁醇的反应则是相当缓慢的。这是因为醇羟基与斥电子的烃基相连，烃基的斥电子诱导效应使羟基中氧原子上的电子云密度增加，减弱了氧吸引氢氧间电子对的能力，即降低了氢氧键的极性，醇羟基中的氢不及水中的氢那样活泼，所以醇与金属钠反应的剧烈程度随之减弱。即醇的烃基越多，烃基的斥电子能力越强，醇羟基的氢原子的活泼性就越低，与金属钠的反应就越缓慢。3种不同结构的醇与钠反应速度顺序是：伯醇＞仲醇＞叔醇。

（二）醇与无机含氧酸的酯化反应

醇可与含氧无机酸（如硝酸、亚硝酸、硫酸等）脱水生成相应的无机酸酯。例如：甘油含有3个羟基，可与3分子硝酸反应生成甘油三硝酸酯（glyceryl trinitrate），临床上称为硝酸甘油。甘油三硝酸酯具有扩张血管的功能，在临床上可用作缓解心绞痛的药物。

$$\begin{array}{l}H_2C-OH\\ \quad|\\ HC-OH\\ \quad|\\ H_2C-OH\end{array} + 3HONO_2 \longrightarrow \begin{array}{l}H_2C-ONO_2\\ \quad|\\ HC-ONO_2\\ \quad|\\ H_2C-ONO_2\end{array} + 3H_2O$$

甘油　　　　　　　　甘油三硝酸酯

磷酸是三元酸，以磷酸酯的形式广泛存在于生物体内，具有重要的生物功能。例如细胞的重要成分如核酸、磷脂中都含有磷酸酯的结构；重要的供能物质三磷酸腺苷（简称ATP）中也含有磷酸酯结构。

（三）醇的脱水反应

醇在浓 H_2SO_4 催化加热条件下的脱水有2种方式。一种是分子内脱水生成烯烃；一种是分子间脱水生成醚。例如

$$\underset{H}{\underset{|}{H_2C}}-\underset{OH}{\underset{|}{CH_2}} \xrightarrow[\text{分子内脱水}]{\text{浓 }H_2SO_4,\ 170℃} \underset{\text{乙烯}}{CH_2=CH_2} + H_2O$$

$$2CH_3CH_2OH \xrightarrow[\text{分子间脱水}]{\text{浓 }H_2SO_4,\ 140℃} \underset{\text{乙醚}}{CH_3CH_2OCH_2CH_3} + H_2O$$

从上面的反应可以看出，反应条件对脱水的方式影响很大。在较高温度下，有利于分子内脱水；在较低温度下，有利于分子间脱水。醇分子内脱水生成烯烃的反应称为消除反应。脱水反应遵循札依切夫（Saytzeff）规律：羟基和含氢较少的 β 碳原子上的氢脱水，其双键总是在原来醇分子连有羟基的碳与相邻的连有较少“H”的碳之间。例如

$$\underset{\text{OH}}{\overset{\beta\quad\alpha\quad\beta}{CH_3CH_2CHCH_3}} \xrightarrow{-H_2O} \begin{cases} CH_3CH{=}CH{-}CH_3 & \text{2- 丁烯（主要产物）} \\ CH_3CH_2CH{=}CH_2 & \text{1- 丁烯（次要产物）} \end{cases}$$

伯、仲、叔3种类型醇的分子内脱水的难易是不同的，叔醇最易脱水，其次是仲醇，伯醇最难脱水。

叔醇　　仲醇　　伯醇 ⟹

醇脱水由易到难的次序

醇分子内脱水也常发生在人体的代谢过程中，某些含羟基的化合物在酶的催化下也会脱水形成含有双键的化合物。

（四）醇的氧化反应

有机反应中，通常把脱去氢原子或加上氧原子的反应称为氧化反应（oxidation reaction），把加上氢原子或脱去氧原子的反应称为还原反应（reduction reaction）。

醇类化合物的氧化实质上是从分子中脱去两个氢原子，其中一个是羟基上的氢，另一个是与羟基相连碳上的氢（α-H）。由于叔醇没有α-H，一般不能被氧化。醇的氧化产物取决于其类型和反应条件。

伯醇氧化生成醛，醛继续氧化生成羧酸。例如

$$\underset{\text{乙醇}}{CH_3CH_2OH} \xrightarrow{[O]} \underset{\text{乙醛}}{CH_3CHO} \xrightarrow{[O]} \underset{\text{乙酸}}{CH_3COOH}$$

仲醇氧化生成酮，通常酮不会被继续氧化。

$$\underset{\text{2-丙醇}}{CH_3\overset{OH}{\overset{|}{C}}(H)CH_3} \xrightarrow{[O]} \underset{\text{丙酮}}{H_3C{-}\overset{O}{\overset{\|}{C}}{-}CH_3}$$

[O]代表氧化剂，常用的氧化剂有$KMnO_4$或$K_2Cr_2O_7$的硫酸溶液。

伯、仲醇能够和高锰酸钾反应，从而使高锰酸钾紫色褪去。叔醇不能被氧化。利用此实验现象可区别伯醇、仲醇和叔醇。

酒中的乙醇与铬酸试剂反应，将会使原来橙色的试剂转变为绿色。这一性质是使用呼吸分析仪检查汽车驾驶员是否酒后驾车的理论依据。

在人体内，某些含有羟基的化合物在酶的催化下也能脱氢氧化形成含羰基的化合物，称为生物氧化。例如：乙醇在肝内通过酶的催化作用氧化成为可被细胞利用的乙酸，但肝不能转化过量的乙醇，因此饮酒过量时大量的乙醇会在血液中循环，最终引起醇中毒。

（五）邻二醇与 $Cu(OH)_2$ 的反应

具有两个相邻羟基的多元醇（如乙二醇、甘油等）与新配制的$Cu(OH)_2$($CuSO_4$+NaOH)反应，可使其沉淀溶解形成深蓝色的溶液。因此可用此反应鉴别含有两个相邻羟基的多元醇。例如：

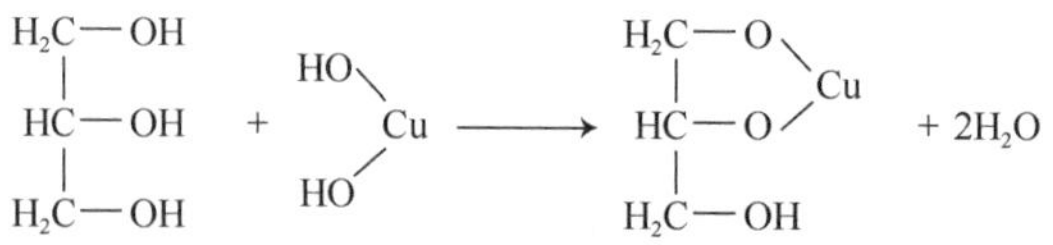

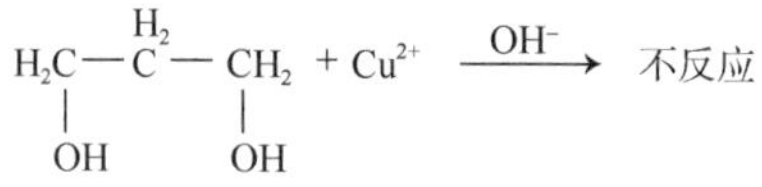

$$\begin{array}{l} H_2C-OH \\ \quad | \\ HC-OH \\ \quad | \\ H_2C-OH \end{array} + \begin{array}{l} HO \\ \quad \diagdown \\ \quad\quad Cu \\ \quad \diagup \\ HO \end{array} \longrightarrow \begin{array}{l} H_2C-O \\ \quad | \qquad \diagdown Cu \\ HC-O \diagup \\ \quad | \\ H_2C-OH \end{array} + 2H_2O$$

$$\underset{\displaystyle OH}{\underset{|}{H_2C}}-\overset{\displaystyle H_2}{C}-\underset{\displaystyle OH}{\underset{|}{CH_2}} + Cu^{2+} \xrightarrow{OH^-} \text{不反应}$$

三、重要的醇

（一）甲醇（CH_3—OH）

甲醇最初是从木材干馏分离制得，所以甲醇俗称木精或木醇。甲醇为无色透明液体，沸点64.7℃，能与水或大多数有机溶剂混溶。甲醇有酒的气味，但毒性很强，误服少量（10 ml）即可失明，服用多量可致死，故不可内服。

（二）乙醇（CH_3CH_2OH）

乙醇是酒的主要成分，俗名酒精。乙醇为无色透明液体，沸点78.3℃，比水轻，能与水混溶，毒性小。

乙醇的用途很广。因为它可以破坏细菌的细胞壁并使其蛋白质变性，所以临床上常用75%乙醇溶液作外用消毒剂。乙醇还常用作溶剂，用来溶解某些难溶于水的物质。在药剂上将生药和化学药品用不同浓度的乙醇浸出或溶解制成的液体称为酊剂，如碘酊（俗称碘酒）就是将碘和碘化钾（作助溶剂）溶于乙醇而成。如将易挥发药物溶于乙醇则称醑剂，如薄荷醑等。乙醇也用于制取中草药浸膏和提取其中的有效成分。

工业上使用的乙醇按规定添加了少量甲醇，成为变性酒精，这种酒精不可饮用。

在人体内，乙醇可被乙醇脱氢酶氧化成乙醛，后者又可被乙醛脱氢酶氧化成乙酸。乙醛具有扩张人体血管的作用，当其在体内潴留时，可引起人脸红和醉酒。适量饮酒对人体有利，但长期、过度饮酒者会引起机体某些代谢障碍，导致脂肪、游离脂肪酸等增加，可造成脂肪肝，最后导致肝纤维化和肝硬化。在脂肪肝的早期经戒酒和治疗，可使脂肪肝逐渐消除。

（三）丙三醇

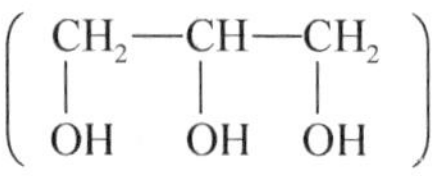

$$\left(\begin{array}{ccc} CH_2- & CH- & CH_2 \\ | & | & | \\ OH & OH & OH \end{array}\right)$$

丙三醇

丙三醇俗称甘油，是无色黏稠带有甜味的液体，能与水以任意比例混溶。它可以用来润泽皮肤，但由于其吸湿性很强，对皮肤有刺激作用，故使用时需要先用水稀释。甘油在药剂上可用作溶剂，如酚甘油、碘甘油等。临床上常用甘油栓或50%的甘油溶液灌肠以治疗便秘。

（四）苯甲醇

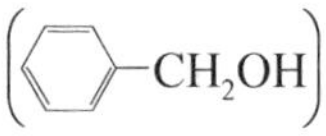

$$\left(C_6H_5-CH_2OH\right)$$

苯甲醇

苯甲醇又称苄醇，是最简单的芳香醇。为无色液体，沸点为205.2℃，具有芳香气味，能溶于水，极易溶于乙醇、甲醇等有机溶剂。苯甲醇具有微弱的麻醉和防腐作用。含有苯甲醇的注射用水一般称为无痛水。目前医疗上使用的青霉素稀释液就是2%苯甲醇的灭菌溶液，其可减轻注射该药时的疼痛。10%的苯甲醇软膏或其他洗剂为局部止痒剂。

第二节　硫　醇

硫和氧在周期表的同一主族内。醇分子中的氧原子被硫原子取代所形成的化合物称为硫醇。

一、硫醇的结构和命名

硫醇的结构通式：R—SH，硫醇的官能团（—SH）称为巯基。

硫醇的命名与醇相似，在相应的醇名称中加上“硫”字即可。例如

$CH_3CH_2CH_2SH$ 丙硫醇　　$HSCH_2CH_2SH$ 乙二硫醇

二、硫醇的物理性质

硫醇大多易挥发，且具有特殊臭味，即使量很少，气味也很明显。所以人们在燃气中常加入少量叔丁硫醇，一旦漏气，就可产生自动报警的效果。

因硫原子电负性比氧小，硫醇与水分子间形成氢键以及硫醇分子间形成氢键的能力都比醇弱，故硫醇难溶于水，其沸点也较同碳原子数的醇低。

三、硫醇的化学性质

（一）硫醇的弱酸性

硫醇的化学性质和醇不同的方面是硫醇的酸性较相应的醇强。硫醇难溶于水，但能和氢氧化钠作用生成溶于水的盐。例如

$$CH_3CH_2SH + NaOH \rightleftharpoons CH_3CH_2SNa + H_2O$$

（二）硫醇与重金属作用

硫醇可与重金属离子汞、银、铅等生成不溶于水的硫醇盐，在临床上把有些硫醇作为重金属中毒的解毒剂。例如

$$\begin{array}{l} H_2C-SH \\ \quad | \\ HC-SH \\ \quad | \\ H_2C-OH \end{array} \xrightarrow{Hg^{2+}} \begin{array}{l} H_2C-S \\ \quad | \qquad \rangle Hg \\ HC-S \\ \quad | \\ H_2C-OH \end{array}$$

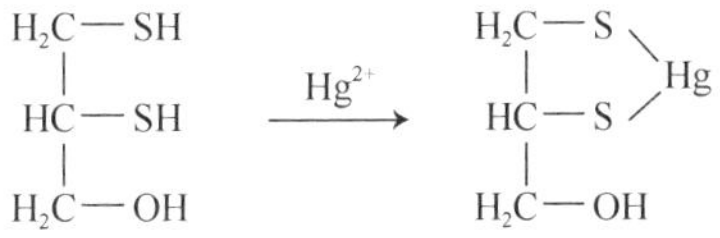

许多重金属盐之所以能引起人、畜中毒，就是由于这些重金属离子能与体内许多酶（如琥珀酸脱氢酶、乳酸脱氢酶等）上的巯基结合，使酶变性失活而丧失正常的生理功能所致。医药上利用硫醇与重金属离子生成稳定盐的性质，将一些硫醇类化合物作为重金属中毒的解毒剂。例如

$$\begin{array}{ccc} & H & \\ H_2C- & C & -CH_2 \\ | & | & | \\ SH & SH & OH \end{array} \qquad \begin{array}{c} NaOOC-CH-CH-COONa \\ \quad\ |\qquad\ | \\ \quad SH\quad SH \end{array} \qquad \begin{array}{ccc} & H & \\ H_2C- & C & -CH_2 \\ | & | & | \\ SH & SH & SO_3Na \end{array}$$

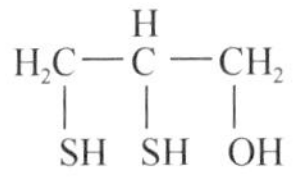

二巯基丙醇（BAL） 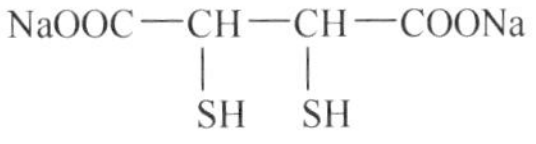　　二巯基丙磺酸钠 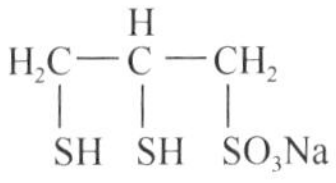　　二巯基丁二酸钠

这些解毒剂不仅能与进入体内的重金属离子结合成不易解离的无毒配合物，由尿排出体外而不再与酶的巯基反应，而且还能夺取已经与酶结合的重金属离子，使酶的活性恢复，从而达到解毒的目的。但若酶的巯基与重金属离子结合过久，酶已失去活性则难以恢复，故重金属中毒需尽早用药抢救。

（三）硫醇的氧化反应

硫醇很容易被氧化生成二硫化物。二硫化物分子中的“—S—S—”化学键称为二硫键（disulfide bond）。二硫化物在一定条件下又可还原为硫醇。这是一个可逆反应。

$$\underset{\text{硫醇}}{2R{-}SH} \underset{+[H]}{\overset{-[H]}{\rightleftharpoons}} \underset{\text{二硫化物}}{R\text{-}S\text{-}S\text{-}R}$$

在生物体内，巯基与二硫键之间的氧化还原反应是非常重要的生理过程。大多数多肽和蛋白质含有能形成二硫键桥的游离巯基—SH，它们都是以形成二硫键将肽链连接起来，这样有利于稳定蛋白质的三维结构。

第三节　酚

一、酚的结构、分类和命名

酚的通式：Ar—OH，酚的官能团（—OH）称为酚羟基。苯酚（C_6H_5OH）是结构最简单的酚。

酚常根据分子中所含羟基的数目分为一元酚、二元酚和多元酚。含有2个以上酚羟基的酚统称为多元酚。

对于只有1个取代基和1个酚羟基的酚，通常以苯酚作为母体命名，用邻、间、对等字标明取代基的位置。例如

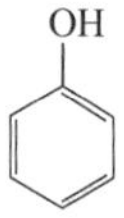

苯酚 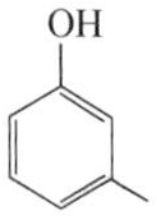　　间甲基苯酚 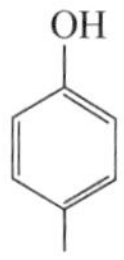　　对甲基苯酚 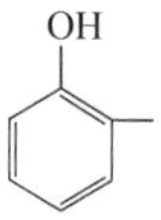　　邻甲基苯酚

对于结构较复杂的酚，可用阿拉伯数字标出取代基的位置，有的也将酚羟基作为取代基命名，例如

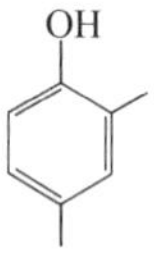

2,4-二甲基苯酚 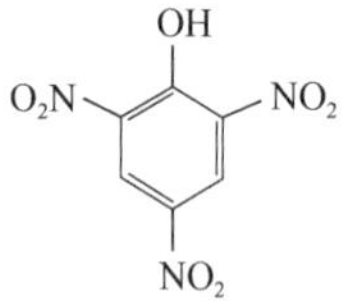　　2,4,6-三硝基苯酚（苦味酸）　　邻羟基苯甲酸（水杨酸）

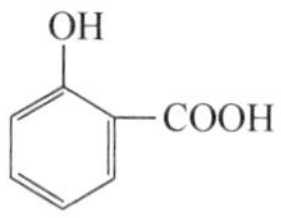

二、酚的物理性质

酚类化合物室温下大多数为结晶性固体，少数烷基酚（如甲酚）为高沸点的液体，并且沸点高于分子质量相近的芳香烃。酚类化合物在水中有一定溶解度，并且随着分子中羟基数目增多，溶解度不断增大。酚类化合物一般可溶于乙醇、乙醚和苯等有机溶剂。

三、酚的化学性质

由于酚类的羟基与苯环直接相连，因此酚类化合物有许多化学性质不同于醇。例如苯酚具有弱酸性，容易发生卤代、硝化等亲电取代反应。

（一）酚的弱酸性

酚类化合物一般显弱酸性，能与氢氧化钠作用生成易溶于水的酚钠。例如

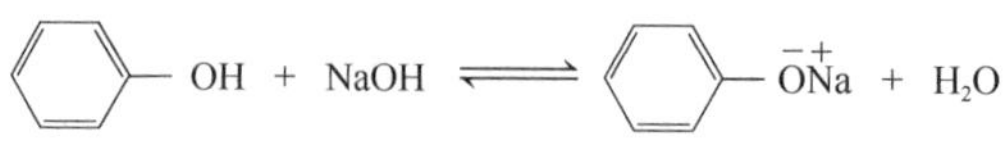

$$C_6H_5OH + NaOH \rightleftharpoons C_6H_5O^-Na^+ + H_2O$$

（略溶于水）　　（溶于水）

苯酚的酸性（pK_a=9.89）比碳酸（pK_a=6.35）酸性弱。因此，苯酚只能和强碱成盐，而不能和碳酸氢钠作用。所以，苯酚不溶于碳酸氢钠溶液。向苯酚钠溶液中通入CO_2，可游离出苯酚，

利用这一特性可进行酚的分离提纯。

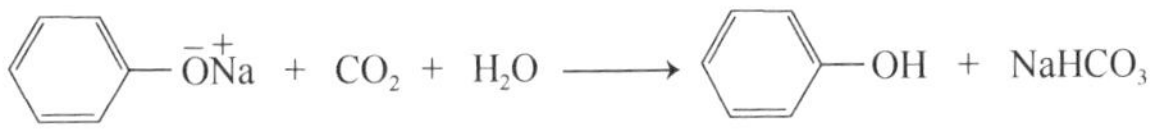

$$C_6H_5O^-Na^+ + CO_2 + H_2O \longrightarrow C_6H_5OH + NaHCO_3$$

（二）苯环上的亲电取代反应

酚羟基使苯环大大活化，在邻、对位上容易发生卤代、硝化等亲电取代反应。

1. 卤代反应　酚极易发生卤代反应。苯酚水溶液与溴水可立即作用，生成2,4,6-三溴苯酚的白色沉淀。

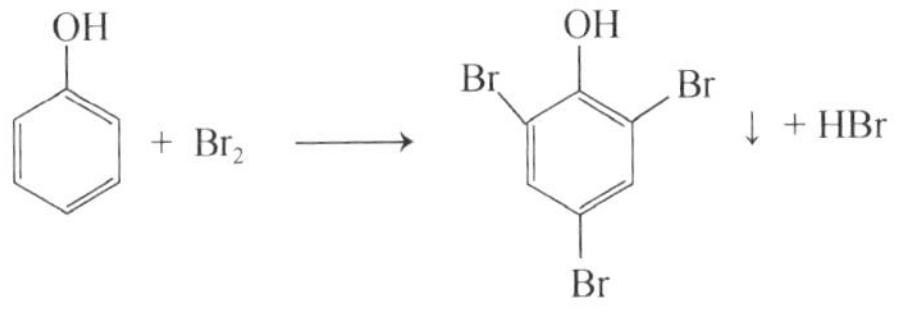

$$C_6H_5OH + Br_2 \longrightarrow C_6H_2Br_3OH\downarrow + HBr$$

2,4,6-三溴苯酚

此反应非常灵敏，可常用于苯酚的定性检验和定量测定。

2. 硝化反应　苯的硝化反应需用浓硫酸和催化剂。但苯酚在常温下用稀硝酸处理就可得到邻硝基苯酚和对硝基苯酚的混合物。

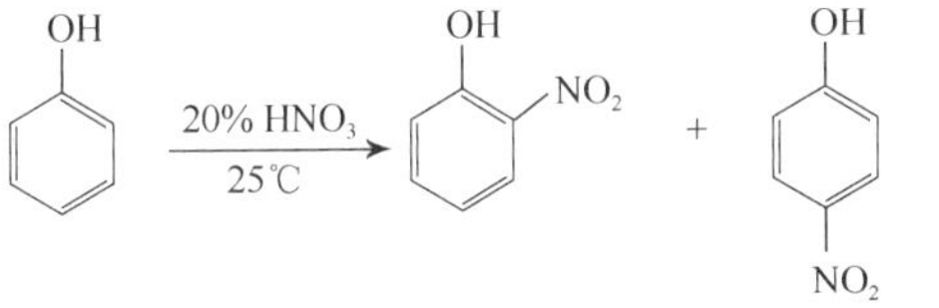

$$C_6H_5OH \xrightarrow[25℃]{20\%\ HNO_3} o\text{-}O_2NC_6H_4OH + p\text{-}O_2NC_6H_4OH$$

邻硝基苯酚　　对硝基苯酚

（三）与三氯化铁的显色反应

含酚羟基的化合物大多数都能与三氯化铁发生显色反应，不同的酚可呈现不同的颜色。例如：酚、间苯二酚和1,3,5-苯三酚与三氯化铁溶液作用显紫色；邻苯二酚和对苯二酚显绿色；1,2,3-苯三酚显红色等。因此，常利用该反应来鉴别酚类化合物。

醇羟基和三氯化铁不发生显色反应，因此，可利用上述反应区别酚和醇。

（四）酚的自氧化反应

酚类化合物很容易被氧化，产物很复杂。例如苯酚为无色晶体，在空气中慢慢会被氧化，颜色逐渐加深。

多元酚更易被氧化，其产物为醌类化合物，醌一般都有颜色。由于酚类药物易被氧化，所以贮存时应尽量不与空气接触，且避光保存为好。

四、重要的酚

（一）苯酚

苯酚俗称石炭酸。纯净的苯酚是一种具有特殊气味的无色针状结晶，熔点40.8℃，沸点181.8℃。能溶于水，但其溶解度较小；苯酚易溶于乙醇及乙醚中。遇光和空气易被氧化呈粉红色，应避光密闭保存。

苯酚能凝固蛋白质，具杀菌作用，在医药上用作消毒剂和防腐剂。苯酚的稀溶液可用于外科器具消毒、皮肤止痒等。但苯酚及其浓溶液对皮肤有严重的腐蚀性，使用时应多加小心。

（二）甲酚

甲酚是如下三种甲苯酚异构体的混合物，因其来源于煤焦油，故又称煤酚。

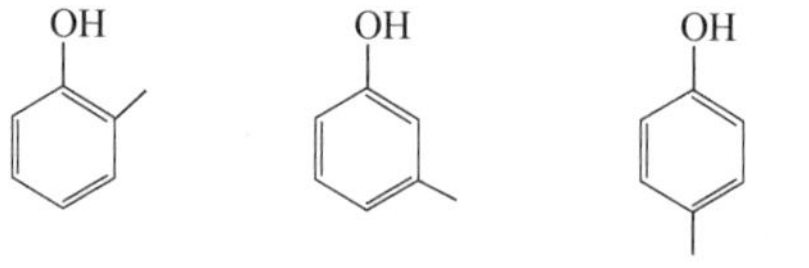

OH OH OH

邻甲苯酚 (沸点192℃)　间甲苯酚 (沸点202℃)　对甲苯酚 (沸点202℃)

由于3种异构体的沸点相近，一般不易分离，故实际常使用它们的混合物。甲酚的皂溶液，俗名“来苏儿”，也称煤酚皂液。因为它难溶于水，故常配成 50% 的肥皂溶液，临用时加水稀释。2.5% 的煤酚皂液，30 min 可杀灭结核杆菌。

第四节　醚

一、醚的结构、分类和命名

醚的结构通式：R—O—R（R′），醚的官能团（—C—O—C—）称为醚键。

醚中两个烃基相同的称为单醚，两个烃基不同的称为混醚。烃基可以是脂肪烃基、脂环烃基或芳香烃基。

醚的命名是根据与氧原子相连的两个烃基来命名的，单醚就在烃基名称后面加上“醚”字，习惯可省略“二”字和“基”字。混醚命名时，两个烃基的名称都要写出来，较小的烃基的名称放在前面，芳香烃基的名称放在脂肪烃基名称的前面，然后再加上“醚”字。例如

单醚：$CH_3—CH_2—O—CH_2—CH_3$　　O

二乙基醚(乙醚)　　二苯基醚(苯醚)

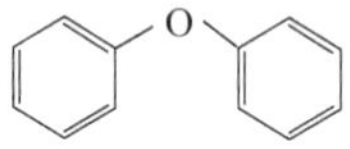

混醚：$CH_3—O—CH_2—CH_3$　　O

乙基甲基醚　　乙基苯基醚

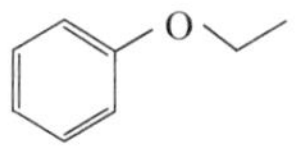

二、乙　醚

乙醚是最常见和最重要的醚，它是无色透明液体，具有刺激性气味，沸点34.5℃，极易挥发，非常容易燃烧。故使用乙醚时，应保持高度警惕，远离明火，保持良好通风。

1. 乙醚的过氧化　乙醚化学性质很稳定，不易进行一般的有机化学反应，但是乙醚长期暴露在空气中，易氧化成过氧化乙醚。过氧化乙醚是不稳定的化合物，受热容易分解而发生爆炸。因此，在蒸馏乙醚时，应避免蒸干，以防发生爆炸事故。除去过氧化乙醚的方法是往乙醚中加入少量的硫酸亚铁等还原剂。贮存乙醚时应放在棕色瓶中，并加入铁丝等以防止过氧化乙醚的生成。

2. 锌盐的生成　乙醚的稳定也是相对的，由于醚键上的氧原子具有未共用电子对，因此能接受强酸中的氢离子，所以乙醚能溶于浓强酸如浓硫酸、浓盐酸并形成类似盐类结构的化合物锌盐。

利用醚能溶于强酸这一特性，可作为醚与烷烃或卤代烃相互区别的一种简便方法，烷烃和卤代烃不溶于浓强酸，形成明显的两层。

3. 乙醚在医学上的应用　乙醚是一种应用很广泛的有机溶剂。在提取中草药中某些脂溶性的

有效成分时，常使用乙醚作为溶剂。乙醚因能作用于中枢神经系统，曾被用于外科手术上作吸入性全身麻醉剂。由于其会引起恶心、呕吐等副作用，现已被更安全、更高效的麻醉剂例如安氟醚（CHF_2—O—CFHCHFCl）和地氟烷（CHF_2—O—$CFHCF_3$）等所代替。

习 题

1.命名下列化合物（对其中醇类需要指出何者属于伯醇、仲醇、叔醇）：

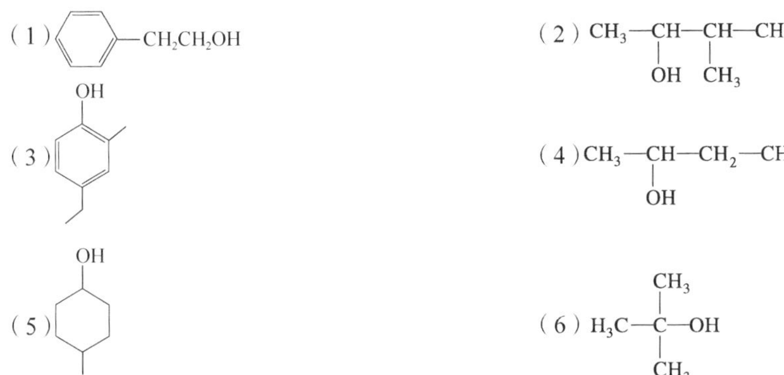

2.写出下列化合物的结构式：

（1）4-甲基-2-戊醇　（2）苦味酸　（3）异丙醇

（4）苄醇　（5）间硝基苯酚　（6）乙硫醇

3.完成下列反应方程式：

（1）$CH_3CH_2CH_2OH + Na \longrightarrow$

（2）（对羟基苄醇：苯环上 CH_2OH 与 OH 处于对位）+ NaOH $\longrightarrow$

（3）CH_2(SH)—CH(SH)CH_2—OH + $Hg^{2+} \longrightarrow$

（4）H_3C—C(CH_3)(CH_3)—CH_2—OH $\xrightarrow{[O]}$

（5）$CH_3CH_2OH + HNO_3 \longrightarrow$

（6）H_3C—C(CH_3)(CH_3)—CH(OH)—CH_3 $\xrightarrow{H_2SO_4}$

4.用化学方法区别下列各组化合物：

（1）乙烷、乙醇和乙烯　（2）乙醇、叔丁醇和甘油

（3）苯、苯甲醇和苯酚

5.某化合物 A 的分子式为 C_7H_8O，A 不溶于 $NaHCO_3$ 溶液中，但能溶于NaOH 溶液，并可与溴水反应生成化合物 B，B 分子式为 $C_7H_5OBr_3$。试写出 A 和 B 的结构式。

6.化合物 A 的分子式为 $C_4H_{10}O$，A 可与金属钠反应放出氢气，与高锰酸钾的酸性溶液反应可得羧酸 B，试推测 A 和 B 的结构式。

（郑东华）

第十三章 醛 和 酮

醛（aldehyde）和酮（ketone）是分子中含有羰基官能团的有机化合物。羰基很活泼，易发生许多化学反应，醛和酮在有机合成中有十分广泛的用途，也是动植物代谢过程中重要的中间体，某些天然醛和酮还是植物药的有效成分，有显著的生理活性。

第一节 醛和酮的结构和命名

一、醛和酮的结构

羰基（carbonyl）处于碳链末端，即与1个氢原子和1个烃基相连的化合物叫作醛（甲醛例外，它的羰基与两个氢原子相连），可用通式 $R-\overset{\overset{O}{\parallel}}{C}-H$ 表示。"$-\overset{\overset{O}{\parallel}}{C}-H$"称为醛基，是醛的官能团，可简写为—CHO。

羰基位于碳链中间，即与2个烃基相连的化合物叫作酮，可用通式 $R-\overset{\overset{O}{\parallel}}{C}-R'$ 表示。酮分子中的羰基也称为酮基，位于碳链中间。

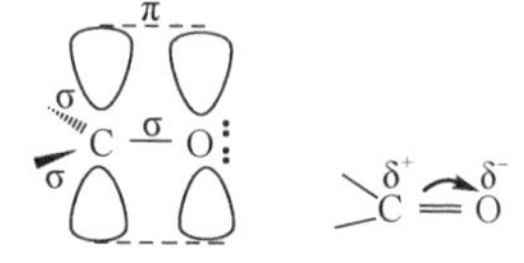

图 13-1 羰基的碳-氧双键结构示意图

羰基中碳原子与氧原子之间以双键相连，其中碳原子为 sp^2 杂化，碳原子的3个 sp^2 杂化轨道分别与氧原子及另外两个原子形成3个σ键，夹角为120°，并处于同一平面。碳原子未杂化的p轨道与氧原子的2p轨道平行重叠形成π键，且垂直于σ键所在的平面。因此羰基的碳氧双键是由1个σ键和1个π键构成。见图13-1。

羰基中的碳-氧双键和烯烃中的碳-碳双键不同，烯烃的双键无极性或极性很弱，而在醛酮中，由于碳原子和氧原子的电负性不同，π电子不是均等地分布于碳氧之间，而是更靠近电负性较大的氧原子，故羰基是一个极性基团，形成两个带电中心，碳原子带部分正电荷，氧原子带部分负电荷。

二、醛和酮的命名

1. 普通命名法 简单的脂肪醛按分子中的碳原子数目，称为某醛。例如

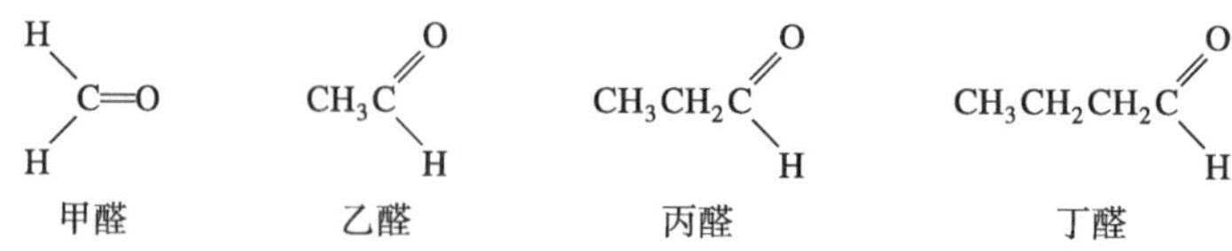

简单的酮可按羰基两侧所连接的两个烃基名称命名。例如

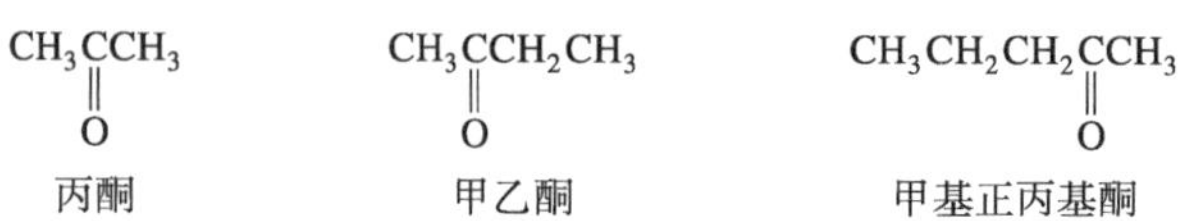

2. 系统命名法 结构比较复杂的醛酮用系统命名法，命名时先选择包括羰基碳原子在内最长碳链作主链，称为“某醛或某酮”。从醛基一端或从靠近酮基一端开始对主链碳原子进行编号。由于醛基一定在碳链的链端，故不必用数字表明其位置，但酮基的位置必须标明，写在某酮前面。主链上如有支链或取代基，按“次序规则”列出。芳香醛、酮的命名，以脂肪醛、酮为母体，芳香烃基作为取代基。例如

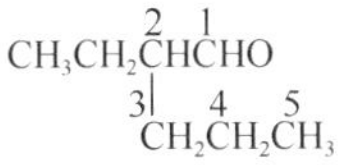

$$\underset{\substack{3|\quad 4\quad 5\\ CH_2CH_2CH_3}}{CH_3CH_2\overset{2\ \ 1}{C}HCHO}$$

2-乙基戊醛

$$\overset{6}{C}H_3\overset{5}{C}H(CH_3)\overset{4}{C}H_2\overset{3}{C}H_2\overset{2}{C}(=O)\overset{1}{C}H_3$$

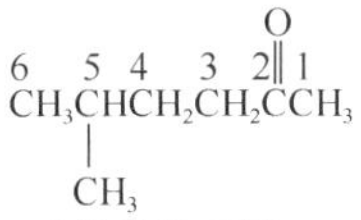

5-甲基-2-己酮

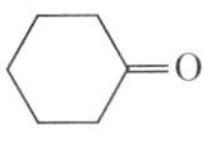

环己酮 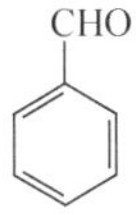　　苯甲醛 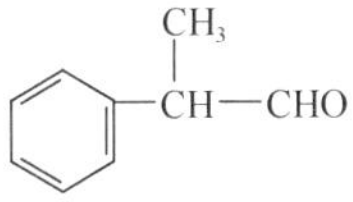　　2-苯基丙醛 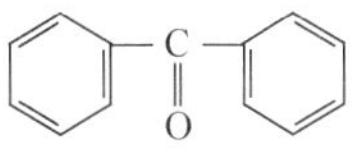　　二苯甲酮

第二节 醛和酮的性质

一、物理性质

室温下，甲醛是气体；其他12个碳以下的低级脂肪醛和酮是液体；高级脂肪醛、酮和芳香酮多为固体。许多低级醛有刺鼻臭味。某些天然醛和酮具有特殊芳香气味，可用于化妆品和食品工业。

由于醛和酮不能形成分子间氢键，所以其沸点比分子质量相近的醇和羧酸要低。羰基的极性使得醛和酮分子之间偶极-偶极吸引作用增大，因而其沸点要比相应的烷烃和醚类要高。醛和酮的羰基氧能与水分子形成氢键，低级醛和酮易溶于水，随着醛酮中烃基的比例增大，水溶性迅速降低，含6个碳以上的醛和酮几乎不溶于水，但可溶于乙醚、甲苯等有机溶剂中。

二、化学性质

醛和酮的化学性质主要决定于羰基，因为醛和酮都含有羰基，决定了它们具有许多相似的化学性质。但醛与酮的结构并不完全相同，醛分子中有一个氢原子直接连在羰基碳上，它们在结构上的这一差别，在化学性质上表现出差异。一般反应中醛比酮具有更大的反应活性。某些反应为醛所特有，而酮则无，醛和酮的主要反应部位如下所示

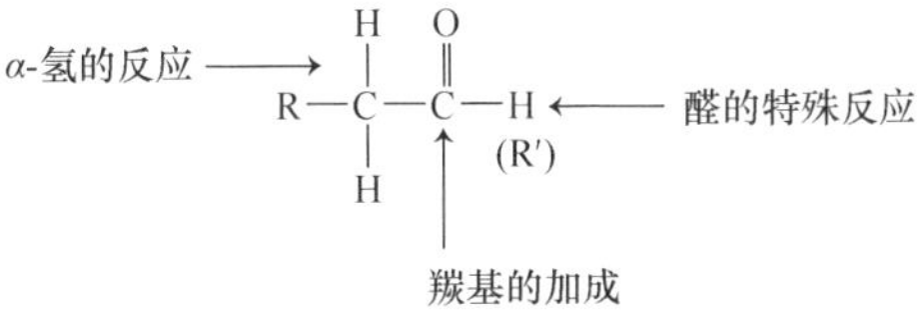

$$R-\overset{H}{\underset{H}{C}}-\overset{O}{\overset{\|}{C}}-H\ (R')$$

α-氢的反应 → α-C；醛的特殊反应 → C—H；羰基的加成 → C=O

（一）醛和酮的相似性质

1. 亲核加成反应（nucleophilic additition reaction） 是羰基的特征反应。羰基的碳-氧双键是极性共价键，通常带部分正电荷的碳比带部分负电荷的氧有较大的活泼性。因此，与碳碳双键易于发生亲电加成不同，羰基碳容易接受带有负电荷或孤对电子对的亲核试剂，发生亲核加成反应。

（1）与氢氰酸的加成：醛和部分酮与氢氰酸（HCN）发生加成反应时，氢氰酸分子中的氰基（—CN）连接在羰基的碳上，氢则连接在羰基的氧上，生成α-羟腈。

$$R-\overset{\overset{O}{\|}}{C}-H(CH_3)+HCN \rightleftharpoons R-\underset{\underset{CN}{|}}{\overset{\overset{OH}{|}}{C}}-H(CH_3)$$

α-羟腈

α-羟腈在酸性条件下可以水解生成α-羟基酸或不饱和烯酸。羰基与氢氰酸的加成反应在有机合成中有重要地位，反应中形成新的碳-碳键，使碳链增长。

实验证明，羰基与HCN加成是在碱的存在下，反应速度加快；若酸存在，反应速度减慢。因为HCN是弱酸不易解离成 CN^-，碱有利于CN^-的生成，增加CN^-浓度；而酸促使CN^-变成HCN分子，降低CN^-浓度。由此表明在加成反应过程中，CN^-起着决定性作用，同时也证明了加成反应的机理是CN^-作为亲核试剂首先向羰基碳进攻，CN^-以其碳上所带的一对电子与羰基碳原子结合成碳-碳键，π 键一对电子转移到氧原子上，形成氧负离子中间体，中间体一旦形成立即与H^+结合形成α-羟腈，反应机理表示如下

$$HCN \underset{H^+}{\overset{OH^-}{\rightleftharpoons}} H^+ + CN^-$$

$$R-\overset{\overset{H(CH_3)}{|}}{\overset{\delta^+}{C}}=\overset{\delta^-}{O}+CN^- \rightleftharpoons \left[R-\underset{\underset{CN}{|}}{\overset{\overset{H(CH_3)}{|}}{C}}-O^-\right] \overset{H^+}{\rightleftharpoons} R-\underset{\underset{CN}{|}}{\overset{\overset{H(CH_3)}{|}}{C}}-OH$$

上述加成反应是由负离子首先进攻缺电子的碳原子，因此是亲核加成反应，因CN^-具有亲核性质，所以HCN是亲核试剂。亲核试剂一般是含 C、S、N 和 O 元素的一些试剂。

醛和酮亲核加成反应的活性不仅与亲核试剂的亲核能力有关，也与醛和酮分子本身结构有关。酮的羰基碳连接有两个供电子的烷基，使羰基碳原子的正电性降低；而且羰基上的两个烃基所占的空间体积与只连一个烃基和一个氢原子的醛相比，前者具有较大的空间位阻作用。总之，羰基碳原子的正电性降低，空间位阻增大都不利于亲核试剂的进攻，所以酮的加成较醛困难。如上述反应，所有的醛都可与HCN加成，酮则仅限于脂肪族甲基酮及八个碳原子以下的环酮，芳香族甲基酮及其他酮难以发生反应。

（2）与氨的衍生物加成：氨分子中氢原子被其他原子或原子团取代后的产物称为氨的衍生物。氨的衍生物分子中的氮原子上含未共用电子对，易与醛或酮分子中的羰基进行亲核加成反应，但加成产物不稳定，立即进行第二步反应，分子内脱水，生成含有碳-氮双键结构（ $>C=N-$ ）的化合物，因此羰基化合物与氨的衍生物的反应产物是加成缩合产物。常见的氨的衍生物有羟胺、肼、苯肼和2,4-二硝基苯肼。氨的衍生物都能与羰基加成，故又称为羰基试剂，以NH_2-B表示，它们与醛或酮的反应可以表示为

$$\underset{H}{\overset{R}{>}}C=O+H-\underset{\underset{H}{|}}{\ddot{N}}-B \longrightarrow \left[\underset{(R')H}{\overset{R}{>}}\underset{\underset{OH}{|}}{C}-\underset{\underset{H}{|}}{\ddot{N}}-B\right] \xrightarrow{-H_2O} \underset{(R')H}{\overset{R}{>}}C=N-B$$

以上反应可直接写为

$$\underset{(R')H}{\overset{R}{>}}C=O + :NH_2-B \xrightarrow{-H_2O} \underset{(R')H}{\overset{R}{>}}C=N-B$$

根据以上通式，可以写出醛或酮与氨的衍生物的加成产物，见表13-1。

表 13-1 氨的衍生物及其与醛或酮加成反应的产物

氨的衍生物：NH_2—B	加成产物：R—C(—H(R′))=N—B
NH_2—OH 羟胺	R—C(—H(R′))=N—OH 肟
NH_2—NH_2 肼	R—C(—H(R′))=N—NH_2 腙
H_2N—NH—C_6H_5 苯肼	R—C(—H(R′))=N—NH—C_6H_5 苯腙
H_2N—NH—$C_6H_3(NO_2)_2$ 2,4-二硝基苯肼	R—C(—H(R′))=N—NH—$C_6H_3(NO_2)_2$ 2,4-二硝基苯腙

上述加成产物一般为固体结晶，具有特有的熔点，主要用于鉴别醛和酮；临床常利用含有羰基的丙酮酸与羰基试剂2,4-二硝基苯肼作用，在碱性条件下生成红棕色的苯腙，帮助诊断急性肝炎；肟、腙和苯腙等在稀酸作用下，水解为原来的醛或酮，因此常用此反应分离和提纯醛或酮。

（3）与醇加成：醇是含氧的亲核试剂。在无水酸（通常是干燥HCl）存在下，醇可以与醛中的羰基加成生成半缩醛。

$$\underset{\text{醛}}{R-\overset{\overset{\displaystyle O}{\|}}{C}-H} + \underset{\text{醇}}{HO-R'} \xrightleftharpoons{\text{干燥HCl}} \underset{\text{半缩醛}}{R-\overset{\overset{\displaystyle OH}{|}}{\underset{\underset{\displaystyle OR'}{|}}{C}}-H}$$

（OH：半缩醛羟基）

缩醛可看作同碳二元醇的醚，它对碱、氧化剂和还原剂都很稳定，但在酸性介质中易水解，生成原来的醛和醇。因此，在有机合成中，常用此反应保护醛基。

$$R-\overset{\overset{\displaystyle OH}{|}}{\underset{\underset{\displaystyle OR'}{|}}{C}}-H + HO-R' \xrightleftharpoons{\text{干燥 HCl}} R-\overset{\overset{\displaystyle OR'}{|}}{\underset{\underset{\displaystyle OR'}{|}}{C}}-H + H_2O$$

在同样的条件下，酮与醇的加成反应速度很慢。

若在同一分子中既含有羰基又含有羟基，可发生分子内的羟基对羰基的加成作用，生成稳定的环状半缩醛（酮），糖类化合物的环状结构便属于这类环状半缩醛（酮）结构。

2. α-氢的反应 醛和酮分子中与羰基直接相连的碳原子称为α-碳原子，连接在α-碳原子上的氢称α-氢，α-氢原子性质活泼，又称为α-活泼氢。因为受相邻羰基极化作用的影响，α-碳上的C—H键的极性增大，α-氢原子有变成质子的趋向而显得活泼；而且α-碳的C—H键的σ轨道与羰基的π轨道形成σ-π超共轭效应，也使α-氢变为质子的倾向加强。因此，α-氢能发生许多化学反应。

$$H_3C-\overset{|}{C}=O$$

（1）卤代反应：醛和酮的α-氢原子易被卤素（常用溴碘）取代，生成α-卤代醛和酮，如苯乙酮在水溶液中就可以被溴取代，生成α-溴代苯乙酮。

$$C_6H_5-\overset{O}{\overset{\|}{C}}-CH_3+Br_2 \longrightarrow C_6H_5-\overset{O}{\overset{\|}{C}}-CH_2Br+HBr$$

在碱催化下，醛和酮的α-氢原子易被卤素取代，反应产物为α-氢全部被卤代的羰基化合物。

$$R-CH_2-\overset{O}{\overset{\|}{C}}-H+2Cl_2 \xrightarrow{NaOH} R-CCl_2-\overset{O}{\overset{\|}{C}}-H+2HCl$$

在乙醛和甲基酮分子中，α-碳原子上连有3个氢原子，它们与卤素的氢氧化钠溶液作用时，3个α-氢全部被卤素取代，生成三卤代醛或酮，生成的三卤代醛或酮。在碱性溶液中不稳定，易发生碳-碳键的断裂，分解为三卤甲烷（卤仿）和羧酸盐，其反应过程表示如下

$$X_2+2NaOH \longrightarrow \underset{次卤酸钠}{NaOX}+NaX+H_2O$$

$$CH_3-\overset{O}{\overset{\|}{C}}-H(R)+3NaOX \longrightarrow CX_3-\overset{O}{\overset{\|}{C}}-H(R)+3NaOH$$

$$CX_3-\overset{O}{\overset{\|}{C}}-H(R)+NaOH \longrightarrow \underset{卤仿}{CHX_3}+\underset{卤酸钠}{(R)H-\overset{O}{\overset{\|}{C}}-ONa}$$

总反应式为

$$CH_3-\overset{O}{\overset{\|}{C}}-H(R)+3X_2+4NaOH \longrightarrow CHX_3+(R)H-\overset{O}{\overset{\|}{C}}-ONa+3NaX+3H_2O$$

上述生成卤仿的反应称为卤仿反应。若所用的卤素是碘，得到碘仿，则称为碘仿反应（iodoform reaction）。

具有 $CH_3-\overset{OH}{\overset{|}{C}H}-H(R)$ 结构的醇，也能发生碘仿反应，这是由于次碘酸钠具有氧化作用，它可以把这类醇氧化为乙醛或甲基酮，发生碘仿反应。例如

$$CH_3-\overset{OH}{\overset{|}{C}H}-H(R)+NaOI \longrightarrow CH_3-\overset{O}{\overset{\|}{C}}-H(R)+NaI+H_2O$$

碘仿是一种不溶于水的黄色固体，具有特殊气味，且反应灵敏，易于识别，所以利用碘仿反应不仅可以鉴别乙醛和甲基酮，还可以鉴别具有 $CH_3CH(OH)-R$（H）结构的醇。

（2）醇醛缩合反应：在稀碱溶液中，一个醛分子的α-氢加到另一个醛分子的羰基氧原子上，α-碳则加到羰基的碳原子上，生成β-羟基醛类化合物，该反应称为醇醛缩合（aldol condensation）反应，醇醛缩合并非是醇与醛的缩合，而是指生成物既含醇羟基又含醛基，是羟基醛。

$$\underset{乙醛}{CH_3-\overset{O}{\overset{\|}{C}}-H+H-CH_2-\overset{O}{\overset{\|}{C}}-H} \xrightarrow{稀碱} \underset{\beta\text{-羟基丁醛}}{CH_3-\underset{\beta}{\overset{OH}{\overset{|}{C}H}}-\underset{\alpha}{CH_2}-\overset{O}{\overset{\|}{C}}-H}$$

对于含有α-氢的酮也可以发生类似反应，生成β-羟基酮，但反应速度较慢。凡是含有α-氢的醛和酮，都可发生醇醛缩合反应，此反应的重要意义在于能增长碳链。醇醛缩合反应的速率随醛的分子量的增加而降低。在人体内，含有醛基或酮基的丙糖衍生物在酶的催化下，通过进行醇醛缩合反应生成己糖衍生物。

3.还原反应 醛或酮分子中的羰基在金属催化剂的作用下，可加氢还原为相应的醇，此反应称为催化氢化。醛还原得伯醇、酮还原得仲醇。常用的催化剂为铂（Pt）、钯（Pb）、镍（Ni）等。

$$\underset{\text{醛}}{R-\overset{\displaystyle H}{\overset{|}{C}}=O} + H_2 \xrightarrow{Pt} \underset{\text{伯醇}}{R-\overset{\displaystyle H}{\overset{|}{\underset{\displaystyle H}{\underset{|}{C}}}}-OH} \qquad \underset{\text{酮}}{R-\overset{\displaystyle R}{\overset{|}{C}}=O} + H_2 \xrightarrow{Pt} \underset{\text{仲醇}}{R-\overset{\displaystyle R}{\overset{|}{\underset{\displaystyle H}{\underset{|}{C}}}}-OH}$$

（二）醛的特殊反应

1. 氧化反应 醛和酮最明显的区别是对氧化剂的敏感性。醛的羰基碳原子上至少连有一个氢原子，因而醛非常容易被氧化，弱氧化剂也可以把醛氧化成含同数碳原子的羧酸，所以醛具有较强的还原性。而酮的羰基碳原子上没有氢原子，不能被弱氧化剂氧化。因此根据弱氧化剂只能氧化醛而不能氧化酮这一性质区别醛和酮。常用的弱氧化剂有托伦（Tollen）试剂和费林（Fehling）试剂。

（1）与托伦试剂的作用：在硝酸银溶液中滴加少量氢氧化钠溶液，即产生氧化银沉淀，然后再滴加氨水至沉淀恰好全部溶解，所得的银氨配合物的无色透明溶液称为托伦试剂。托伦试剂中起氧化作用的是银氨配离子（$[Ag(NH_3)_2]^+$）。当托伦试剂与醛共热时，醛被氧化成羧酸，试剂中的银离子被还原成金属银。金属银附着在玻璃器壁上形成银镜，此反应称为银镜反应。

$$R-CHO + 2Ag(NH_3)_2OH \xrightarrow{\triangle} R-COONH_4 + 2Ag\downarrow + 3NH_3\uparrow + H_2O$$

所有醛都可以发生银镜反应，此反应可用来鉴别醛和酮。

（2）与费林试剂的反应：费林试剂是一种由硫酸铜和酒石酸钾钠的氢氧化钠溶液混合而成的，使用时将两种溶液等体积混合后，形成深蓝色的透明溶液，即费林试剂。费林试剂的主要成分是酒石酸钾钠与Cu^{2+}所形成的配离子，因此，起氧化作用的是Cu^{2+}配离子。反应时醛被氧化成羧酸，Cu^{2+}被还原为Cu^+，呈砖红色的氧化亚铜沉淀。

$$R-CHO + 2Cu(OH)_2 \longrightarrow R-COOH + Cu_2O\downarrow + 2H_2O$$

脂肪醛能与费林试剂作用，芳香醛如苯甲醛则不起反应，所以可用此反应鉴别脂肪醛和芳香醛。

2. 与品红亚硫酸试剂的显色反应 品红是一种红色的染料，其水溶液通入二氧化硫，红色褪去成为无色溶液，即为品红亚硫酸试剂，也称席夫（Schiff）试剂。醛与品红亚硫酸试剂作用生成紫红色化合物，反应灵敏，是鉴别醛和酮的简便方法。

甲醛与品红亚硫酸试剂作用生成的紫红色产物加入硫酸后紫红色不消失，而其他醛生成的紫红色产物加入硫酸后褪色，故可用此法鉴别甲醛与其他醛。

第三节 重要的醛和酮

1. 甲醛（HCHO） 甲醛俗名蚁醛，是一种无色、易溶于水、具有强烈刺激性气味的无色气体，沸点−21℃。甲醛具有凝固蛋白质的作用，因而具有杀菌和防腐能力。体积分数为40%的甲醛水溶液即福尔马林（Formaldehyde），作为外科器械的消毒剂和保存生物标本的防腐剂。长期放置的福尔马林会产生混浊或白色沉淀，是由于甲醛聚合形成了多聚甲醛。多聚甲醛经加热（160～200℃）后，解聚重新生成甲醛。

甲醛已经被世界卫生组织确定为致癌和致畸形物质，对人体健康有负面影响，是室内环境的污染之一。

2. 乙醛（CH_3CHO） 乙醛是具有刺激性臭味、易挥发的无色液体，沸点21℃，能溶于水和乙醇等有机溶剂。

在乙醛中通入氯气，则生成三氯乙醛，三氯乙醛与水加成后得到水合三氯乙醛，简称水合氯醛。

$$CH_3-\overset{\overset{\Large O}{\|}}{C}-H + 3Cl_2 \xrightarrow{-3HCl} \underset{\text{三氯乙醛}}{CCl_3-\overset{\overset{\Large O}{\|}}{C}-H} \xrightarrow{H_2O} \underset{\text{水合氯醛}}{CCl_3-\overset{\overset{OH}{|}}{\underset{\underset{OH}{|}}{C}}-H}$$

水合氯醛为无色透明结晶，有刺激性臭味，易溶于水、乙醇和醚。它是较安全的催眠药，不易引起蓄积中毒，但味欠佳，且对胃有刺激性，不易做口服药物，用灌肠法给药，药效较好。

3. 苯甲醛（C_6H_5CHO） 苯甲醛是最简单的芳香醛，以结合状态存在于桃、杏等水果的核仁中。苯甲醛是无色液体，具有苦杏仁味，微溶于水，易溶于乙醇和乙醚中，又称杏仁精（油）。是合成香料、调味料的原料。

4. 丙酮（CH_3COCH_3） 丙酮是最简单的酮，是易挥发、易燃的无色液体，沸点56.5℃。能与水、乙醇和氯仿等混溶，能溶解其他许多有机化合物，是常用的有机溶剂。

正常情形下，人的血液中丙酮的浓度很低。病态时，如患糖尿病时，由于新陈代谢不正常，体内有过量的丙酮产生，从尿中排出或随呼吸呼出。临床上检查丙酮，可用亚硝酰铁氰化钠$[Na_2Fe(CN)_5NO]$的碱性溶液，如有丙酮存在，尿液呈现鲜红色。也可用碘仿反应，即加碘溶液和氢氧化钠溶液于尿中，如有丙酮存在，就有黄色的碘仿析出。

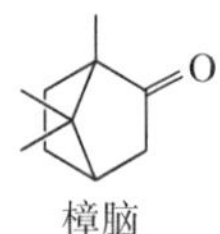

樟脑

5. 樟脑 樟脑是一种脂环族酮类化合物，学名2-莰酮。樟脑是以樟树为原料制得的挥发性固体。樟脑为无色半透明固体，具有特殊的芳香气味。熔点176～177℃，在常温下能挥发，不溶于水，能溶于有机溶剂和油脂中。樟脑在医药中用途甚广，有兴奋血管运动中枢、呼吸中枢和心肌的功效，用来挽救垂危病人。100 g · L^{-1} 的樟脑乙醇溶液称樟脑酊，有良好止咳功效。成药清凉油、十滴水、消炎镇痛膏等均含有樟脑。樟脑还可以做驱虫防蛀剂。

6. 鱼腥草素 $CH_3—(CH_2)_8—CO—CH_2—CHO$ 鱼腥草素学名癸酰乙醛，存在于鱼腥草挥发油中，是中药鱼腥草中抗菌消炎的有效成分。它为黄色油状液体，难溶于水，易溶于有机溶剂。癸酰乙醛的亚硫酸钠盐是作为药用的合成鱼腥草素，纯品能溶于水，易溶于乙醇，具有抗菌消炎作用，用于治疗上呼吸道感染等。

$$CH_3-(CH_2)_8-CO-CH_2-\underset{\underset{SO_3Na}{|}}{CH}-OH$$

合成鱼腥草素

习　　题

1. 命名下列化合物：

（1）$\underset{\underset{CH_2CH_2CH_3}{|}}{CH_3CHCHO}$　（2）$CH_3CH_2\overset{\overset{O}{\|}}{C}CH_2CH_2CH_3$　（3）$C_6H_5-CH_2\overset{\overset{O}{\|}}{C}CH_3$

（4）$CH_3O-C_6H_4-CHO$（间位）　（5）$H_2C{=}CHCH_2CHO$

2. 写出下列化合物的构造式：

（1）3-甲基-2-乙基戊醛　（2）丙烯醛　（3）2-甲基-环己酮

（4）苄基苯基甲酮　（5）4-溴-1-苯基-戊酮

3.写出下列反应的主要产物：

(1) $CH_3-\overset{\overset{O}{\|}}{C}-CH_3 + HCN \longrightarrow$

(2) $CH_3-CH_2-CHO + H_2N-OH \longrightarrow$

(3) $CH_3-CH_2-CHO + 2CH_3-CH_2-OH \longrightarrow$

(4) $CH_3-CH_2-\overset{\overset{O}{\|}}{C}-CH_3 + NaHSO_3 \longrightarrow$

(5) 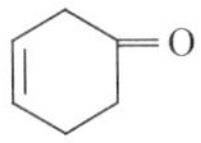 环己-2-烯酮（环上含一个C=C双键的环己酮）$+ HCN \longrightarrow$

(6) $C_6H_5-CHO + CH_3-CH_2-CHO \xrightarrow{稀NaOH}$

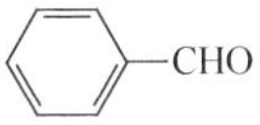

(7) $CH_3-CH_2-CHO + Cl_2 \xrightarrow{NaOH}$

(8) 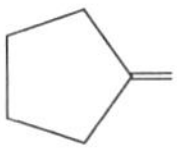 环戊酮 $=O + H_2 \xrightarrow{Pt}$

4. 下列哪些化合物能发生碘仿反应？

(1) 乙醇　(2) 2-戊醇　(3) 3-戊醇　(4) 1-丙醇

(5) 2-丁酮　(6) 异丙醇　(7) 丙醛　(8) 苯乙酮

5. 选择适当试剂，用简单的化学方法鉴别下列各组化合物：

(1) 丙醛、丙酮和丙醇　(2) 乙醛和丙醛

(3) 2-戊醇和3-戊酮　(4) 2-戊酮和3-戊酮

6. 分别写出乙醛与下列各种试剂作用的化学反应式：

(1) 费林试剂　(2) 加氢还原（催化剂）

(3) 2,4-二硝基苯肼　(4) 碘的氢氧化钠溶液

7. 分子式为$C_5H_{10}O$的4种非芳香族无侧链的有机化合物甲、乙、丙和丁。实验证明：它们都不能使溴四氯化碳褪色；丁能与金属钠放出氢气；加入2,4-二硝基苯肼后甲、乙、丙都能产生黄色沉淀；乙与碘的氢氧化钠试剂产生黄色沉淀；甲与品红亚硫酸试剂呈紫红色。试推断并写出这4种化合物的结构式和名称。

（陈颖慧）

第十四章　有机羧酸及羧酸衍生物

羧酸（carboxylic acid）是指分子中含有羧基（—COOH）的化合物，羧基（carboxyl）是羧酸的官能团。除甲酸外，羧酸也可以看作是烃分子中的氢原子被羧基取代而成的化合物。可用通式(Ar)R—COOH表示。羧酸在自然界中常以游离状态或以盐、酯的形式广泛存在。

羧酸分子中烃基上的氢原子被其他原子或原子团取代的衍生物叫取代羧酸。重要的取代羧酸有卤代酸、羟基酸、酮酸和氨基酸等。本章重点讨论羧酸、羟基酸和酮酸。

羧酸衍生物（derivatives of carboxylic acid）是指羧酸分子中，羧基上的羟基被其他原子或原子团取代后所生成的化合物。羧酸衍生物包括：酰卤、酸酐、酯和酰胺。

第一节　羧　　酸

一、羧酸的分类和命名

（一）羧酸的分类

除甲酸（HCOOH）外，羧酸都是由烃基和羧基两部分组成。根据烃基的结构不同，分为脂肪酸和芳香酸，脂肪酸又分为饱和脂肪酸和不饱和脂肪酸两类。按分子中的羧基数目，又可分为一元、二元及多元羧酸。见表14-1。

表 14-1　羧酸的分类

	脂肪酸		芳香酸
	饱和脂肪酸	不饱和脂肪酸	
一元羧酸	CH_3—COOH 乙酸	CH_2=CH—COOH 丙烯酸	C_6H_5—COOH 苯甲酸
二元羧酸	COOH | COOH 乙二酸（草酸）	CH—COOH ‖ CH—COOH 丁烯二酸	C_6H_4(COOH)$_2$（邻位） 邻苯二甲酸

（二）羧酸的命名

羧酸常用俗名和系统命名。由于许多羧酸最初是从天然产物中得到的，因此常根据来源而得俗名。如甲酸最初从蚂蚁中得到，故又名蚁酸；乙酸是食醋的主要成分，因此又称为醋酸。许多高级一元羧酸，因最初是从水解脂肪得到的，故又称为脂肪酸。

羧酸的系统命名原则与醛相似。脂肪酸是选择含有羧基的最长碳链作为主链，根据主链碳原子的数目称为某酸。有侧链或取代基时，从羧基碳原子开始用阿拉伯数字对主链编号，也常用希腊字母，把与羧基直接相连的碳原子的位置定为α位，依次为β、γ、δ…如果有取代基，则将取代基的位次、数目和名称写于“某酸”之前。例如

$$\underset{4}{CH_3}-\underset{3}{\overset{CH_3}{\overset{|}{CH}}}-\underset{2}{CH_2}-\underset{1}{COOH}$$

3-甲基丁酸(β-甲基丁酸)

$$CH_3-\overset{4}{CH}(\overset{5}{CH}(CH_3)-\overset{6}{CH_3})-\underset{3}{\overset{CH_3}{\overset{|}{CH}}}-\underset{2}{CH_2}-\underset{1}{COOH}$$

3, 4, 5-三甲基己酸

$$CH_3-(CH_2)_{14}-COOH$$

十六酸(软脂酸)

$$CH_3-(CH_2)_{16}-COOH$$

十八酸(硬脂酸)

脂肪二元酸的命名是选择含有2个羧基的最长碳链作为主链，称为某二酸。例如

$$HOOCCH_2-CH_2-COOH$$

丁二酸(琥珀酸)

$$HOOC-(CH_2)_3-COOH$$

戊二酸

不饱和脂肪酸命名时，选择含羧基和不饱和键在内的最长的碳链作为主链，称为某烯酸，并把不饱和键的位置写在“某烯酸”之前。当主链碳原子的数目大于10时，则在中文小写数字后加“碳”字。例如

$$CH_3-\underset{\underset{CH_3}{|}}{C}=CH-COOH$$

3-甲基-2-丁烯酸

$$CH_3-CH_2-\underset{\underset{CH_2}{\|}}{C}-COOH$$

2-乙基丙烯酸

$$\overset{18}{CH_3}-(CH_2)_4-\overset{13}{CH}=\overset{12}{CH}-\overset{11}{CH_2}-\overset{10}{CH}=\overset{9}{CH}-(CH_2)_7-\overset{1}{COOH}$$

9,12-十八碳二烯酸(亚油酸)

芳香酸的命名是把芳烃基作为取代基进行命名。例如

$$C_6H_5-CH_2-COOH$$

苯乙酸

$$C_6H_5-CH=CH-COOH$$

β-苯基丙烯酸(肉桂酸)

$$C_6H_4(COOH)_2$$

邻-苯二甲酸

$$p\text{-}CH_3-C_6H_4-COOH$$

对-甲基苯甲酸
(4-甲基苯甲酸)

羧酸去掉羧基中的羟基所余下的原子团称为酰基（$R-\overset{O}{\overset{\|}{C}}-$），按原来羧酸的名称称为某酰基。例如

$$CH_3-\overset{O}{\overset{\|}{C}}-OH$$

乙酸

$$CH_3-\overset{O}{\overset{\|}{C}}-$$

乙酰基

$$C_6H_5-\overset{O}{\overset{\|}{C}}-OH$$

苯甲酸

$$C_6H_5-\overset{O}{\overset{\|}{C}}-$$

苯甲酰基

$$HOOC-\overset{O}{\overset{\|}{C}}-OH$$

草酸

$$HOOC-\overset{O}{\overset{\|}{C}}-$$

草酰基

二、羧酸的物理性质

常温下，1～9个碳原子的直链饱和一元羧酸为液体，高级饱和脂肪酸常温下为蜡状固体；脂肪族二元酸和芳香酸均为晶体。一元脂肪族羧酸随碳原子数增加，水溶性降低。低级羧酸可与水混溶，高级一元酸不溶于水，但能溶于有机溶剂。多元酸的水溶性大于相同碳原子的一元酸。

羧酸的沸点随着相对分子质量的增加而升高。羧酸的沸点比相对分子质量相近的醇的沸点高得多。例如，甲酸的沸点（100.5℃）比乙醇的沸点（78.3℃）高；乙酸的沸点（118℃）比丙醇的沸点（97.2℃）高。这是由于氢键使羧酸分子间缔合成二聚体或多聚体（如甲酸、乙酸在气态时都保持双分子聚合状态），而且羧酸分子间的氢键牢固。如下所示

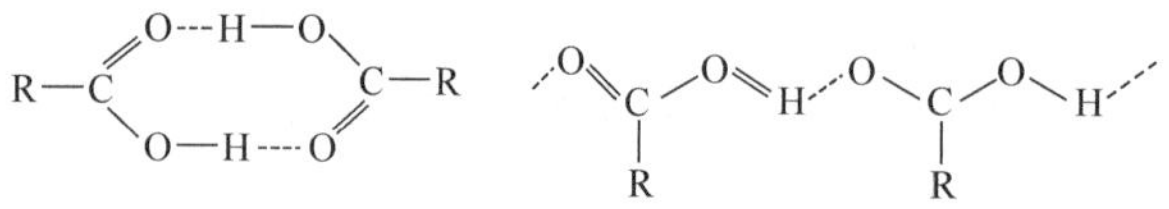

羧酸的熔点也随碳原子数的增加呈锯齿状上升，含偶数碳原子羧酸的熔点比它前后相邻2个奇数碳原子同系物的熔点高。这可能是偶数碳羧酸分子比奇数碳羧酸分子有较好的对称性，在晶体中容易排列得更紧密些。

三、羧酸的结构和化学性质

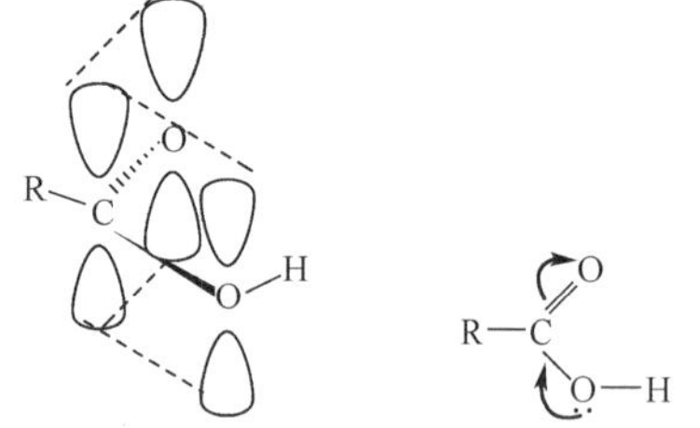

图 14-1　羧酸结构图

羧酸的化学性质主要由羧基决定，从形式看，羧基是由羰基和羟基直接相连而成，但羧基的化学性质并不是羰基和羧基性质的加合，而是具有羧基自身的性质。

羧基中的碳原子为sp^2杂化，碳原子的3个杂化轨道分别与2个氧原子、1个烃基的碳原子或1个氢原子形成3个σ键，并处于同一平面上，羧基碳原子余下的1个未杂化的p轨道与羰基氧原子的p轨道平行重叠形成π键，该π键与羟基中氧原子上含未共用电子对的p轨道相互重叠，形成p-π共轭体系。如图14-1所示。

在p-π共轭体系中，电子云的离域使羟基氧原子上的电子云密度有所增加。因此，p-π共轭效应的结果，使氧氢间电子云更偏向氧原子，增强了氧氢键的极性，有利于羟基中氢原子的解离，故羧酸表现出明显的酸性；羰基碳的正电性减弱，不易与亲核试剂（如HCN、ROH等）发生加成反应。根据羧酸的结构，它的主要反应如图14-2所示。

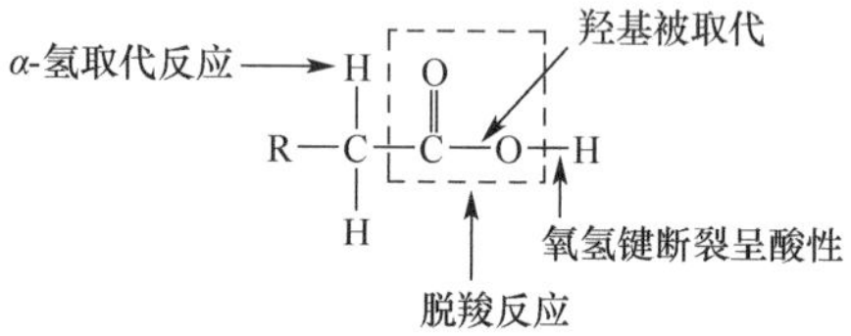

图 14-2　羧酸化学反应键断裂示意图

（一）酸性

由于p-π共轭效应的影响，羧基中的氢易于解离，具有明显的酸性，能与碱中和生成盐和水。

$$R—COOH + H_2O \rightleftharpoons R—COO^- + H_3O^+$$

$$R—COOH + NaOH \rightleftharpoons R—COONa + H_2O$$

羧酸一般都是弱酸，常见的饱和一元羧酸的pK_a一般在3～5之间，其酸性比盐酸、硫酸等强无机酸弱得多，但比碳酸（pK_{a1}=6.38）和一般酚类（苯酚pK_a=9.96）强，因此羧酸能分解碳酸氢钠，同时放出二氧化碳，而酚则不能，利用这个性质可以区别羧酸和酚类化合物。

$$R—COOH + NaHCO_3 \longrightarrow R + CO_2\uparrow + H_2O$$

羧酸的钾、钠和铵盐一般易溶于水，制药工业中常利用此性质，将不溶于水的药物变成水溶性的盐，以便配制水剂或注射液使用。例如常用的抗菌素青霉素G就是制成其钠盐或钾盐。

（二）羧酸中羟基的取代反应

羧基中的羟基在一定条件下可以被其他原子或原子团取代，生成羧酸的各种衍生物。羧酸中的羟基可被烃氧基（—OR）、卤素（—Cl）和酰氧基（$-O-\overset{O}{\overset{\|}{C}}-R$）取代，分别生成酯、酰卤和酸酐等羧酸衍生物。

1. 酯的生成 羧酸与醇在强酸（如硫酸）催化下，生成酯和水的反应，称为酯化反应。在同样条件下，酯也可水解为羧酸和醇，故酯化反应为可逆反应。例如

$$\underset{\text{乙酸}}{CH_3-\overset{O}{\overset{\|}{C}}-OH} + \underset{\text{乙醇}}{HO-CH_2-CH_3} \underset{\triangle}{\overset{H^+}{\rightleftharpoons}} \underset{\text{乙酸乙酯}}{CH_3-\overset{O}{\overset{\|}{C}}-O-CH_2CH_3} + H_2O$$

2. 酰卤的生成 羧酸和磷的卤化物（例如五氯化磷）发生反应生成酰卤，羧基中的羟基被卤素取代。例如

$$\underset{\text{乙酸}}{CH_3-\overset{O}{\overset{\|}{C}}-OH} + PCl_5 \longrightarrow \underset{\text{乙酰氯}}{CH_3-\overset{O}{\overset{\|}{C}}-Cl} + \underset{\text{三氯氧磷}}{POCl_3} + HCl$$

3. 酸酐的生成 羧酸（除甲酸外）与脱水剂（如五氧化二磷等）共热，2个羧基脱去一分子水形成酸酐。例如

$$\underset{\text{乙酸}}{\begin{matrix} CH_3-\overset{O}{\overset{\|}{C}}-OH \\ CH_3-\underset{O}{\underset{\|}{C}}-OH \end{matrix}} \xrightarrow[\triangle]{P_2O_5} \underset{\text{乙酸酐}}{\begin{matrix} CH_3-\overset{O}{\overset{\|}{C}} \\ CH_3-\underset{O}{\underset{\|}{C}} \end{matrix}\Big\rangle O} + H_2O$$

（三）α-氢的卤代反应

羧酸的α-氢与醛、酮分子中的α-氢相似，受羧基吸电子作用的影响，具有一定的活泼性。但因羧基中的p-π共轭效应，其致活作用比羰基弱。在少量赤磷、硫等催化剂的作用下，羧酸中的α-氢可被卤素取代，生成α-卤代酸，且α-氢是逐步被取代的。

$$R-CH_2-COOH + Cl_2 \xrightarrow{P} \underset{\alpha\text{-氯代酸}}{R-\underset{Cl}{\underset{|}{CH}}-COOH} + HCl$$

$$R-\underset{Cl}{\underset{|}{CH}}-COOH + Cl_2 \xrightarrow{P} \underset{\alpha,\alpha\text{-二氯代酸}}{R-\overset{Cl}{\overset{|}{\underset{Cl}{\underset{|}{C}}}}-COOH} + HCl$$

（四）脱羧反应

羧酸失去羧基放出二氧化碳的反应，称为脱羧反应。一元羧酸不易脱羧，但在特殊条件下也可以发生脱羧反应。例如，羧酸的碱金属盐与碱石灰（NaOH/CaO）共热，生成比原羧酸少1个碳原子的烃。

$$R—COONa \xrightarrow[\text{强热}]{NaOH/CaO} R—H + Na_2CO_3$$

脱羧反应在生物体内的许多生化变化中占重要地位，此反应在体内是在脱羧酶的催化作用下在体温时进行的。

（五）二元羧酸的受热反应

二元羧酸对热比较敏感，受热时，随着2个羧基间的距离不同而发生不同的作用。有的发生脱羧反应，有的发生失水反应，有的脱羧反应与失水反应同时进行。

1. 脱羧反应 乙二酸、丙二酸受热时，发生脱羧反应，生成少1个碳原子的一元羧酸，例如

$$\underset{\text{乙二酸}}{\begin{array}{c}COOH\\|\\COOH\end{array}} \xrightarrow{\triangle} \underset{\text{甲酸}}{H—COOH} + CO_2\uparrow$$

$$\underset{\text{丙二酸}}{\begin{array}{c}COOH\\|\\CH_2\\|\\COOH\end{array}} \xrightarrow{\triangle} \underset{\text{乙酸}}{CH_3—COOH} + CO_2\uparrow$$

2. 脱水反应 丁二酸、戊二酸加热是分子内脱水生成环状酸酐。例如

$$\underset{\text{丁二酸}}{\begin{array}{l}CH_2—COOH\\|\\CH_2—COOH\end{array}} \xrightarrow{\triangle} \underset{\text{丁二酐}}{\begin{array}{l}CH_2—C(=O)\\|\qquad\qquad\;\;\backslash O\\CH_2—C(=O)/\end{array}} + H_2O$$

$$\underset{\text{戊二酸}}{CH_2(CH_2—COOH)_2} \xrightarrow{\triangle} \underset{\text{戊二酐}}{CH_2(CH_2—CO)_2O} + H_2O$$

3. 同时脱羧和脱水反应 己二酸、庚二酸与氢氧化钡共热时，则同时发生脱羧和失水反应，生成环酮。例如

$$\underset{\text{己二酸}}{\begin{array}{l}CH_2—CH_2—COOH\\|\\CH_2—CH_2—COOH\end{array}} \xrightarrow{\triangle} \underset{\text{环戊酮}}{\begin{array}{l}CH_2—CH_2\\|\qquad\qquad\;\;\backslash C=O\\CH_2—CH_2/\end{array}} + H_2O$$

含8个以上碳原子的脂肪二元酸加热时，不能发生上述反应生成大于六元的环酮，而是分子间失水，生成高分子链状的缩合酸酐。这说明，在有可能形成环状化合物的条件下，总是较易形成五元环和六元环。

四、重要的羧酸

1. 甲酸（formic acid）HCOOH 甲酸俗名蚁酸，存在于昆虫的毒汁中。是具有刺激性的无色液体，易溶于水，沸点为100.7℃，具有很强的腐蚀性。

甲酸的结构比较特殊，它的羧基直接与氢原子相连，它既有羧基的结构，又有醛基的结构。

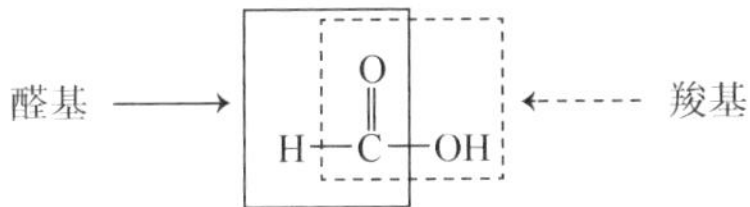

甲酸兼有羧酸和醛的性质。甲酸除了酸性显著地强于其他饱和一元酸以外，还具有还原性，能与托伦试剂发生作用生成银镜；能与费林试剂反应生成氧化亚铜沉淀；还能使高锰酸钾溶液褪色。这些反应可用于甲酸的检验。

甲酸的1.25%水溶液称为蚁精，可用作治风湿病。甲酸还可作为消毒剂。

2. 乙酸（acetic acid）$CH_3—COOH$　乙酸俗名醋酸，食醋中约含6%～10%的醋酸。纯乙酸是具有强烈刺激气味的无色液体，沸点118℃，熔点16.6℃，在低于熔点温度时，很容易凝结为冰状固体，故称为冰醋酸。乙酸易溶于水及其他有机物中，是制药工业原料和实验室常用试剂。

3. 苯甲酸（benzoic acid）$C_6H_5—COOH$　苯甲酸是最简单的芳香酸。因为存在于安息香树胶中，故名安息香酸。苯甲酸是无味的白色结晶，熔点122.4℃，微溶于冷水，易溶于热水，能升华。苯甲酸具有抑菌、防腐作用，同时毒性较低，故广泛用于食品、药剂和日用品的防腐剂。

4. 乙二酸（oxalic acid）**HOOC—COOH**　乙二酸俗名草酸，因为大部分植物，尤其是许多草类中都含有草酸盐而得名。草酸是无色结晶，易溶于水和乙醇，而不溶于醚等有机溶剂。无水草酸的熔点是189℃，加热到150℃以上时就开始分解，生成甲酸和二氧化碳。

草酸是酸性较强的有机酸。草酸容易被氧化剂氧化成二氧化碳和水，因此具有还原性。在分析化学中，常用草酸标定氧化剂高锰酸钾溶液的浓度。

$$5HOOC—COOH + 2KMnO_4 + 3H_2SO_4 \longrightarrow 10CO_2\uparrow + 8H_2O + 2MnSO_4 + K_2SO_4$$

高价的铁盐可被草酸还原成易溶于水的低价铁盐，故可用草酸溶液洗出铁锈和蓝墨水的痕迹。

5. 丁二酸（butanedioic acid）$HOOC—CH_2—CH_2—COOH$　丁二酸最初由蒸馏琥珀而得，因而俗名叫琥珀酸。琥珀是松脂的化石，含琥珀酸8%左右。丁二酸为无色晶体，熔点185℃，溶于水，微溶于乙醇、乙醚、丙酮等有机溶剂。丁二酸加热时即脱水生成丁二酸酐。丁二酸是体内糖代谢过程中的中间产物。在医药上有抗痉挛、祛痰及利尿作用。

第二节　羟　基　酸

羧酸分子中烃基上的氢原子被羟基取代所生成的化合物称为羟基酸（hydroxy acid），分子中既含有羟基又含有羧基。广泛存在于动植物体内，有许多羟基酸是动植物生命过程中的中间产物或产物，有些是合成药物的原料和食品的调味剂。

一、羟基酸的结构、分类和命名

根据羟基酸中羟基所连接的烃基不同，羟基酸分为醇酸和酚酸两类。醇酸是指脂肪羧酸烃基上的氢原子被羟基取代的衍生物。酚酸是指芳香族羧酸芳环上的氢原子被羟基取代的衍生物。羟基酸分子中的羟基和羧基的数目可以是1个或多个。

羟基酸的命名是以羧酸为母体，羟基作为取代基。用阿拉伯数字或希腊字母表示羟基的位置。由于许多羟基酸是天然产物，常根据其来源而用俗名。例如

$$\underset{\alpha\text{-羟基丙酸(2-羟基丙酸,乳酸)}}{CH_3—\underset{\underset{OH}{|}}{CH}—COOH}\qquad\qquad \underset{\beta\text{-羟基丙酸(3-羟基丙酸)}}{HO—CH_2—CH_2—COOH}$$

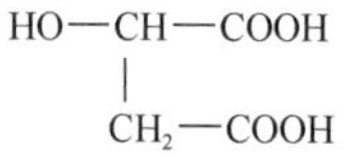

$$\begin{array}{l} HO-CH-COOH \\ \quad\;\; | \\ \quad\;\; CH_2-COOH \end{array}$$

羟基丁二酸(苹果酸)

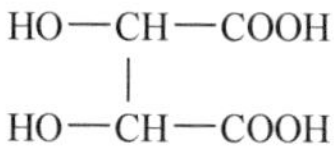

$$\begin{array}{l} HO-CH-COOH \\ \quad\;\;\; | \\ HO-CH-COOH \end{array}$$

2, 3-二羟基丁二酸(酒石酸)

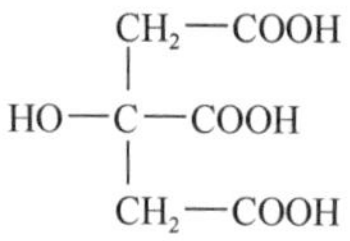

$$\begin{array}{l} \quad\quad\;\; CH_2-COOH \\ \quad\quad\;\; | \\ HO-C-COOH \\ \quad\quad\;\; | \\ \quad\quad\;\; CH_2-COOH \end{array}$$

3-羧基-3-羟基-戊二酸(柠檬酸)

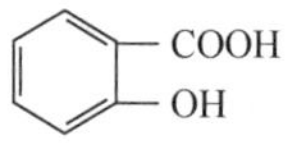

邻-羟基苯甲酸(水杨酸)

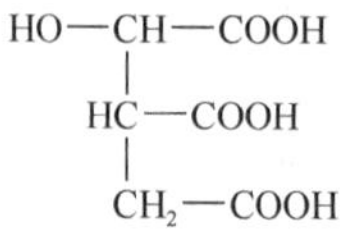

$$\begin{array}{l} HO-CH-COOH \\ \quad\;\;\; | \\ \quad\;\; HC-COOH \\ \quad\;\;\; | \\ \quad\;\; CH_2-COOH \end{array}$$

3-羧基-2-羟基-戊二酸(异柠檬酸)

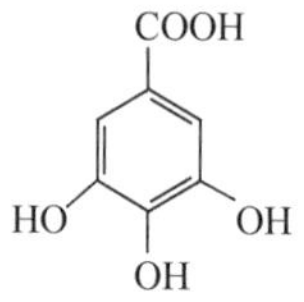

3, 4, 5-三羟基苯甲酸(没食子酸)

二、羟基酸的化学性质

羟基酸分子中含有羟基和羧基，具有羟基和羧基的一般性质。由于羟基和羧基间相互影响，又具有一些特殊性质。这些性质又因羟基和羧基的相对位置不同而表现出差异。

（一）酸性

由于醇酸分子中羟基的吸电子诱导效应，使羧基的解离度增加，酸性增强，一般羟基酸的酸性比相应的羧酸强。由于诱导效应随传递距离的增长而减弱，所以羟基离羧基越近，酸性增加越大，反之越小，甚至无影响。例如酸性强弱顺序如下

$$HOCH_2COOH > CH_3COOH$$

pK_a　3.83　4.76

$$CH_3(OH)CHCOOH > HOCH_2CH_2COOH > CH_3CH_2COOH$$

pK_a　3.87　4.51　4.88

（二）氧化反应

醇酸中的羟基比醇中的羟基容易氧化，托伦试剂不与醇反应，却能将α-羟基酸氧化为α-酮酸。例如

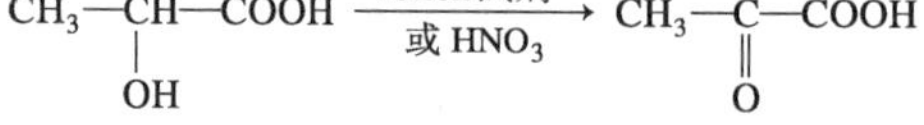

$$\underset{\text{乳酸}}{CH_3-\underset{\underset{OH}{|}}{CH}-COOH} \xrightarrow[\text{或 } HNO_3]{\text{Tollen试剂}} \underset{\text{丙酮酸}}{CH_3-\underset{\underset{O}{\|}}{C}-COOH}$$

（三）脱水反应

由于分子中羟基和羧基的相互影响，醇酸的热稳定性较差，加热时易发生脱水反应，脱水反应随羟基的位置不同而得到不同的产物。

1. α-羟基酸 α-羟基酸受热时，发生分子间羧基和羟基的交叉脱水反应，生成六元环的交酯。例如

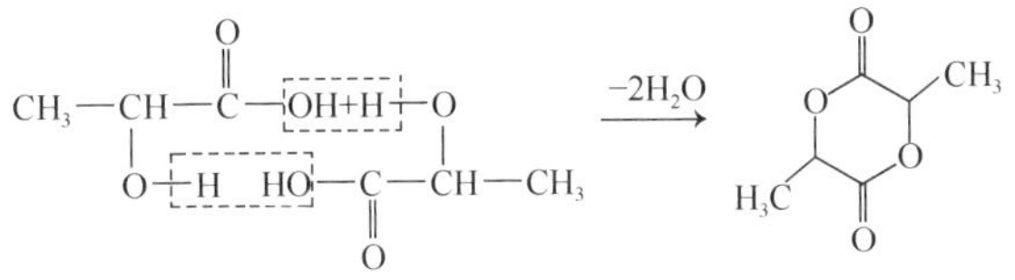

$$2\,CH_3-CH(OH)-COOH \xrightarrow{-2H_2O} \text{丙交酯}$$

α-羟基丙酸　　　　丙交酯

交酯与其他酯类一样，与酸或碱的水溶液共热时，易水解成原来的醇酸。

2. β-羟基酸　β-羟基酸中的α-氢同时受羧基和羟基的影响，比较活泼，所以受热时，容易与羟基脱水生成α、β-不饱和酸。例如

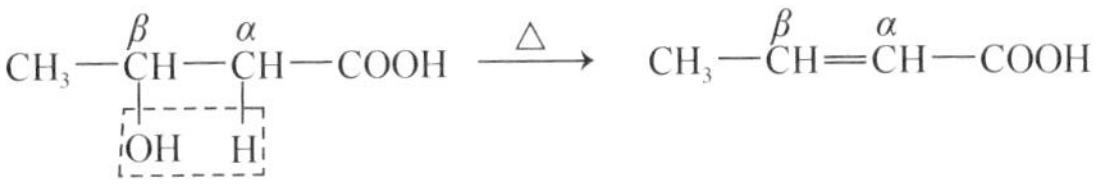

$$CH_3-\overset{\beta}{C}H(OH)-\overset{\alpha}{C}H_2-COOH \xrightarrow{\triangle} CH_3-\overset{\beta}{C}H=\overset{\alpha}{C}H-COOH$$

β-羟基丁酸　　　　2-丁烯酸

3. γ-、δ-羟基酸　γ-和δ-羟基酸在室温下分子内脱水，生成五元环和六元环的内酯。例如

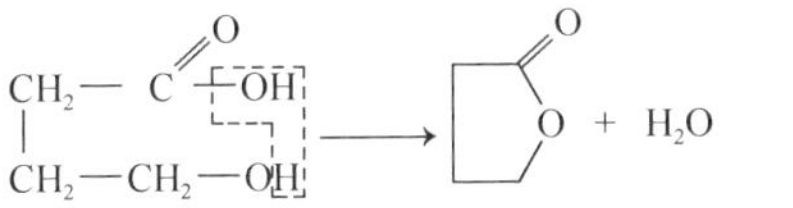

$$CH_2(OH)-CH_2-CH_2-COOH \longrightarrow \text{γ-丁内酯} + H_2O$$

γ-羟基丁酸　　　　γ-丁内酯(1, 4-丁内酯)

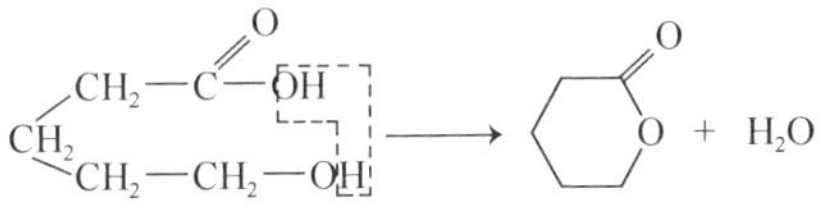

$$CH_2(OH)-CH_2-CH_2-CH_2-COOH \longrightarrow \text{δ-戊内酯} + H_2O$$

δ-羟基戊酸　　　　δ-戊内酯

γ-醇酸比δ-醇酸更易脱水，室温下即可失水生成内酯，故通常以γ-醇酸盐的形式保存。

某些药物或中草药的有效成分中常含有内酯的结构。如抗菌消炎药穿心莲的主要化学成分穿心莲内酯就含有γ-内酯的结构。

人体内糖、油脂和蛋白质等物质代谢产生的羟基酸，在酶催化下也能发生前述的氧化、脱水等化学反应。

三、重要的羟基酸

（一）乳酸（lactic acid）

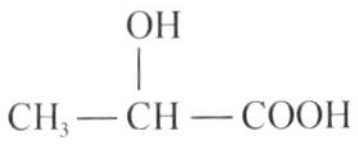

$$CH_3-CH(OH)-COOH$$

乳酸

乳酸化学名为α-羟基丙酸，最初从酸牛奶中发现，故称乳酸。乳酸是肌肉中糖代谢的一种中间产物，人在剧烈运动时，急需大量能量，通过糖分解成乳酸，同时释放一部分能量以供急需，而肌肉中乳酸含量增加，会使人有酸胀的感觉，休息后，肌肉中的乳酸就转化为水、二氧化碳和糖，酸胀感消失。

乳酸有很强的吸湿性，一般为黏稠状液体，溶于水、乙醇和甘油中，不溶于氯仿。乳酸具有消毒防腐作用，乳酸钙[($CH_3CHOHCOO$)$_2$Ca·5H_2O]是补充体内钙质的药物，乳酸钠($CH_3CHOHCOONa$)临床上用作纠正酸中毒。乳酸还大量用于食品、饮料工业。

（二）苹果酸（malic acid）

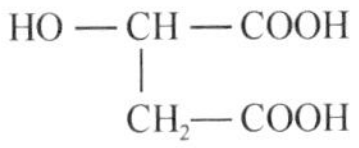

$$HO-CH(COOH)-CH_2-COOH$$

苹果酸

苹果酸的化学名为羟基丁二酸，它多存在于未成熟的果实中，最初从苹果中分离得到，因而得名苹果酸。苹果酸是无色针状结晶，熔点100℃，易溶于水和乙醇，微溶于乙醚。苹果酸是体内糖代谢过程的中间产物，在酶的催化下脱

氢生成草酰乙酸。

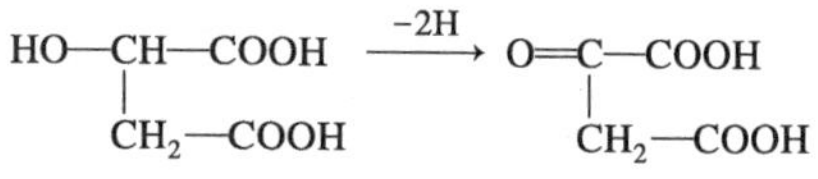

$$\underset{\text{苹果酸}}{\begin{array}{l}HO-CH-COOH\\ \quad\;\;|\\ \quad\;\;CH_2-COOH\end{array}} \xrightarrow{-2H} \underset{\text{草酰乙酸}}{\begin{array}{l}O=C-COOH\\ \quad\;\;|\\ \quad\;\;CH_2-COOH\end{array}}$$

苹果酸既是α-羟基酸又是β-羟基酸，由于亚甲基上氢原子较活泼，苹果酸受热时能以β-羟基酸的形式脱去1分子水生成丁烯二酸，丁烯二酸加水后，又可得到苹果酸。

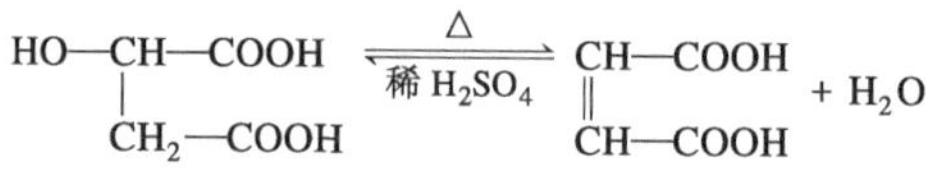

$$\underset{\text{苹果酸}}{\begin{array}{l}HO-CH-COOH\\ \quad\;\;|\\ \quad\;\;CH_2-COOH\end{array}} \underset{\text{稀 } H_2SO_4}{\overset{\Delta}{\rightleftharpoons}} \underset{\text{丁烯二酸}}{\begin{array}{l}CH-COOH\\ \|\\ CH-COOH\end{array}} + H_2O$$

（三）β-羟基丁酸

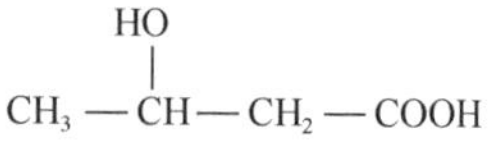

$$\underset{\beta\text{-羟基丁酸}}{\begin{array}{c}\quad HO\\ \quad|\\ CH_3-CH-CH_2-COOH\end{array}}$$

β-羟基丁酸为晶体，熔点49～50℃，吸湿性很强，极易溶于水、乙醇和乙醚中，不溶于苯。它是人体内脂肪代谢的中间产物，在酶的催化下能脱氢生成β-丁酮酸。

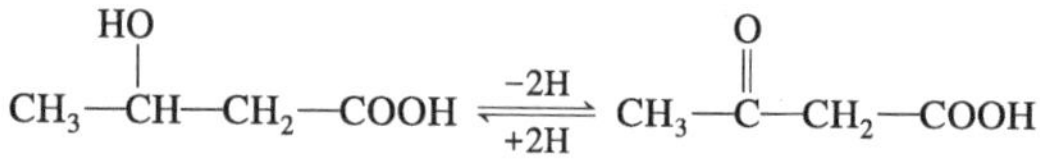

$$\begin{array}{c}\quad HO\\ \quad|\\ CH_3-CH-CH_2-COOH\end{array} \underset{+2H}{\overset{-2H}{\rightleftharpoons}} \begin{array}{c}\quad O\\ \quad\|\\ CH_3-C-CH_2-COOH\end{array}$$

（四）酒石酸（tartaric acid）

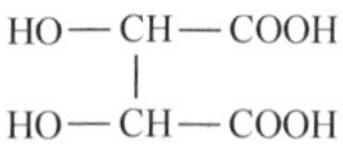

$$\underset{\text{酒石酸}}{\begin{array}{l}HO-CH-COOH\\ \quad\;\;|\\ HO-CH-COOH\end{array}}$$

酒石酸化学名称为2,3-二羟基丁二酸。存在于各种果汁中，葡萄中含量最丰富。在葡萄中以酸式盐的形式存在，难溶于水和乙醇，所以在以葡萄为原料酿酒的过程中，生成的酒石酸氢钾就以沉淀的形式析出，此沉淀即酒石，酒石再与无机酸作用，生成游离的酒石酸，酒石酸的名称由此而来。

酒石酸是透明结晶，熔点170℃，易溶于水。酒石酸锑钾（KOOC—CHOH—CHOH—COOSbO）又称吐酒石，医药上用作催吐剂，也用于治疗血吸虫病。酒石酸钾钠可用作泻药，还用于配制费林试剂。

（五）柠檬酸（citric acid）

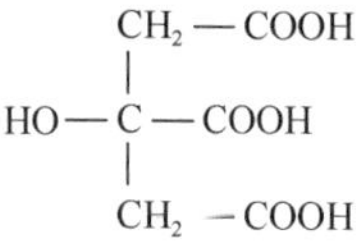

$$\underset{\text{柠檬酸}}{\begin{array}{l}\quad\;\;CH_2-COOH\\ \quad\;\;|\\ HO-C-COOH\\ \quad\;\;|\\ \quad\;\;CH_2-COOH\end{array}}$$

柠檬酸化学名称为3-羟基-3羧基戊二酸，又称枸橼酸，主要存在于柑橘果实中，尤以柠檬中含量最多。柠檬酸为透明结晶，不含结晶水的柠檬酸熔点为153℃，易溶于水、乙醇和乙醚，有较强的酸味。在食品工业中用作糖果和饮料的调味剂。在临床上，柠檬酸铁铵是常用补血药；柠檬酸钠有防止血液凝固的作用，用作抗凝血剂。

柠檬酸是人体内糖、脂肪和蛋白质代谢的中间产物，它是糖有氧氧化过程中三羧酸循环的起始物。在酶的催化下，由柠檬酸经顺乌头酸转化成异柠檬酸，然后进行氧化和脱羧反应，变成α-酮戊二酸。

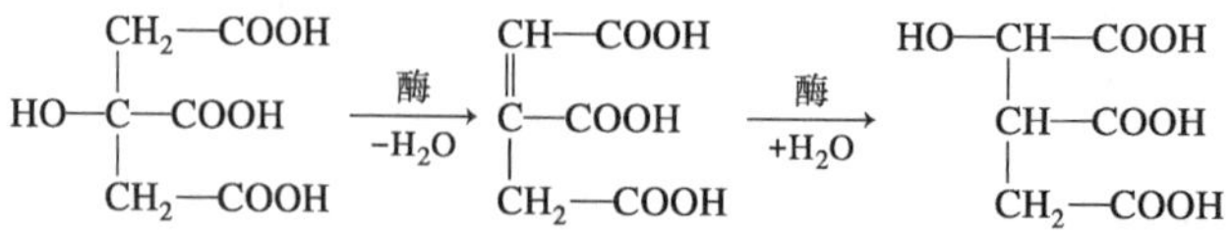

$$\underset{\text{柠檬酸}}{\begin{array}{l}\quad\;\;CH_2-COOH\\ \quad\;\;|\\ HO-C-COOH\\ \quad\;\;|\\ \quad\;\;CH_2-COOH\end{array}} \xrightarrow[-H_2O]{\text{酶}} \underset{\text{顺乌头酸}}{\begin{array}{l}CH-COOH\\ \|\\ C-COOH\\ |\\ CH_2-COOH\end{array}} \xrightarrow[+H_2O]{\text{酶}} \underset{\text{异柠檬酸}}{\begin{array}{l}HO-CH-COOH\\ \quad\;\;|\\ \quad\;\;CH-COOH\\ \quad\;\;|\\ \quad\;\;CH_2-COOH\end{array}}$$

$$\xrightarrow[-2H]{\text{氧化酶}} \underset{\text{草酰琥珀酸}}{\begin{array}{l} O{=}C{-}COOH \\ \;\; | \\ CH{-}COOH \\ \;\; | \\ CH_2{-}COOH \end{array}} \xrightarrow[-CO_2]{\text{脱羧}} \underset{\alpha\text{-酮戊二酸}}{\begin{array}{l} O{=}C{-}COOH \\ \;\; | \\ CH_2 \\ \;\; | \\ CH_2{-}COOH \end{array}}$$

（六）水杨酸（salicylic acid）

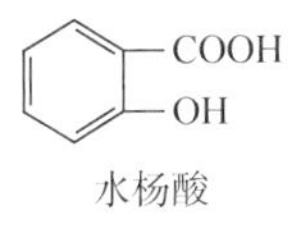

水杨酸

水杨酸化学名称为邻-羟基苯甲酸，又名柳酸。存在于柳树、水杨树以及其他许多植物中。水杨酸是白色针状结晶，熔点159℃，微溶于水，易溶于乙醇。水杨酸属酚酸，具有酚和羧酸的一般性质。例如，水杨酸遇三氯化铁呈紫色，在空气中易氧化，水溶液呈酸性，能成盐、成酯等。

水杨酸具有清热、解毒和杀菌作用，其乙醇溶液可用于治疗因霉菌感染而引起的皮肤病。由于水杨酸对肠胃有刺激作用，不宜内服，多用水杨酸的衍生物，水杨酸可供药用的重要衍生物有以下几种。

乙酰水杨酸（邻位：$-O-\overset{O}{\overset{\|}{C}}-CH_3$，$-COOH$）

1. 乙酰水杨酸　乙酰水杨酸商品名为阿司匹林（Aspirin），由水杨酸与乙酸酐在冰醋酸中加热到80℃进行酰化而制得。

$$\underset{\text{水杨酸}}{C_6H_4(OH)COOH} + \underset{\text{乙酐}}{(CH_3CO)_2O} \xrightarrow[\triangle]{\text{冰醋酸}} \underset{\text{乙酰水杨酸}}{C_6H_4(O{-}\overset{O}{\overset{\|}{C}}{-}CH_3)COOH} + CH_3COOH$$

乙酰水杨酸为白色针状结晶，熔点143℃，微溶于水。常用作解热镇痛剂，由阿司匹林、非那西丁与咖啡因三者配伍的制剂为复方阿司匹林，常称APC。

2. 对氨基水杨酸　对氨基水杨酸化学名称为4-氨基-2-羟基苯甲酸，简称PAS。它为白色粉末，微溶于水，是抗结核药物。与PAS相比，其钠盐（PAS-Na）的水溶性较大，而刺激性较小，故一般注射都用PAS-Na，为增强疗效，常把PAS-Na与链霉素或异烟肼合用，治疗各种结核病。

对氨基水杨酸（NH_2、OH、$COOH$ 取代苯环）

水杨酸甲酯（OH、$COOCH_3$ 邻位取代苯环）

3. 水杨酸甲酯　水杨酸甲酯俗名冬青油，是由冬青树叶中提取得到。水杨酸甲酯为无色液体，沸点为190℃，具有特殊香味。可作扭伤时的外擦剂，也用作配制牙膏、糖果等的香料。

此外，还有水杨酸钠，是抗风湿的内服药物，能缓解关节痛；水杨酸苯酯，可用作医药消毒防腐剂。

第三节　酮　　酸

一、酮酸的结构和命名

脂肪羧酸分子中烃基上氢被氧原子替代后产生的化合物称为氧代羧酸，可分为醛酸和酮酸（keto acid），这里只讨论酮酸，分子中同时含有羧基和酮基。在生物体内，酮酸可由相应的羟基酸氧化而得。例如

$$\underset{\text{乳酸}}{CH_3{-}\overset{OH}{\overset{|}{C}H}{-}COOH} \xrightarrow{[O]} \underset{\text{丙酮酸}}{CH_3{-}\overset{O}{\overset{\|}{C}}{-}COOH}$$

根据分子中羧基和羰基的相对位置，可把酮酸分为α-酮酸、β-酮酸、γ-酮酸等。

α-酮酸和β-酮酸是较为重要的酮酸，它们是人体内糖、脂肪和蛋白质等代谢过程的中间产物。

酮酸的命名是选择含有羧基和酮基的最长的碳链作为主链，称为某酮酸。用阿拉伯数字或希腊字母表示酮基的位置。例如

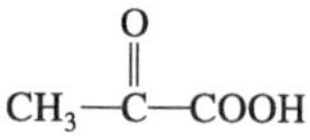

$$\underset{\text{丙酮酸}}{CH_3-\overset{\overset{\large O}{\|}}{C}-COOH} \qquad \underset{\substack{\text{3-丁酮酸或}\beta\text{-丁酮酸}\\\text{（乙酰乙酸）}}}{CH_3-\overset{\overset{\large O}{\|}}{C}-CH_2-COOH} \qquad \underset{\substack{\alpha\text{-酮丁二酸}\\\text{（草酰乙酸）}}}{HOOC-\overset{\overset{\large O}{\|}}{C}-CH_2-COOH}$$

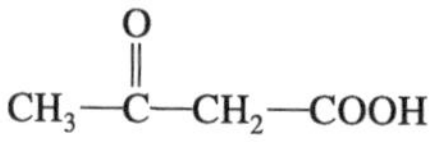

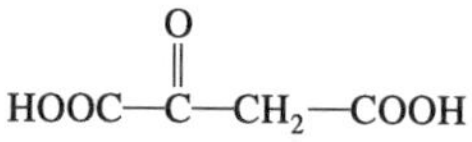

二、酮酸的化学性质

酮酸分子中含有羧基和酮基两种官能团，它既有羧酸的性质，如成盐和成酯等；又有酮的典型反应，如与羟胺反应，加氢还原等。此外，由于两种官能团的相互影响，还有一些特殊性质，如α-酮酸、β-酮酸易脱羧等。

（一）加氢还原反应

酮酸加氢还原生成羟基酸。例如

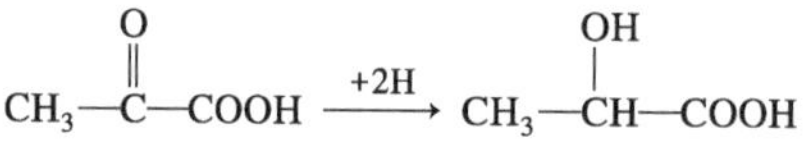

$$\underset{\text{丙酮酸}}{CH_3-\overset{\overset{\large O}{\|}}{C}-COOH} \xrightarrow{+2H} \underset{\text{乳酸}}{CH_3-\overset{\overset{\large OH}{|}}{CH}-COOH}$$

（二）脱羧反应

α-酮酸分子中的酮基与羧基直接相连，由于氧原子的电负性较强，使酮基与羧基碳原子间的电子云密度降低，因而碳碳键容易断裂，α-酮酸与稀硫酸共热，发生脱羧反应，生成少一个碳原子的醛。例如

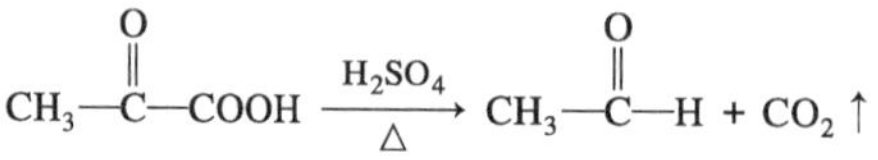

$$CH_3-\overset{\overset{\large O}{\|}}{C}-COOH \xrightarrow[\triangle]{H_2SO_4} CH_3-\overset{\overset{\large O}{\|}}{C}-H + CO_2\uparrow$$

β-酮酸受热时更易脱羧。这是由于酮基上氧原子的吸电子诱导效应的影响以及羰基氧与羧基氢形成分子内氢键的缘故。因此，β-酮酸只有在低温下稳定，在室温以上易脱羧成酮，并放出二氧化碳，通常只能在低温下保存，这是β-酮酸的共性。例如

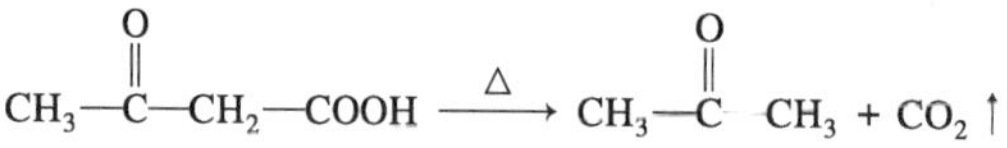

$$CH_3-\overset{\overset{\large O}{\|}}{C}-CH_2-COOH \xrightarrow{\triangle} CH_3-\overset{\overset{\large O}{\|}}{C}-CH_3 + CO_2\uparrow$$

三、重要的酮酸

（一）丙酮酸（pyruvic acid）

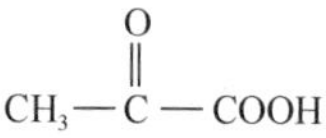

$$\underset{\text{丙酮酸}}{CH_3-\overset{\overset{\large O}{\|}}{C}-COOH}$$

丙酮酸是最简单的酮酸，为无色有刺激性臭味的液体，沸点为165℃，易溶于水。在生物体内酶的催化下，丙酮酸还原成乳酸，乳酸氧化成丙酮酸。

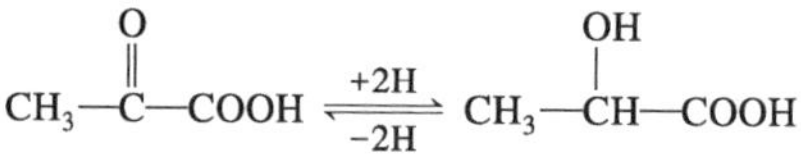

$$CH_3-\overset{\overset{\large O}{\|}}{C}-COOH \underset{-2H}{\overset{+2H}{\rightleftharpoons}} CH_3-\overset{\overset{\large OH}{|}}{CH}-COOH$$

丙酮酸是动植物体内糖、脂肪和蛋白质代谢的中间产物，在酶的催化作用下能变成氨基酸或柠檬酸等，是一个重要的生物活性中间体。

（二）β-丁酮酸（β-butanone acid）

β-丁酮酸又名乙酰乙酸，为无色黏稠液体，是生物体内脂肪代谢的中间产物。β-丁酮酸在体内还原酶的作用下，被还原成β-羟基丁酸；还可在脱羧酶的作用下，脱羧生成丙酮。

$$CH_3-\overset{\overset{\displaystyle O}{\|}}{C}-CH_2-COOH$$

β-丁酮酸

$$\underset{\beta\text{-丁酮酸}}{CH_3-\overset{\overset{\displaystyle O}{\|}}{C}-CH_2-COOH} \underset{-2H}{\overset{+2H}{\rightleftharpoons}} \underset{\beta\text{-羟基丁酸}}{CH_3-\overset{\overset{\displaystyle OH}{|}}{CH}-CH_2-COOH}$$

$$\underset{\beta\text{-丁酮酸}}{CH_3-\overset{\overset{\displaystyle O}{\|}}{C}-CH_2-COOH} \xrightarrow{\text{脱羧酶}} \underset{\text{丙酮}}{CH_3-\overset{\overset{\displaystyle O}{\|}}{C}-CH_3} + CO_2\uparrow$$

β-丁酮酸、β-羟基丁酸和丙酮三者在医学上称为酮体。酮体是脂肪酸在人体内不能完全被氧化成二氧化碳和水的中间产物，正常情况下能进一步氧化分解，因此血液中只存在少量酮体，正常人的血液中酮体的含量低于10mg·L^{-1}，当代谢发生障碍时，血中酮体含量会增加，从尿中排出，此为糖尿病的病症，其血液中酮体的含量在4g·L^{-1}以上，由于β-丁酮酸和β-羟基丁酸均具有较强的酸性，所以酮体含量过高的晚期糖尿病患者易发生酮症酸中毒。

（三）α-酮戊二酸（α-ketoglutaric acid）

$$HOOC-\overset{\overset{\displaystyle O}{\|}}{C}-CH_2-CH_2-COOH$$

α-酮戊二酸

在生物体内进行物质代谢的三羧酸循环过程中，柠檬酸发生降解反应生成α-酮戊二酸。α-酮戊二酸是晶体，熔点109～110℃，能溶于水，具有α-酮酸的化学性质。它是人体内糖代谢的中间产物，在酶的作用下，发生脱羧和氧化反应生成琥珀酸。

$$\underset{\alpha\text{-酮戊二酸}}{\begin{array}{l}CH_2-CO-COOH\\|\\CH_2-COOH\end{array}} \xrightarrow{-CO_2} \underset{\text{丁醛酸}}{\begin{array}{l}CH_2-CHO\\|\\CH_2-COOH\end{array}} \xrightarrow{[O]} \underset{\text{琥珀酸}}{\begin{array}{l}CH_2-COOH\\|\\CH_2-COOH\end{array}}$$

（四）α-酮丁二酸（α-butanone diacid）

α-酮丁二酸又叫草酰乙酸，为晶体，能溶于水。它是生物体内物质代谢的中间产物，在酶的催化下由琥珀酸转变而成。

$$HOOC-\overset{\overset{\displaystyle O}{\|}}{C}-CH_2-COOH$$

α-酮丁二酸

$$\underset{\text{琥珀酸}}{\begin{array}{l}CH_2-COOH\\|\\CH_2-COOH\end{array}} \xrightarrow{-2H} \underset{\text{延胡索酸}}{\begin{array}{l}CH-COOH\\\|\\CH-COOH\end{array}} \xrightarrow{+H_2O} \underset{\text{苹果酸}}{\begin{array}{l}HO-CH-COOH\\\quad\;\;|\\\quad\;\;CH_2-COOH\end{array}} \xrightarrow{-2H} \underset{\text{草酰乙酸}}{\begin{array}{l}O=C-COOH\\\quad\;|\\\quad\;CH_2-COOH\end{array}}$$

草酰乙酸既是α-酮酸，又是β-酮酸，在室温以上易脱羧生成丙酮酸。在人体内经酶作用，也能进行此反应。

$$\underset{\text{草酰乙酸}}{HOOC-\overset{\overset{\displaystyle O}{\|}}{C}-CH_2-COOH} \longrightarrow \underset{\text{丙酮酸}}{CH_3-\overset{\overset{\displaystyle O}{\|}}{C}-COOH} + CO_2\uparrow$$

四、酮式-烯醇式的互变异构现象

β-酮酸不稳定，受热时更易脱羧，但它的酯是稳定的化合物，一般制成β-丁酮酸乙酯（又称乙酰乙酸乙酯），它的结构如下：

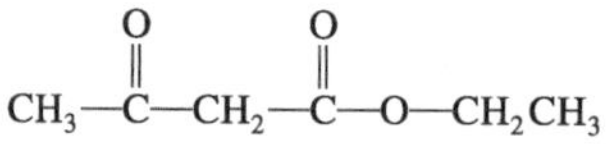

$$CH_3-\overset{\overset{\displaystyle O}{\|}}{C}-CH_2-\overset{\overset{\displaystyle O}{\|}}{C}-O-CH_2CH_3$$

乙酰乙酸乙酯的化学性质比较特殊。它可以和2,4-二硝基苯肼反应生成橙色的2,4-二硝基苯腙，表明含酮式结构。又能与三氯化铁溶液作用显紫色；能使溴水褪色；能与金属钠放出氢气，这三个反应是烯醇的典型反应。这些性质无法用酮或酯的结构解释。经物理和化学方法研究证明，乙酰乙酸乙酯实际上不是单一物质，而是酮式和烯醇式异构体的混合物，在室温时，它们之间处于动态平衡状态。

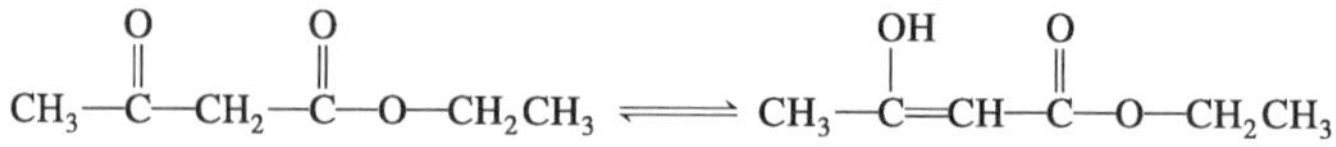

$$\underset{\text{酮式(93\%)}}{CH_3-\overset{\overset{\displaystyle O}{\|}}{C}-CH_2-\overset{\overset{\displaystyle O}{\|}}{C}-O-CH_2CH_3} \rightleftharpoons \underset{\text{烯醇式(7\%)}}{CH_3-\overset{\overset{\displaystyle OH}{|}}{C}=CH-\overset{\overset{\displaystyle O}{\|}}{C}-O-CH_2CH_3}$$

它们分别称为乙酰乙酸乙酯的酮式和烯醇式异构体，两者之间以一定比例呈动态平衡存在，其酮式异构体占93%，烯醇式异构体占7%。在室温两种异构体的互变速度很快，不能将它们分离。像这种处于动态平衡的同分异构现象称为互变异构现象，在平衡体系中能彼此互变的异构体称为互变异构体。互变异构现象是有机化学中的普遍现象，酮式-烯醇式互变异构是其中一种。

乙酰乙酸乙酯产生互变异构的原因主要是酮式异构体中亚甲基受到羰基和酯基的双重影响，使亚甲基上的氢原子特别活泼，它能以质子的形式转移到羰基氧上，形成烯醇式异构体。因此乙酰乙酸乙酯的互变异构是由质子的位移产生的。除乙酰乙酸乙酯外，还有许多物质，如β-二酮（$R-\overset{\overset{\displaystyle O}{\|}}{C}-CH_2-\overset{\overset{\displaystyle O}{\|}}{C}-R$）以及某些糖和含氮化合物等，也产生这种互变异构现象。异构体之间的互变均为质子的1,3-移位。

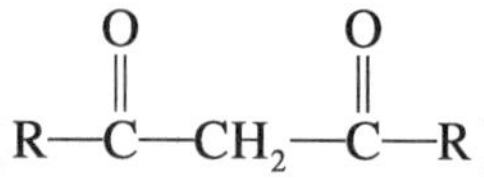

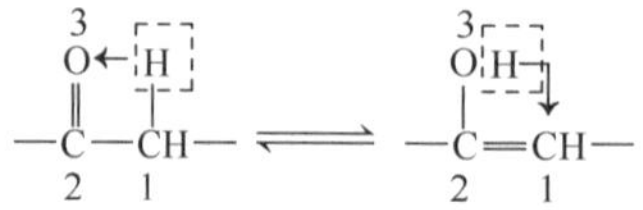

$$-\underset{2}{\overset{\overset{\displaystyle \overset{3}{O}\leftarrow H}{\|\quad |}}{C}}-\underset{1}{CH}- \rightleftharpoons -\underset{2}{\overset{\overset{\displaystyle \overset{3}{O}H}{|}}{C}}=\underset{1}{CH}-$$

第四节　羧酸衍生物

一、羧酸衍生物的结构和命名

酰卤、酸酐、酯和酰胺是通常所指的4种羧酸衍生物。一般的结构通式如下

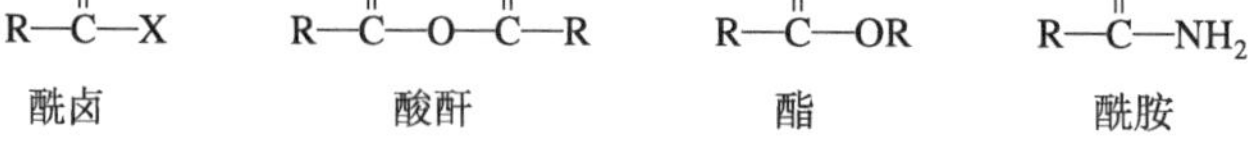

$$\underset{\text{酰卤}}{R-\overset{\overset{\displaystyle O}{\|}}{C}-X} \qquad \underset{\text{酸酐}}{R-\overset{\overset{\displaystyle O}{\|}}{C}-O-\overset{\overset{\displaystyle O}{\|}}{C}-R} \qquad \underset{\text{酯}}{R-\overset{\overset{\displaystyle O}{\|}}{C}-OR} \qquad \underset{\text{酰胺}}{R-\overset{\overset{\displaystyle O}{\|}}{C}-NH_2}$$

4种羧酸衍生物可看作是羧酸分子中羧基上的羟基分别被卤原子（X）、酰氧基（$-O-\overset{\overset{\displaystyle O}{\|}}{C}-R$）、烷氧基（$-OR$）和氨基（$-NH_2$）取代的产物。

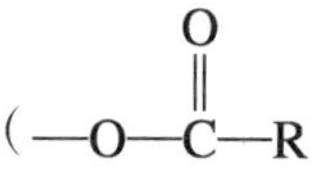

羧酸衍生物在其结构上有一共同特征：都含有酰基。羧酸衍生物中最重要的是酯和酰胺。

酰卤命名时，在酰基的名称上加卤原子的名称。常见的酰卤分子中的卤原子为氯原子，也就是酰氯（$R-\overset{\overset{\displaystyle O}{\|}}{C}-Cl$）。例如

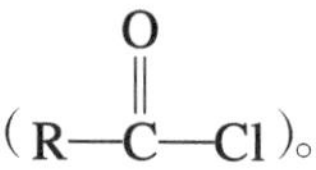

$$CH_3-\overset{\overset{O}{\|}}{C}-Cl$$
乙酰氯

$$C_6H_5-\overset{\overset{O}{\|}}{C}-Cl$$
苯甲酰氯

酸酐通常是羧酸脱水而成的，常见的酸酐一般为对称酸酐，即由同一种酸脱水而成，命名时，在相应羧酸的名称后面加“酐”字。例如

$$(CH_3CO)_2O$$
乙酸酐

$$\begin{array}{l} CH_2-C(=O) \\ |\qquad\quad \rangle O \\ CH_2-C(=O) \end{array}$$
丁二酸酐（琥珀酸酐）

酯的命名是以生成酯的酸和醇的名称为依据，酸的名称加上醇的烃基名称（通常“基”可省略），最后加“酯”字。例如

$$CH_3-\overset{\overset{O}{\|}}{C}-OCH_2CH_3$$
乙酸乙酯

$$CH_3-\overset{\overset{O}{\|}}{C}-OCH_3$$
乙酸甲酯

$$C_6H_5-\overset{\overset{O}{\|}}{C}-OCH_3$$
苯甲酸甲酯

二元酸的酯有2种：一种是只有一个羧基生成酯，分子中还有一个羧基未发生酯化反应，为游离的羧基，有酸性，因此通常称为酸性酯；另一种是分子中两个羧基都发生了酯化反应，不再具有酸性，因此，称为中性酯，例如

$$\begin{array}{l} COOC_2H_5 \\ | \\ COOH \end{array}$$
乙二酸氢乙酯（草酸氢乙酯）

$$\begin{array}{l} COOC_2H_5 \\ | \\ COOC_2H_5 \end{array}$$
乙二酸二乙酯（草酸二乙酯）

酰胺的命名，通常是酰基的名称后面加“胺”字。例如

$$CH_3-\overset{\overset{O}{\|}}{C}-NH_2$$
乙酰胺

$$H-\overset{\overset{O}{\|}}{C}-NH_2$$
甲酰胺

$$C_6H_5-\overset{\overset{O}{\|}}{C}-NH_2$$
苯甲酰胺

当酰胺分子中氨基（$-NH_2$）被一个或两个烷基取代时，标明烷基取代的位置。例如

$$CH_3-\overset{\overset{O}{\|}}{C}-NH-CH_3$$
N-甲基乙酰胺

$$H-\overset{\overset{O}{\|}}{C}-N(CH_3)_2$$
N, *N*-二甲基甲酰胺

二、羧酸衍生物的物理性质

低级酰卤和酸酐有刺激气味。挥发性酯具有令人愉快的气味，可用于制造香料。

酰卤、酸酐和酯类化合物的分子间不能形成氢键而缔合，酰胺分子间能形成氢键。因此，酰卤和酯的沸点比相应的羧酸低；酸酐的沸点较相对分子质量相近的羧酸低。酰胺的熔点、沸点均比相应的羧酸高。

所有羧酸衍生物均溶于乙醚、氯仿、丙酮和苯等有机溶剂。低级酰胺（如*N*, *N*-二甲基甲酰胺）能与水混溶，是很好的非质子性溶剂。

三、羧酸衍生物的化学性质

羧酸衍生物的分子中都含有酰基，酰基上都连有一个负性基团，它们的主要化学性质是可发生水解反应，反应产物可看作是羧酸衍生物中的酰基取代了水中的氢原子，生成羧酸。但各自的水解反应速度不同。一般顺序是：酰氯＞酸酐＞酯＞酰胺。

酰氯非常容易水解，如乙酰氯遇水立即水解，生成乙酸和HCl。

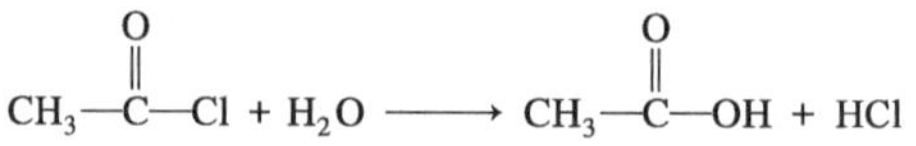

$$CH_3-\overset{\overset{\displaystyle O}{\|}}{C}-Cl + H_2O \longrightarrow CH_3-\overset{\overset{\displaystyle O}{\|}}{C}-OH + HCl$$

酸酐也容易水解，但比相应的酰氯，反应略缓和些。例如乙酸酐遇水很快水解，生成乙酸。

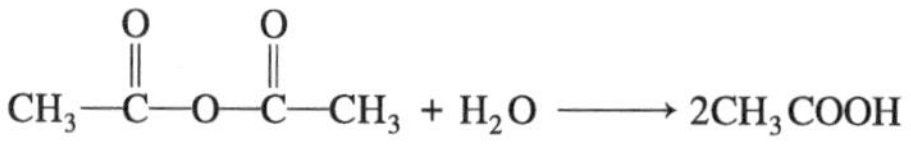

$$CH_3-\overset{\overset{\displaystyle O}{\|}}{C}-O-\overset{\overset{\displaystyle O}{\|}}{C}-CH_3 + H_2O \longrightarrow 2CH_3COOH$$

酯的水解需要在酸或碱催化下方可进行。水解产物为羧酸和醇。

酸催化下的水解反应，是酯化反应的逆反应。

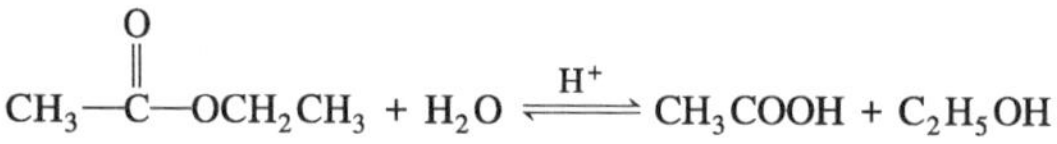

$$CH_3-\overset{\overset{\displaystyle O}{\|}}{C}-OCH_2CH_3 + H_2O \xrightleftharpoons{H^+} CH_3COOH + C_2H_5OH$$

酯的水解在碱催化下可以加快，因为生成的水解产物是稳定的羧酸根负离子及醇，使反应变为不可逆。

酰胺的稳定性比酯高，活性比酯低，水解反应难以进行。

四、重要的羧酸衍生物

（一）乙酰氯（acetyl chloride）

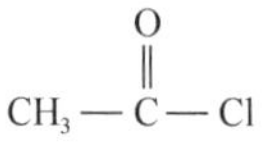

$$CH_3-\overset{\overset{\displaystyle O}{\|}}{C}-Cl$$

乙酰氯

乙酰氯为无色而有刺激气味的发烟液体，沸点52℃，室温下就可以被空气中的湿气水解，因此需密封保存。主要用途是作为乙酰化剂。

（二）乙酸酐（acetic anhydride）

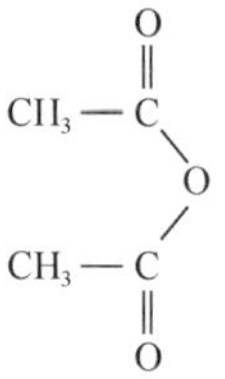

$$(CH_3CO)_2O$$

乙酸酐

乙酸酐俗名醋酐，为无色略带刺激气味的液体，沸点140℃，微溶于冷水，并逐渐水解为醋酸。乙酸酐是一种优良的溶剂，也是常用的乙酰化剂，用于制药、香料、染料等。

习　　题

1. 命名下列化合物：

（1）$(CH_3)_2CH-\underset{}{\overset{\overset{\displaystyle CH_3}{|}}{C}H}-CH_2-COOH$

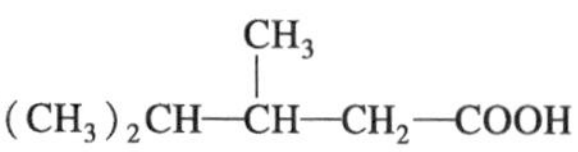

（2）苯环：1-COOH，3-OH，4-OH

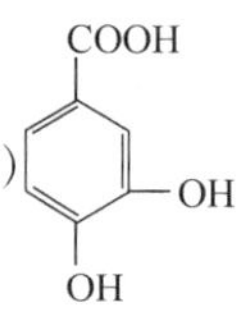

（3）$C_6H_5-CH_2-CH=CH-COOH$　　（4）$CH_3-CH_2-\overset{O}{\overset{\|}{C}}-Cl$

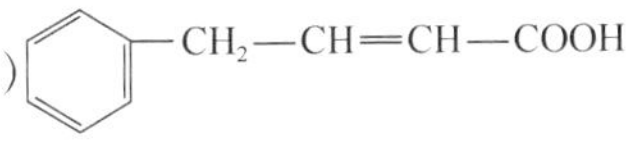

（5）$CH_3-\overset{O}{\overset{\|}{C}}-O-CH_2CH_2CH_3$　　（6）$CH_3-(CH_2)_5-CH=CH-(CH_2)_7-COOH$

2.写出下列化合物的结构式：

（1）草酸　（2）苹果酸　（3）琥珀酸

（4）柠檬酸　（5）乙酰水杨酸　（6）酒石酸

（7）草酰乙酸　（8）没食子酸　（9）α-酮戊二酸

（10）乙酰胺　（11）乙酰氯　（12）乙酸酐

3.写出下列反应的主要产物：

（1）$C_6H_5-\underset{OH}{\underset{|}{CH}}-COOH + NaOH \longrightarrow$

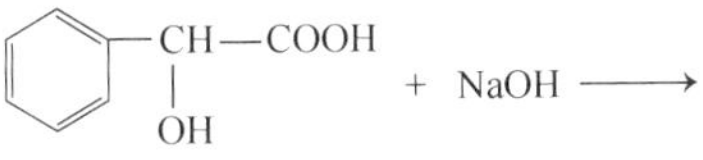

（2）$C_6H_5-COOH + CH_3CH_2OH \xrightarrow[\triangle]{H^+}$

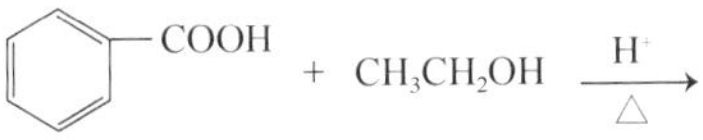

（3）$CH_3CH_2COOH + PBr_5 \longrightarrow$

（4）$CH_3CH_2-COOH + Br_2 \xrightarrow{P}$

（5）$2CH_3-\overset{CH_3}{\overset{|}{CH}}-CH_2-COOH \xrightarrow[\triangle]{P_2O_5}$

（6）$\begin{matrix} COOH \\ | \\ COOH \end{matrix} \xrightarrow{\triangle}$

（7）$2CH_3-\underset{OH}{\underset{|}{CH}}-COOH \xrightarrow{\triangle}$

（8）$CH_3-\overset{OH}{\overset{|}{CH}}-CH_2-COOH \xrightarrow{\triangle}$

（9）$\begin{matrix} O=C-COOH \\ | \\ CH_2-COOH \end{matrix} \xrightarrow{+2H} ? \xrightarrow{-H_2O} ? \xrightarrow{+2H} ?$

（10）$HO-\overset{CH_2-COOH}{\underset{CH_2-COOH}{C}}-COOH \xrightarrow{-H_2O} ? \xrightarrow{+H_2O} ? \xrightarrow{-2H} \begin{matrix} O=C-COOH \\ | \\ CH-COOH \\ | \\ CH_2-COOH \end{matrix} \xrightarrow{-CO_2} ? \xrightarrow[+[O]]{-CO_2}$

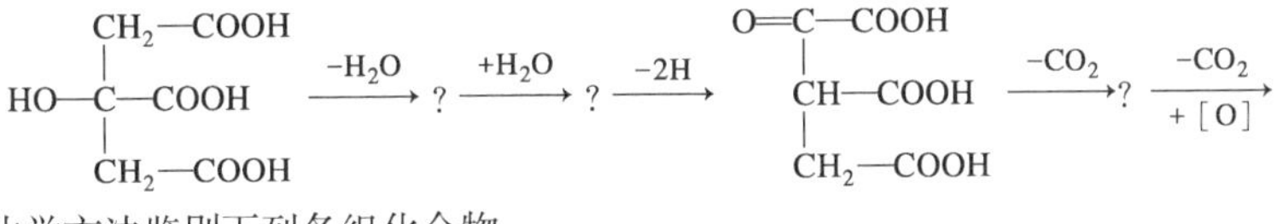

4.用化学方法鉴别下列各组化合物：

（1）甲醛、甲酸与乙酸

（2）苯甲酸、苯酚和苯甲醛

（3）丙酮、乙酸

5.按酸性由强到弱顺序排列下列化合物：（1）丙酸　（2）2-羟基丙酸　（3）3-羟基丙酸

6.化合物A的分子式为$C_4H_6O_4$，它既可以在强酸催化下发生酯化反应，又可与碳酸钠溶液反应放出二氧化碳。加热化合物A得到分子式为$C_3H_6O_2$的产物B，B也能发生上述两种反应。试推断A和B化合物的可能结构式。

（石松利、马宇衡）

第十五章 立体异构

在有机化学中，同分异构现象非常普遍。这种异构现象可以分为两类：构造异构和立体异构。

构造异构是由于分子中原子或原子团的相互连接次序和方式不同而引起的。例如，碳骨架异构、位置异构、官能团异构和互变异构等属于构造异构。在构造异构体中，分子的化学式相同，但它们的结构不同。

立体异构是指分子构造相同的情况下，由于分子中原子或原子团的空间排列位置不同而引起的同分异构现象。立体异构又包括构象异构和构型异构。

构象异构：各异构体可以通过围绕分子中一个或几个键的旋转而相互转化。例如，环状分子的不同构象就是一种立体异构。

构型异构：各异构体不能通过围绕共价键的旋转而相互转化。典型的例子是手性分子，其中原子或原子团的排列方式不同，但它们无法通过围绕共价键来互相转化。

一、构造异构

构造异构是指分子中原子或原子团的相互连接次序和方式不同而引起构造异构，主要包括：

1. 碳架异构 碳的骨架不同可造成碳架异构现象，可细分为碳链异构和碳环异构。

碳链异构

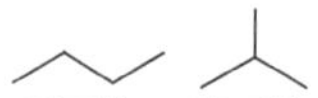

正丁烷 异丁烷

碳环异构

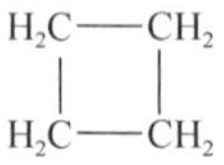

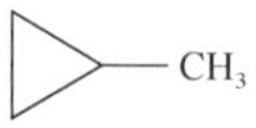

$H_2C—CH_2$
$H_2C—CH_2$

环丁烷

CH_3

甲基环丙烷

2. 位置异构 取代基或官能团的位置不同可造成位置异构，如

$CH_3CH{=}CHCH_3$ 和 $CH_2{=}CHCH_2CH_3$；$CH_3CH_2CH_2CH_2—OH$ 和 $CH_3CH_2CH(OH)CH_3$

2-丁烯　1-丁烯　1-丁醇　2-丁醇

3. 官能团异构 分子式相同但官能团不同引起的异构现象，如

CH_3CH_2OH　CH_3OCH_3　（同碳数的醇和醚）

乙醇　甲醚

CH_3CH_2COOH　CH_3COOCH_3　（同碳数的酸和酯）

丙酸　乙酸甲酯

4. 互变异构 酮式和烯醇式二者在一定条件下可以相互转变，二者为互变异构体，如

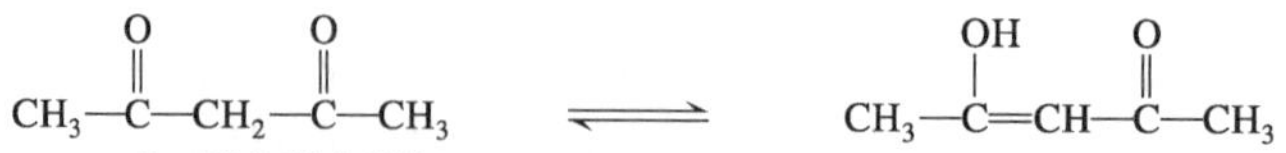

$$CH_3—\overset{O}{\overset{\|}{C}}—CH_2—\overset{O}{\overset{\|}{C}}—CH_3 \rightleftharpoons CH_3—\overset{OH}{\overset{|}{C}}{=}CH—\overset{O}{\overset{\|}{C}}—CH_3$$

2, 4-戊二酮的酮式结构　2, 4-戊二酮的烯酮式结构

二、立体异构

立体异构体属于立体化学范畴，指的是分子中各原子或者基团在空间上的排列方式和形象不

同而引起的异构现象，包括构型异构和构象异构。研究立体异构体的前提是分子的构造相同。

（一）构型异构

各异构体不能通过围绕共价键的旋转而相互转化，可分为顺反异构和对映异构。

1. 顺反异构 如

H　　H
C=C
H_3C　　CH_3
顺式

H　　CH_3
C=C
H_3C　　H
反式

2. 对映异构 如

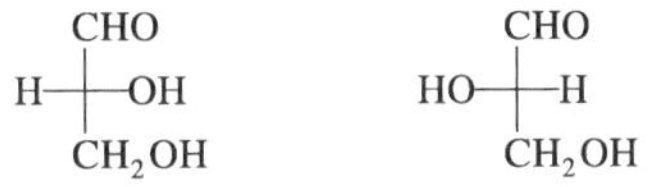

CHO
H—┼—OH
CH_2OH
D-甘油醛

CHO
HO—┼—H
CH_2OH
L-甘油醛

（二）构象异构

各异构体可以通过围绕分子中一个或几个键的旋转而相互转化，如

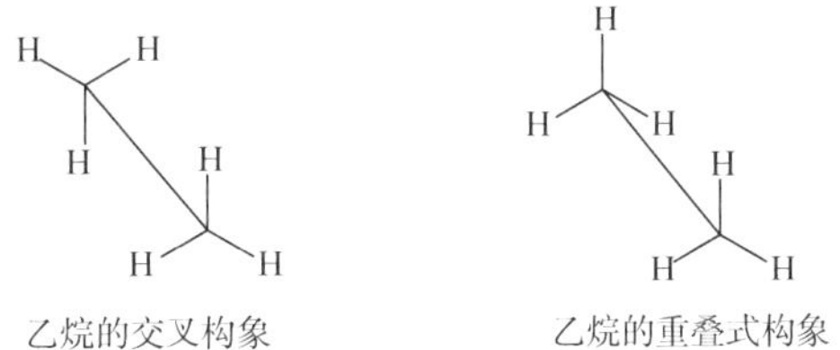

乙烷的交叉构象　　乙烷的重叠式构象

生命过程本身包含着复杂的立体化学问题。生物体在新陈代谢过程中所产生的化学物质具有高度的立体专一性；一切具有生物活性物质的功能，都与其构型或构象紧密地联系着。如药物的构型与受体之间的构效关系，生物反应过程中的立体选择性，都需从立体化学的角度来理解和阐明。

本章将对立体异构现象展开详细讨论。

第一节 顺反异构

顺反异构（cis-trans isomerism）又称几何异构，它是由于分子中不能自由旋转的碳原子所连的原子或原子团连接次序相同但在空间排列方式（即构型）不同而产生的一种立体异构现象。

一、产生顺反异构的条件

由于C═C双键不能自由旋转，又因为双键两端碳原子所连接的4个原子处在同一平面上，这类化合物就有可能产生不同的异构体，即顺反异构体。如2-丁烯（CH_3—CH═CH—CH_3），双键碳上连接的氢原子和甲基在空间存在两种不同的排列方式，即两种构型。把2个相同的原子或原子团在双键同侧的异构体称为顺式异构体，在异侧的称为反式异构体。

H　　H
C=C
H_3C　　CH_3
顺-2-丁烯
沸点 277K

H　　CH_3
C=C
H_3C　　H
反-2-丁烯
沸点 274K

顺-2-丁烯和反-2-丁烯的沸点不同，它们显然是两种不同的物质。二者的分子组成和构造完全相同，其区别在于构型不同。

并不是所有的烯烃都有顺反异构现象。如果同一双键碳上连有相同的原子或基团，就没有顺反异构现象。例如

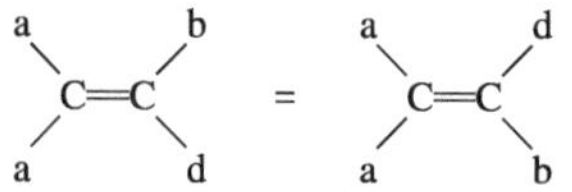

$$\begin{matrix} a & & b \\ & C=C & \\ a & & d \end{matrix} \quad = \quad \begin{matrix} a & & d \\ & C=C & \\ a & & b \end{matrix}$$

脂环烃也存在顺反异构现象。脂环的存在使构成环的碳原子不能自由旋转，当环上至少有2个碳原子上各连有2个不同的原子或原子团时，便可产生顺反异构。例如1,4-环己二酸就存在顺、反两种异构体。

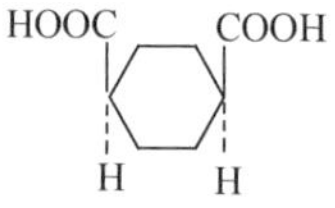

顺-1,4-环己二酸
熔点424K，易溶于水

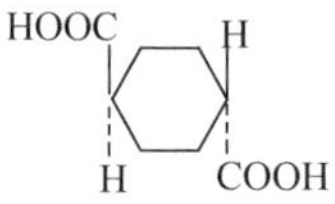

反-1,4-环己二酸
熔点573K，难溶于水

总之，烯烃和脂环化合物存在的顺反异构现象是分子中的原子或原子团在碳碳双键或环上的排列方式不同而产生的。由此得出产生顺反异构必须具备两个条件：①分子中存在限制旋转的因素，如双键或脂环；②每个不能自由旋转的碳原子必须连有两个不同的原子或原子团。

二、顺反异构的命名

顺反异构属构型异构，命名时需在烯烃或脂环化合物的名称前注明其构型。

（一）顺、反命名法

两个相同的原子或原子团处于π键或脂环平面同侧的异构体称为顺式，处于异侧的称为反式。例如

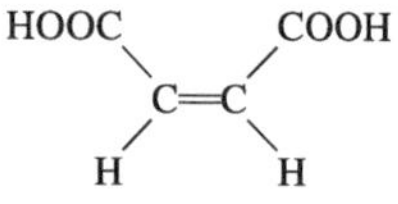

$$\begin{matrix} HOOC & & COOH \\ & C=C & \\ H & & H \end{matrix} \qquad \begin{matrix} HOOC & & H \\ & C=C & \\ H & & COOH \end{matrix}$$

顺-丁烯二酸 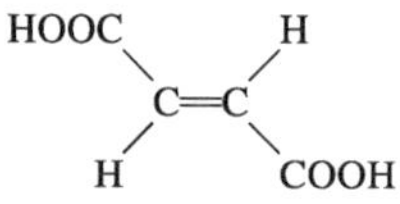　　反-丁烯二酸

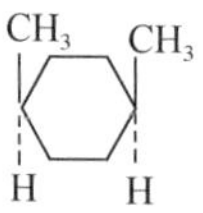

顺-1,4-二甲基环己烷 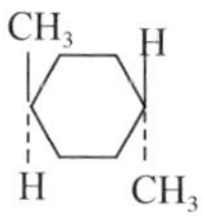　　反-1,4-二甲基环己烷

（二）*Z*、*E* 命名法

顺、反命名法只适用于双键或环上至少有一对原子或原子团是相同的情况，若双键或脂环的碳原子上所连的4个原子或原子团都不相同，就无法用顺、反命名法命名。为克服顺、反命名法的局限性，IUPAC系统命名法规定以字母*Z*和*E*表示顺、反异构体的2种构型，即为*Z*、*E*命名法。

Z、*E*命名法应用次序规则确定连接在双键碳原子上的原子或原子团的大小顺序。当2个较大的原子或原子团在双键的同侧时，为*Z*构型；在异侧时，则为*E*构型。在下列构型式中，若a＞b，d＞e，则它们的构型分别为

$$\begin{array}{ccc} a & & d \\ & C{=}C & \\ b & & e \end{array} \qquad \begin{array}{ccc} a & & e \\ & C{=}C & \\ b & & d \end{array}$$

Z 构型　　　　*E* 构型

次序规则的主要内容有：

（1）与双键碳原子直接相连的原子不相同时，按原子序数大小排列，原子序数大者为大基团；同位素按质量大小排列。如：Cl＞O，O＞N，N＞C，D＞H。

（2）若双键碳原子上直接相连的第1个原子相同时，则选择与其相连的原子中原子序数最大的互相比较，依次类推，直到确定优先顺序。如

$$—CH_2Cl > —CH_2OH > —CH(CH_3)_2 > —CH_2CH_3 > —CH_3$$

C（Cl. H. H）C（O.H.H）C（C.C.H） C（C.H.H）C（H.H.H）

（3）当与双键碳相连的为不饱和基团时，如—CHO，—C≡N 等，则分别看作碳2次与氧相连，3次与氮相连。例如

$$—\overset{\overset{\large O}{\|}}{C}—OH > —\overset{\overset{\large O}{\|}}{C}—H > —CH_2OH$$

C(O、O、O)　　C(O、O、H)　　C(O、H、H)

根据上述规则，现将一些常见的基团优先次序排列如下：

$-I > -Br > -Cl > -SO_3H > -SH > -F > -OR > -NR_2 > -NHR > -CCl_3 > -CHCl_2 > -COCl > -CH_2Cl > -COOR > -COOH > -CONH_2 > -COR > -CHO > -CR_2OH > -CHROH > -CH_2OH > -CR_3 > -C_6H_5 > -CHR_2 > -CH_2R > -CH_3 > -D > -H$

根据上述规则，下列化合物分别命名为

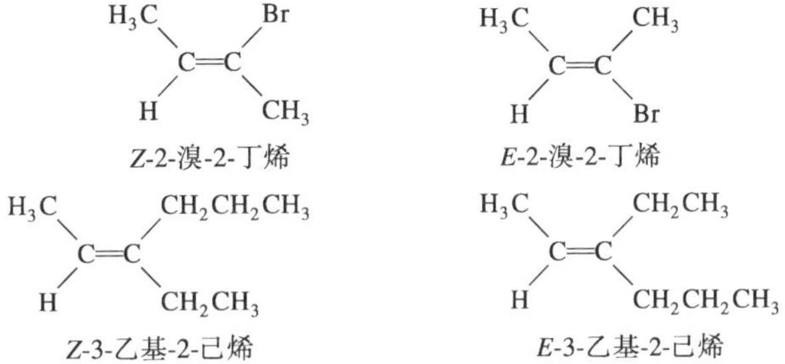

Z-2-溴-2-丁烯　　*E*-2-溴-2-丁烯

Z-3-乙基-2-己烯　　*E*-3-乙基-2-己烯

Z、*E* 命名法适用于所有的顺反异构体，顺、反法和 *Z*、*E* 法两种命名系统的规则不同，二者没有固定联系，在某些顺反异构体中，顺式对应 *Z* 型，反式对应 *E* 型，但也常有二者无对应关系的情况。例如

$$\begin{array}{ccc} H_3C & & Br \\ & C{=}C & \\ H & & CH_3 \end{array} \qquad \begin{array}{ccc} H_3C & & CH_3 \\ & C{=}C & \\ H & & Br \end{array}$$

Z-2-溴-2-丁烯　　*E*-2-溴-2-丁烯

反-2-溴-2-丁烯　　顺-2-溴-2-丁烯

$$\begin{array}{ccc} H_3C & & CH_3 \\ & C{=}C & \\ H & & H \end{array} \qquad \begin{array}{ccc} H_3C & & H \\ & C{=}C & \\ H & & CH_3 \end{array}$$

Z-2-丁烯　　*E*-2-丁烯

顺-2-丁烯　　反-2-丁烯

三、顺、反异构体的理化性质和生理活性

由于顺反异构体的反式构型中两个较大基团的间距较顺式远，分子内部空间阻碍较小，内

能比顺式小，热力学稳定性更高，例如反式烯烃比顺式烯烃更稳定。通常反式结构具有更小的极性，因此分子间作用力较顺式结构低，因而具有较低的沸点。但反式结构的的对称性比顺式好，因而晶格堆积会更紧密，熔点会更高。例如：反-2-丁烯的熔点（−105.5℃）高于顺-2-丁烯（−139.0℃），而其沸点（0.9℃）却低于顺-2-丁烯（3.7℃）。顺式和反式异构体的化学性质大致相同，只在与空间排列有关的化学反应中才显示出差异。

顺反异构体的理化性质不完全相同，而且在生理活性或药理作用上往往表现出很大差异。例如：己烯雌酚是雌性激素，它有顺反两种异构体，供药用的是反式异构体，其生理活性较强，而顺式异构体则较弱。

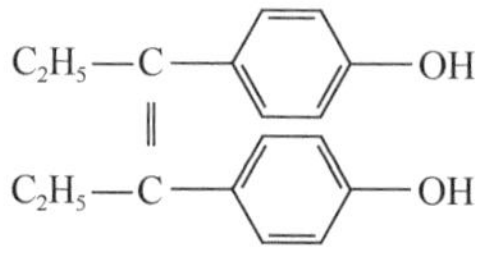

顺-己烯雌酚 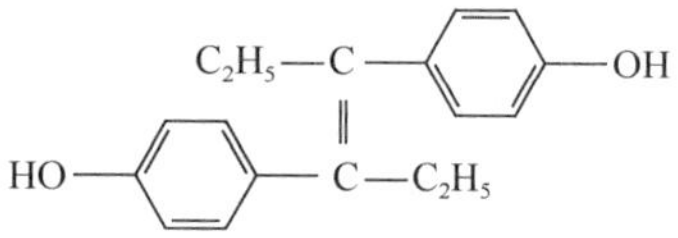　　　　反-己烯雌酚

又如，维生素A分子中的双键全部为反式构型；具有降血脂作用的花生四烯酸则全部为顺式构型。若改变上述化合物的构型，将导致生理活性的降低甚至丧失。根据顺反异构体的不同物理、化学性质和生物活性，可以把它们彼此区分开。

第二节　对映异构

分子构造相同的化合物由于空间构型不同产生的具有旋光性的异构体称为对映异构体，简称对映体（enantionmer）。对映异构又称旋光异构，也是一种构型异构。自然界许多化合物如氨基酸、糖、生物碱、蛋白质等都有对映异构现象，在参与体内代谢时都表现出严格的立体结构选择性和立体结构专一性。

一、偏振光和旋光性

光是一种电磁波，它的振动方向与其前进方向垂直。普通光中含有各种波长的光线可以在空间各个不同的平面上振动。如果让普通光通过一个由方解石晶体制成的尼科尔（Nicol）棱镜时，由于这种晶体只能使与其晶轴平行的平面内振动的光通过，这种仅在某一平面上振动的光称为平面偏振光，简称偏振光。

如果在两个晶轴平行的尼科尔棱镜之间放置盛液管，管内装乙酸或乙醇等物质，则从第一个棱镜出来的偏振光通过盛液管后完全通过第二个棱镜。若管内装的是葡萄糖溶液，偏振光经通过盛液管后其振动平面被旋转了一定的角度，使其不能通过第二个棱镜，必须把第二个棱镜也旋转相同的角度后，偏振光才能完全通过第二个棱镜。像葡萄糖这样能够使偏振光的振动平面旋转一定角度的性质称为物质的旋光性或光学活性。

第二个棱镜旋转的方向即旋光性物质的旋光方向。能使偏振光的振动平面向右旋转（顺时针方向）的物质称为右旋体，用“+”表示；向左旋转（反时针方向）的物质称为左旋体，用“−”表示。例如从肌肉取得的乳酸为右旋乳酸，表示为（+）-乳酸，而从糖酵解得到的乳酸为左旋乳酸，表示为（−）-乳酸。

旋光性物质使偏振光的振动平面旋转的角度即该旋光性物质的旋光度，以“α”表示。根据上述原理制成的旋光仪见图15-1，可测定物质的旋光性。

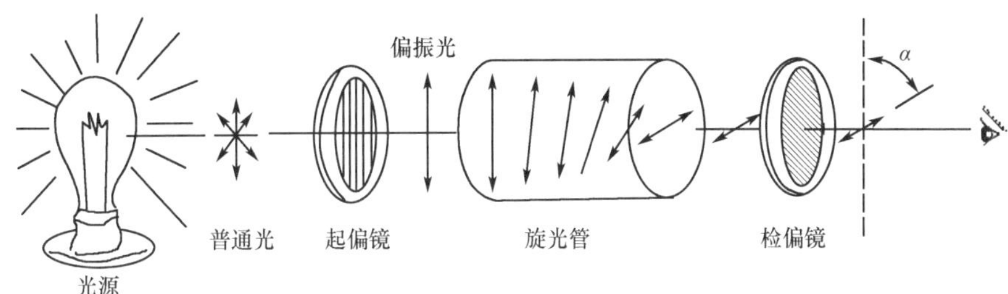

图 15-1 旋光仪原理示意图

二、旋光度与比旋光度

物质的旋光性除与物质本身的特性有关外，还与测定时所用溶液的浓度、测定管的长度、温度、光波的波长以及溶剂的种类等因素有关。如果把这些因素固定，物质的旋光度应为一个常数，通常用比旋光度$[\alpha]_D^t$表示。比旋光度和旋光度之间的关系可以用下式表示：

$$[\alpha]_D^t=\frac{\alpha}{CL}$$

式中：$[\alpha]$为比旋光度（度数），t为测定时的温度（℃），D为旋光仪使用的光源波长钠光灯波长为589 nm，α为实验观察的旋光值（度数），L为旋光管的长度（dm），C为溶液的浓度（$g \cdot ml^{-1}$）（纯液体可用密度）。

从上式可知，当用1dm长的旋光管，待测物质的浓度为1 $g \cdot mL^{-1}$时，用钠光灯做光源所测得的旋光度称为该物质的比旋光度。

比旋光度是旋光性物质一种物理常数，而且每种旋光性物质的比旋光度是固定不变的。测定旋光度可用于鉴定旋光性物质，也可确定旋光性物质的纯度和含量。

例 0.05 $g \cdot ml^{-1}$葡萄糖水溶液在15 ℃时于20 cm盛液管中以钠光灯照射，测得旋光度为+5°15′，计算葡萄糖的比旋光度。

解：

$$[\alpha]_D^{15°}=\frac{+5°15'}{0.05\times2}=\frac{+5.25°}{0.1}=+52.5° \quad (1°=60')$$

三、旋光性与分子结构的关系

（一）分子的手性与对映异构体

有机化合物是否具有旋光性，决定于化合物本身的结构。因此可以从化合物的分子结构判断其是否具有旋光性。

乳酸是具有旋光性的化合物，其分子在空间有两种不同的排列方式，即有两种不同的构型（如图15-2）。乳酸的两个立体结构的构造相同，但无论把它们怎样放置都不能重合。正如人的左右手关系一样。互为实物与镜像关系，又不能重合的一对立体异构体互称为对映异构体，简称对映体。

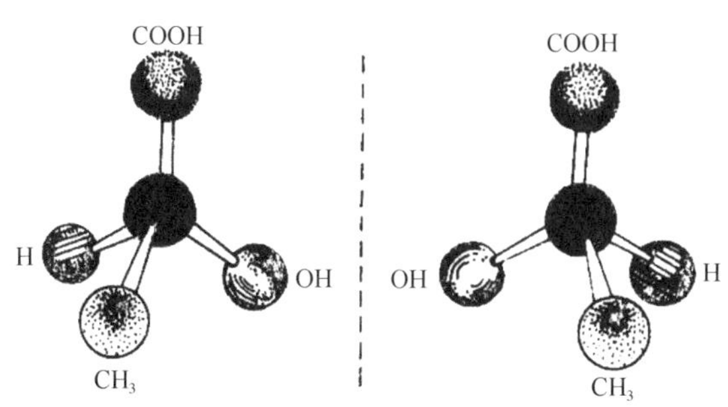

图 15-2 乳酸的立体结构模型

把实物与其镜像不能重合的性质称为手性，而互为实物与镜像关系又不能重合的分子称为手性分子。产生对映异构现象的结构依据是手性（chirality），凡是手性分子都具有旋光性和对映异构现象。

有机化合物分子具有手性的最普遍的因素是含有手性碳原子。手性碳原子是指连接四个不同的原子或原子团的碳原子。如乳酸、甘油醛等分子中都含有1个手性碳原子，用“*”标出。

```
        H                      H
        |                      |
        *                      *
CH3 — C — COOH       HOH2C — C — CHO
        |                      |
       OH                     OH
      乳酸                   甘油醛
```

含有一个手性碳原子的化合物必定是手性分子，具有对映异构现象，有一对对映体。

一对对映体之间有许多相同的性质，如熔点、沸点、溶解度（在非手性溶剂中）等物理性质相同。对于化学性质情况也类似，除了与手性试剂反应外，对映体的化学性质也是相同的。一对对映异构体对偏振光的偏振面旋转的角度相同，方向相反，一个是左旋体，另一个是右旋体。另外两者在生理作用上有显著不同。

一对对映体的等量混合物称为外消旋体（recemate）。通常用（±）表示。外消旋体的物理性质与纯对映体有些不同，它不具有旋光性，熔点、密度都有所差异。乳酸异构体的一些性质见表15-1。

表 15-1　乳酸的一些物理常数

名称	熔点（℃）	$[\alpha]_D^{20}$	pK_a	溶解度（g/100 g H_2O）
（+）- 乳酸	26	+3.8	3.76	∞
（−）- 乳酸	26	−3.8	3.76	∞
（±）- 乳酸	18	0	3.76	∞

（二）分子的对称性与非手性分子

分子与其镜像不能完全重合是手性分子的特征。分子能否与其镜像重合，与分子的对称性有关。所以判断分子有无手性，需考察其是否存在对称因素，主要是对称面和对称中心。

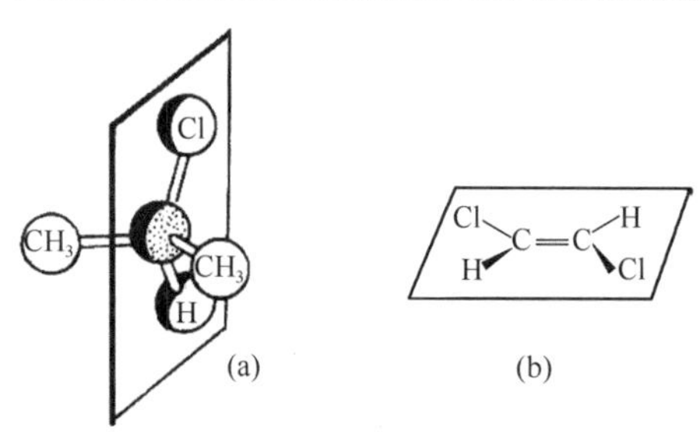

图 15-3　对称面

（a）2- 氯丙烷；（b）*E*-1,2- 二氯乙烯

1. 对称面　假如有1个平面能把分子分割成两部分，其中一部分正好是另一部分的镜像，该平面就是这个分子的对称面。例如：2-氯丙烷中的1个碳原子连有两个相同的基团（—CH_3），分子中就有一个对称面（如图15-3a）。如果分子中所有的原子都在同一个平面上，例如*E*-1,2-二氯乙烯分子是平面结构，其sp^2杂化轨道所处的平面就是分子的对称面（见图15-3b）。

2. 对称中心　设想分子中有一点，从分子中的任一原子向该点作一直线，再将直线延长出去，在距该点等距离处，总会遇到相同的原子，这个点就称为分子的对称中心。如*E*-2,4-二甲基-1,3-环丁二酸就有一个对称中心（见图15-4）。

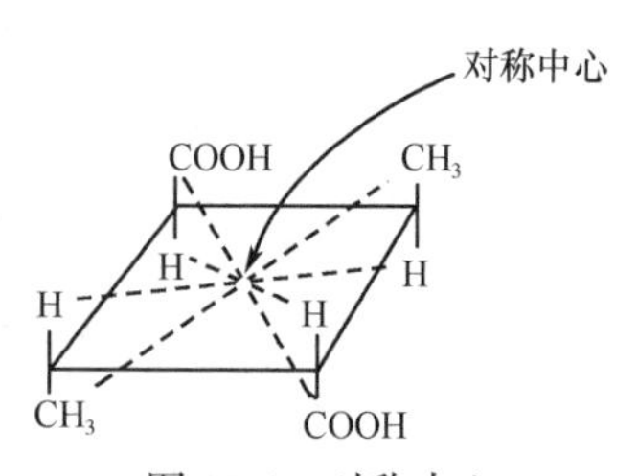

图 15-4　对称中心

一般说来，一个分子中不存在对称因素（对称面或对称中心），这个分子就是手性分子，一定具有旋光性和对映异构现象。反之，若存在对称因素，则为非手性分子，无旋光性和对映异构现象。

四、费歇尔（Fischer）投影式

对映体的构型用正四面体构型书写很不方便，一般用费歇尔投影式表示。费歇尔投影式是由立体模型投影到平面上而得到的。其投影方法是：把含有手性碳原子的主链直立，编号最小的基团放在上端；用十字交叉点代表手性碳原子；手性碳原子的两个横向键所连的原子或基团，表示伸向纸平面的前方；两个竖立键所连的原子或基团，表示伸向纸平面的后方。按此规定，将乳酸的模型投影到纸平面，便得到（-）-乳酸的费歇尔投影式（Ⅰ），同法可得到其对映体（+）-乳酸的费歇尔投影式（Ⅱ）（图15-5）。

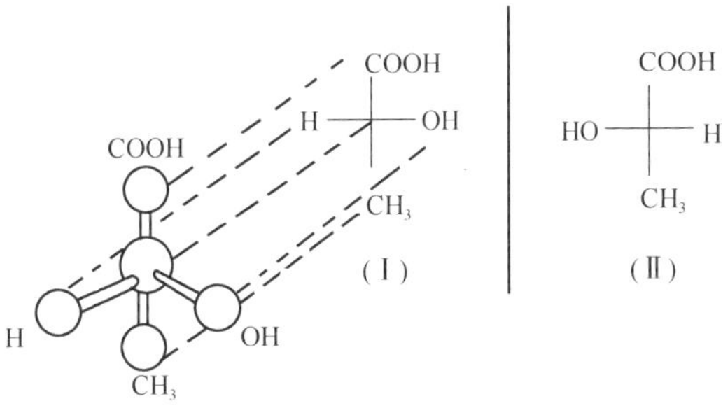

$$\begin{array}{c} COOH \\ H-\!\!\!+\!\!\!-OH \\ CH_3 \\ (\text{I}) \end{array} \qquad \begin{array}{c} COOH \\ HO-\!\!\!+\!\!\!-H \\ CH_3 \\ (\text{II}) \end{array}$$

图15-5 乳酸对映体的费歇尔投影式

费歇尔投影式是用平面式代表三维空间的立体结构。所以在书写投影式时，必须严格地按照其规定表示分子构型的立体概念。使用投影式时，可以在纸平面上旋转180°而不能旋转90°或270°，也不能将投影式脱离纸面翻转，否则构型发生改变。

五、对映体的构型及其命名法

一对对映体中的两个异构体之间的差别就在于构型不同，因此对映体的名称之前应注明其构型。对映体构型的命名有以下两种方法。

（一）*D*、*L* 命名法

1951年前，人们不了解对映异构体的真实构型，为了研究方便，人为地选择甘油醛为标准，并规定右旋甘油醛的构型用（Ⅰ）式表示（手性碳上—OH投影在Fischer式的右边）为*D*构型，左旋甘油醛的构型用（Ⅱ）式表示，为*L*构型。

$$\begin{array}{c} CHO \\ H-\!\!\!+\!\!\!-OH \\ CH_2OH \\ (\text{I})\,D\text{-}(+)\text{-甘油醛} \end{array} \qquad \begin{array}{c} CHO \\ HO-\!\!\!+\!\!\!-H \\ CH_2OH \\ (\text{II})\,L\text{-}(-)\text{-甘油醛} \end{array}$$

然后用一定的化学方法将其他旋光性物质与甘油醛联系比较，以确定其构型。如证明左旋乳酸的构型与右旋甘油醛的构型相同，则记为*D*-（-）-乳酸，其对映体为*L*-（+）-乳酸。

$$\begin{array}{c} COOH \\ H-\!\!\!+\!\!\!-OH \\ CH_3 \\ D\text{-}(-)\text{-乳酸} \end{array} \qquad \begin{array}{c} COOH \\ HO-\!\!\!+\!\!\!-H \\ CH_3 \\ L\text{-}(+)\text{-乳酸} \end{array}$$

应该注意的是*D*、*L*表示化合物的相对构型，+、-表示旋光方向，两者之间无对应关系，旋光方向要用旋光仪测定，不能用构型去判断。

1951年后用X射线衍射法测定绝对构型后确认甘油醛的相对构型与其真实构型完全相符，所以相对构型也就是绝对构型了。由于*D*、*L*命名法有一定局限性，只有糖和氨基酸还沿用，其他旋光性化合物多用*R*、*S*命名法。

（二）*R*、*S* 命名法

1970年根据IUPAC的建议，对旋光性物质采用*R*、*S*构型系统命名法。它是根据化合物的实际构型确定对映异构体的命名。

R、*S*命名法的命名规则如下：

（1）根据次序规则（见Z、E命名法），将手性碳原子所连的4个原子或原子团排列成序：a＞b＞c＞d。

（2）把最小的原子或原子团（d）放在视线的最远端，其他原子或原子团朝着观察者。

（3）观察a→b→c的排列顺序，呈顺时针方向为R-构型；呈逆时针方向为S-构型（图15-6）。

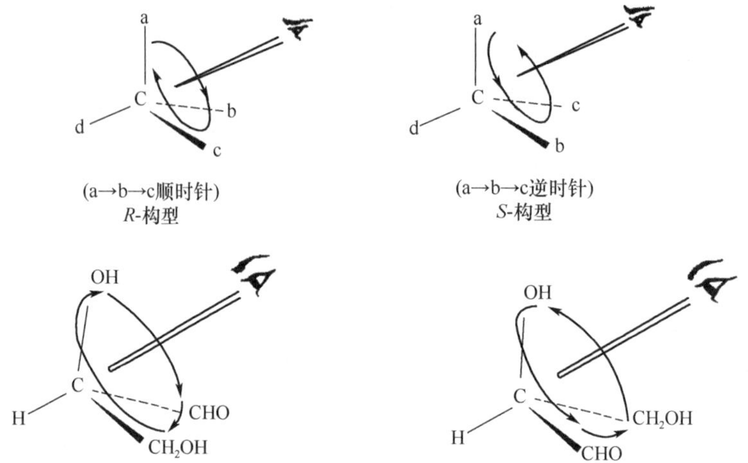

图 15-6　确定R、S构型的方法

对费歇尔投影式可直接确定其R、S构型，规则为：

（1）当最小基团（d）处于横键的左、右端时，a→b→c顺时针方向排列的为S-构型，逆时针方向排列的为R-构型。

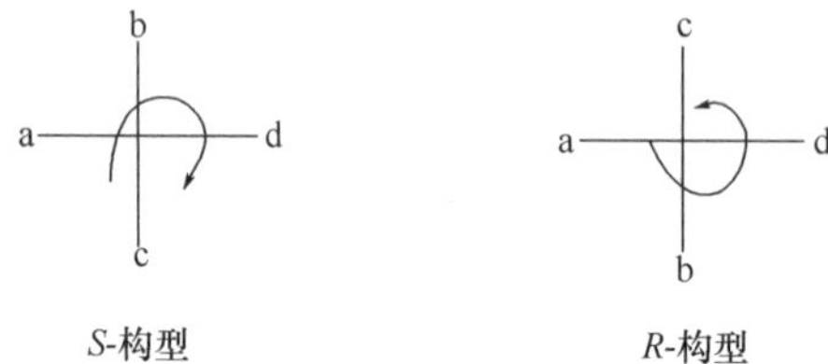

（2）当最小基团（d）处于竖键的上、下端时，a→b→c顺时针方向排列的为R-构型，逆时针方向排列的为S-构型。

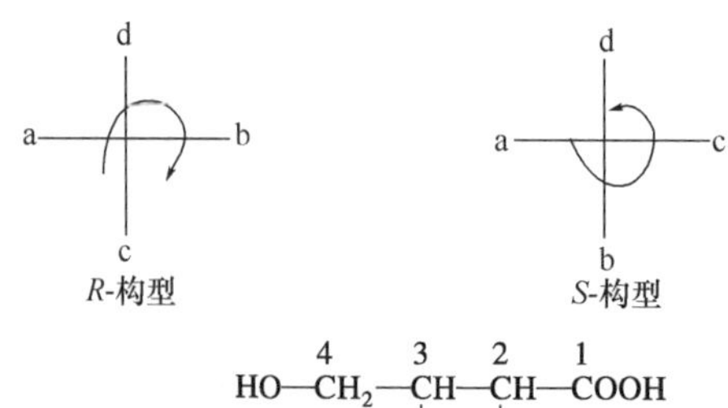

例：2,3,4-三羟基丁酸

$$\overset{4}{\mathrm{HO{-}CH_2}}-\overset{3}{\underset{\mathrm{OH}}{\mathrm{CH}}}-\overset{2}{\underset{\mathrm{OH}}{\mathrm{CH}}}-\overset{1}{\mathrm{COOH}}$$

2,3,4-三羟基丁酸分子中C_2、C_3为手性碳原子，将其所连的原子或原子团按次序规则排列如下

$$C_2:\mathrm{-OH} > \mathrm{-COOH} > \mathrm{-\overset{OH}{\overset{|}{C}H}-CH_2OH} > \mathrm{H}$$

$$C_3:\mathrm{-OH} > \mathrm{-\underset{OH}{\underset{|}{C}H}-COOH} > \mathrm{-CH_2OH} > \mathrm{H}$$

其对映体的构型为

```
     COOH              COOH              COOH              COOH
 HO──┼──H          H──┼──OH          H──┼──OH         HO──┼──H
 HO──┼──H          H──┼──OH         HO──┼──H           H──┼──OH
     CH2OH             CH2OH             CH2OH             CH2OH
  (2S,3S)           (2R,3R)           (2R,3S)           (2S,3R)
```

与*D*、*L*命名法一样，在一对对映体中，一个异构体为*R*-构型，则另一个为*S*-构型。若*R*-构型为左旋体，则*S*-构型为右旋体；反之亦然。

R、*S*命名法无须与标准化合物联系比较，直接将对映体的构型进行命名，是国际上通用的命名方法。

六、含两个手性碳原子化合物的对映异构

随着旋光性化合物中手性碳原子数目的增加，对映体的数目也会增加。含1个手性碳原子的化合物有两个对映体。含2个手性碳原子的化合物有多少个对映体呢？根据分子中两个手性碳原子所连接的4个原子或原子团是否相同，分为2种情况进行讨论。

（一）含2个不同手性碳原子化合物的对映异构

分子中含有两个不相同手性碳原子的化合物有4个对映体。例如

```
            *3    *2
4 HOOC—CH—CH—COOH 1
         |     |
         OH    Cl
```

2-氯-3-羟基丁二酸

C_2所连接的基团为：—OH、—CH(Cl)COOH、—COOH、—H；C_3所连接的基团为：—Cl、—COOH、—CHOHCOOH、—H。C_2和C_3所连接的4个基团不完全相同，存在4个对映体。

```
     COOH              COOH              COOH              COOH
 HO──┼──H          H──┼──OH          H──┼──OH         HO──┼──H
 Cl──┼──H          H──┼──Cl         Cl──┼──H           H──┼──Cl
     COOH              COOH              COOH              COOH
  (2R,3R)           (2S,3S)           (2S,3R)           (2R,3S)
     Ⅰ                 Ⅱ                 Ⅲ                 Ⅳ
```

在上述4个异构体中，Ⅰ和Ⅱ、Ⅲ和Ⅳ分别组成两对对映体。Ⅰ和Ⅲ或Ⅳ、Ⅱ和Ⅲ或Ⅳ不呈实物与镜像关系，为非对映体。

从以上讨论可知，分子中存在1个手性碳原子，具有2个对映体；含有两个不相同的手性碳原子，存在4个对映体。分子中每增加1个手性碳原子，将产生一对对映体。因此，对于含有*n*个不同手性碳原子的分子，最多存在2^n个对映体。

（二）含2个相同手性碳原子化合物的对映异构

实验证明，含2个相同手性碳原子化合物的对映体的数目少于2^n个。

例如

```
  1     *2    *3    4
HOOC—CH—CH—COOH
        |     |
        OH    OH
```

2, 3-二羟基丁二酸（酒石酸）

酒石酸分子中C_2、C_3这2个手性碳原子所连接的基团都是—OH、—COOH、—CHOHCOOH和—H，所以酒石酸是含2个相同手性碳原子的化合物，只有3种构型。

	I		II	III	IV
	COOH		COOH	COOH	COOH
	HO—C—H		H—C—OH	H—C—OH	HO—C—H
对称面	- - - - - -	═			
	HO—C—H		H—C—OH	HO—C—H	H—C—OH
	COOH		COOH	COOH	COOH
	(2*S*,3*R*)		(2*R*,3*S*)	(2*R*,3*R*)	(2*S*,3*S*)
	Ⅰ		Ⅱ	Ⅲ	Ⅳ

从上面的4个式子可看出，Ⅲ与Ⅳ为对映体，Ⅰ和Ⅱ看上去似乎是对映体。但如果将Ⅰ式在纸面上旋转180°，则与Ⅱ式完全重合，因此Ⅰ式和Ⅱ式代表同一化合物。观察Ⅰ式，发现其分子中存在一个对称面，对称面的上下两部分互为实物与镜像关系，这两部分所引起的旋光方向相反，旋光度相同，旋光性在分子内部抵消，故无旋光性。这种非旋光性异构体称为内消旋体。

外消旋体和内消旋体都无旋光性，但两者有本质的不同。内消旋体是化合物，是对映异构体的一种。外消旋体是混合物，不是对映异构体，而且可用适当的方法进行拆分，分别得到具有旋光性的右旋体和左旋体。

综上所述，含有1个手性碳原子的分子必然是手性分子。但是含有两个或两个以上手性碳原子的分子却不一定有手性，如酒石酸的内消旋体虽然含有两个手性碳原子却没有手性，为非手性分子。可见手性碳原子是构成分子具有手性的一个因素，但不是根本原因。决定分子有无手性的根本原因是有无对称因素。如果分子中存在对称因素，即使有手性碳也不可能存在对映异构，如酒石酸内消旋体。若分子中没有对称因素，即使没有手性碳也存在对映异构（这种情况本书不做介绍）。

七、对映异构体的性质

一对对映体的旋光方向相反，但是物理性质如熔点、沸点、溶解度以及旋光度等都完全相同。而非对映体的物理性质是不完全相同的。外消旋体不同于任意两种物质的混合物，它常有固定的熔点。

对映异构体及非对映异构体的化学性质几乎是完全相同的。

一对对映体的旋光度大小相等，方向正好相反。此外，二者生理作用上有显著差别。具有旋光性的药物分子，其药物疗效与分子的立体结构有密切关系，例如：左旋麻黄碱升压效能比右旋麻黄碱大4倍；左旋氯霉素具有杀菌作用，而右旋氯霉素则完全无效；维生素C右旋体疗效显著，左旋体无效。人体所需要的氨基酸都是*L*-构型的，为人体提供能量的糖类都是*D*-构型的。

第三节 构象异构

由于碳-碳单键的旋转或扭曲（共价键不断裂）而引分子中原子或原子团在空间的不同排列形式称为构象（conformation）。这种因单键的旋转或扭曲而产生的异构体称为构象异构体（conformer）。在构象异构体之间，构造式相同，而原子或原子团的空间排布方式却不同，故属于立体异构。

一、乙烷的构象

乙烷是最简单的含有C—C单键的烷烃。乙烷分子中的2个碳原子可以围绕C—C键作相对旋转。若使乙烷分子中的1个甲基固定，另一个甲基绕C—C键旋转，则2个甲基中氢原子的相对位置将不断改变，可产生无数个构象，其中两种典型构象：交叉式和重叠式。通常用透视式和投影式表示（图15-7、图15-8）。

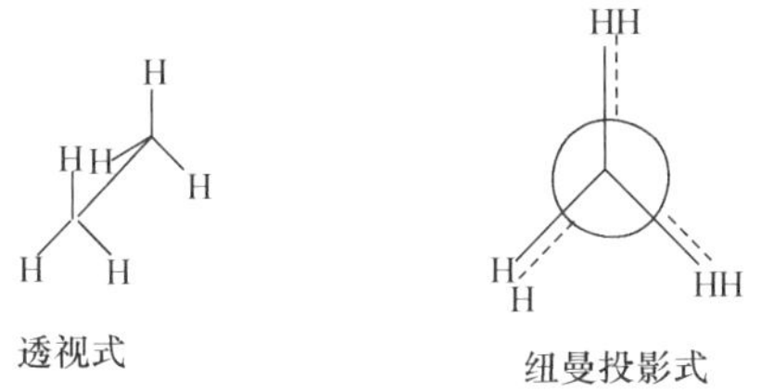

透视式　　纽曼投影式

图 15-7　乙烷的重叠式构象

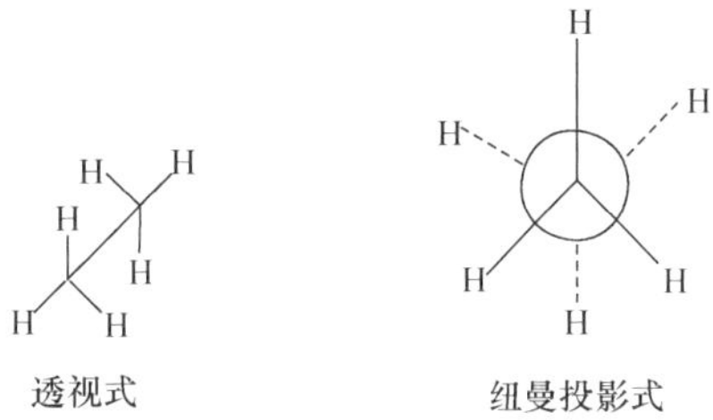

透视式　　纽曼投影式

图 15-8　乙烷的交叉式构象

透视式是乙烷分子模型的侧面形象，比较直观，但不能准确地表示各个键及原子或原子团的相对位置。纽曼投影式则是在C—C键的延长线上观察，前后2个碳原子重叠，式中3条实线表示乙烷分子中前面碳原子上的3个C—H键，在圆圈上的3条虚线表示其后面碳原子上的3个C—H键。

交叉式中2个甲基互相交叉，不同碳原子上的氢原子彼此相距最远，相互间的排斥力最小，分子内能最低，因而稳定性最大。故交叉式是乙烷的优势构象。重叠式中的2个甲基互相重叠，2个碳原子上的氢原子彼此相距最近，相互间的排斥作用最大，分子内能最高，因而是最不稳定的构象。

构象和构型都是表示分子中原子或原子团在空间的排列。所不同的是，构象异构体之间可以通过单键的旋转或扭曲而相互转变，而构型异构体之间在化学键不发生断裂的情况下是不能互相转变的；一般情况下，不能把构象异构体分离开来，而可通过适当方法对构型异构体进行分离（顺式与反式）或拆分（*R*-型与*S*-型）。

二、环己烷的构象

环己烷分子由于C—C键的旋转或扭曲可以形成各种构象，其中椅式构象和船式构象是环己烷的两种典型构象（如图15-9），二者可以互相转变。

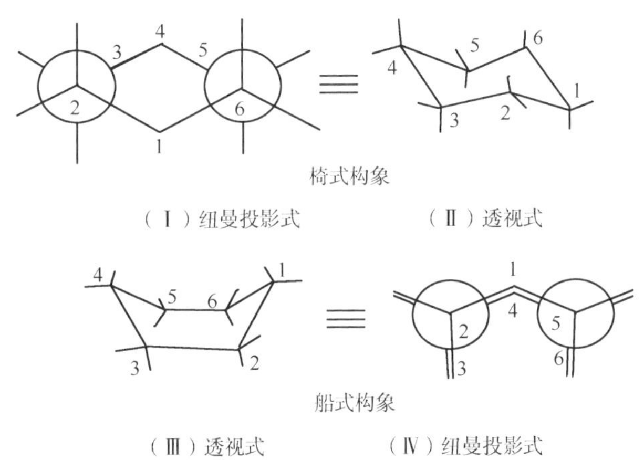

椅式构象

（Ⅰ）纽曼投影式　　（Ⅱ）透视式

船式构象

（Ⅲ）透视式　　（Ⅳ）纽曼投影式

图 15-9　环己烷的椅式构象和船式构象

图中，（Ⅰ）和（Ⅳ）分别为环己烷的椅式和船式构象的纽曼投影式，（Ⅱ）和（Ⅲ）分别为环己烷的椅式构象和船式构象的透视式。在环己烷的椅式构象中，相邻碳原子的键均处于交叉式，碳原子上的氢相距较远，内能较低。在船式构象中，船底C_2与C_3、C_5和C_6的键相互处于重叠式，且船首C_1船尾C_4所结合的氢原子彼此相距很近，相互间产生的斥力较大，内能较高。故环己烷最稳定的构象为椅式构象，最不稳定的构象为船式构象。但两种构象的能量差只有29.7kJ · mol^{-1}，在常温下分子热运动即可使得船式构象和椅式构象相互转变，因此不能将二者拆分开。

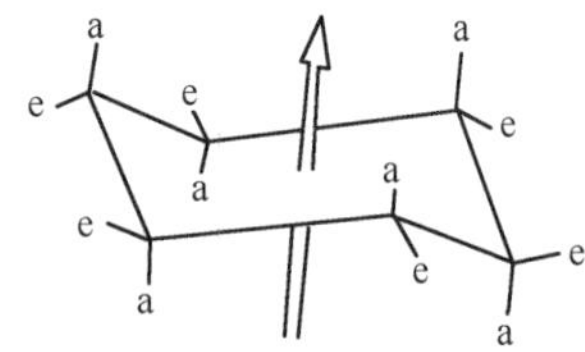

图 15-10 椅式环己烷的直立键和平伏键

椅式环己烷分子中所含的12个C—H键有2种类型：一种是与分子对称轴平行的键，称为直立键（竖键），简称a键，共有6个a键，其中3个a键方向朝上，3个a键方向朝下。另一种是与轴呈一定角度的键，称为平伏键（横键），简称e键，共有6个e键。每个碳原子都有1个直立键和1个平伏键（图15-10）。

在椅式环己烷分子中，一种椅式构象可以通过C—C键的转动而转变为另一种椅式构象。转变后平伏键变为直立键（图15-11）。

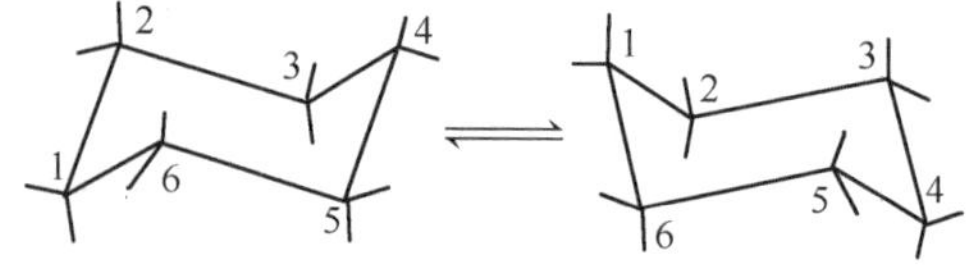

图 15-11 椅式环己烷的直立键与平伏键的互变

环己烷一元取代物的优势构象是取代基连在e键上的构象。因为取代基处于e键时，与环同一侧相邻的2个a键上的氢原子距离较远，斥力较小，能量较低，稳定性大。若取代基连在a键上时，则与环同一侧相邻的2个a键上的氢原子相距较近，斥力较大，能量较高，稳定性小。如甲基环己烷分子中平伏键的甲基环己烷占95%，其能量比直立键甲基环己烷低7.5 kJ · mol^{-1}。但是二者处于互变状态，难以拆分为单一的异构体。

由此可知，环己烷的多元取代物的优势构象是e键上取代基最多的构象，而体积较大的取代基连在e键上的构象最为稳定。

研究构象对分子的理化性质影响的理论称为构象分析。运用构象分析可以推测许多有机物的理化性质，认识一些具有生理活性的有机分子，对于糖类、萜类、甾体类及生物碱等中草药有效成分的研究具有重要性。

习　　题

1. 解释下列概念：

（1）手性分子　（2）手性碳原子　（3）对映体　（4）非对映体

（5）内消旋体　（6）外消旋体　（7）旋光性　（8）旋光化合物

2. 选择题：

（1）对映异构体之间的（　　）几乎完全相同

A. 旋光方向　B. 化学性质　C. 对生物体的作用　D. 立体结构

（2）内消旋体本身是（　　）

A. 混合物　B. 有旋光性的物质

C. 无旋光性的一种物质　D. 一对对映异构体的等量混合物

（3）物质具有旋光性的必要条件是（　　）

A. 有手性碳　B. 具有同分异构体

C. 有对称因素的分子　D. 无对称因素的手性分子

（4）外消旋体是（　　）

A. 一个分子　B. 混合物　C. 无旋光性的一种物质　D. 一种旋光异构体

3. 写出下列各化合物的结构式：

（1）*E*-2-丁烯　（2）*S*-4-氯-2-戊烯

（3）（2*S*, 3*R*）-2-溴-3-碘-丁醛　（4）*Z*-4-溴-2-戊烯

4. 判断下列化合物有顺反异构现象，若有顺反异构体则写出它们的结构式并用*Z-E*命名法和顺反命名法命名：

（1）2-丁烯酸　（2）2-甲基-3-氯-2-己烯　（3）1,3-二溴环丁烷

（4）1,2-二氯乙烷　（5）2-苯基-3-甲基-2-戊烯　（6）1-氯-1,2-二溴乙烯

5. 下列化合物中有对映异构现象的写出它们所有构型的Fischer投影式并用R、S法命名：

（1）2,3-丁二醇　（2）2-氯-3-甲基-1-戊烯　（3）2-甲基丁醛

（4）2-氯-丁二酸　（5）2-甲基-3-丁烯-2-醇　（6）2,3-二氯丁二酸

6. 用纽曼投影式写出1,2-二氯乙烷的最稳定构象；用透视式写出1-甲基-4-异丙基环己烷的最稳定构象。

7. 下列化合物中，哪些存在内消旋化合物？

（1）2,3-二溴丁烷　（2）2,3-二溴戊烷　（3）2,4-二溴戊烷

8. 下列化合物中哪些有旋光性，哪些没有旋光性？

（1）$\begin{array}{c} CH_3 \\ H-\!\!\!-\!\!\!+\!\!\!-\!\!\!-NH_2 \\ CH_2CH_3 \end{array}$　（2）$\begin{array}{c} COOH \\ H-\!\!\!-\!\!\!+\!\!\!-\!\!\!-H \\ COOH \end{array}$　（3）$\begin{array}{c} COOH \\ Cl-\!\!\!-\!\!\!+\!\!\!-\!\!\!-H \\ H-\!\!\!-\!\!\!+\!\!\!-\!\!\!-Br \\ CH_2OH \end{array}$

（4）$\begin{array}{c} CH_3 \\ | \\ C{=}O \\ CH_3-\!\!\!-\!\!\!+\!\!\!-\!\!\!-H \\ CH_2OH \end{array}$　（5）$\begin{array}{c} CHO \\ H-\!\!\!-\!\!\!+\!\!\!-\!\!\!-OH \\ HO-\!\!\!-\!\!\!+\!\!\!-\!\!\!-H \\ CH_2OH \end{array}$　（6）$\begin{array}{c} CH_2OH \\ HO-\!\!\!-\!\!\!+\!\!\!-\!\!\!-H \\ H-\!\!\!-\!\!\!+\!\!\!-\!\!\!-OH \\ HO-\!\!\!-\!\!\!+\!\!\!-\!\!\!-H \\ CH_2OH \end{array}$

9. 5%的果糖溶液，在1dm的盛液管中测得旋光度为−4.64°，（温度为298K，光源为钠光灯），计算果糖的比旋光度为多少？

10. 有一化合物分子式为C_5H_8O（A），能和费林试剂作用，并使溴水褪色，它本身有两种构型，但都无旋光性。经催化加氢后生成分子式为$C_5H_{12}O$（B）的化合物，后者可分离为一对对映体。试写出化合物A、B的结构式。

11. 已知化合物A的分子式为$C_3H_6O_2$，且A可以发生银镜反应。A经过催化加氢后得到化合物B，B不能使溴的四氯化碳溶液褪色。请写出A、B可能的结构简式，并判断A、B是否存在立体异构现象。若存在，请画出相应的立体异构体结构简式。

（苏　琨）

第十六章　含氮有机化合物

含氮有机化合物通常指氮原子和碳原子直接相连的有机化合物，主要有胺类、生物碱、杂环化合物和氨基酸等，本章着重介绍胺类、含氮杂环及生物碱。

第一节　胺

胺（amine）可看成是氨（NH_3）分子中的氢原子被烃基取代而成的化合物。也可看作是烃分子中的氢原子被氨基取代而生成的化合物。胺的衍生物具有多种生理作用。

一、胺的结构、分类和命名

（一）结构

胺可以看作是氨的衍生物，空间结构与氨一样呈三棱锥形。在氨分子中，氮原子以sp^3杂化轨道成键，其中用3个sp^3杂化轨道与3个氢原子的s轨道重叠，形成3个σ键，呈三棱锥形。氮原子上含有一对孤对电子，占据另1个sp^3杂化轨道，处于三棱锥形的顶端，类似第四个"基团"。脂肪胺的氮原子也是这样，以sp^3杂化轨道成键，各σ键之间的夹角接近109°（图16-1），使得胺的性质与氨类似。

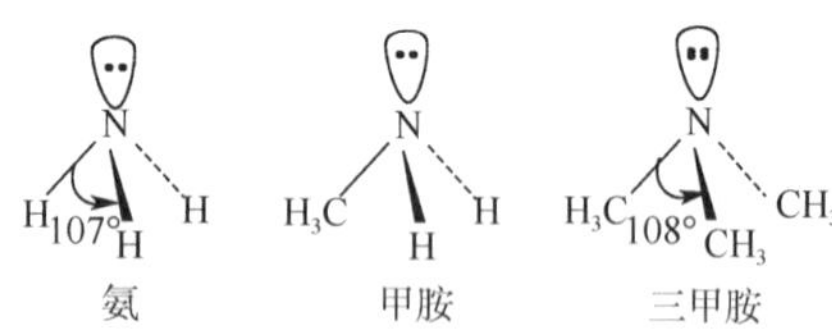

图16-1　氨、甲胺、三甲胺的结构

在季铵化合物中，氮原子上的4个sp^3杂化轨道都用于成键，因而具有四面体结构。

（二）分类及注意事项

1. 分类

（1）根据氮原子所连烃基种类的不同，胺分为脂肪胺和芳香胺。氮原子与脂肪烃基相连的胺称为脂肪胺；氮原子直接与芳香环相连的胺称为芳香胺。

（2）根据与氮原子相连的烃基数目不同，胺可分为伯、仲、叔胺。

1）伯胺：氮原子与1个烃基相连的胺，通式为R(Ar)—NH_2，官能团为氨基（—NH_2）。

2）仲胺：氮原子与2个烃基相连的胺，通式为R(Ar)—NH—R′(Ar)，官能团为亚氨基（—NH—）。

3）叔胺：氮原子与3个烃基相连的胺，通式为R(Ar)—N(R″(Ar))—R′(Ar)，官能团为次氨基（$\rangle$N—）。

（3）铵盐$NH_4^+X^-$中NH_4^+的4个氢原子都被烃基取代而成的化合物称为季铵盐。季铵盐分子中的X^-被OH^-取代的化合物称为季铵碱。

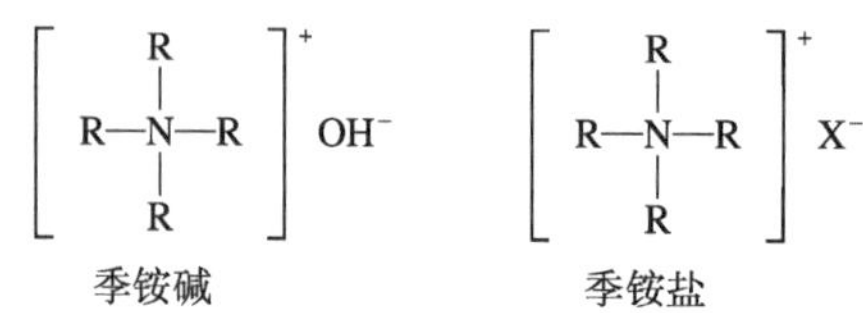

其中4个R可以相同也可以不同，X代表酸根。例如：Cl^-、Br^-、NO_3^-等。

2. 注意事项

（1）伯、仲、叔胺与伯、仲、叔醇的分类根据不同。胺的分类根据氮原子上烃基的数目；醇的分类依据羟基所连碳原子的类型。例如，叔丁胺属伯胺，因为氮原子上只连 1 个烃基；而叔丁醇则属叔醇，因为羟基连在叔碳原子上。

$$(CH_3)_3C-NH_2$$

叔丁胺(伯胺)

$$(CH_3)_3C-OH$$

叔丁醇(叔醇)

（2）氨、胺和铵字的用法不同。“氨”字用来表示气态氨(NH_3)或基团，如氨基（$-NH_2$），亚氨基（$-NH-$）等；“胺”字用来表示氨的烃基衍生物，如甲胺（CH_3NH_2），苯胺（$C_6H_5-NH_2$）等，“铵”字用来表示胺的盐类，以及季铵盐或季铵碱，如氯化甲铵（$CH_3NH_3^+Cl^-$）、氯化苯铵（$C_6H_5-NH_3^+Cl^-$）等。

（三）命名

（1）简单胺的命名是根据氮原子上所连的烃基名称来命名，当氮原子上所连的烃基相同时，用中文数字“二、三”表示相同烃基的数目，若烃基不同时，则按基团由小到大的顺序写出。例如

CH_3NH_2	甲胺	$C_6H_5-NH_2$	苯胺
$CH_3CH_2CH_2NH_2$	丙胺	$CH_3CH_2NHCH_2CH_3$	二乙胺
$CH_3NHCH_2CH_3$	甲乙胺	$CH_3-N(CH_3)-CH_3$	三甲胺

$$CH_3CH_2-N(CH_3)-CH_2CH_2CH_3$$

甲乙丙胺

（2）对于氮原子上连接有脂肪烃基的芳香仲胺和叔胺，常在脂肪烃基之前冠以“*N*—”或“*N*, *N*—”字，以表示烃基连接在氮原子上，而不是连接在苯环上，例如

$$C_6H_5-NH-CH_3$$

N-甲基苯胺

$$C_6H_5-N(CH_3)-CH_3$$

N,*N*-二甲基苯胺

（3）对于比较复杂的胺，常以烃为母体，把氨基作为取代基来命名。例如

$$CH_3CH_2CH_2CH(NH_2)-CH_2-CH(CH_3)-CH_3$$

4-氨基-2-甲基庚烷

$$CH_3CH_2-CH(NHCH_3)-CH_2CH_2CH_3$$

3-甲氨基己烷

二、胺的物理性质

低级脂肪胺，如甲胺、二甲胺和乙胺在常温下均是无色气体，丙胺至十一胺是液体，十一胺以上均为固体。低级胺的气味与氨相似，有的有鱼腥味。高级胺一般没有气味。胺与氨一样是极性分子，能与水产生氢键，因此低级胺（六个碳以下）能溶于水，溶解度随相对分子质量的增大而降低，高级胺则难溶于水。伯胺和仲胺由于分子间可形成氢键，它们的沸点要比碳原子数目相同的叔胺高，这是因为叔胺的碳原子不连氢原子，分子间不能形成氢键。同理，伯胺和仲胺的沸

点比分子量相近的烷烃高。另外，由于氮的电负性没有氧强，胺分子的氢键较醇分子间的氢键弱，所以胺的沸点低于相对分子质量相近的醇的沸点。芳香胺为高沸点液体，具有特殊的气味。芳香胺毒性很大，例如苯胺可通过消化道、呼吸道或经皮肤吸收而引起中毒，某些胺如3,4-二甲基苯胺、β-萘酚等具有致癌作用。

三、胺的化学性质

（一）碱性和成盐

1. 弱碱性　胺在水溶液中呈碱性，这是由于胺分子中氮原子上有未共用电子对，能结合水中质子的缘故。

$$\ddot{N}H_3 + H_2O \rightleftharpoons NH_4^+ + OH^-$$

$$R-\ddot{N}H_2 + H_2O \rightleftharpoons R-NH_3^+ + OH^-$$

胺可以与无机酸成盐，用强碱又可以从盐中游离出来，说明胺的碱性比较弱。胺的碱性大小可用 K_b（或 pK_b）来表示。K_b 值越大（或 pK_b 值越小），则碱性越强。例如

	$(CH_3)_2NH$ 二甲胺	CH_3NH_2 甲胺	$(CH_3)_3N$ 三甲胺	NH_3 氨	$C_6H_5NH_2$ 苯胺	$(C_6H_5)_2NH$ 二苯胺
pK_b	3.29	3.36	4.24	4.76	9.30	13.0

以上数据可以看出，脂肪胺的碱性比氨稍强，而芳香胺的碱性比氨弱。

胺有碱性，是因为胺分子中的氮原子有未共用电子对，能接受质子，而且与质子结合的能力越强，其碱性越强。脂肪胺的碱性强弱是许多因素影响的综合结果，所以脂肪胺的碱性强弱顺序为：仲胺 >伯胺 > 叔胺 >氨。

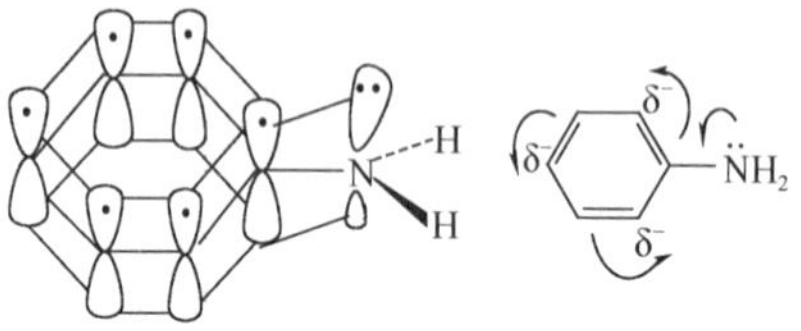

苯胺分子中的氮原子仍为sp^3杂化，孤对电子所占据的轨道含有更多的p轨道成分。苯胺氮原子上的未共用电子对所在的轨道可与苯环的大π键重叠，形成共轭体系。如图16-2所示。

图 16-2　苯胺的结构

季铵碱为离子型化合物，是强碱，其碱性与氢氧化钠、氢氧化钾相近。

综上所述，各类胺的碱性强弱顺序大致为：季铵碱 >脂肪胺 > 氨 >芳香胺。

2. 成盐　胺有碱性，能与强酸成盐。

$$CH_3NH_2 + HCl \longrightarrow CH_3NH_3^+Cl^- (或\ CH_3NH_2 \cdot HCl)$$

氯化甲铵(或甲胺盐酸盐)

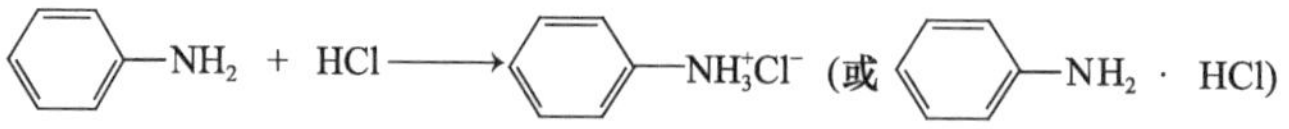

$$C_6H_5-NH_2 + HCl \longrightarrow C_6H_5-NH_3^+Cl^- \quad (或\ C_6H_5-NH_2 \cdot HCl)$$

氯化苯铵（或苯胺盐酸盐）

胺与酸形成的盐一般都是有一定熔点的结晶性固体，易溶于水而不溶于非极性溶剂。由于胺的碱性不强，一般只能与强酸形成稳定的盐。因而铵盐遇强碱又能游离出胺来。这些性质可用于胺的鉴别、分离和提纯。在制药过程中，也常常把难溶于水的含有氨基、亚氨基或次氨基的药物变成可溶于水的盐，以供药用。例如，局部麻醉药普鲁卡因，在水中溶解度小，所以常把它制成普鲁卡因盐酸盐，成盐后易溶于水，便于制成注射液。

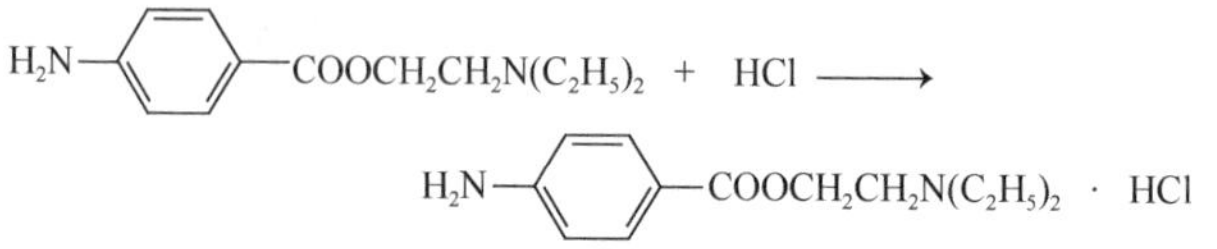

$$H_2N-C_6H_4-COOCH_2CH_2N(C_2H_5)_2 + HCl \longrightarrow$$

$$H_2N-C_6H_4-COOCH_2CH_2N(C_2H_5)_2 \cdot HCl$$

（二）酰化反应

伯胺和仲胺都能与酰氯或酸酐反应，反应时胺分子中氨基上的氢原子被酰基取代而生成酰胺。

$$\underset{\text{乙胺}}{CH_3CH_2NH_2} + \underset{\text{乙酰氯}}{CH_3-\overset{\overset{O}{\|}}{C}-Cl} \longrightarrow \underset{\text{乙酰乙胺}}{CH_3-\overset{\overset{O}{\|}}{C}-NHCH_2CH_3} + HCl$$

$$\underset{\text{苯胺}}{C_6H_5-NH_2} + \underset{\text{乙酐}}{(CH_3CO)_2O} \longrightarrow \underset{\text{乙酰苯胺}}{CH_3-\overset{\overset{O}{\|}}{C}-NH-C_6H_5} + CH_3COOH$$

以上反应使胺分子中引入1个酰基，像这种使化合物分子中引入酰基的反应称为酰化反应。提供酰基的试剂称为酰化剂。常见的酰化剂有酰氯和酸酐。

叔胺氮原子上没有氢原子，所以不发生酰化反应。

酰化反应生成的酰胺大多数是结晶固体，比较稳定，有一定的熔点。所以化学上常用此反应鉴别伯胺和仲胺以及保护活泼的氨基在化学反应中不被氧化。酰胺不同于胺，毒性较小，因此，酰化反应在制药工业上有重要意义。

（三）与亚硝酸反应

不同的胺与亚硝酸反应，分别生成不同的产物，产生不同的现象。可用来鉴别伯、仲、叔胺。由于亚硝酸不稳定，在反应中实际上是用亚硝酸钠和盐酸来制备。

1. 伯胺与亚硝酸反应

（1）脂肪族伯胺在强酸条件下，与亚硝酸反应，定量放出氮气，可作为氨基（$-NH_2$）的定量测定。其反应式如下

$$RNH_2 + HNO_2 \longrightarrow N_2\uparrow + ROH + H_2O$$

（2）芳香伯胺与亚硝酸反应，在室温下生成酚和氮气，其结果与脂肪胺相似。

$$C_6H_5-NH_2 + HNO_2 \longrightarrow N_2\uparrow + C_6H_5-OH + H_2O$$

若在强酸（如盐酸）溶液中及低温（0～5℃）条件下，生成重氮盐。

$$\underset{\text{芳香伯胺}}{C_6H_5-NH_2} + HNO_2 \xrightarrow[0\sim5℃]{HCl} N_2\uparrow + \underset{\text{重氮盐}}{C_6H_5-N_2^+Cl^-} + H_2O$$

2. 仲胺与亚硝酸反应 脂肪仲胺和芳香仲胺与亚硝酸反应，都生成*N*-亚硝基胺。

$$\underset{\text{二乙胺}}{(CH_3CH_2)_2NH} + \underset{\text{亚硝酸}}{HO-N=O} \longrightarrow \underset{N\text{-亚硝基二乙胺}}{(CH_3CH_2)_2N-N=O} + H_2O$$

$$\underset{N\text{-甲基苯胺}}{C_6H_5-NH-CH_3} + HO-N=O \longrightarrow \underset{N\text{-甲基-}N\text{-亚硝基苯胺}}{C_6H_5-N(CH_3)-N=O} + H_2O$$

N-亚硝基胺为中性黄色油状液体或黄色固体，遇稀盐酸加热可分解为原来的仲胺。*N*-亚硝基胺是一种致癌物质，实验证明它能诱发食管癌，所以在食品工业中，对用于罐头食品及腌肉的防腐剂亚硝酸钠已经做了限量规定。

3. 叔胺与亚硝酸反应

（1）脂肪叔胺的氮原子上没有氢，与亚硝酸作用生成不稳定的亚硝酸盐。

$$R_3N + HO{-}N{=}O \longrightarrow [R_3N{-}H]^+ ONO^-$$

叔胺的亚硝酸盐

（2）芳香叔胺与亚硝酸反应，不是生成盐，而是生成芳环对位或邻位（当对位已有取代基时）上的氢被亚硝基取代的产物。如

$$(CH_3)_2N{-}C_6H_5 + HON{=}O \longrightarrow (CH_3)_2N{-}C_6H_4{-}N{=}O + H_2O$$

N, *N*-二甲基苯胺　　对-亚硝基-*N*, *N*-二甲基苯胺（橘黄色）

在碱性溶液中，亚硝基化合物显翠绿色，因为上面的反应是在强酸性条件下进行的，产物呈橘黄色，若用碱中和后，即从橘黄色转变为翠绿色。

四、重要的胺

1. 苯胺　纯净的苯胺为无色油状液体，长时间放置于空气中会逐渐变黄、红、棕甚至黑色，沸点 184.4℃。微溶于水，易溶于乙醇和醚等有机溶剂。苯胺有毒，能透过皮肤或吸入蒸气而使人中毒。当空气中的浓度达到1%时，几小时后就会出现中毒症状，使人头晕、皮肤苍白和四肢无力。苯胺最初从煤焦油中分离得到，是重要的有机原料，广泛用于制药和染料工业。

苯胺能与溴水反应立即生成三溴苯胺白色沉淀，这个反应很灵敏，可用于检查苯胺的存在。

$$C_6H_5NH_2 + 3Br_2 \longrightarrow 2,4,6\text{-}Br_3C_6H_2NH_2\downarrow + 3HBr$$

2, 4, 6-三溴苯胺

2. 胆碱和乙酰胆碱　胆碱（choline），学名叫氢氧化三甲基-*β*-羟乙基铵，属于季铵碱。因最初从胆汁中发现，而且具有碱性，所以称为胆碱。它广泛分布于生物体内，为卵磷脂的组成部分，在脑组织和蛋黄中含量较高。

胆碱为白色晶体，易溶于水和乙醇，不溶于醚和氯仿等非极性溶剂。能调节肝的脂肪代谢，有抗脂肪肝作用。乙酰胆碱（acetylcholine）是胆碱分子中羟基的乙酰化产物，具有重要的生理作用，是神经传导介质。

$$[HOCH_2CH_2N^+(CH_3)_3]OH^- \qquad [CH_3{-}\overset{O}{\overset{\|}{C}}{-}O{-}CH_2CH_2N^+(CH_3)_3]OH^-$$

胆碱　　乙酰胆碱

3. 肾上腺素和去甲肾上腺素　肾上腺素（adrenaline）和去甲肾上腺素（noradrenaline）是从肾上腺髓质中提取分离出来的两种激素。肾上腺素是白色或淡棕色的结晶粉末，无臭，味稍苦，微溶于水及醇，易溶于盐酸及氢氧化钠中。肾上腺素的主要作用是升高血压，加速心率，舒张支气管，加强代谢等。为临床上常用的升压药物。

$$HO-C_6H_3(OH)-CH(OH)CH_2NHCH_3$$

肾上腺素

$$HO-C_6H_3(OH)-CH(OH)CH_2NH_2$$

去甲肾上腺素

去甲肾上腺素用于神经源性、心源性休克和中毒性休克的早期治疗。也用于治疗胃出血。

第二节 酰 胺

一、酰胺的结构和命名

(一)结构

酰胺(amide)从结构上可看作是羧酸中的羟基被氨基(—NH_2)或烃氨基(—NHR、—NR_2)取代后的化合物。也可以认为是氨(NH_3)或胺(RNH_2、R_2NH)分子中氮原子上的氢原子被酰基(R—CO—)取代后的产物。通式为

$$R-\underset{\underset{O}{\|}}{C}-NH_2 \qquad R-\underset{\underset{O}{\|}}{C}-NHR' \qquad R-\underset{\underset{O}{\|}}{C}-N\begin{matrix}R'\\R''\end{matrix}$$

式中R、R′、R″可以相同,也可以不同。

(二)命名

1. 对于氮原子上没有烃基的简单酰胺,根据氨基所连的酰基名称来命名,称为某酰胺。例如

$$CH_3-\underset{\underset{O}{\|}}{C}-NH_2 \qquad C_6H_5-\underset{\underset{O}{\|}}{C}-NH_2$$

乙酰胺 苯甲酰胺

2. 对于氮原子上连有烃基的酰胺,则将烃基的名称写在某酰胺之前,并冠以“*N*—”或“*N*, *N*—”以表示烃基是与氮原子相连接的。例如

$$CH_3-\underset{\underset{O}{\|}}{C}-NH-CH_2CH_3 \qquad C_6H_5-\underset{\underset{O}{\|}}{C}-NH-CH_3 \qquad C_6H_5-\underset{\underset{O}{\|}}{C}-N\begin{matrix}CH_3\\CH_3\end{matrix}$$

N-乙基乙酰胺 *N*-甲基苯甲酰胺 *N*, *N*-二甲基苯甲酰胺

二、酰胺的物理性质

酰胺大多数是白色晶体。随分子量的增大,酰胺的水溶性逐渐减小。液态的酰胺是良好的溶剂,最常使用的是*N*, *N*-二甲基甲酰胺,简称DMF。

酰胺分子间很容易通过氢键缔合,因此它的沸点比相应的羧酸高。当氨基上的氢被烃基取后,缔合程度减小,沸点降低。

三、酰胺的化学性质

1. 酸碱性 酰胺是近中性化合物,这是由于酰胺分子中氨基和羰基直接相连,氮原子上未共用电子对与羰基上的π电子形成共轭体系,电子云向羰基方向移动,降低了氮原子上的电子云密

度，使其结合质子的能力减弱。

$$\mathrm{CH_3{-}\overset{\displaystyle O}{\overset{\|}{C}}{-}\ddot{N}H_2}$$

2. 水解 酰胺在酸、碱或酶的作用下，可发生水解反应，生成羧酸（盐）或铵、胺（氨）。

$$\mathrm{CH_3{-}\underset{\displaystyle O}{\underset{\|}{C}}{-}NH_2+H_2O}\begin{cases}\xrightarrow[\triangle]{HCl}\mathrm{RCOOH+NH_4Cl}\\ \xrightarrow[\triangle]{NaOH}\mathrm{RCOONa+NH_3\uparrow}\\ \xrightarrow{酶}\mathrm{RCOOH+NH_3\uparrow}\end{cases}$$

四、尿 素

尿素（$\mathrm{H_2N{-}\overset{\displaystyle O}{\overset{\|}{C}}{-}NH_2}$）简称脲。从结构上可看作是碳酸（$\mathrm{HO{-}\overset{\displaystyle O}{\overset{\|}{C}}{-}OH}$）中的2个羟基被2个氨基取代而成的碳酰二胺。结构式如下

$$\mathrm{H_2N{-}\overset{\displaystyle O}{\overset{\|}{C}}{-}NH_2}$$

尿素是白色晶体，熔点133℃，易溶于水和乙醇。它是哺乳动物体内蛋白质代谢的产物。成人每日从尿中可排出约30g尿素，它是含氮量很高的氮肥，同时又是合成塑料和一些药物的原料。药用的尿素注射液，对降低颅内压及眼内压有显著疗效，可用于治疗急性青光眼和脑外伤引起的脑水肿等疾病。尿素的主要化学性质如下。

（一）酸碱性

尿素分子中含有2个氨基，呈弱碱性，可与强酸生成盐。

$$\mathrm{H_2N{-}\overset{\displaystyle O}{\overset{\|}{C}}{-}NH_2+HNO_3\longrightarrow \underset{硝酸脲}{H_2N{-}\overset{\displaystyle O}{\overset{\|}{C}}{-}NH_2\cdot HNO_3\downarrow}}$$

$$\mathrm{H_2N{-}\overset{\displaystyle O}{\overset{\|}{C}}{-}NH_2+H_2C_2O_4\longrightarrow \underset{草酸脲}{H_2N{-}\overset{\displaystyle O}{\overset{\|}{C}}{-}NH_2\cdot H_2C_2O_4\downarrow}}$$

尿素的硝酸盐和草酸盐都是良好的结晶，不溶于水，利用这个性质，可以从尿液中分离提取尿素。

（二）与亚硝酸反应

尿素分子中含有2个氨基，与伯胺一样可与亚硝酸反应，放出氮气，并生成碳酸。

$$\mathrm{H_2N{-}\overset{\displaystyle O}{\overset{\|}{C}}{-}NH_2+2HNO_2\longrightarrow H_2CO_3+2N_2\uparrow+2H_2O}$$
$$\mathrm{H_2CO_3\longrightarrow H_2O+CO_2\uparrow}$$

通过测量放出N_2的体积，便可定量地测定尿素的含量。利用这个反应还可用来破坏和除去亚硝酸。

（三）水解

在酸、碱或脲酶的作用下，尿素可水解。

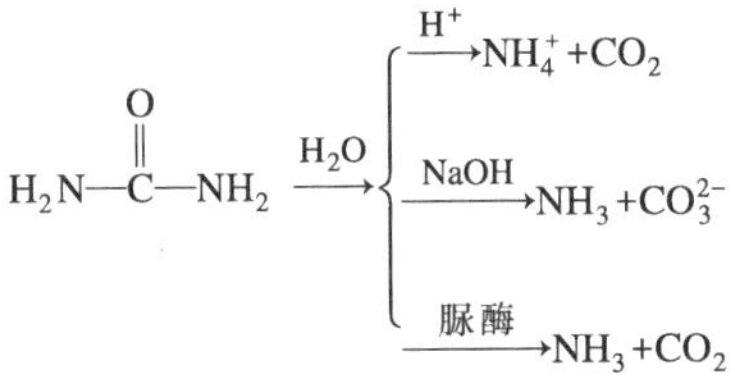

$$H_2N-\overset{\overset{\displaystyle O}{\|}}{C}-NH_2 \xrightarrow{H_2O} \begin{cases} \xrightarrow{H^+} NH_4^+ + CO_2 \\ \xrightarrow{NaOH} NH_3 + CO_3^{2-} \\ \xrightarrow{\text{脲酶}} NH_3 + CO_2 \end{cases}$$

（四）缩二脲反应

将固体尿素缓缓加热至150～160℃，两分子尿素失去一分子氨，缩合生成缩二脲（或称双缩脲）。

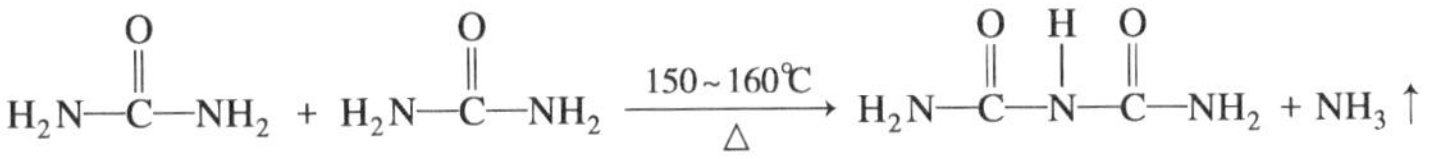

$$H_2N-\overset{\overset{\displaystyle O}{\|}}{C}-NH_2 + H_2N-\overset{\overset{\displaystyle O}{\|}}{C}-NH_2 \xrightarrow[\triangle]{150\sim160℃} H_2N-\overset{\overset{\displaystyle O}{\|}}{C}-\overset{\overset{\displaystyle H}{|}}{N}-\overset{\overset{\displaystyle O}{\|}}{C}-NH_2 + NH_3\uparrow$$

缩二脲不溶于水，易溶于碱液中。在缩二脲的碱性溶液中，滴加微量的稀硫酸铜溶液，呈现紫红色，这个反应称为缩二脲反应。凡分子中含有2个或2个以上酰胺键（$-\overset{\overset{\displaystyle O}{\|}}{C}-\overset{\overset{\displaystyle H}{|}}{N}-$）的化合物，如多肽、蛋白质等，都能发生缩二脲反应。

五、酰　　脲

酰脲（acyl urea）是脲和酰氯或酯通过酰化反应而生成的化合物。其代表物是丙二酰脲。

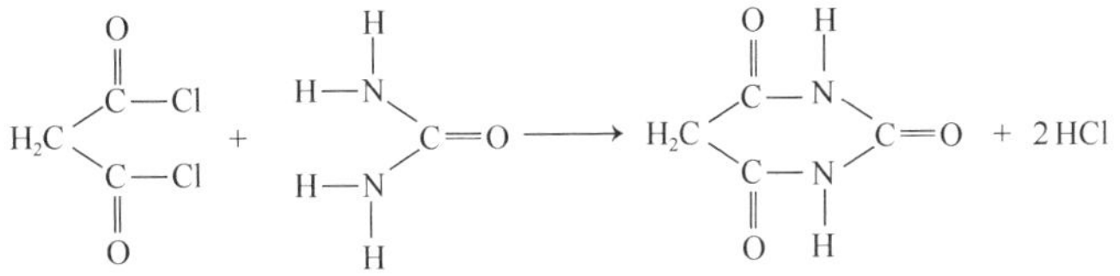

$$H_2C\langle\begin{matrix}\overset{\overset{\displaystyle O}{\|}}{C}-Cl \\ \underset{\underset{\displaystyle O}{\|}}{C}-Cl\end{matrix} + \begin{matrix}H-\overset{\overset{\displaystyle H}{|}}{N} \\ H-\underset{\underset{\displaystyle H}{|}}{N}\end{matrix}\rangle C=O \longrightarrow H_2C\langle\begin{matrix}\overset{\overset{\displaystyle O}{\|}}{C}-\overset{\overset{\displaystyle H}{|}}{N} \\ \underset{\underset{\displaystyle O}{\|}}{C}-\underset{\underset{\displaystyle H}{|}}{N}\end{matrix}\rangle C=O + 2HCl$$

丙二酰氯　　脲　　丙二酰脲

丙二酰脲是无色结晶，熔点245℃，微溶于水，分子中含有1个活泼的亚甲基和2个二酰亚氨基（$-\overset{\overset{\displaystyle O}{\|}}{C}-\overset{\overset{\displaystyle H}{|}}{N}-\overset{\overset{\displaystyle O}{\|}}{C}-$），能发生酮-烯醇式互变异构。

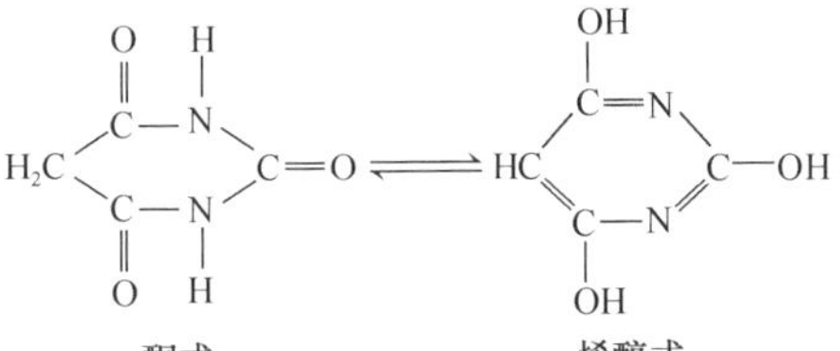

$$H_2C\langle\begin{matrix}\overset{\overset{\displaystyle O}{\|}}{C}-\overset{\overset{\displaystyle H}{|}}{N} \\ \underset{\underset{\displaystyle O}{\|}}{C}-\underset{\underset{\displaystyle H}{|}}{N}\end{matrix}\rangle C=O \rightleftharpoons HC\langle\begin{matrix}\overset{\overset{\displaystyle OH}{|}}{C}=N \\ \underset{\underset{\displaystyle OH}{|}}{C}-N\end{matrix}\rangle C-OH$$

酮式　　烯醇式

巴比妥酸

烯醇型羟基上的氢在水溶液中易电离出H^+，其酸性比乙酸强，故又称为巴比妥酸。

巴比妥酸（barbituric acid）本身没有医疗作用，但它的C_5亚甲基上2个氢原子被烃基取代得到的取代物具有不同程度的镇静、催眠作用，总称巴比妥类药物。其通式为

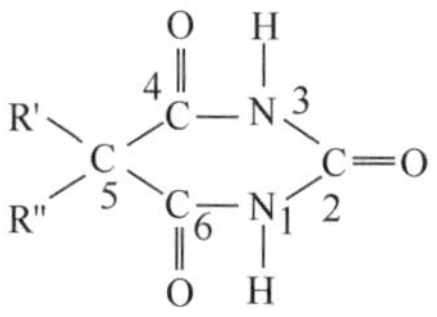

巴比妥类药物很多，常见的有：

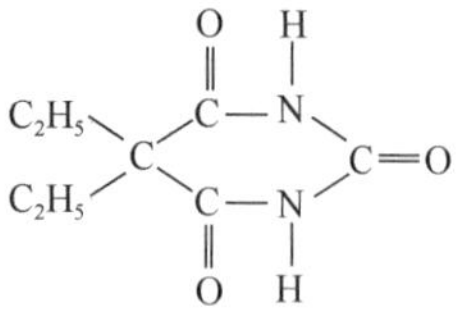

巴比妥 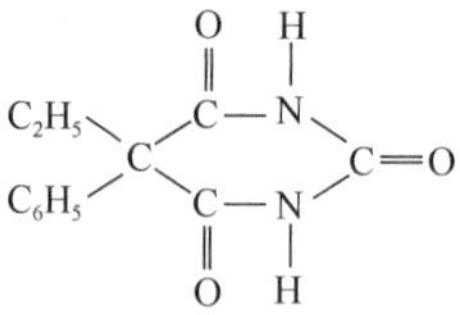　　　　苯巴比妥 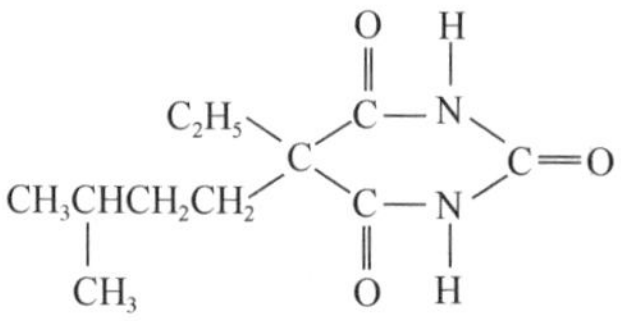　　　　异戊巴比妥

巴比妥类药物在水中的溶解度小，但是由于存在酮式-烯醇式的互变异构体，在水溶液中呈弱酸性反应，能够成盐，它的钠盐易溶于水。所以常把它的钠盐配成水溶液供口服或注射用。

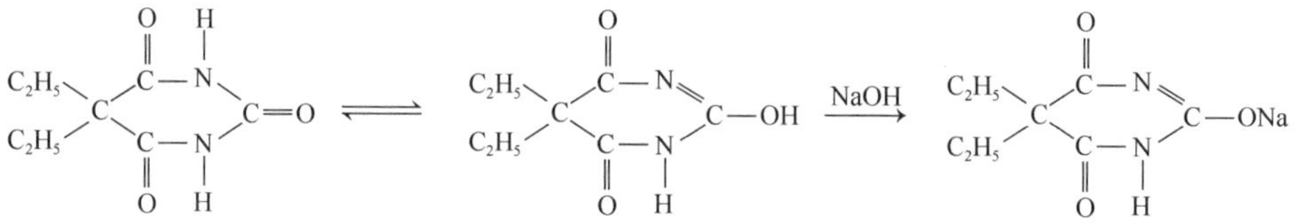

酮式　$\rightleftharpoons$　烯醇式　$\xrightarrow{NaOH}$　巴比妥钠盐

六、磺胺类药物

磺胺类药物是一类化学抗菌药物，在化学治疗史上占有重要地位，对于细菌感染的化学治疗作出了重要贡献。磺胺类药物不仅对局部感染有效，而且对全身性细菌感染也有很好的预防和治疗效果，使得从前死亡率很高的肺炎、溶血性链球菌感染所引起的败血症、脑膜炎、丹毒等得到很好的化学治疗。在抗生素出现以后，磺胺类药物的重要性虽有降低，但是由于它的抗菌谱广、可以口服、吸收较迅速、较为稳定、不易变质等优点，特别是近年来许多长效高效磺胺药及增效剂等的出现，为磺胺类药物的临床应用开辟了新的广阔前景。磺胺类药物在抗菌药物中的地位重新被人们所肯定，目前仍是临床应用较广的一类药物。

磺胺类药物是对氨基苯磺酰胺的衍生物，其中对氨基苯磺酰胺基（$H_2\overset{4}{N}-C_6H_4-SO_2-\overset{1}{N}H-$）是抑菌的必需结构，当$N_1$上连接某些基团，特别是杂环基时，其抗菌作用有不同程度的增强，有较好的疗效和较低的毒性；当N_4上的氢原子被其他基团取代，则降低甚至丧失其抗菌作用，必须在体内分解还原为游离氨基（$-NH_2$）方能发挥抑菌作用。

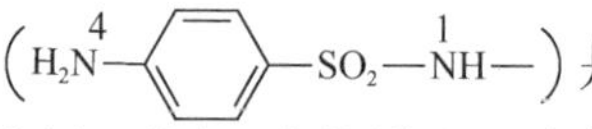

磺胺类药物为两性化合物，既能与酸成盐，也能与氢氧化钠或氢氧化钾成盐，因而既能溶于酸性溶液，也可溶于碱性溶液中。

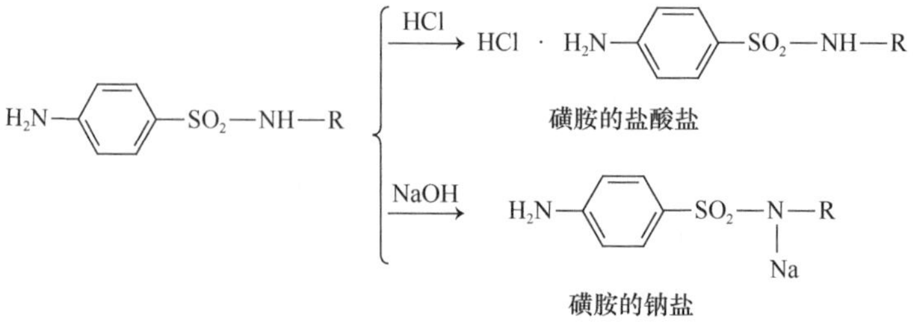

$H_2N-C_6H_4-SO_2-NH-R \xrightarrow{HCl} HCl\cdot H_2N-C_6H_4-SO_2-NH-R$

磺胺的盐酸盐

$H_2N-C_6H_4-SO_2-NH-R \xrightarrow{NaOH} H_2N-C_6H_4-SO_2-N(Na)-R$

磺胺的钠盐

磺胺类药物种类很多，各有特色，重要的磺胺类药物如下。

1. 磺胺嘧啶（SD）

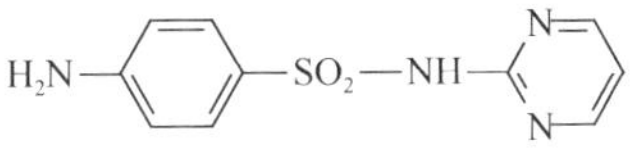

2. 磺胺甲基异噁唑（新诺明，SMZ）

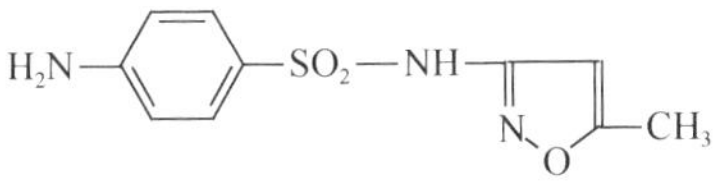

3. 长效磺胺（SMP）

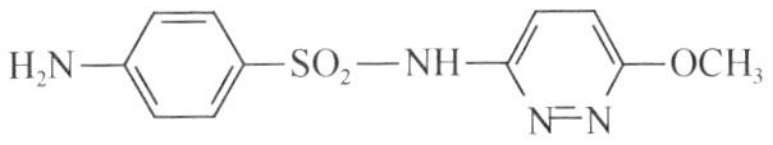

4. 磺胺增效剂（甲氧苄啶，TMP）

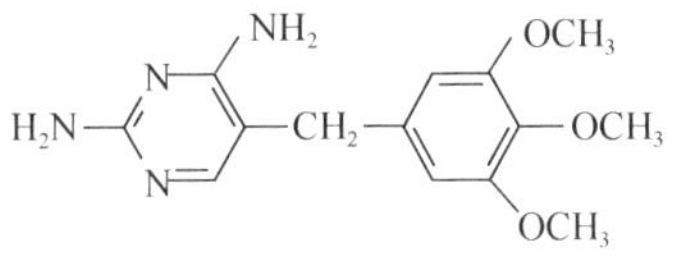

第三节　含氮杂环化合物

具有环状结构，且成环的结构除碳原子外，还有其他元素原子的化合物，称为杂环化合物（heterocyclic compound）。环中除碳原子外的其他元素的原子称为杂原子。最常见的杂原子是氧、硫、氮等。根据这个定义，以前讨论的内酯和环状酸酐都可以看作杂环化合物，但它们的性质不稳定，易开环形成链状化合物，而且它们的性质与脂肪族化合物极为相似，因此，通常不把它们列为杂环化合物。本节的重点讨论含氮杂环化合物。

一、杂环化合物的分类和命名

（一）分类

杂环的种类很多，有单环，也有与芳香环或其他杂环稠合而成的稠环。环中的杂原子可以是1个、2个或2个以上，而且可以相同，也可以不同。因此，杂环化合物的分类是以杂环的骨架，即成环的原子数（环的大小）或成环的形式进行的。一般分为：

- 杂环
  - 单杂环
    - 五元杂环
    - 六元杂环
  - 稠杂环
    - 苯稠杂环——苯环与杂环稠合
    - 杂稠杂环——杂环与杂环稠合

常见母体杂环列于表16-1。

表 16-1 常见杂环母体及名称

分类		母体结构
单杂环	五元杂环	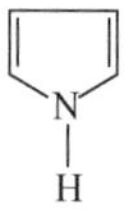 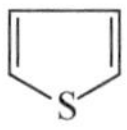 呋喃 (furan)；噻吩 (thiophene)；吡咯 (pyrrole)
		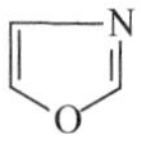 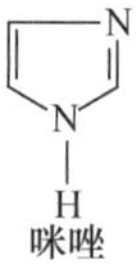 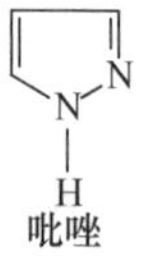 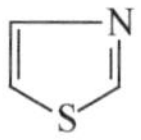 噁唑 (oxazole)；噻唑 (thiazole)；咪唑 (imidazole)；吡唑 (pyrazole)
	六环杂环	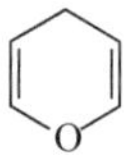 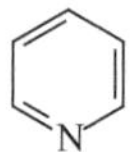 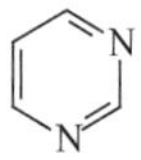 吡喃 (pyran)；吡啶 (pyridine)；嘧啶 (pyrimidine)
稠杂环		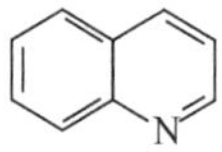 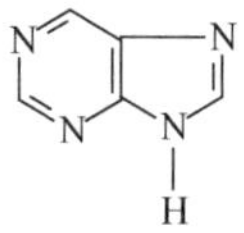 喹啉 (quinoline)；嘌呤 (purine)

（二）命名

对于杂环化合物的命名，我国目前已经统一采用“音译法”，即把杂环化合物的英文名称的汉字译音，加上“口”字偏旁表示。例如：呋喃（furan）、吡啶（pyridine）、噻吩（thiophene）、吡咯（pyrrole）、嘧啶（pyrimidine）等。当杂环上有取代基时，应以杂环为母体，然后给杂环的各个原子编号定位，编号时，除个别稠杂环外，只有1个杂原子的杂环，一般从杂原子开始按顺序编号。例如

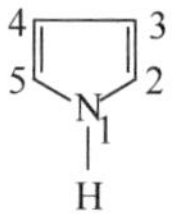

吡咯 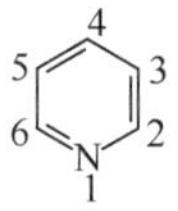　　吡啶 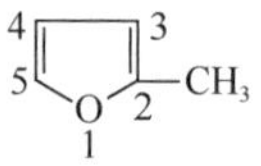　　2-甲基呋喃

当环上有2个或2个以上相同的杂原子时，应从连有氢的或取代基的那个杂原子开始编号，并使杂原子的位次最小。如含有几个不相同的杂原子时，则按氧硫氮的顺序编号。例如

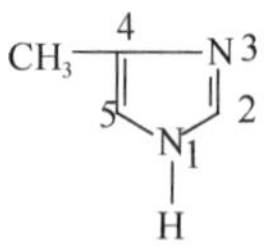

4-甲基咪唑 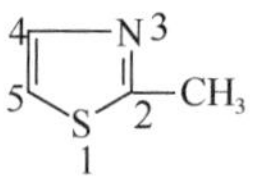　　2-甲基噻唑

习惯上对只有一个杂原子的杂环用希腊字母α、β、γ来编号，靠近杂原子的碳原子为α位，其次为β位……

β-甲基吡咯
3-甲基吡咯

γ-甲基吡啶
4-甲基吡啶

另外，有几个稠杂环，必须按照特定的顺序编号。例如

嘌呤

二、吡咯和吡啶的结构

1. 吡咯的结构　吡咯是最简单的五元杂环化合物之一，它是由4个碳原子和1个氮原子组成的1个平面五元环，成环的5个原子都以sp^2杂化，每个原子皆以σ键与其他3个原子相连，而每个碳原子上还有1个含单电子的p轨道，氮原子上还有1个含有1对未共用电子的p轨道，这5个p轨道均垂直于环的平面，通过“肩并肩”的方式相互重叠，形成6个π电子的闭合共轭体系，因而具有芳香性。其中氮原子的未共用电子对参与了六π电子体系。见图16-3。

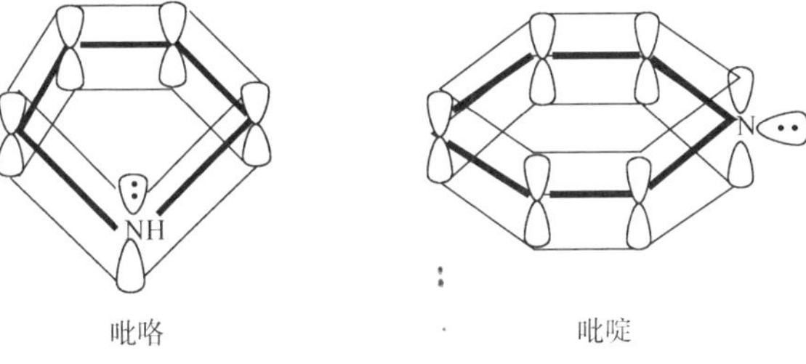

图 16-3　吡咯和吡啶的共轭体系

2. 吡啶的结构　吡啶是最简单的六元杂环化合物之一。它的结构与苯相似，组成环的5个碳原子和1个氮原子都是以sp^2杂化，并以σ键相互结合成平面六元环，每个碳原子上有1个sp^2杂化轨道与氢原子的s轨道形成σ键；而氮原子上的另一个sp^2杂化轨道被一对未共用电子对占据，与环共平面，6个成环原子都还有1个含单电子的p轨道垂直于环平面，相互间通过“肩并肩”方式重叠，形成6个π电子的闭合共轭体系。见图16-3。

三、吡咯和吡啶的化学性质

（一）碱性

吡咯是一个仲胺。由于氮原子上的未共用电子对与环中的π电子形成共轭体系，降低了氮原子上的电子云密度，削弱了它与H^+的结合能力。因而吡咯是一个很弱的碱（$K_b=5.0\times10^{-12}$）不能与稀酸或弱酸成盐。而氮原子上的氢原子反而显弱酸性，能与氢氧化钠或氢氧化钾成盐。

$$\text{吡咯(N-H)} + KOH(\text{固}) \longrightarrow \text{吡咯(N-K)} + H_2O$$

这个钾盐相当容易水解，这也说明吡咯的酸性比水弱。

吡咯加氢饱和后，共轭体系消失，碱性增强。例如，四氢吡咯的$K_b=1.3\times10^{-3}$，碱性显著增强。

吡啶环上的氮原子具有叔胺结构，氮原子上的未共用电对没有参与闭合共轭体系，电子云密度较高，能与H^+结合，显弱碱性，（pK_b=8.8），能与强酸成盐。例如

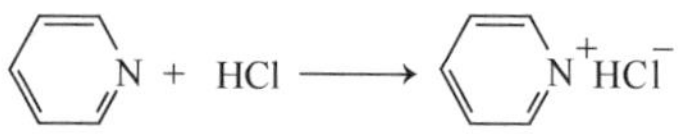

$$C_5H_5N + HCl \longrightarrow C_5H_5\overset{+}{N}H\,\overset{-}{Cl}$$

吡啶盐酸盐

（二）亲电取代反应

吡咯分子中，由于氮原子的未共用电子对参与环的共轭体系，使得环上的碳原子电子云密度都比苯大，因而亲电取代反应比苯容易进行，其中又以α位的电子云密度较大，所以取代反应主要发生在α位上。例如：吡咯与氯或溴反应很激烈，可得到多卤代产物。

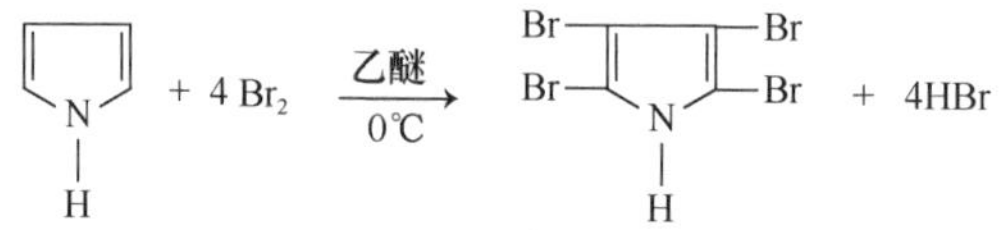

$$C_4H_4NH + 4Br_2 \xrightarrow[0℃]{乙醚} C_4Br_4NH + 4HBr$$

四溴吡咯

在吡啶分子中，由于氮原子的未共用电子对未参与环的共轭体系，同时由于氮原子的电负性比碳原子大，π电子云在氮原子处较密集，碳环部分的电子云密度降低，亲电取代反应较难发生，由量子力学计算得知，吡啶环上碳原子的电子云密度普遍降低，其中以β位降低较少，所以取代反应主要发生在β位。

$$C_5H_5N + Br_2 \xrightarrow{300℃} C_5H_4BrN + HBr$$

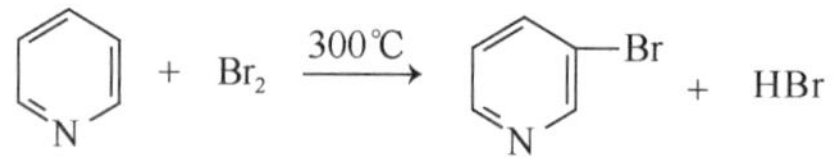

β-溴吡啶（3-溴吡啶）

四、重要的含氮杂环化合物

（一）吡咯及其衍生物

吡咯存在于煤焦油中，为无色液体，沸点131℃，不溶于水，而溶于有机溶剂。吡咯的蒸气能使浸有盐酸的松木片产生红色，称为吡咯的松木片反应，此反应可以鉴别吡咯的存在。

吡咯环的许多衍生物广泛分布于自然界中，如血红素和叶绿素等。它们都是具有重要生理作用的细胞色素。

血红素具有卟吩的基本骨架。卟吩环是由4个吡咯环的α-碳原子通过次甲基（—CH═）相连而成的复杂共轭体系，成环的原子都在1个平面上。卟吩本身在自然界中不存在，它的取代物称为卟啉（porphyrin）类化合物，却广泛存在。

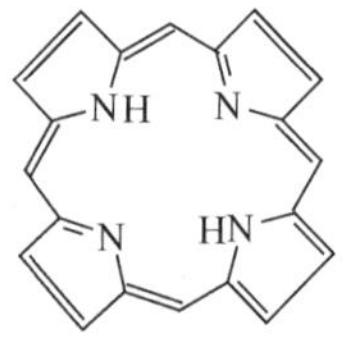

卟吩

在卟吩的4个吡咯环中间的空隙里，二价铁以共价键的形式与之结合，同时4个吡咯环的β-位上还有各自不同的取代基，这就是血红素，又称亚铁血红素。其结构式如下

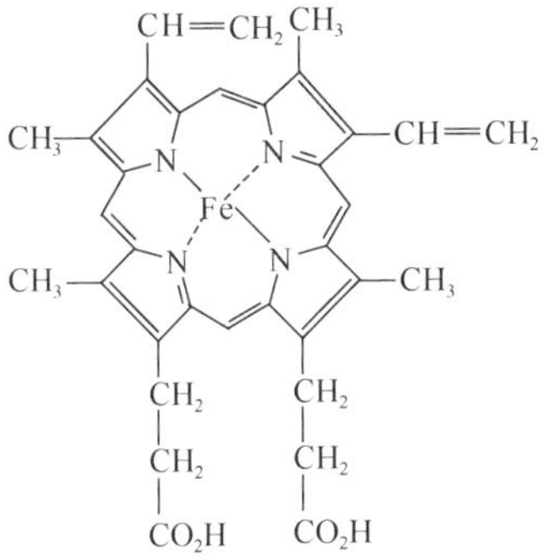

血红素

血红素是人体内运输氧气和二氧化碳的物质。它与蛋白质结合成血红蛋白而存在于红细胞中。

（二）咪唑及其衍生物

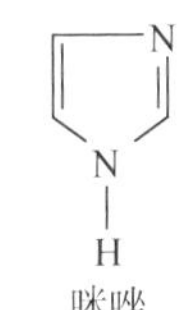

咪唑

咪唑：化学名称1,3-二氮茂，是吡唑的异构体。

咪唑为无色结晶固体，熔点90℃，易溶于水和乙醇，碱性比吡唑强，能和酸作用生成稳定的盐。

咪唑的重要衍生物有组氨酸（蛋白质水解的产物之一）和西咪替丁。

组氨酸经细菌的腐败作用，在人体内经脱羧而生成组胺。

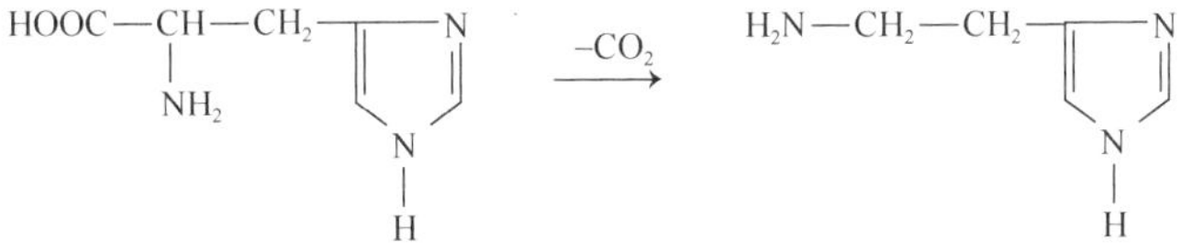

$$\underset{\text{组氨酸}}{HOOC-\underset{NH_2}{CH}-CH_2-C_3H_3N_2} \xrightarrow{-CO_2} \underset{\text{组胺}}{H_2N-CH_2-CH_2-C_3H_3N_2}$$

组胺有降压，扩张血管和促进胃液分泌的作用。人体中组胺含量过多时，可以发生过敏反应。

（三）噻唑及其衍生物

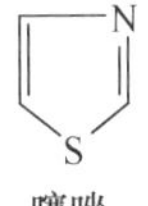

噻唑

噻唑为无色液体，沸点117℃，具有弱碱性，对氧化剂还原剂都稳定，它的衍生物在医药上很重要，如磺胺噻唑及其青霉素等。

磺胺噻唑（ST）：白色结晶粉末，无臭、无味，具有消炎作用。结构式如下

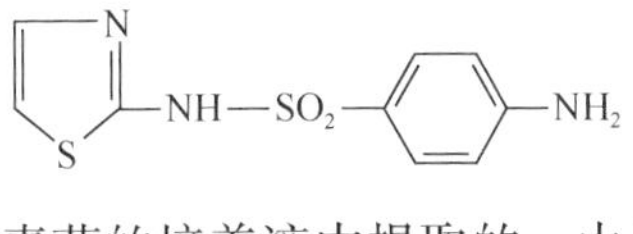

$$C_3H_2NS-NH-SO_2-C_6H_4-NH_2$$

青霉素：天然青霉素是从青霉素菌的培养液中提取的，由培养液中分离出来的青霉素有7种，即青霉素G、F、X、K、二青霉素F、3-戊烯青霉素及顶芽孢菌素N。其中以青霉素G含量较高，疗效最好。

7种青霉素具有共同的基本结构

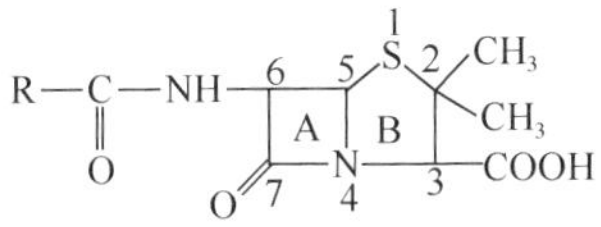

$$R-\underset{\|}{\overset{}{C}}(O)-NH-\text{（A、B环；1 S，2 C}(CH_3)_2\text{，3 CH–COOH，4 N，5，6，7 C=O）}$$

上式中A环为β-内酰胺环，B环为氢化噻唑环，青霉素的基本结构是由A、B两环稠合而成，在3位上连有羧基，6位上连有酰氨基。各种青霉素的区别取决于式中取代基R的不同，例如，青霉素G，R为苯甲基（苄基）。

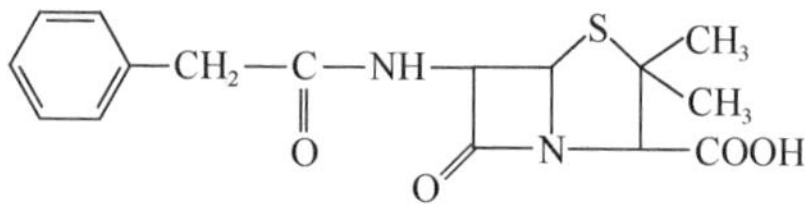

青霉素G(苄青霉素)

青霉素G为无色或淡黄色结晶或粉末，有抑菌作用，临床上常制成钠盐或钾盐使用。由于钾盐、钠盐有吸湿性，而纯钙盐吸湿性弱，所以常用其钙盐配制软膏、油剂等。青霉素的毒性低，疗效高，缺点是对个别患者有严重的过敏反应。

（四）吡啶及其衍生物

吡啶又称氮苯，是具有特殊臭味的液体，沸点115℃，可溶于水、乙醇及乙醚，吡啶的衍生物在医药上作为药物的很多，现列举以下几种。

1. 维生素PP 包括3-吡啶甲酸（烟酸）和3-吡啶甲酰胺（烟酰胺）两种。

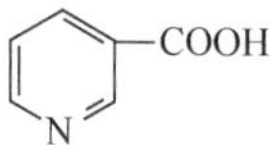

烟酸 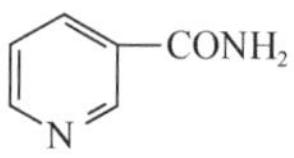　　烟酰胺

烟酸和烟酰胺都是白色结晶，能溶于热水、乙醇中。

维生素PP是组成体内脱氢酶的成分。缺乏维生素PP可引起糙皮病，主要症状是在皮肤裸露部分出现对称性皮炎，所以维生素PP又称为抗糙皮病维生素。

2. 维生素B_6 维生素B_6是维持蛋白质正常代谢的必要维生素，存在于蔬菜、鱼、红肉、谷类、蛋类之中，它包括吡哆醇，吡哆胺、吡哆醛3种，都是吡啶的衍生物。

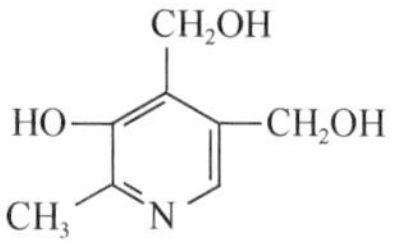

吡哆醇 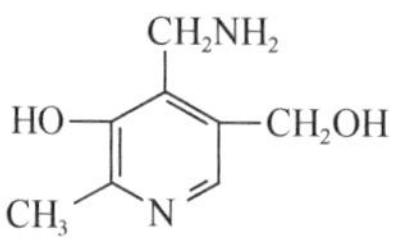　　吡哆胺 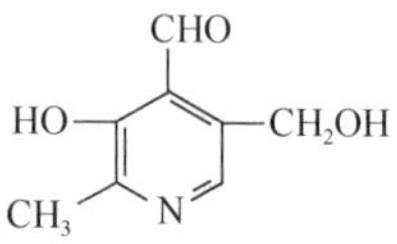　　吡哆醛

（五）嘧啶及其衍生物

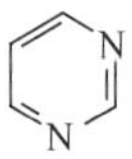

嘧啶

嘧啶是无色结晶固体，熔点22℃，易溶于水，有弱碱性。具有嘧啶环结构的化合物在自然界分布甚广。如胞嘧啶、尿嘧啶和胸腺嘧啶等，三者都是构成核酸的成分。

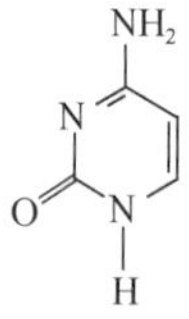

胞嘧啶（C）（4-氨基-2-氧嘧啶）　　尿嘧啶（U）（2, 4-二氧嘧啶）　　胸腺嘧啶（T）（5-甲基-2, 4-二氧嘧啶）

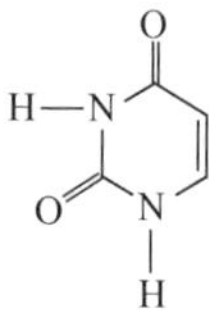

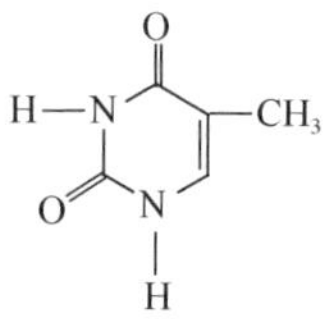

嘧啶的衍生物有些是重要的药物。如磺胺嘧啶、抗癌药物5-氟尿嘧啶以及维生素B_1等。维生素B_1是由嘧啶以及噻唑通过亚甲基—CH_2—连接而成的化合物，在医药上称为硫胺素，常用它的盐酸盐。

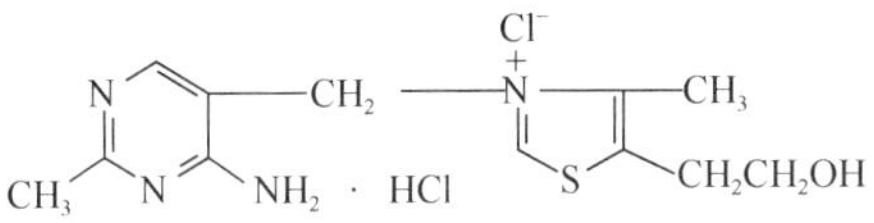

维生素B_1（盐酸硫胺素）

维生素B_1为白色结晶，易溶于水，对酸稳定，遇碱则分解。它是维持糖的正常代谢的必需物质，体内若缺乏维生素B_1，则可引起多发性神经炎，脚气病及食欲不振等。

（六）嘌呤及其衍生物

嘌呤是由一个嘧啶环和一个咪唑环稠合而成的。存在着互变异构现象。

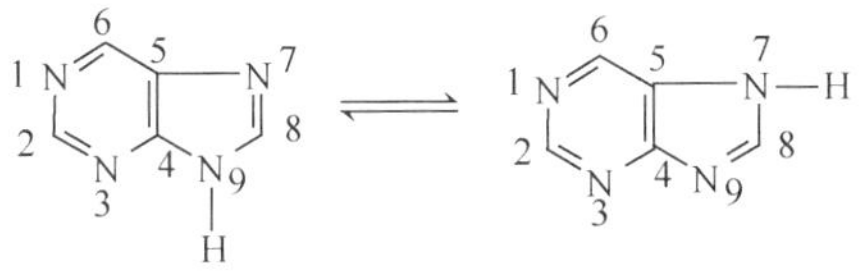

（Ⅰ）　（Ⅱ）

在药物中一般以（Ⅰ）式的衍生物为多，而在生物体内常为（Ⅱ）式的衍生物。

嘌呤为无色结晶，熔点217℃，易溶于水，难溶于有机溶剂。从某种意义上说，嘌呤为两性化合物，有弱碱性又有弱酸性，既能与无机酸成盐又能与强碱成盐。

嘌呤本身不存在于自然界中，但它的氨基及羟基衍生物广泛分布于动植物体内，如腺嘌呤、鸟嘌呤和尿酸等。腺嘌呤、鸟嘌呤都是具有重要生理意义的核酸组成部分，结构式如下

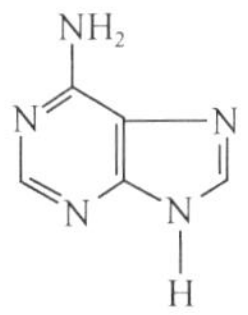

腺嘌呤(A)
(6-氨基嘌呤)

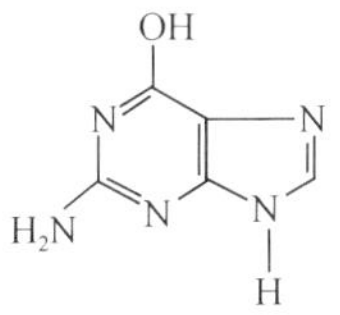

鸟嘌呤(G)
(2-氨基-6羟基嘌呤)

第四节　生　物　碱

一、概　　述

生物碱（alkaloid）是指生物体内的一类具有显著生理活性的含氮碱性有机化合物。由于这种物质主要存在于植物体内，所以又叫植物碱。至今分离出来的生物碱已有数千万种。它们在植物中常与有机酸（如柠檬酸、苹果酸、草酸、酒石酸、苯甲酸、乳酸等）结合成盐而存在。

生物碱具有特殊而又明显的生理作用。大多数是非常有效的药物，在我国中草药的使用已有数千年的历史，许多中草药如麻黄、当归、贝母、常山、曼陀罗、黄连等的有效成分都是生物碱。

生物碱大多具有碱性，这是因为生物碱分子中的氮原子上有未共用电子对，能接受质子，和酸作用成盐类（如硫酸阿托品、盐酸吗啡等），配成所需浓度的注射液。但应注意：生物碱的盐类遇碱仍会析出难溶于水的生物碱。这种性质可表示如下

$$\text{生物碱}\equiv \text{N:} \underset{\text{NaOH}}{\overset{\text{HCl}}{\rightleftharpoons}} [\text{生物碱}\equiv \text{N:H}]^+\text{Cl}^-$$

因此，在医疗工作中，如用生物碱盐类药物时，应注意不能与碱性药物并用，否则就会析出沉淀。例如，在盐酸奎宁的水溶液中，加入少量的苯巴比妥钠（呈碱性），结果立刻析出白色沉淀

而失效。

生物碱的毒性很大，量小可作为药物治疗疾病，量大时可能引起中毒，甚至导致死亡，因此，使用时一定要注意剂量。

二、重要的生物碱

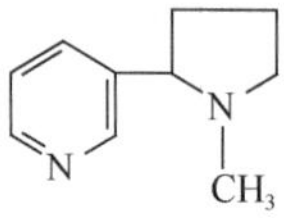
烟碱

1. 烟碱 烟草中含有十多种生物碱，主要是烟碱，含2%～8%，平均4%，纸烟中约含1.5%。

烟碱又叫尼古丁，为无色或微黄色液体，沸点246℃。臭似吡啶，味辛辣，易溶于乙醇、乙醚和氯仿中，有旋光性，天然存在的是左旋体，其结构中含有吡啶和四氢吡咯环，有2个叔胺的氮原子而呈碱性。

烟碱极毒，少量能兴奋中枢神经，增高血压，量大则抑制中枢神经，使心肌麻痹以至死亡。几毫克的烟碱就能引起头痛、呕吐，意识模糊等中毒症状，吸烟太多的人会逐渐引起慢性中毒。

2. 麻黄碱 麻黄碱是中药麻黄中的一种主要生物碱。一般常用的是指左旋麻黄碱，又称麻黄素。它和右旋麻黄素互为旋光异构体。

麻黄碱属于仲胺，有碱性，可与酸成盐。麻黄碱为无色结晶，易溶于水及乙醇、乙醚、氯仿等溶剂。它能兴奋交感神经，增高血压，扩张支气管，发汗、兴奋、止咳、平喘的功效，临床上用于止咳和解除哮喘。

甲基苯丙胺（冰毒的主要成分），它是一种无色结晶，也是一种毒品，它是麻黄素通过还原反应制成。

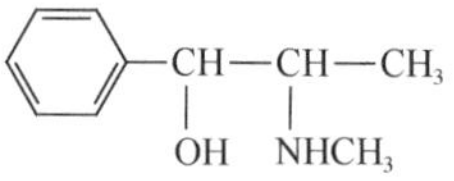
麻黄碱

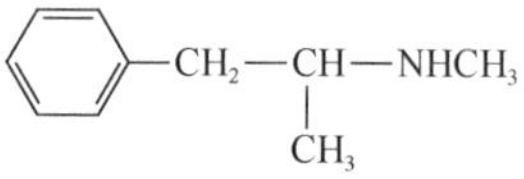
甲基苯丙胺

3. 吗啡和可待因 吗啡（morphine）和可待因（codeine）含于鸦片中，鸦片是罂粟果流出的乳汁，经日光晒成黑色膏状物质。鸦片中含有25种以上的生物碱，其中以吗啡最重要，约含10%，其次为可待因，约含0.3%～1.9%。

吗啡是白色结晶，微溶于水，水溶液有苦味。它对中枢神经有麻醉作用，有极快的镇痛效力，但不可经常应用，久用会成瘾。医药上常用盐酸吗啡。

可待因是吗啡的甲基醚，是甲基取代吗啡分子中的酚羟基的氢原子而成。它们的结构式如下：

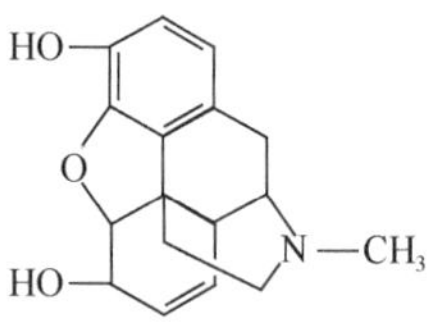
吗啡

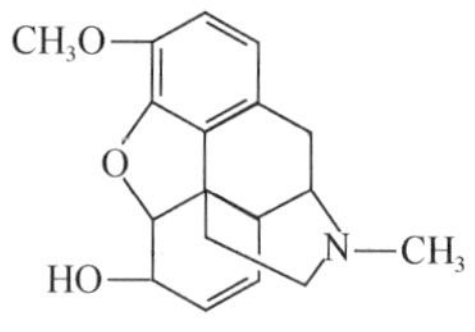
可待因

可待因与吗啡有同样的生理作用，可以镇痛，医药上用磷酸可待因，主要用作镇咳剂。

习　　题

1. 命名下列化合物：

（1）$CH_3—NH—CH_2CH_3$

（2）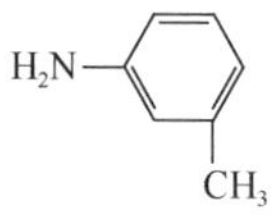

（3）$CH_3-\underset{\underset{CH_3}{|}}{CH}-CH_2-NH_2$　　（4）$CH_3-\underset{\underset{CH_2CH_2CH_3}{|}}{N}-CH_2CH_3$

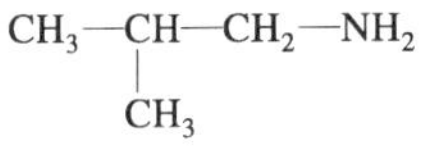

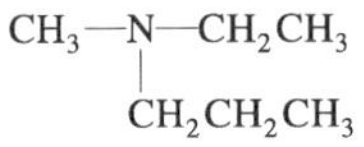

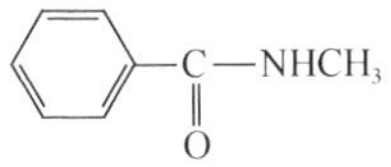

（5）$C_6H_5-\underset{\underset{O}{\|}}{C}-NHCH_3$　　（6）$C_6H_5-NH-CH_3$

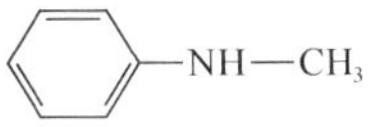

2. 写出下列化合物的结构式：

（1）邻甲基苯胺　（2）尿素　（3）对苯二胺

（4）*N*,*N*-二甲基丙酰胺　（5）异丙胺　（6）四甲基氢氧化铵

3. 将下列化合物按碱性强弱顺序排列：

（1）CH_3NH_2　（2）$(CH_3)_2NH$　（3）$(CH_3)_3N$

（4）H_3N　（5）$C_6H_5-NH_2$　（6）$(CH_3)_4N^+OH^-$

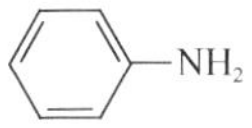

4. 完成下列反应式：

（1）$CH_3NH_2 + HNO_2 \longrightarrow$

（2）$C_6H_5-NH_2 + CH_3COCl \longrightarrow$

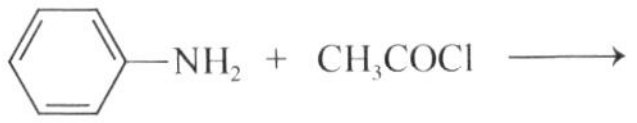

（3）$(CH_3)_2NH + HNO_2 \longrightarrow$

（4）$C_6H_5-NH-CH_3 + HONO \longrightarrow$

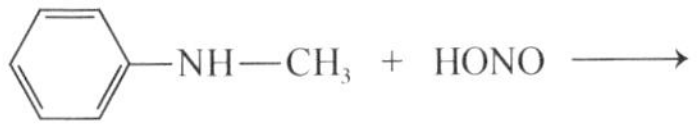

（5）$CH_3-\underset{\underset{O}{\|}}{C}-NH_2 + H_2O \xrightarrow{H^+}$

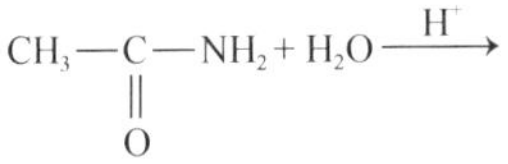

5. 回答下列问题：

（1）什么是生物碱？

（2）从吡咯和吡啶的结构分析二者的化学性质。

（3）为什么常将一些胺类药物制成盐使用？

（王　启）

第十七章　糖　　类

糖类（saccharide）又称碳水化合物。从结构上讲，糖类是多羟基醛和多羟基酮。

糖类物质是人类食物的主要成分，提供能量是糖类化合物的最主要的生理功能。从20世纪80年代开始，糖脂和糖蛋白的研究进展迅速，科学家们不断地从分子水平上揭示糖类的结构与功能的关系以及在生命活动中的作用。从而认识到糖不仅是动、植物的结构组分，而且是重要的信息物质，在生命过程中发挥着重要的生理功能。

由于最初发现这类化合物都是由碳、氢、氧3种元素组成，而且分子中氢和氧原子的比例为2∶1，就像在水分子中的比例一样，糖的通式可用$C_m(H_2O)_n$表示，因而把这类物质称为碳水化合物（carbohydrate）。但后来发现，有些化合物在结构和性质上都和糖相同，也具有多羟基醛、多羟基酮的结构，但分子组成与通式不符，如脱氧核糖（$C_5H_{10}O_4$）、鼠李糖（$C_6H_{12}O_5$），它们仍然属于糖类。另外有些化合物虽然分子组成与通式相符，但从结构和性质上看不属于糖类，如乙酸（$C_2H_4O_2$）、乳酸（$C_3H_6O_3$），应当和糖区别开。所以严格地讲，把糖类称为“碳水化合物”是不确切的，但是，因沿用已久，至今还在使用。从化学结构的特点来说，糖类是多羟基醛、多羟基酮和它们的脱水缩合物。

根据糖类化合物的水解情况，可将其分为四类，即单糖、双糖、寡糖和多糖。单糖（monosaccharide）是不能被水解成更小分子的糖。如葡萄糖、果糖、核糖等。水解后能产生两分子单糖者称为双糖（disaccharide），如蔗糖、麦芽糖。水解后产生3～10个单糖的称为寡糖（oligosaccharide）或称低聚糖。完全水解后产生10个以上单糖的称为多糖（polysaccharide），如淀粉、糖原和纤维素等。

第一节　单　　糖

从结构上，单糖可分为醛糖（aldose）和酮糖（ketose）。又根据分子中碳原子的数目，单糖可分为丙糖、丁糖、戊糖、己糖。自然界中以含5个碳原子的戊糖、6个碳原子的己糖最普遍，7个碳原子以上的单糖少见。最简单的单糖是含3个碳原子的甘油醛和二羟基丙酮，它们分别是丙醛糖和丙酮糖。

$$\begin{array}{c} CHO \\ | \\ H-C-OH \\ | \\ CH_2OH \end{array} \qquad \begin{array}{c} CH_2OH \\ | \\ C=O \\ | \\ CH_2OH \end{array}$$

D-甘油醛　　二羟基丙酮

单糖中最重要的是葡萄糖，它不仅与人类关系密切，而且又是二糖和多糖的组成成分，比较详细地讨论葡萄糖的结构和性质，有助于对其他糖的理解。下面主要以葡萄糖为例，讨论单糖的结构和性质。

一、单糖的结构

（一）葡萄糖的开链结构和构型

葡萄糖是己醛糖，分子式为$C_6H_{12}O_6$。实验证明葡萄糖具有开链的2,3,4,5,6-五羟基己醛的基本结构。由于该结构中含有4个不相同的手性碳原子（C_2、C_3、C_4、C_5），应有$2^4=16$个旋光异构体，组成8对对映体。自然界中存在的葡萄糖只是其中的一个。经过研究，葡萄糖4个手性碳原子上的羟基和氢原子的空间排布，除C_3的—OH在投影式的左边外，其他3个手性碳原子的—OH都在右边。*D*-葡萄糖开链结构的费歇尔投影式如下

CHO / H—OH / HO—H / H—OH / H—OH / CH_2OH　　CHO / CH₂OH

D-葡萄糖　　简写式

单糖的构型仍沿用*D*、*L*表示构型的方法，这种方法只考虑与羰基相距最远的一个手性碳原子的构型，即与羰基相距最远的手性碳原子上的羟基在右边的为*D*型，在左边的为*L*型。

自然界存在的单糖大多数属于*D*型。

（二）变旋作用和葡萄糖的环状结构

葡萄糖的开链结构说明许多反应，但不能解释单糖的一些理化性质。例如，葡萄糖有两种不同的结晶，一种是从乙醇中结晶出来的，熔点146℃，新配制的水溶液经测定比旋光度$[\alpha]_D^{20}=+112°$，此溶液经放置后比旋光度逐渐下降，达到+52.5°维持不变。另一种是从吡啶中结晶出来的，熔点150℃，新配制的水溶液比旋光度为+18.7°，此溶液放置后比旋光度逐渐上升，也达到+52.5°后维持不变。糖在溶液中，比旋光度自行转变为定值的现象称为变旋作用（mutarotation）。显然葡萄糖的开链结构不能解释此现象。

经物理和化学方法证明，结晶状态的单糖并不是链状结构，而是以环状结构存在的。由于醛可以与一分子醇加成生成半缩醛，通常把半缩醛反应新形成的羟基称为半缩醛羟基。在单糖分子中同时存在有羰基和羟基，因而在分子内便能生成半缩醛而构成环。对于葡萄糖来说，主要是C_5的羟基与C_1的羰基加成生成环状半缩醛，这样形成的环是六元环，比较稳定。虽然C_4上的羟基也可与C_1的羰基生成五元环的半缩醛，但量很少。因此，*D*-葡萄糖就可形成下面两种六元环的半缩醛。

α-*D*-(+)-葡萄糖 $[\alpha]_D^{20}=+112°$ 36% ⇌ 开链*D*-葡萄糖 ⇌ *β*-*D*-(+)-葡萄糖 $[\alpha]_D^{20}=+18.7°$ 64%

D-葡萄糖环状结构的形成，使C_1（即开链式中醛基碳原子）成为新的手性碳原子，而有两种构型。半缩醛羟基在投影式右边的称为*α*-型，半缩醛羟基在左边的称为*β*-型。*α*-*D*-（+）-葡萄糖和*β*-*D*-（+）-葡萄糖就是前述熔点和比旋光度不同的两种结晶葡萄糖。

葡萄糖的2种环状结构与开链结构的互变可以解释变旋作用。将*α*-型或*β*-型两种异构体中的一种，例如*α*-*D*-葡萄糖溶于水中，便有少量*α*-*D*-葡萄糖转化为开链式，但当开链式转化为环状半缩醛结构时，不仅能生成*α*-*D*-葡萄糖，也能生成*β*-*D*-葡萄糖。经过一定时间后，*α*-型、*β*-型和开

链醛式三种异构体达到互变平衡状态，在形成的平衡混合物中，α-型约占36%，β-型约占64%，而开链醛式仅有微量（约占0.005%）。如果将β-D-葡萄糖溶于水，经过一段时间后，也形成如上比例的三种异构体的平衡混合物。在平衡过程中，由于α-型和β-型的量在不断改变，比旋光度也相应随之改变，一直达到平衡时，三种异构体的比值不再改变，比旋光度也就保持定值，即 $[\alpha]_D^{20} = +52.5°$，不再改变。

由此看来，葡萄糖变旋作用发生的原因，是由于两种环状结构和开链结构互变的结果。对于具有环状半缩醛结构的单糖来说，变旋作用是它们的共同性质。

（三）葡萄糖环状结构的哈沃斯投影式和构象式

上述葡萄糖环状结构是用费歇尔投影式表示的。但从环的稳定性来看，这种过长的氧原子价键是不合理的，为了接近真实和形象地表达糖的氧环结构，英国学者哈沃斯（Haworth）提出用平面六元环的透视式代替费歇尔投影式。由于葡萄糖的环状结构含有五个碳原子和一个氧原子形成的六元含氧杂环，它和杂环化合物吡喃相似，称为吡喃环，具有吡喃环的单糖称为吡喃糖。

如何从己醛糖的直链的费歇尔投影式改变成哈沃斯投影式呢？以D-葡萄糖为例说明哈沃斯投影式的写法。首先把费歇尔投影式Ⅰ 90° 转向右侧Ⅱ，然后把碳链弯曲成类似六元环Ⅲ。旋转 $C_4—C_5$ 键使 C_5 上的羟基接近醛基，以有利于它向端基碳进攻，得到两种环状端基异构体（α和β）。

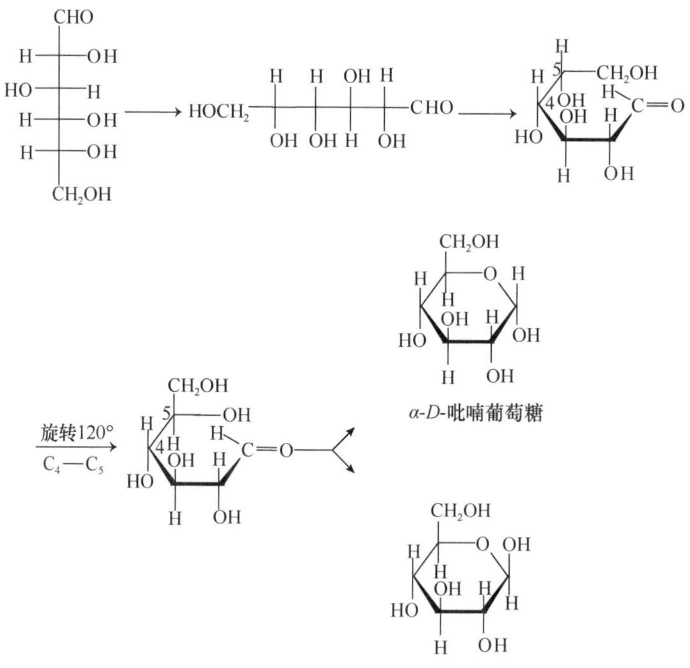

α-D-吡喃葡萄糖

β-D-吡喃葡萄糖

用哈沃斯投影式表示葡萄糖的环状结构时，通常把环上的氧原子写在右上角，碳原子编号按顺时针方向排列。于是，原来在投影式左边的羟基，处于环平面的上方；原来在投影式右边的羟基处于环平面的下方（即“左上右下”）；而 C_5 上羟甲基在环平面上方者为D-型。在D-型糖中，半缩醛羟基在环下者为α-型，在环上者为β-型。

但是，哈沃斯投影式把环当作平面，把原子和原子团垂直地排布在环的上、下方，仍然不能真实地反映出糖的立体结构。从环己烷的构象分析我们知道，环己烷实际上不以平面六元环存在，而是以船式和椅式两种构象存在，其中椅式比较稳定。葡萄糖的吡喃环结构，就相当于环己烷的1个亚甲基被取代，其构象式应该是类似的。不过，葡萄糖的船式构象极不稳定，不能存在，只有椅式构象能稳定存在。α和β-*D*-吡喃葡萄糖的构象式如下：

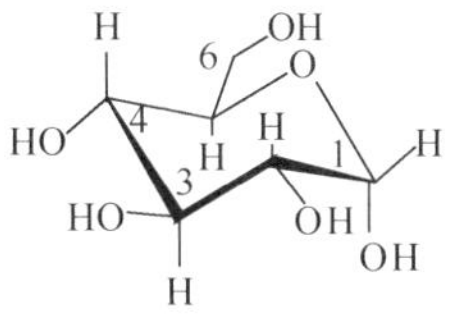

α-D-(+)-吡喃葡萄糖 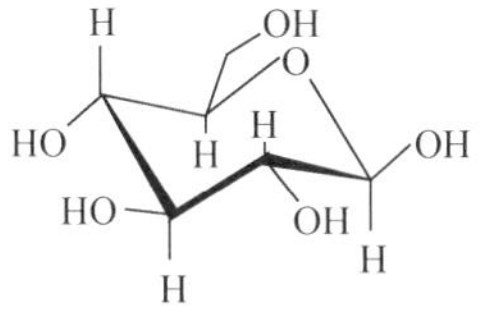　　*β-D*-(+)-吡喃葡萄糖

分析上面两种构象，*α-D*-吡喃葡萄糖C_1上的半缩醛羟基在竖键上，与同侧邻位羟基距离较近，空间排斥力较大；而*β-D*-吡喃葡萄糖C_1上的半缩醛羟基连在横键上，而且所有比较大的基团都在横键上，相互之间距离较远，空间排斥力小，因而β-型的构象是更稳定的，这符合前面所讲的葡萄糖在溶液中互变达到平衡时，β-型占64%，而α-型占36%比例的事实。

许多单糖都具有环状结构。例如：*D*-呋喃核糖和*D*-呋喃果糖。

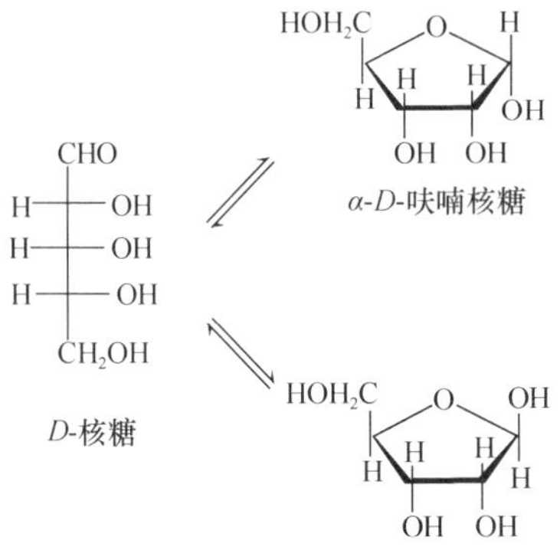

α-D-呋喃核糖

D-核糖

β-D-呋喃核糖

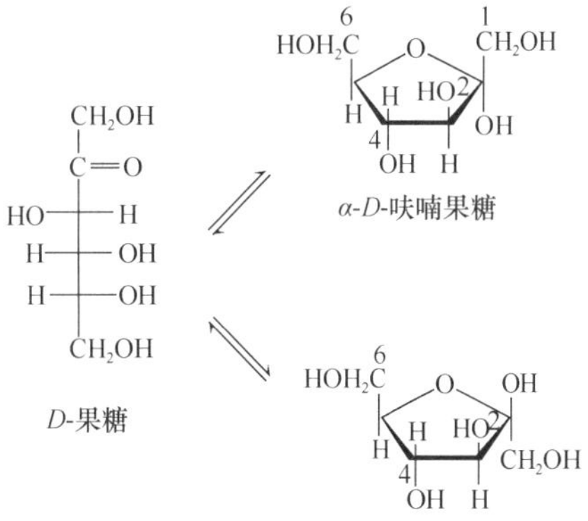

α-D-呋喃果糖

D-果糖

β-D-呋喃果糖

二、单糖的物理性质

单糖是具有甜味的结晶性物质，易溶于水，难溶于有机溶剂，易形成过饱和溶液-糖浆。水-乙醇混合溶剂常用于糖的重结晶，不纯的糖很难结晶，目前常采用层析法分离纯化。

三、单糖的化学性质

单糖分子中含有羰基和多个羟基，因此，既具有一般醛酮和醇的性质，如醛酮的羰基可发生还原反应，醇羟基可发生酯化反应等。又具有不同功能基之间的相互影响，导致产生的特殊性质。下面主要讲述单糖的一些特殊性质。

（一）互变异构反应

D-葡萄糖用稀碱处理时，会有一部分变成*D*-甘露糖和*D*-果糖，成为3种糖的混合物。这种转化是通过烯醇式中间体完成的。

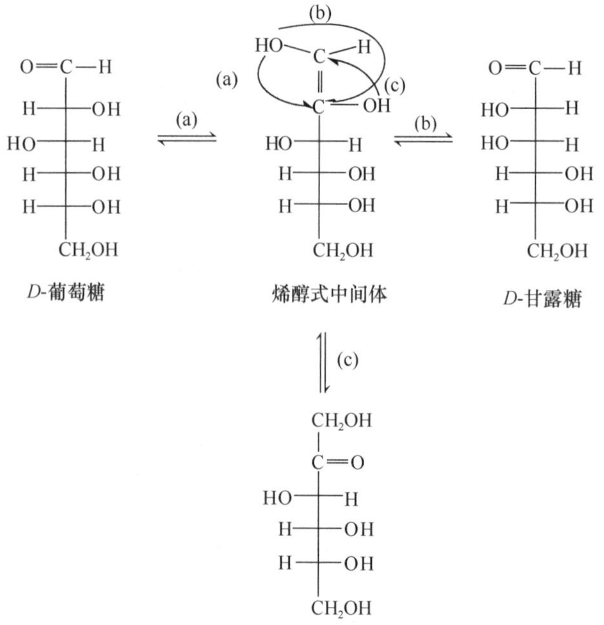

D-葡萄糖　　烯醇式中间体　　*D*-甘露糖

D-果糖

葡萄糖、果糖、甘露糖的互变异构

在稀碱的催化下，受羰基和羟基的双重影响，*D*-葡萄糖的*α*-H很活泼，可以转移到羰基氧上，生成烯醇式中间体，从而C_2不再是一个手性碳原子了。烯醇式中间体不稳定，可以进行正向和逆向的互变异构反应，当它进一步转化时有3种途径：当C_1羟基上的氢按上式（a）箭头的方向加到C_2上，C_2的羟基便在右边，仍然得到*D*-葡萄糖；当C_1羟基上的氢按上式（b）箭头方向加到C_2上，则C_2的羟基便移位到左边，变成*D*-甘露糖；C_2的羟基同样是烯醇式羟基，它的氢按上式（c）箭头方向加到C_1上，这样得到的产物便是*D*-果糖。

用稀碱处理*D*-甘露糖或*D*-果糖，同样会得到三者的互变平衡混合物。

在含有多个手性碳原子的旋光异构体之间，如果只有一个手性碳原子的构型不同，互称为差向异构体。*D*-葡萄糖和*D*-甘露糖仅在C_2位构型不同，互称为差向异构体，它们之间的转化称为差向异构化（epimerization）。而*D*-葡萄糖或*D*-甘露糖与*D*-果糖之间的转化，则是醛糖和酮糖之间的转化。在体内糖代谢过程中，在酶的催化下，6-磷酸葡萄糖异构化为6-磷酸果糖，就是醛糖和酮糖之间的转化。

（二）氧化反应

单糖无论是醛糖或酮糖都可与弱氧化剂发生氧化反应。常用的碱性弱氧化剂有托伦（Tollen）试剂、费林（Fehling）试剂和本尼迪克特（Benedict）试剂。本尼迪克特试剂同费林试剂一样含Cu^{2+}，但它是与柠檬酸根离子配合的一种溶液，比费林试剂稳定，不需临时配制，使用方便。单糖能将托伦试剂还原生成单质银，能将费林试剂或本尼迪克特试剂还原生成氧化亚铜砖红色沉淀。由于单糖在碱性、加热的条件下，生成复杂的混合物，其中含有各种醛类化合物，因此氧化产物比较复杂。反应用简式表示如下

$$\text{单糖} + Ag^{+}(\text{配离子}) \xrightarrow[\triangle]{OH^{-}} Ag\downarrow + \text{复杂的氧化产物}$$

（托伦试剂）

$$\text{单糖} + Cu^{2+}(\text{配离子}) \xrightarrow[\triangle]{OH^{-}} Cu_2O\downarrow + \text{复杂的氧化产物}$$

（费林试剂或本尼迪克特试剂）

单糖易被碱性弱氧化剂氧化，说明单糖有还原性。凡是有还原性的糖称为还原糖，单糖都是还原糖。利用单糖的还原性可作定性定量检查，例如临床上常用本尼迪克特试剂以检查尿中是否含有葡萄糖，并根据产生Cu_2O沉淀的颜色深浅以及量的多少来判断葡萄糖的含量。

在不同的条件下，单糖可被氧化为不同的产物。例如用酸性弱氧化剂溴水氧化葡萄糖可得葡萄糖酸。醛糖加入溴水，稍加热后，溴水的棕红色即可褪去，而酮糖与溴水无作用，因此用溴水可区别醛糖和酮糖。如果用酸性强氧化剂稀硝酸氧化葡萄糖则得葡萄糖二酸。

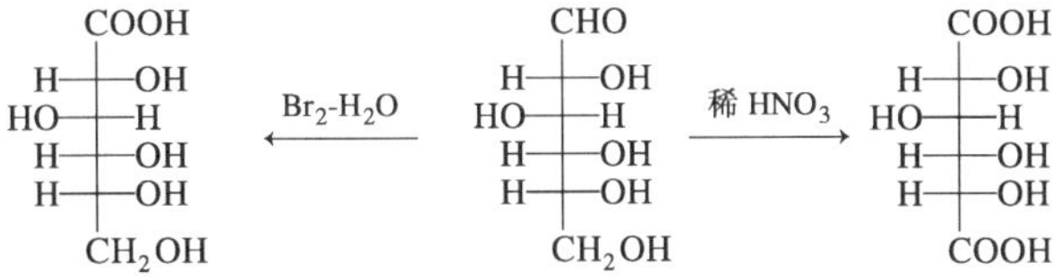

COOH / H—OH / HO—H / H—OH / H—OH / CH_2OH ← Br_2-H_2O ← CHO / H—OH / HO—H / H—OH / H—OH / CH_2OH → 稀 HNO_3 → COOH / H—OH / HO—H / H—OH / H—OH / COOH

葡萄糖酸 葡萄糖 葡萄糖二酸

葡萄糖在肝内，在酶的作用下能氧化成葡萄糖醛酸，即葡萄糖末端上的羟甲基被氧化成羧基，葡萄糖醛酸的结构式如下

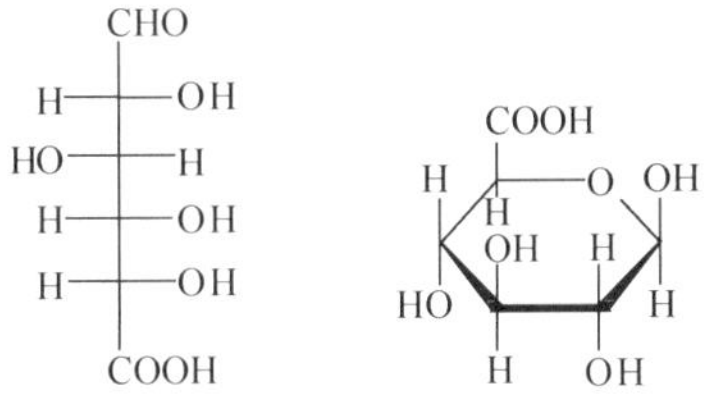

CHO / H—OH / HO—H / H—OH / H—OH / COOH

D-葡萄糖醛酸 *β*-*D*-葡萄糖醛酸

葡萄糖醛酸在肝中能与一些有毒的物质，如醇、酚等结合成无毒的化合物，由尿排出体外，从而起到解毒和保护肝脏的作用。

（三）成苷反应

在无水酸（通常使用干燥HCl）催化下，单糖的半缩醛羟基与含羟基的化合物（如醇、酚等）作用，可脱去一分子水，生成糖苷（glycoside）。此反应称为成苷反应。例如

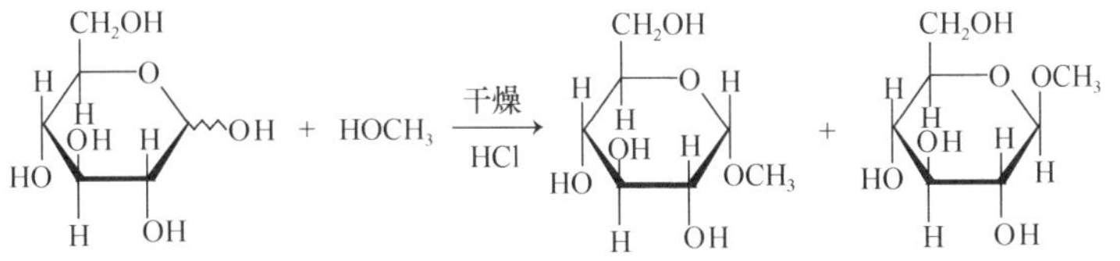

α-或β-D-吡喃葡萄糖 + $HOCH_3$ →（干燥 HCl）α-D-甲基吡喃葡萄糖苷 + β-D-甲基吡喃葡萄糖苷

α-或*β*-*D*-吡喃葡萄糖 *α*-*D*-甲基吡喃葡萄糖苷 *β*-*D*-甲基吡喃葡萄糖苷

糖苷是由糖和非糖两部分组成。上述糖苷是由*D*-葡萄糖和甲醇通过氧苷键结合成苷。糖苷分子中无半缩醛羟基，不能通过互变异构转化成开链结构，故无变旋作用。与其他缩醛一样，糖苷键在碱性条件下稳定，在酸作用下很易水解，生成原来的糖和非糖部分。

有些酶对糖苷水解有专一性，例如杏仁酶专一性的水解*β*-糖苷，而麦芽糖酶只水解*α*-糖苷。糖苷广泛分布于自然界中，很多具有生物活性。糖苷与酶作用时常常是分子识别的部位。

由于生成物为糖苷，所以称此反应为成苷反应。成苷反应只发生在糖的半缩醛（酮）羟基，因而糖的半缩醛（酮）羟基又称为苷羟基。

糖苷是由糖和非糖部分通过糖苷键连接而成的一类化合物。糖的部分称为糖苷基，非糖部分称为苷元或配糖基，糖苷基和苷元之间结合的键称为糖苷键。上述糖苷中，糖的部分来自*α*-或*β*-*D*-吡喃葡萄糖，非糖部分来自甲醇的甲基，二者通过氧原子结合成糖苷。由氧原子把糖苷基和

苷元结合起来的键称为氧糖苷键，一般所说的糖苷键就是指这种氧糖苷键。此外，还有糖苷基与苷元之间通过氮或硫原子连接的氮糖苷键、硫糖苷键等。由于半缩醛（酮）羟基有α-和β-两种构型，成苷反应后也就生成相应的α-糖苷键和β-糖苷键。

糖苷广泛分布在自然界，也是中草药的有效成分之一。糖苷为白色、无臭、味苦的结晶性粉末，能溶于水和乙醇，难溶于乙醚。糖苷分子中已没有半缩醛（酮）羟基，不可能转变为开链结构而产生醛（酮）基，所以糖苷无还原性。它也不可能通过开链结构发生α-和β-两种环状结构的互变，因而也没有变旋作用。但是糖苷是缩醛或缩酮，在碱中稳定，在酸或酶的作用下则水解成糖和非糖化合物。

（四）脱水反应

单糖与醇一样，在较浓的酸中发生分子内脱水反应，如单糖是戊醛糖生成α-呋喃甲醛，如为己醛糖则生成5-羟甲基呋喃甲醛。

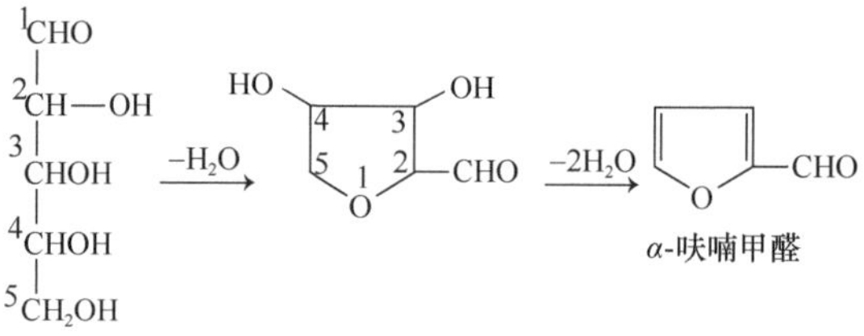

戊醛糖 $\xrightarrow{-H_2O}$ $\xrightarrow{-2H_2O}$ α-呋喃甲醛

酮糖也发生类似反应，且反应速度更快。二糖和多糖在浓酸的存在下，可部分水解成单糖，然后发生分子内脱水反应，也生成呋喃甲醛类化合物。

第二节 双 糖

双糖是能水解生成两分子单糖的糖，这两分子单糖可以相同也可以不同。二糖也可以认为是两分子单糖之间脱水缩合的产物，常见的二糖大多数是己糖脱水的产物，如蔗糖、麦芽糖和乳糖等，它们的分子式均为$C_{12}H_{22}O_{11}$。

从分子结构看，二糖是由一分子单糖的苷羟基与另一分子单糖的羟基（醇羟基或苷羟基）脱水形成的糖苷，只不过苷元不是醇或酚，而是另一分子单糖。根据形成二糖分子中是否还保留有苷羟基，分为还原性二糖和非还原性二糖两类。

一、蔗 糖

蔗糖（sucrose）广泛分布在各种植物中，在甘蔗和甜菜中含量较高。

蔗糖水解后，生成一分子*D*-葡萄糖和一分子*D*-果糖。蔗糖可以看作是由一分子α-*D*-吡喃葡萄糖C_1上的苷羟基与另一分子β-*D*-呋喃果糖C_2上的苷羟基脱水形成的糖苷。

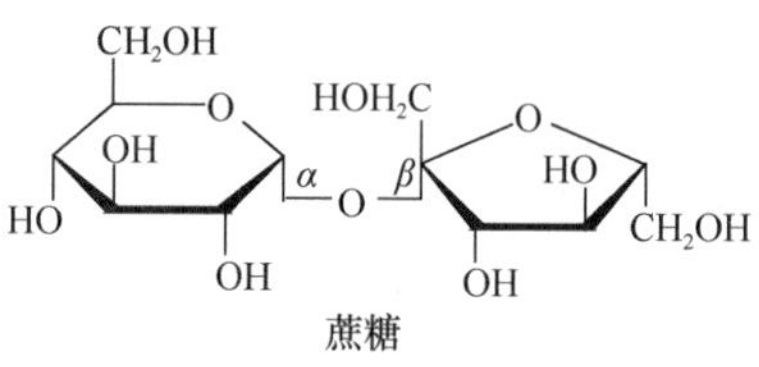

蔗糖

蔗糖分子中已无苷羟基，在水溶液中不能转变成含醛基或酮基的开链结构，因而无变旋作用，也无还原性，是非还原性二糖。

蔗糖为白色晶体，熔点186℃，易溶于水，水溶液的比旋光度$[\alpha]_D^{20}$ =+66.7°。蔗糖可被蔗糖酶或酸水解，生成等分子的*D*-葡萄糖和*D*-果糖的混合物，其比旋光度$[\alpha]_D^{20}$ =−19.7°。

$$\text{蔗糖} \xrightarrow{\text{水解}} D\text{-葡萄糖} + D\text{-果糖}$$

$[\alpha]_D^{20}$+66.7°　$[\alpha]_D^{20}$+52.5°　$[\alpha]_D^{20}$−92.4

转化糖

$[\alpha]_D^{20}$−19.7°

蔗糖是右旋的，而水解后的混合物是左旋的，与水解前的旋光方向相反，这是由于水解产物中果糖的左旋强度大于葡萄糖的右旋强度所致，所以把蔗糖的水解过程称为转化，而水解后的葡萄糖和果糖的混合物称为转化糖。蜂蜜大部分是转化糖，由于有果糖的存在，故转化糖比单糖的葡萄糖或蔗糖更甜。

蔗糖富于营养，主要供食用，在医药上用作矫味剂和配制糖浆。

二、麦 芽 糖

麦芽糖（maltose）存在于麦芽中，发芽的谷物种子内的淀粉酶可将淀粉水解成麦芽糖。人体在消化食物过程中，先经淀粉酶作用水解成麦芽糖，然后再经过麦芽糖酶的作用水解生成*D*-葡萄糖，故麦芽糖是淀粉水解过程中的中间产物。麦芽糖在酸的作用下也可以发生水解。

麦芽糖水解后，生成两分子*D*-葡萄糖。麦芽糖可以看作是一分子*α*-*D*-葡萄糖C_1上的苷羟基与另一分子*D*-葡萄糖C_4上的醇羟基脱水形成的二糖，这种糖苷键称为*α*-1,4-糖苷键。在麦芽糖分子中，成苷的葡萄糖单位C_1上的苷羟基是*α*型的，因而麦芽糖是*α*-葡萄糖苷。

麦芽糖

在麦芽糖分子中仍保留有苷羟基，有*α*-型和*β*-型2种异构体。在水溶液中其环状结构可以转变成含醛基的开链结构，并存在*α*-型和*β*-型2种环状结构和开链结构的互变平衡。因此，麦芽糖的水溶液有变旋作用，也具有还原性，是还原性二糖。

麦芽糖为白色晶体，通常含1分子结晶水，易溶于水，比旋光度$[\alpha]_D^{20}$ =+136°，甜度约为蔗糖的70%。麦芽糖是市售饴糖的主要成分，有营养价值，可做糖果，也可作细菌的培养基。

三、乳 糖

乳糖（lactose）存在于哺乳动物的乳汁中，人奶中含6%～8%，牛奶中含4%～6%。它是婴儿发育必需的营养物质。

乳糖水解后，生成一分子*D*-半乳糖和一分子*D*-葡萄糖。它是由一分子*β*-*D*-半乳糖C_1上的苷羟基与另一分子*D*-葡萄糖C_4上的醇羟基脱水所形成的二糖，这种糖苷键称为*β*-1,4-糖苷键。乳糖在体内不被麦芽糖酶水解，而被乳糖酶（一种能水解*β*-半乳糖苷的酶）水解，说明乳糖是*β*-半乳糖苷。

乳糖

乳糖为白色结晶，通常含1分子结晶水，易溶于水，微甜，比旋光度 $[\alpha]_D^{20}$ =+53.5°。乳糖分子中保留有苷羟基，有变旋作用和还原性，属于还原性二糖。

第三节 多 糖

多糖是由许多单糖分子以糖苷键相连形成的高分子化合物。如淀粉、纤维素、糖原。自然界大多数多糖含有80～100个单元的单糖。连接单糖的糖苷键主要有*α*-1,4、*β*-1,4和*α*-1,6三种。直链多糖一般以*α*-1,4和*β*-1,4糖苷键连接，支链多糖的链与链的连接点常是*α*-1,6糖苷键。多糖分子中虽然有半缩醛基，但因分子量很大，因此它们没有还原性和变旋作用。多糖可以水解，但要经历多步过程，先生成分子量较少的多糖，然后是寡糖，最后是单糖。

多糖大多数为无定形粉末，没有甜味。大多数不溶于水。个别多糖能与水形成胶体溶液。

一、淀 粉

淀粉（starch）广泛存在于植物的果实、种子及块根中，如大米含75%～80%，小麦含60%～65%，玉米含65%，马铃薯约含20%，红薯、芋头含量也较丰富。

淀粉是白色、无臭、无味的粉末状物质。用热水处理后可分为两部分，可溶性部分称为直链淀粉或可溶性淀粉，不溶但可膨胀成糊状的部分称为支链淀粉。一般淀粉中含直链淀粉约20%，支链淀粉约80%。两者水解的最终产物都是*D*-葡萄糖，说明淀粉的结构单位是*D*-葡萄糖。直链淀粉和支链淀粉虽然都是由*D*-葡萄糖组成，但两者在分子大小、糖苷键类型和分子形状上有所不同。

1.直链淀粉 直链淀粉的相对分子质量比支链淀粉小（与淀粉的来源和分离提纯方法有关）。直链淀粉的分子是由许多*α*-*D*-葡萄糖经过*α*-1,4-糖苷键反复连接而成的线状聚合物。

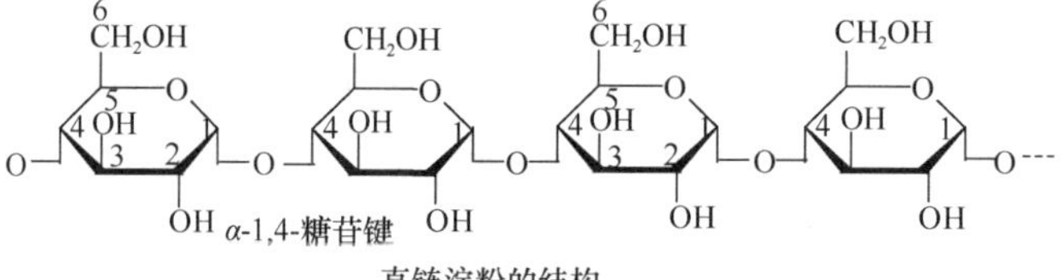

直链淀粉的结构

直链淀粉的形状并不是伸展状态的直链，而是有规律地卷曲成螺旋状，每一螺旋圈约有6个葡萄糖结构单位（图17-1）。

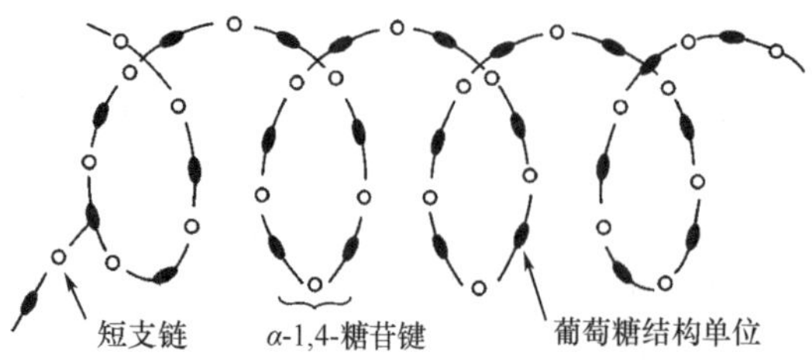

图17-1 直链淀粉的形状示意图

直链淀粉遇碘液显蓝色，加热煮沸时颜色消失，冷却后又重新显色。显色的原因是直链淀粉螺旋状结构中空部分的大小，恰好适合碘分子的进入，依靠分子间引力使碘和淀粉形成一种蓝色配合物，从而改变了碘原来的颜色。这个反应很灵敏，常用来检验淀粉或碘的存在。

2.支链淀粉 支链淀粉比直链淀粉由更多的*D*-葡萄糖组成，其连接方式也有所不同。支链淀粉中*D*-葡萄糖之间以*α*-1,4-糖苷键连接成主链，每隔20～25个葡萄糖单位便分支出1个支链，支链上还有分支，而支链的连接点即分支处为α-1,6-糖苷键。

支链淀粉的结构

因此支链淀粉比直链淀粉的结构复杂就在于它有支链结构，分子形状呈分支状（图17-2）。在黏性较大的糯米中，就含有较多的支链淀粉。

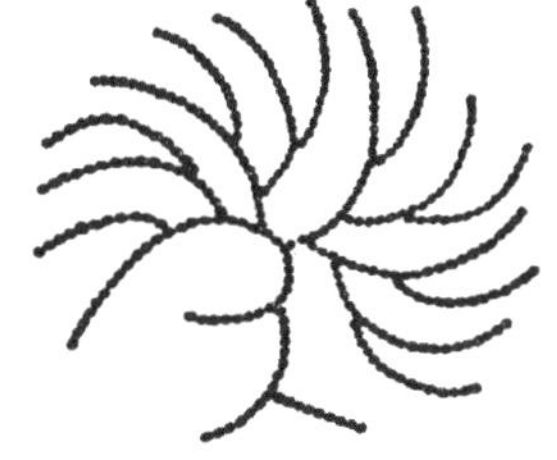

图17-2 支链淀粉的分支状结构示意图

以上的两类淀粉，均可在酸的催化下加热水解，生成糊精、麦芽糖等一系列中间产物，最终水解产物是D-葡萄糖。糊精是分子量较小的多糖，包括紫糊精、红糊精、无色糊精等。糊精能溶于水，有黏性可做糨糊。淀粉在体内消化时，先经淀粉酶作用水解生成麦芽糖，再经麦芽糖酶作用才能最终水解成为D-葡萄糖。淀粉的水解过程如下

淀粉→红糊精→无色糊精→麦芽糖→葡萄糖

淀粉遇碘液显蓝色，各种糊精遇碘液呈现不同的颜色。因此，根据淀粉的水解产物与碘液呈现的颜色，可判断淀粉水解的程度。

二、糖　原

糖原（glycogen）是人和动物体内储存的一种多糖，又称为动物淀粉。食物中的淀粉经消化吸收的葡萄糖，可以糖原的形式储存于肝脏和肌肉中，因此有肝糖原和肌糖原之分。人体内约含糖原400g。糖原在体内的储存具有重要的生理意义。当血液中葡萄糖含量增高时，多余的葡萄糖就聚合成糖原储存；当血糖浓度降低时，肝糖原立即分解为葡萄糖，以保持血糖水平，为各组织提供能量。肌糖原是肌肉收缩所需的主要能源。

糖原的结构单位是D-葡萄糖，相对分子质量可高达1×10^8。糖原的结构和支链淀粉相似，D-葡萄糖单位之间以α-1,4-糖苷键结合成链，每隔12～18个D-葡萄糖就有一个以α-1,6-糖苷键连接的分支，说明糖原比支链淀粉相对分子质量更大，分支更密，结构更为复杂。糖原是无定形粉末，遇碘液呈棕红色。

三、纤　维　素

纤维素（cellulose）是植物细胞壁的主要成分，构成植物的支持组织。纤维素广泛存在于所有植物中，如木材中纤维素含量约60%，棉花中含量高达98%，脱脂棉和滤纸几乎全部是纤维素。

纤维素结构单位也是D-葡萄糖，葡萄糖单位之间通过β-1,4-糖苷键结合成长链。

纤维素的结构

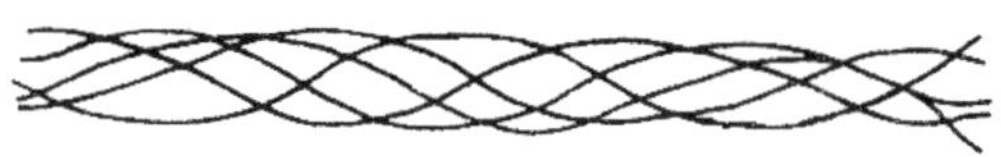

图 17-3　绞成绳索状的纤维素

纤维素分子的形状与直链淀粉相似，也是链状的，但其分子链与链之间绞成绳索状（图 17-3）。

纤维素为白色丝状物质，不溶于水，韧性强。纤维素在高温、高压下经酸水解的最终产物是*D*-葡萄糖。人体内的淀粉酶只能水解α-1,4-糖苷键，不能水解β-1,4-糖苷键，所以纤维素不能作为人的营养物质，但食物中少量纤维素能促进肠的蠕动，有防止便秘等作用。

纤维素的用途很广，医用脱脂棉、纱布是临床上的必需品。纤维素还用来制造纸张、纺织品、火棉胶、电影胶片等。

习　　题

1. 写出下列各糖的名称：

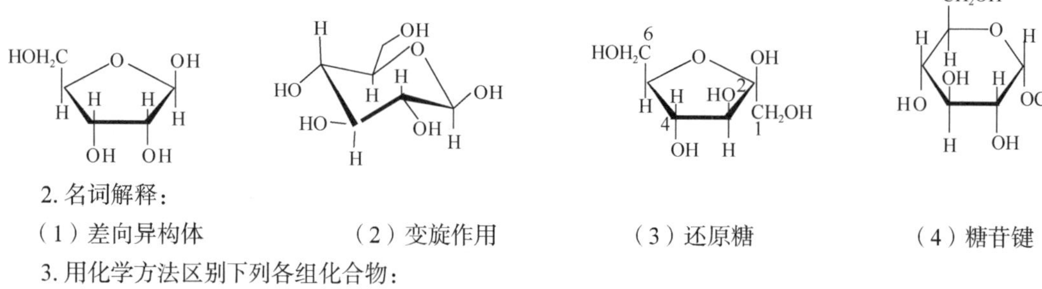

2. 名词解释：

（1）差向异构体　（2）变旋作用　（3）还原糖　（4）糖苷键

3. 用化学方法区别下列各组化合物：

（1）乳糖和淀粉　（2）麦芽糖和蔗糖　（3）*D*-葡萄糖和*D*-果糖

4. 一单糖衍生物（A）分子式为$C_9H_{18}O_6$，无还原性，水解后生成（B）和（C）两种产物。（B）的分子式为$C_6H_{12}O_6$，可被溴水氧化生成*D*-半乳糖酸。（C）的分子式为C_3H_8O，能发生碘仿反应。请写出（A）的结构式。

（王　启）

第十八章 脂 类

脂类（lipid）是存在于生物体内的不溶于水而溶于有机非极性溶剂并能被机体利用的有机化合物。这些化合物在化学组成、化学结构和生理功能上都具有很大差异，它们唯一的共同特征是都具有脂溶性，可以用乙醚、氯仿和苯等非极性有机溶剂把它们从细胞和组织中提取出来。脂类在生物体内具有重要的生理功能，有些脂类是生命的能量来源；有些是生物膜的构件；还有些是生物体内的激素，具有调节代谢、控制生长发育的功能。由于脂类这名词只是从物理性质角度而不是根据化学结构或化学性质去定义的，所以脂类化合物是包罗种类极广的化合物。本章只重点讨论构成脂类高级脂肪酸的结构、油脂和磷脂的结构和性质以及甾族化合物的组成、结构和一些性质。

第一节 脂类中的脂肪酸

脂类中的脂肪酸（fatty acid）是一类具有长碳氢链的羧酸。自然界中的脂肪酸以游离形式存在的数量并不多，大多数脂肪酸以结合成酯键或酰胺键的形式存在于脂类中。从各种动物、植物和微生物中已分离得到100多种脂肪酸。脂肪酸在生物体中的基本生物功能有两方面，一是为构成生物膜的脂类提供亲脂性的非极性尾部，二是为生物体储存或提供能量。

脂肪酸的命名、分类和结构

（一）命名

脂肪酸的名称常用俗名，如硬脂酸，油酸等。脂肪酸的系统命名法与一元酸的系统命名法基本相同，不同之处是脂肪酸的碳原子有3种编码体系，并且系统名称可用简写符号表示。脂肪酸碳原子的3种编码体系见表18-1。

表18-1 脂肪酸碳原子的3种编码体系

	CH_3	CH_2	CH_2	CH_2	CH_2	CH_2	CH_2	CH_2	CH_2	CH_2	CH_2	CH_2	CH_2	COOH
Δ编码体系	14	13	12	11	10	9	8	7	6	5	4	3	2	1
ω编码体系	1	2	3	4	5	6	7	8	9	10	11	12	13	14
希腊字母编号	ω…………………………………………										δ	γ	β	α

Δ编码体系从脂肪酸羧基端的羧基碳原子开始计数编号；ω编码体系是从脂肪酸的甲基端的甲基碳原子开始计数编号；希腊字母编号规则与羧酸相同，离羧基最远的甲基碳原子称为ω碳原子。

脂肪酸系统名称的简写符号书写原则是：用阿拉伯数字写出脂肪酸碳原子的总数，然后在冒号后写出双键的数目，最后在Δ或ω右上角标出双键的位置。例如硬脂酸的系统名为十八碳酸，简写符号18：0，表示硬脂酸含有18个碳原子，无双键。

棕榈油酸　　　　$CH_3(CH_2)_5CH{=}CH(CH_2)_7COOH$

Δ编码体系的系统名称为Δ^9-十六碳烯酸，简写符号16：1Δ^9，表示棕榈油酸有16个碳原子，从羧基碳原子开始计数的第九和十位碳原子之间有一个双键。ω编码体系的系统名称为ω^7-十六碳烯酸，简写符号16:1ω^{7}，表示有16个碳原子，自甲基端数起第7和8位碳原子间有一个双键。脂肪酸的系统名称通常用Δ编码体系。

（二）分类和结构

脂肪酸可分为饱和脂肪酸和不饱和脂肪酸两类。分子中只含有一个双键的脂肪酸称为单烯脂肪酸，含有多个双键的脂肪酸称为多烯脂肪酸。脂类中重要的脂肪酸见表18-2。

表 18-2　脂类中重要的脂肪酸

习惯名称	系统名称	简写符号	结构式
月桂酸	十二碳酸	12：0	$CH_3(CH_2)_{10}COOH$
棕榈酸	十六碳酸	16：0	$CH_3(CH_2)_{14}COOH$
硬脂酸	十八碳酸	18：0	$CH_3(CH_2)_{16}COOH$
油酸	9-十八碳烯酸	18：1ω^{9}	$CH_3(CH_2)_7CH{=}CH(CH_2)_7COOH$
亚油酸	9,12-十八碳二烯	18：2ω^{6,9}	$CH_3(CH_2)_4(CH{=}CHCH_2)_2(CH_2)_6COOH$
α-亚麻酸	9,12,15-十八碳三烯酸	18：3ω^{3,6,9}	$CH_3CH_2(CH{=}CHCH_2)_3(CH_2)_6COOH$
γ-亚麻酸	6,9,12-十八碳三烯酸	18：3ω^{6,9,12}	$CH_3(CH_2)_4(CH{=}CHCH_2)_3(CH_2)_3COOH$
花生四烯酸	5,8,11,14-二十碳四烯酸	20：4ω^{6,9,12,15}	$CH_3(CH_2)_4(CH{=}CHCH_2)_4(CH_2)_2COOH$
EPA	5,8,11,14,17-二十碳五烯酸	20：5ω^{3,6,9,12,15}	$CH_3CH_2(CH{=}CHCH_2)_5(CH_2)_2COOH$
DHA	4,7,10,13,16,19-二十二碳六烯酸	22：6ω^{3,6,9,12,15,18}	$CH_3CH_2(CH{=}CHCH_2)_6CH_2COOH$

人体内的不饱和脂肪酸按ω体系可分为四族（表18-3），各族的名称根据各族母体脂肪酸从甲基碳原子数起的第1个双键位置数命名。

表 18-3　人体内不饱和脂肪酸的分类

族	母体脂肪酸名称	族	母体脂肪酸名称
ω-7	棕榈油酸	ω-6	亚油酸
ω-9	油酸	ω-3	α-亚麻酸

族内的不饱和脂肪酸都能以本族的母体脂肪酸为原料在体内衍生，而不同族的脂肪酸不能在体内相互转化。例如，ω-6族的亚油酸在体内可以转化为ω-6族的花生四烯酸，而ω-9族的油酸不能在体内转化成ω-6族的花生四烯酸。

ω-6和ω-3族的母体化合物亚油酸，α-亚麻酸在人体内不能自身合成，只能从食物中获得，故称为必需脂肪酸（essential fatty acid）。虽然人体能自身合成花生四烯酸，但自身合成的数量不能满足人体生理上的需求，还需要从食物中供给，所以花生四烯酸也可称为必需脂肪酸。人体从食物中获得这些必需脂肪酸后就能合成同族的其他不饱和脂肪酸，所以必需脂肪酸对人体健康必不可少。

第二节　甘油三酯（油脂）

一、甘油三酯的组成、结构和命名

甘油三酯从化学结构上，可看作是一分子甘油与三分子高级脂肪酸酯化生成的酯，俗称油脂。若甘油三酯中的三个脂肪酸相同，称单甘油三酯，否则称混甘油三酯。它们的结构如下：

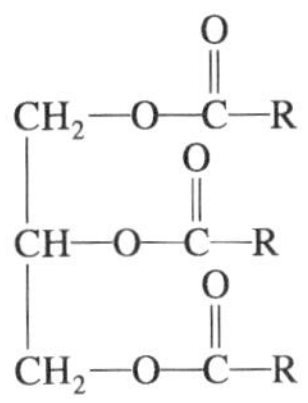

$$\begin{array}{l} O \\ \| \\ CH_2-O-C-R \\ |O \\ |\| \\ CH-O-C-R \\ |O \\ |\| \\ CH_2-O-C-R \end{array} \qquad \begin{array}{l} O \\ \| \\ CH_2-O-C-R \\ |O \\ |\| \\ CH-O-C-R' \\ |O \\ |\| \\ CH_2-O-C-R'' \end{array}$$

单甘油三酯 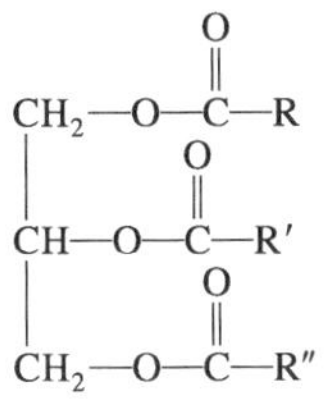　　　　混甘油三酯

习惯上把在常温下呈固态或半固态的甘油三酯常称为脂肪（fat），而呈液态的甘油三酯称为油（oil）。脂肪和油统称为油脂（oil and fat）。天然油脂是各种混甘油三酯的混合物。构成油脂的脂肪酸具有脂类中脂肪酸的共性。自然界存在的混甘油三酯都具有 *L*-构型，即在费歇尔投影式中 C_2 上的脂酰基在甘油基碳链的左侧。

单甘油三酯命名时称为“三某脂酰甘油”或“甘油某脂酸酯”。混甘油三酯用 α、β 和 α' 标明脂肪酸的位次。例如：

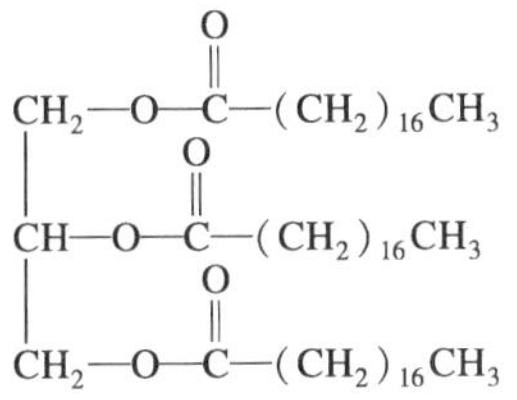

$$\begin{array}{l} O \\ \| \\ CH_2-O-C-(CH_2)_{16}CH_3 \\ |O \\ |\| \\ CH-O-C-(CH_2)_{16}CH_3 \\ |O \\ |\| \\ CH_2-O-C-(CH_2)_{16}CH_3 \end{array} \qquad \begin{array}{l} O \\ \| \\ CH_2-O-C-(CH_2)_{16}CH_3 \\ |O \\ |\| \\ CH-O-C-(CH_2)_{14}CH_3 \\ |O \\ |\| \\ CH_2-O-C-(CH_2)_7CH=CH(CH_2)_7CH_3 \end{array}$$

三硬脂酰甘油（甘油三硬脂酸酯）　　α-硬脂酰-β-棕榈酰-α'-油酰甘油（甘油-α-硬脂酸-β-棕榈酸-α'-油酸酯）

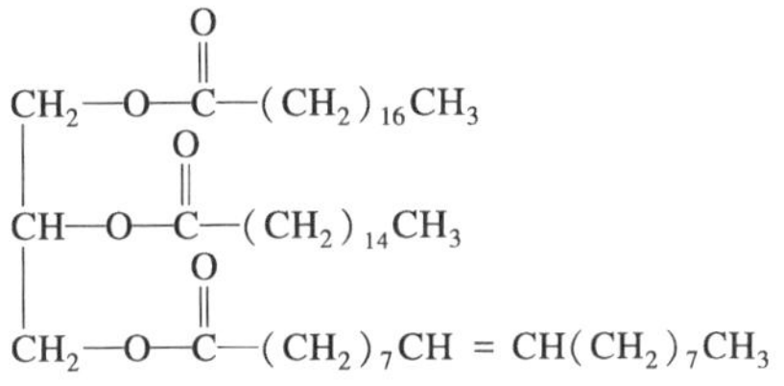

二、甘油三酯的物理性质

甘油三酯是无色、无味的中性化合物。大多数天然油脂由于含有各种类胡萝卜素而使油脂呈黄色至红色；由于也是含有气味的物质，所以天然油脂都有些气味，如芝麻油有香味，而鱼油有令人作呕的臭味。甘油三酯比水轻，不溶于水，易溶于氯仿、丙酮、苯和乙醚。

油脂的熔点高低取决于所含不饱和脂肪酸的数目，含有不饱和脂肪酸多的油脂有较高的流动性和较低的熔点。这是因为油脂中的不饱和脂肪酸的碳碳双键大多数是顺式构型，这种构型使脂肪酸的碳链弯曲，分子之间作用力减小，熔点降低。油脂是混甘油三酯的混合物，无固定的熔点，植物油中含有大量的不饱和脂肪酸，因此常温下呈液态，而牛的脂肪中含饱和脂肪酸较多，所以常温下呈固态。

三、甘油三酯的化学性质

（一）水解和皂化

甘油三酯在酸、碱或酶的作用下，可水解生成一分子甘油和三分子脂肪酸。油脂在碱性条件下水解，则得到高级脂肪酸的钠盐，这种盐俗称肥皂，故油脂在碱性溶液中的水解又称皂化（saponification）。“皂化”这一名词现在被广义地指酯的碱性水解反应。

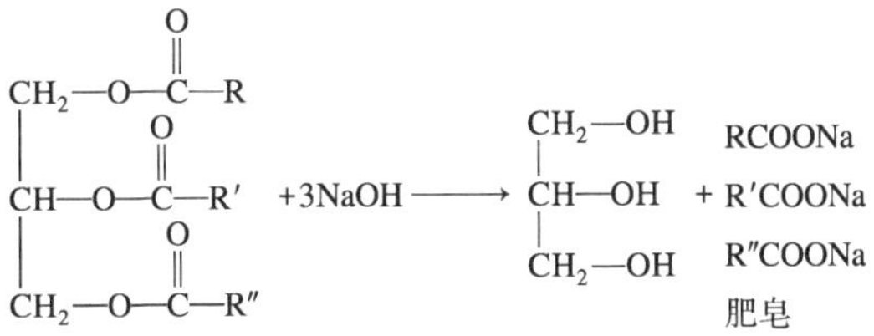

$$\begin{array}{l} O \\ \| \\ CH_2-O-C-R \\ |O \\ |\| \\ CH-O-C-R' \\ |O \\ |\| \\ CH_2-O-C-R'' \end{array} + 3NaOH \longrightarrow \begin{array}{l} CH_2-OH \\ | \\ CH-OH \\ | \\ CH_2-OH \end{array} + \begin{array}{l} RCOONa \\ R'COONa \\ R''COONa \\ \text{肥皂} \end{array}$$

1g油脂完全皂化时所需氢氧化钾的毫克数称为皂化值（saponification number）。根据皂化值的大小，可以判断油脂中甘油三酯的平均相对分子质量。皂化值越大，油脂中甘油三酯的平均相对分子质量越小。皂化值是衡量油脂质量的指标之一，并可反映油脂皂化时所需碱的用量。常见油脂的皂化值见表18-4。

表 18-4　常见油脂中脂肪酸的含量（%）和皂化值、碘值

油脂名称	棕榈酸	硬脂酸	油酸	亚油酸	皂化值	碘值
牛油	24～32	14～32	35～48	2～4	190～200	30～48
猪油	28～30	12～18	41～48	3～8	195～208	46～70
花生油	6～9	2～6	50～57	13～26	185～195	83～105
大豆油	6～10	2～4	21～29	50～59	189～194	127～138
棉籽油	19～24	1～2	23～32	40～48	191～196	103～115

（二）加成

含有不饱和脂肪酸的甘油三酯，其分子中的碳碳双键可与氢、卤素等进行加成。

1. 加氢　油脂中不饱和脂肪酸的碳碳双键可催化加氢，从而转化成饱和脂肪酸含量较多的油脂。这一过程可使油发生物态变化，液态油可变成半固态或固态的脂肪，所以油脂的氢化又称油脂的硬化。油脂的硬化不仅提高了熔点，同时也便于储存和运输。

2. 加碘　油脂的不饱和程度可用碘值来衡量。100g油脂所能吸收碘的克数称为碘值（iodine number）。碘值与油脂不饱和程度成正比，碘值越大，甘油三酯中所含的双键数越多，油脂的不饱和程度也越大。在实际测定中由于碘与碳碳双键加成的反应速度很慢，所以常用氯化碘或溴化碘的冰醋酸溶液作试剂与油脂反应。

（三）酸败

油脂在空气中放置过久会发生变质，产生难闻的气味，这种现象称为酸败（rancidity）。酸败的原因是，油脂在空气中的氧、水分和微生物的作用下，油脂中不饱和脂肪酸的双键被氧化生成过氧化物，这些过氧化物再经分解等作用生成有臭味的小分子醛、酮和羧酸等化合物。光、热或潮气可加速油脂的酸败过程。酸败的油脂有毒和刺激性，不宜食用。油脂的酸败过程可用酸值来表示。中和1g油脂中的游离脂肪酸所需氢氧化钾的毫克数称为油脂的酸值（acid number）。《中国药典》对药用油脂的皂化值、碘值和酸值都有严格的规定。例如，对花生油碘值要求84～100，皂化值要求185～195。

第三节　磷　脂

磷脂（phospholipid）是含有磷酸二酯键结构的脂类。磷脂可分为甘油磷脂和鞘磷脂两种。在这里我们只介绍甘油磷脂。由甘油构成的磷脂称为甘油磷脂。磷脂广泛存在于动物的肝、脑和神经细胞中以及植物种子里等。

一、甘油磷脂的组成、结构

甘油磷脂（glycerophosphatide）是由脂肪酸、甘油、磷酸和醇基四部分组成，也可看作是磷脂酸的衍生物。

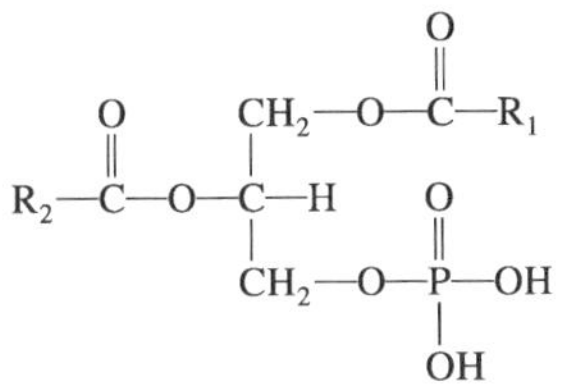

```
                    O
                    ‖
   O       CH2—O—C—R1
   ‖        |
R2—C—O—C—H      O
            |       ‖
           CH2—O—P—OH
                    |
                    OH
```

磷脂酸

天然磷脂酸中，通常R_1为饱和脂肪烃基，R_2为不饱和脂肪烃基，C_2是手性碳原子，磷脂酸有一对对映体，从自然界中得到的磷脂酸都属于L（或R）构型。

磷脂酸中的磷酸基与其他含羟基的化合物结合，可得到各种甘油磷脂，最常见的是卵磷脂和脑磷脂。它们分别是由胆碱（choline）、乙醇胺（ethanolamine）分子中的醇羟基与磷脂酸结合而成的磷脂，胆碱和乙醇胺的结构式如下：

$HOCH_2CH_2N^+(CH_3)_3OH^-$　　　　$HOCH_2CH_2NH_2$

胆碱　　　　乙醇胺

二、磷脂的重要代表物

最重要的甘油磷脂是卵磷脂和脑磷脂。

1. 卵磷脂　磷脂酰胆碱俗名卵磷脂（lecithin），它是由磷脂酸与胆碱的羟基酯化的产物。

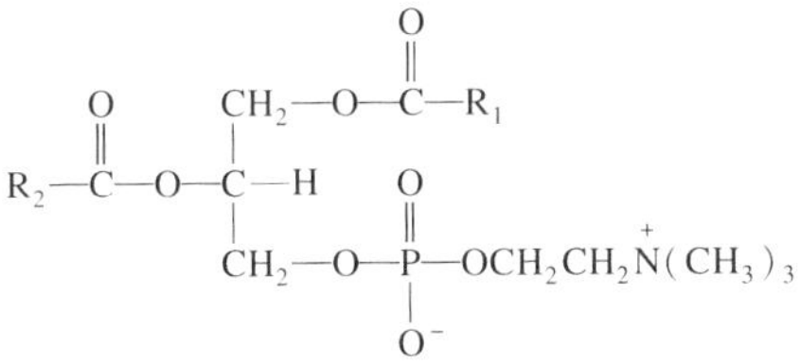

```
                    O
                    ‖
   O       CH2—O—C—R1
   ‖        |
R2—C—O—C—H      O
            |       ‖                 +
           CH2—O—P—OCH2CH2N(CH3)3
                    |
                    O⁻
```

磷脂酰胆碱

卵磷脂完全水解可得到甘油、脂肪酸、磷酸和胆碱。卵磷脂中的饱和脂肪酸通常是硬脂酸和软脂酸，不饱和脂肪酸为油酸、亚油酸、亚麻酸和花生四烯酸等。

卵磷脂存在于脑组织、大豆中，尤其在禽卵卵黄中的含量最为丰富。新鲜的卵磷脂是白色蜡状物质，在空气中易被氧化变成黄色或棕色。不溶于水及丙酮、溶于乙醇、乙醚及氯仿中。

2. 脑磷脂　磷脂酰乙醇胺俗名脑磷脂（cephalin），它是由磷脂酸与乙醇胺（或称胆胺）的羟基酯化生成的产物。

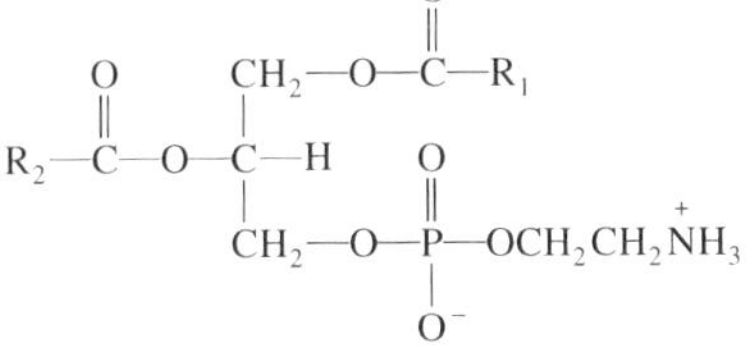

```
                    O
                    ‖
   O       CH2—O—C—R1
   ‖        |
R2—C—O—C—H      O
            |       ‖              +
           CH2—O—P—OCH2CH2NH3
                    |
                    O⁻
```

磷脂酰乙醇胺

脑磷脂完全水解可得到甘油、脂肪酸、磷酸和乙醇胺。

脑磷脂存在于脑和神经组织、大豆中，通常与卵磷脂共存。脑磷脂在空气中也易被氧化成棕黑色。能溶于乙醚，不溶于丙酮，难溶于冷乙醇。故利用这一溶解性质，可将卵磷脂与脑磷脂分离。

第四节　甾族化合物

一、甾族化合物的结构和命名

甾族化合物（steroid）是广泛存在于动植物体内的物质。甾族化合物分子中都含有1个由环戊烷并多氢菲构成的四环碳骨架，4个环分别用A、B、C、D表示，环上的碳原子有固定的编号顺序。

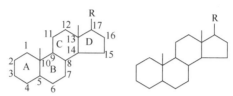

甾族化合物的基本结构

在母核环上，一般在C_{10}和C_{13}上连有1个甲基，称为角甲基。在C_{17}上连有1个不同碳原子数的碳链。中文“甾”字很形象地表示了甾族化合物基本结构的特点，甾字中的“田”表示4个环，“巛”象征地表示2个角甲基和1个C_{17}位上的取代基。

在基本结构上含连有羟基、羧基、双键等官能团，其数量和位置各异，构成了各种不同类型的甾族化合物。

甾族化合物的命名，常采用俗名，如胆固醇、黄体酮、睾丸酮等。

二、甾醇和胆甾酸

（一）甾醇

甾醇（sterol）常以游离状态或以苷的形式广泛存在于动物和植物体内。甾醇可依照来源分为动物甾醇及植物甾醇两大类。天然的甾醇在C_3上有1个羟基，并且绝大多数都是β构型（羟基与角甲基处于同侧）。甾醇又称为固醇。

1. 胆固醇（胆甾醇）　胆固醇（cholesterol）是一种动物甾醇，最初是在胆结石中发现的一种固体醇，所以称为胆固醇。胆固醇分子结构特点是：C_3上有一个β羟基，C_5与C_6之间有一个碳碳双键，C_{17}连有1个8碳原子的烷基侧链。胆固醇结构如下

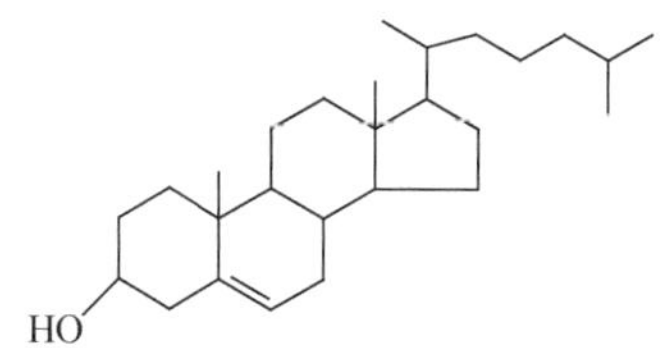

胆固醇

胆固醇为无色或微黄色的结晶，熔点148℃，难溶于水，易溶于有机溶剂。当用氯仿溶解时，加入乙酸酐和浓硫酸后，则颜色由浅红变为深蓝，最后转为绿色。临床上常用此反应做血清中胆固醇的定量测定。

胆固醇存在于人和动物的血液、脊髓及脑中。正常人血液中含胆固醇2.82～5.95 mmol · L^{-1}。如果人体内的胆固醇代谢发生障碍或饮食摄取胆固醇量太多时，就会从血液中沉淀析出，引起结石或血管硬化。

2. 7-脱氢胆固醇与麦角甾醇　7-脱氢胆固醇结构与胆固醇所不同的是C_7～C_8之间为双键，它存在于人体皮肤中，经紫外线照射，B环打开，转变为维生素D_3。

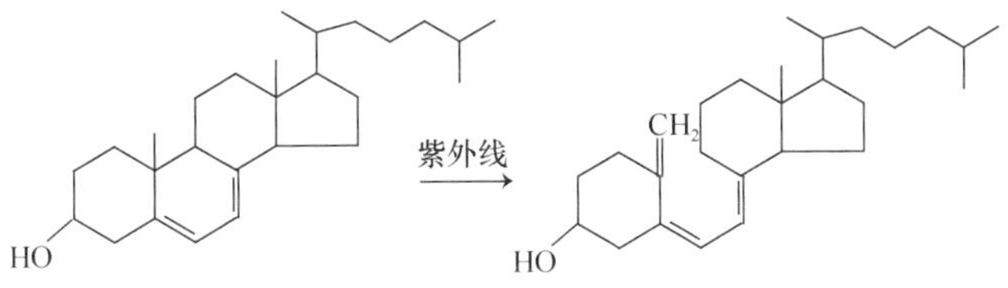

HO 7-脱氢胆固醇 紫外线→ CH$_2$ HO 维生素D$_3$

7-脱氢胆固醇　　维生素D_3

麦角甾醇是一种植物甾醇，存在于麦角（霉菌）中，酵母中含量较多。其结构与7-脱氢胆固醇相似，在C_{17}所连的烃基上多了1个双键和1个甲基，在紫外线照射下，B环也能打开，生成维生素D_2。

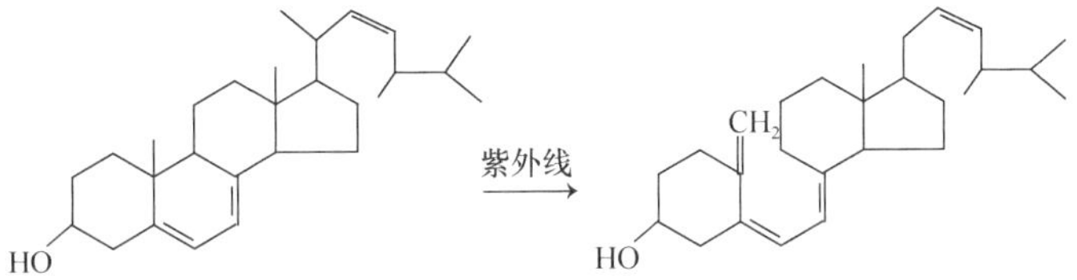

麦角甾醇　　维生素D_2

维生素D_2、D_3都属于D族维生素，是脂溶性维生素，具有抗佝偻病的作用，为了防止小孩得佝偻病，软骨病，应经常晒太阳，食用含维生素D的食品，如鱼肝油、牛奶及蛋黄等。

（二）胆甾酸

胆酸、脱氧胆酸、鹅脱氧胆酸和石胆酸等存在于动物胆汁中，它们总称为胆甾酸。胆甾酸在人体内可以以胆固醇为原料直接生物合成。至今发现的胆甾酸已有100 多种，其中人体内重要的是胆酸和脱氧胆酸。

胆酸的结构特点是：母核无双键，C_3、C_7、C_{12}上连有α-羟基（羟基与角甲基处于异侧），C_{17}上有五碳原子的羧酸。

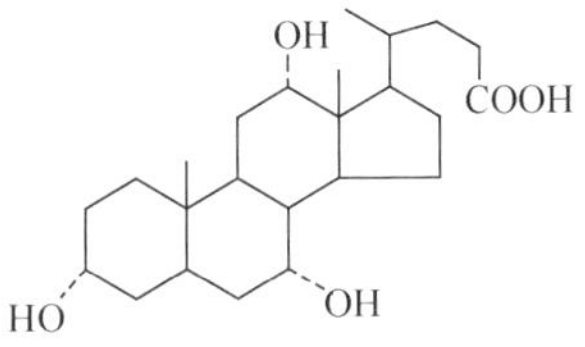

胆酸

胆汁中的胆酸常与甘氨酸（H_2NCH_2COOH）和牛黄酸（$H_2NCH_2CH_2SO_3H$）结合成甘氨胆酸和牛黄胆酸，这种结合胆酸总称胆汁酸（blie acid），其结构式如下

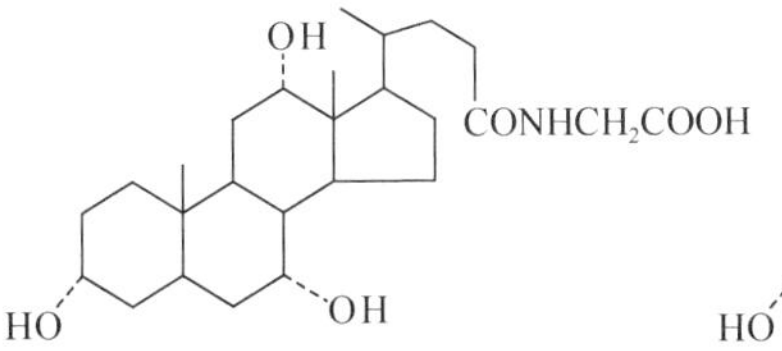

甘氨胆酸 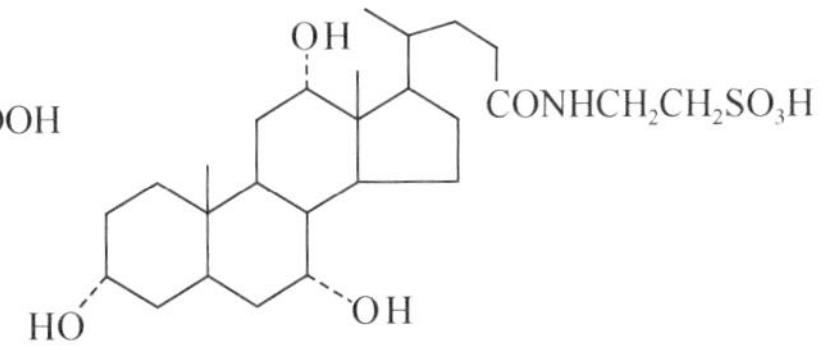　　牛黄胆酸

胆汁酸在碱性胆汁中常以钠盐或钾盐的形式存在，称为胆汁酸盐。它能使油脂在肠中乳化，易于水解、消化和吸收。

习　　题

1. 写出下列化合物的结构式：

（1）亚油酸　（2）18∶1Δ^9　（3）胆固醇　（4）卵磷脂

2. 解释下列名词：

（1）皂化值　（2）碘值　（3）酸值

3. 写出卵磷脂和脑磷脂的水解产物，如何将两者分离？

（刘广达）

第十九章　氨基酸、多肽和蛋白质

蛋白质（protein）是细胞组分中含量最为丰富、功能最多的生物大分子物质，是组成人体一切细胞、组织的基本有机物。蛋白质与核酸、糖和脂类等都是构成生命的物质基础。蛋白质在生命活动过程中起着各种生物学功能执行者的作用，例如，机体内起催化作用的酶、调节代谢的激素以及发生免疫反应的抗体等均为蛋白质，几乎全部生命现象和所有细胞活动最终都是通过蛋白质的介导来表达和实现的。蛋白质占人体重量的16.3%，人体干重的54%。人体内蛋白质的种类繁多，但都是由20多种氨基酸（amino acid）按不同比例组合而成的，由于氨基酸的种类、数目以及排列顺序的差异，可以形成结构复杂、生物功能各异的蛋白质。肽（peptide）是α-氨基酸以肽键连接在一起而形成的化合物，它也是蛋白质水解的中间产物。肽与蛋白质之间没有严格的界限，一般将分子量低于10 000Da的称为肽，大于10 000Da的称为蛋白质。

第一节　氨　基　酸

一、氨基酸的分类与结构

（一）氨基酸的分类

氨基酸是生物功能大分子蛋白质的基本组成单位。蛋白质可以被酸、碱或蛋白酶催化水解，逐渐降解成相对分子质量越来越小的肽段，直到最后成为氨基酸的混合物。氨基酸是含有碱性氨基和酸性羧基的有机化合物。整个生物界中发现的氨基酸已有300多种，但是组成天然蛋白质的主要氨基酸只有20种，见表19-1。

表 19-1　氨基酸分类

结构式	中文名	英文名	三字符号	一字符号	等电点（pI）
1. 非极性脂肪族氨基酸					
$H—CH(NH_2)COOH$	甘氨酸	glycine	Gly	G	5.97
$CH_3—CH(NH_2)COOH$	丙氨酸	alanine	Ala	A	6.00
$CH_3CH(CH_3)—CH(NH_2)COOH$	缬氨酸	valine	Val	V	5.96
$CH_3CH(CH_3)CH_2—CH(NH_2)COOH$	亮氨酸	leucine	Leu	L	5.98
$CH_3CH_2CH(CH_3)—CH(NH_2)COOH$	异亮氨酸	isoleucine	Ile	I	6.02

续表

结构式	中文名	英文名	三字符号	一字符号	等电点（pI）
CH_2 NH CH_2 CH_2—CHCOOH（环状）	脯氨酸	proline	Pro	P	6.30
2. 极性中性氨基酸					
$HOCH_2-\overset{NH_2}{\overset{\mid}{C}}HCOOH$	丝氨酸	serine	Ser	S	5.68
$HSCH_2-\overset{NH_2}{\overset{\mid}{C}}HCOOH$	半胱氨酸	cysteine	Cys	C	5.07
$CH_3SCH_2CH_2-\overset{NH_2}{\overset{\mid}{C}}HCOOH$	甲硫氨酸	methionine	Met	M	5.74
$H_2N\overset{O}{\overset{\Vert}{C}}CH_2\overset{NH_2}{\overset{\mid}{C}}HCOOH$	天冬酰胺	asparagine	Asn	N	5.41
$H_2N\overset{O}{\overset{\Vert}{C}}CH_2CH_2-\overset{NH_2}{\overset{\mid}{C}}HCOOH$	谷氨酰胺	glutamine	Gln	Q	5.65
$CH_3\overset{OH}{\overset{\mid}{C}}H-\overset{NH_2}{\overset{\mid}{C}}HCOOH$	苏氨酸	threonine	Thr	T	5.60
3. 芳香族氨基酸					
$C_6H_5-CH_2-\overset{NH_2}{\overset{\mid}{C}}HCOOH$	苯丙氨酸	phenylalanine	Phe	F	5.48
吲哚环（N–H）$-\overset{NH_2}{\overset{\mid}{C}}HCOOH$	色氨酸	tryptophan	Trp	W	5.89
$HO-C_6H_4-CH_2-\overset{NH_2}{\overset{\mid}{C}}HCOOH$	酪氨酸	tyrosine	Tyr	Y	5.66
4. 酸性氨基酸					
$HO\overset{O}{\overset{\Vert}{C}}CH_2-\overset{NH_2}{\overset{\mid}{C}}HCOOH$	天冬氨酸	aspartic acid	Asp	D	2.97
$HO\overset{O}{\overset{\Vert}{C}}CH_2CH_2-\overset{NH_2}{\overset{\mid}{C}}HCOOH$	谷氨酸	glutamic acid	Glu	E	3.22
5. 碱性氨基酸					
$H_2NCH_2CH_2CH_2CH_2-\overset{NH_2}{\overset{\mid}{C}}HCOOH$	赖氨酸	lysine	Lys	K	9.74

续表

结构式	中文名	英文名	三字符号	一字符号	等电点（pI）
$H_2N\overset{\overset{NH}{\parallel}}{C}NHCH_2CH_2CH_2—\overset{\overset{NH_2}{\mid}}{C}HCOOH$	精氨酸	arginine	Arg	R	10.76
（咪唑环）$—CH_2—\overset{\overset{NH_2}{\mid}}{C}HCOOH$	组氨酸	histidine	His	H	7.59

根据R基团的结构和性质，一般将20种α-氨基酸分为5类：①非极性脂肪族氨基酸；②极性中性氨基酸；③芳香族氨基酸；④酸性氨基酸；⑤碱性氨基酸。

氨基酸有下列不同的分类方法：

1. 按氨基酸分子中羧基与氨基的数目分类　①酸性氨基酸：一氨基二羧基氨基酸；②碱性氨基酸：二氨基一羧基氨基酸；③中性氨基酸：一氨基一羧基氨基酸。

2. 按侧基R基的结构特点分类　①脂肪族氨基酸；②芳香族氨基酸；③杂环氨基酸。

3. 按侧基R基与水的关系分类　①非极性氨基酸；②极性不带电氨基酸；③极性带电氨基酸。

4. 按氨基酸是否能在人体内合成分类　①必需氨基酸：指人体内不能合成的氨基酸，必须从食物中摄取，共有8种：赖氨酸、色氨酸、甲硫氨酸、苯丙氨酸、缬氨酸、亮氨酸、异亮氨酸、苏氨酸。②半必需氨基酸：指人体内可以合成但合成量不能满足人体需要（特别是婴幼儿时期）的氨基酸，共有2种：组氨酸、精氨酸。③非必需氨基酸：指人体内可以合成的氨基酸，共有10种。

修饰氨基酸：除前述的20种氨基酸外，在蛋白质分子中有些氨基酸，它们在生物体系无相应的遗传密码，往往在蛋白质生物合成前后，由相应的氨基酸经加工修饰而成，故称为修饰氨基酸。如*L*-胱氨酸就是由2个*L*-半胱氨酸以二硫键连接而成的。

$$HOOC—\overset{\overset{NH_2}{|}}{\underset{\underset{H}{|}}{C}}—\overset{\overset{H}{|}}{\underset{\underset{H}{|}}{C}}—S—S—\overset{\overset{H}{|}}{\underset{\underset{H}{|}}{C}}—\overset{\overset{NH_2}{|}}{\underset{\underset{H}{|}}{C}}—COOH$$

L-胱氨酸

还有一类非蛋白质氨基酸，是β-氨基酸、γ-氨基酸以及δ-氨基酸等的统称，在生命体中也起着重要的作用。

（二）氨基酸的结构

α-氨基酸（图示：α-碳、羧基、氨基）

这些氨基酸在结构上的共同点是与羧基相邻的α碳原子上都有1个氨基，因此称为α-氨基酸。连接在羧基上的碳称为α碳原子。连接在α碳原子上的还有1个氢原子和1个可变的侧链，称为R基团，各种氨基酸的区别就在于R基团的不同。

组成蛋白质的各种α-氨基酸中，除R基团为H的甘氨酸外，其他各种氨基酸分子中的α碳原子均为手性碳原子，故均具有旋光性。构成蛋白质的氨基酸均为*L*-α-氨基酸。

L-α-氨基酸通式

氨基酸的构型常用*D*/*L*法标记，是以距羧基最近的手性碳原子为标准（图19-1）。但其与糖的*D*/*L*法标记并不完全一样，糖是以距醛基最远的手性碳原子为标准（图19-2）。

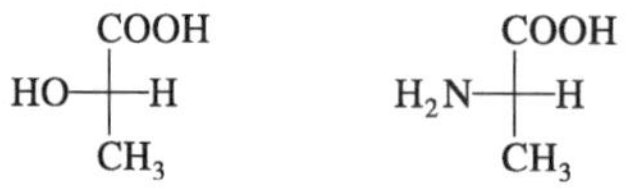

$$\begin{array}{c} COOH \\ HO-\!\!\!+\!\!\!-H \\ CH_3 \end{array} \qquad \begin{array}{c} COOH \\ H_2N-\!\!\!+\!\!\!-H \\ CH_3 \end{array}$$

L-乳酸　　*L*-丙氨酸

图 19-1　*L*-乳酸和 *L*-丙氨酸

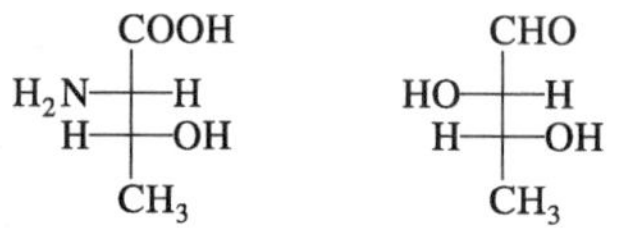

$$\begin{array}{c} COOH \\ H_2N-\!\!\!+\!\!\!-H \\ H-\!\!\!+\!\!\!-OH \\ CH_3 \end{array} \qquad \begin{array}{c} CHO \\ HO-\!\!\!+\!\!\!-H \\ H-\!\!\!+\!\!\!-OH \\ CH_3 \end{array}$$

L-苏氨酸　　*D*-苏阿糖

图 19-2　*L*-苏氨酸和 *D*-苏阿糖

二、氨基酸的性质

（一）物理性质

1. 形态　均为白色结晶或粉末，不同氨基酸的晶型结构不同。

2. 溶解性　一般都溶于水，不溶或微溶于醇，不溶于丙酮，在稀酸和稀碱中溶解性好。

3. 熔点　氨基酸的熔点一般都比较高，一般都大于200℃，超过熔点以上氨基酸分解产生胺和二氧化碳。

4. 旋光性　除甘氨酸外的氨基酸均有旋光性。

5. 光吸收　氨基酸在可见光范围内无光吸收，在近紫外区含苯环氨基酸有光的吸收，色氨酸、酪氨酸均为含有苯环的芳香族氨基酸，由于分子中含有共轭双键，所以在紫外区的280 nm处有最大吸收峰。多数蛋白质都含有色氨酸和酪氨酸，因此蛋白质在280 nm处存在特征吸收峰，利用此原理可以进行蛋白质含量的测定。

（二）化学性质

1. 成盐　氨基酸分子中同时有酸性的羧基和碱性的氨基，它们能与外来的酸和碱分别发生中和反应生成盐。

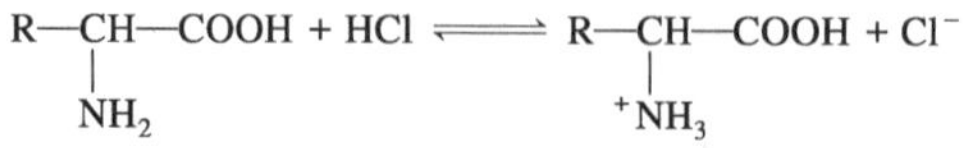

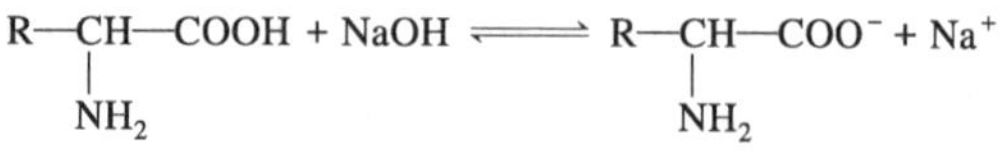

$$R-\underset{\displaystyle NH_2}{\underset{|}{CH}}-COOH + HCl \rightleftharpoons R-\underset{\displaystyle {}^{+}NH_3}{\underset{|}{CH}}-COOH + Cl^-$$

$$R-\underset{\displaystyle NH_2}{\underset{|}{CH}}-COOH + NaOH \rightleftharpoons R-\underset{\displaystyle NH_2}{\underset{|}{CH}}-COO^- + Na^+$$

氨基酸分子内也可发生质子转移，生成内盐，即羧基上的质子转移到氨基上，形成既带正电荷，又带负电荷的偶极离子结构。

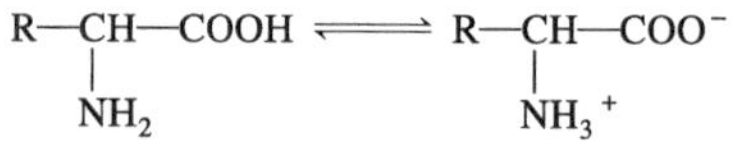

$$R-\underset{\displaystyle NH_2}{\underset{|}{CH}}-COOH \rightleftharpoons R-\underset{\displaystyle NH_3^{\ +}}{\underset{|}{CH}}-COO^-$$

2. 氨基酸存在形式　氨基酸在水溶液中所带电荷状态，除决定于本身的结构外，还取决于溶液的pH。在不同的pH溶液中，氨基酸以阳离子、阴离子和偶极离子3种形式存在，它们之间形成动态平衡。氨基酸在强酸性溶液中以阳离子存在，在强碱性溶液中以阴离子存在。氨基酸存在形式的动态平衡如下

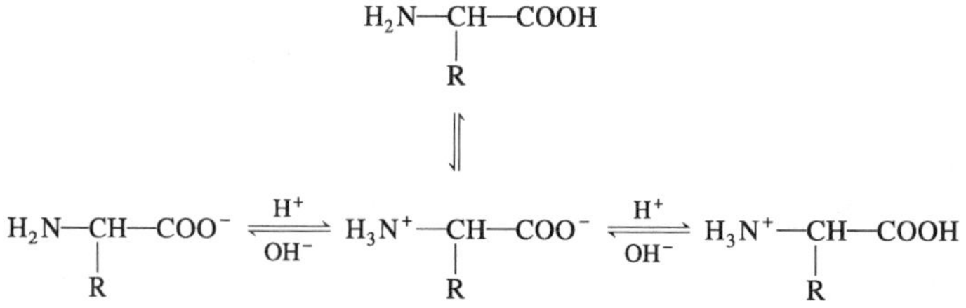

$$H_2N-\underset{\displaystyle R}{\underset{|}{CH}}-COOH$$

$$\Updownarrow$$

$$\underset{\text{阴离子}}{H_2N-\underset{\displaystyle R}{\underset{|}{CH}}-COO^-} \underset{OH^-}{\overset{H^+}{\rightleftharpoons}} \underset{\text{偶极离子}}{H_3N^+-\underset{\displaystyle R}{\underset{|}{CH}}-COO^-} \underset{OH^-}{\overset{H^+}{\rightleftharpoons}} \underset{\text{阳离子}}{H_3N^+-\underset{\displaystyle R}{\underset{|}{CH}}-COOH}$$

当适当调节溶液的pH，使得氨基酸的羧基与氨基的离子化程度相等，即此时其所带的正负电荷数相同、净电荷为零，呈电中性，不会在电场中移动。则此等电状态的pH，称为该氨基酸的等电点（isoelectric point），用pI表示。也可以定义为：氨基酸所带正负电荷相等时的溶液pH。

pH＜pI，氨基酸以阳离子形式存在；pH＞pI，氨基酸以阴离子形式存在；pH=pI，氨基酸以偶极离子形式存在。

中性氨基酸的等电点为5～6.5；酸性氨基酸的等电点为2.8～3.2；碱性氨基酸的等电点为7.6～10.8。

例：甘氨酸的等电点5.97，pH为10时，其主要形式为$H_2NCH_2COO^-$。

丙氨酸的等电点为6.02，pH为1时，其主要形式为$H_3N^+—CH(CH_3)—COOH$。

等电点pI的计算公式为

$$pI = \frac{pK_1 + pK_2}{2}$$

式中，K_1为—COOH电离常数；K_2为$—NH_3^+$电离常数。

3. 氨基酸的反应　氨基酸分子中的氨基和羧基的化学反应。

（1）与亚硝酸反应：氨基酸中的氨基属于伯胺类，能与亚硝酸反应，定量放出氮气。

$$R—CH(NH_2)—COOH + HNO_2 \longrightarrow R—CH(OH)—COOH + N_2\uparrow + H_2O$$

放出的氮气中一半的氮原子来自氨基酸，若定量测定反应中释放出的氮气体积，可计算出氨基酸的含量，常用于氨基酸和多肽的定量分析。

（2）脱羧反应：氨基酸与氢氧化钡一起加热，发生脱羧生成胺类化合物。

$$R—CH(NH_2)—COOH \xrightarrow[\triangle]{Ba(OH)_2} RCH_2NH_2 + CO_2\uparrow$$

脱羧反应可以在细菌存在下，由酶的作用而发生。如蛋白质在腐败时，精氨酸或鸟氨酸脱羧生成腐胺，赖氨酸脱羧生成尸胺。

（3）与茚三酮的显色反应：α-氨基酸与茚三酮的水合物在乙醇（或丙酮）溶液中共热，可生成蓝紫色的有机物质，在570 nm处有强吸收，其吸收强度与氨基酸的含量成正比。该反应广泛用于肽和蛋白质的鉴定。脯氨酸、羟基脯氨酸与茚三酮反应生成黄色物质。

$$2\ \text{(水合茚三酮)} + R—CH(NH_2)COOH \longrightarrow \text{(蓝紫色产物)} + RCHO + CO_2\uparrow + 3H_2O$$

第二节　多肽和蛋白质

一、肽的结构、分类和命名

1. 肽键（peptide bond）　由一个氨基酸的α-羧基与另一个氨基酸的α-氨基脱水缩合而形成的化学键。也称为酰胺键（图19-3）。

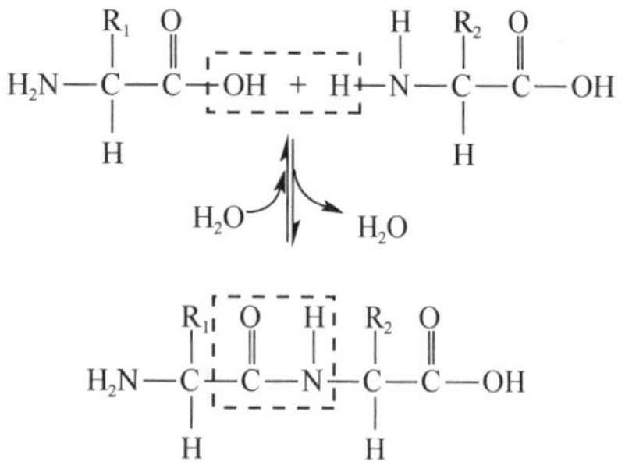

图 19-3　肽键的形成

2. 肽（peptide）　氨基酸分子间的氨基与羧基脱水，通过肽键相连形成的化合物。

3. 多肽链　氨基酸之间通过肽键连接形成的链称为多肽链。两分子氨基酸缩合形成二肽，三分子氨基酸缩合则形成三肽……由10个以内氨基酸相连而成的肽称为寡肽，由更多的氨基酸相连形成的肽称多肽。多肽链两端，一端含有*α*-氨基，称为氨基末端或N端；另一端含有*α*-羧基，称为羧基末端或C端。

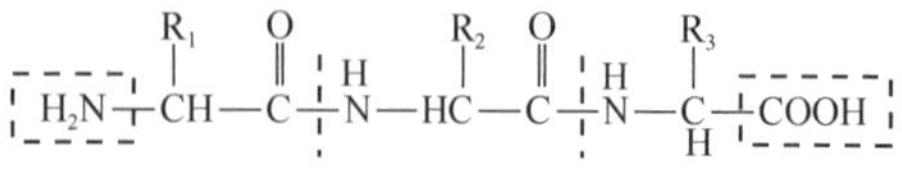

三肽

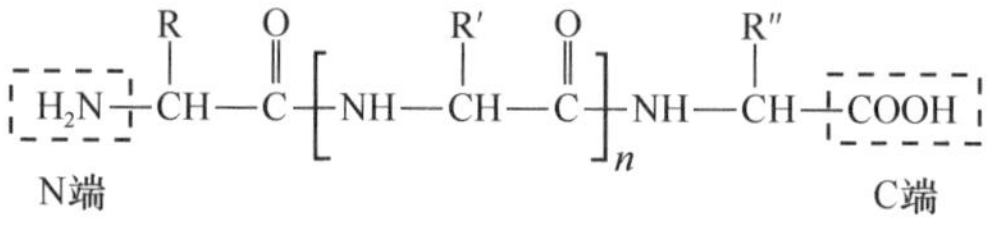

N端　　C端

4. 命名　通常将二肽或多肽的N端写在肽链的左边，C端写在肽链的右边。多肽的命名是以C端氨基酸为母体，称某氨酸，其他氨基酸残基从N端开始，依次叫某氨酰，放在母体名称的前面，也可用缩写，在肽（蛋白质）中的氨基酸单位用英文缩写表示，氨基酸残基之间的肽键用破折号表示。

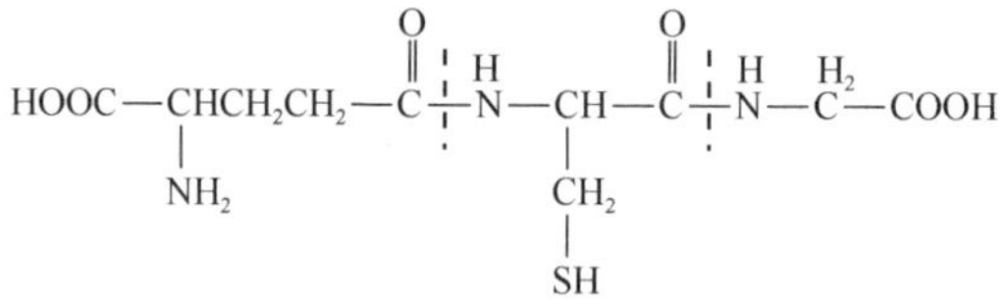

谷氨酰-半胱氨酰-甘氨酸[简写为谷-半胱-甘(Glu-Cys-Gly)]

5. 残基（residue）　组成多肽的氨基酸在相互结合时，因其部分基团参与了肽键的形成而失去一分子水，因此将多肽中的氨基酸单位称为氨基酸残基。

蛋白质就是由许多氨基酸残基组成的多肽链，一般而论，通常含有50个以上的氨基酸残基构成的肽链称为蛋白质，50个以下氨基酸残基构成的肽链则为多肽。

6. 生物活性肽　谷胱甘肽（GSH）：谷氨酸、半胱氨酸和甘氨酸组成的三肽。该分子中半胱氨酸的巯基（—SH）为谷胱甘肽活性基团。谷胱甘肽广泛存在于生物细胞中，是体内重要的还原剂，可以保护体内蛋白质分子中的巯基免遭氧化。谷胱甘肽氧化后形成氧化型谷胱甘肽（GSSG），在谷胱甘肽还原酶的作用下可以转变为还原型谷胱甘肽，继续发挥还原作用。

脑啡肽：为五肽，是近年来在高等动物脑中发现的比吗啡更具有镇痛作用的活性肽。

催产素：为九肽，分子中含有二硫键，可刺激子宫收缩，促进分娩。

二、蛋白质的分类、结构

（一）蛋白质的分类

1. 根据蛋白质的形状分类

（1）纤维状蛋白质：纤维状蛋白质是机体组织的主要结构成分，多数为结构蛋白质，难溶于水。例如，皮肤、头发和指甲中的角蛋白，肌腱中的胶原蛋白和肌肉中的肌球蛋白等都属于纤维状蛋白质。纤维状蛋白质是机体的基本支架和外保护成分。

（2）球状蛋白质：形状近似于球形，多数可溶于水。酶、转运蛋白、蛋白质激素、免疫球蛋白等都属于球状蛋白质。蛋清蛋白及牛奶中的酪蛋白等也属球状蛋白质。球状蛋白起着维护和调节生命过程中各种功能的作用。

2. 根据蛋白质的化学组成分类

（1）单纯蛋白质：由多肽组成，其水解最终产物是α-氨基酸。如白蛋白、球蛋白、谷蛋白等。

（2）结合蛋白质：由单纯蛋白质与非蛋白质部分结合而成，非蛋白质部分称为辅基。若辅基为磷脂和甾醇等脂类化合物称为脂蛋白；以亚铁血红素为辅基的结合蛋白质称为血红蛋白；以低聚糖或多糖为辅基的结合蛋白质称为糖蛋白；以核酸为辅基者称为核蛋白等。

3. 根据蛋白质的功能分类

（1）活性蛋白质：包括在生命活动过程中一切有活性的蛋白质，如酶、激素、抗体等。

（2）非活性蛋白质：主要包括一大类担任生物的保护或支持作用的蛋白质，不具有生物活性，如储存蛋白和结构蛋白等。清蛋白、酪蛋白（储存作用）、角蛋白、丝蛋白（构造作用）等属于非活性蛋白质。

（二）蛋白质的结构

蛋白质的结构非常复杂，每一种天然蛋白质都有自己特有的空间结构或称三维结构。各种蛋白质的特殊功能和活性不仅取决于多肽链的氨基酸组成、数目及排列顺序，还与其特定的空间构象密切相关，为了表示蛋白质分子不同层次的结构，常将蛋白质结构分为一级、二级、三级和四级。

1. 一级结构　是指多肽链中氨基酸残基的排列顺序，任何蛋白质都有其特定的氨基酸排列次序。维系一级结构的主要化学键是肽键及二硫键（图19-4）。蛋白质的一级结构决定其空间结构，但不是决定空间构象的唯一因素，一级结构相似，其功能相似。

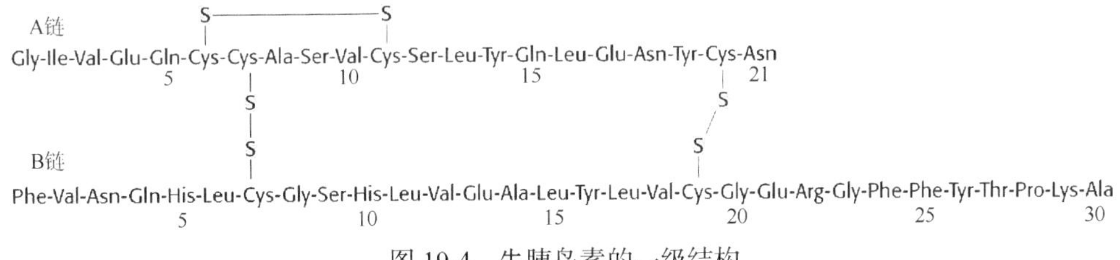

图 19-4　牛胰岛素的一级结构

2. 二级结构　是指蛋白质分子中局部主链骨架原子盘绕折叠而形成的构象，也就是该段肽链主链骨架原子的相对空间位置，并不涉及氨基酸残基侧链的构象。维系其稳定的化学键为氢键。

二级结构主要有以下几种类型：

（1）α螺旋：一条肽链可以通过第一个酰胺键中羰基的氧与第四个酰胺键中氨基的氢形成氢键而绕成螺旋形结构。其结构特征为：①主链骨架原子围绕中心轴盘绕形成右手螺旋；②螺旋每上升一圈包含3.6个氨基酸残基，螺距为0.54 nm；③相邻螺旋圈之间形成许多氢键；④侧链基团位于螺旋的外侧（图19-5）。

（2）β折叠：由肽链中一个酰胺键中羰基的氧与另一肽链酰胺键中氨基的氢形成链间氢键，将肽链拉在一起形成“片”状的结构（图19-6）。其结构特征为：①若干条肽链或肽段平行或反平行排列成片层结构；②所有肽键的羰基氧原子（—C═O）和氨基氢原子（—N—H）之间形成链间氢键；③侧链基团分别交替位于片层的上、下方。

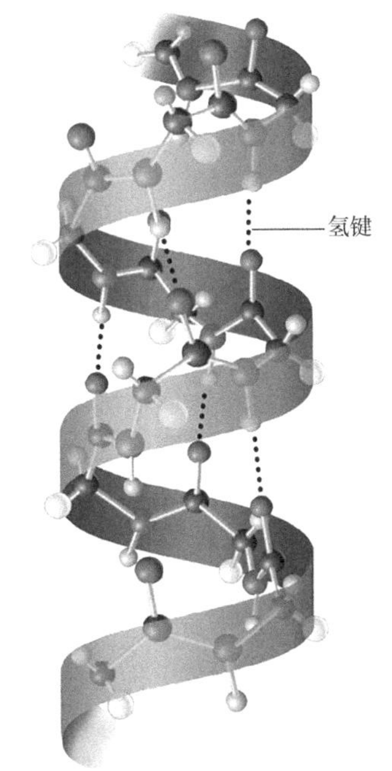

图 19-5　α螺旋结构

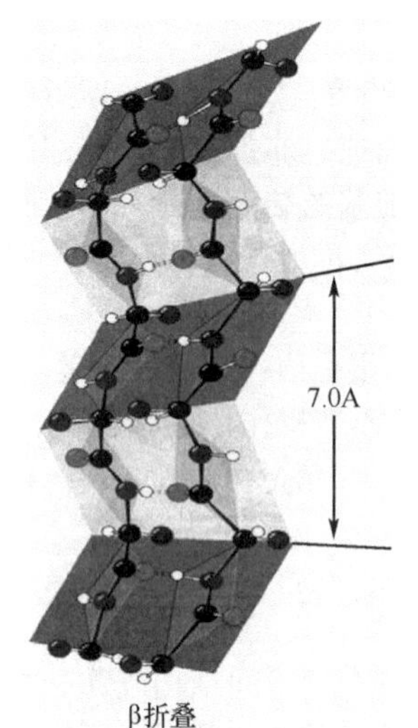

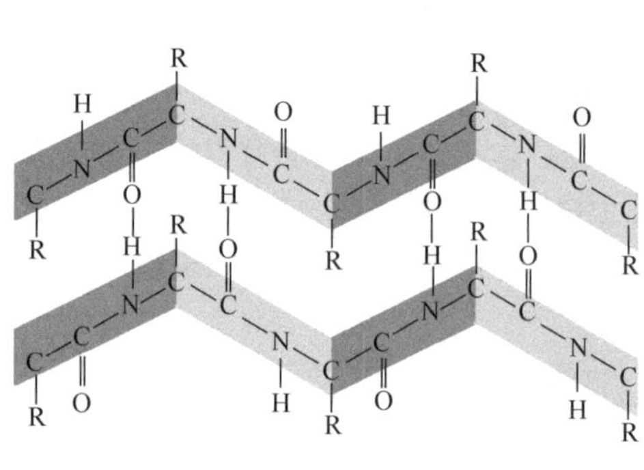

图 19-6 β 折叠结构

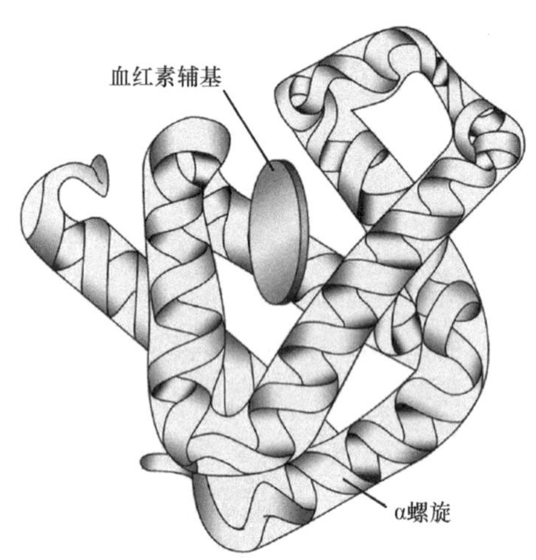

图 19-7 肌红蛋白三级结构

（3）β转角：多发生于多肽链进行180°回折时的转角上，通常由四个氨基酸残基构成，第一个残基的羰基氧原子与第四个残基的氨基上的氢原子之间形成氢键。

（4）无规卷曲：主要指主链骨架无规律盘绕的部分。

3. 三级结构 三级结构是指整条多肽链所有原子的空间排布（图 19-7）。是蛋白质分子在二级结构的基础上进一步盘曲、折叠形成的三维结构，三级结构是一条多肽链的完整的构象，包括全部的主链和侧链的专一性的空间排布。维系其稳定的化学键主要是非共价键（次级键），包括氢键、疏水键、盐键和范德瓦尔斯力等次级键以及二硫键。

蛋白质的次级键：在一级结构的长链中，存在不同的基团如—H、—C═O、$—NH_2$、—COOH、—R等。它们之间也可以互相作用，形成了分子的立体结构。这种分子中原子团间非键合的相互作用，要比共价键弱得多，称为次级键或副键（图 19-8）。主要有以下几种：

（1）氢键：蛋白质分子中形成氢键的有两种情况，一种是在主链的肽键之间形成的，另一种是在侧链与侧链间或侧链与主链间形成的。

（2）疏水键：蛋白质分子的侧链，有一些极性很小的基团，这些基团和水的亲和力小，而疏水性较强，也有一种自然的趋势避开水相，当蛋白质长链卷曲成特定的构象时，它们要互相接触，与水疏远，而自相黏附形成分子内胶束，藏于分子内部，这种非极性侧链互相接近的趋势说明存在着一种力，这种力称为疏水力或疏水作用。这些非极性侧链不参与水分子形成的连续氢键结构，为极性基团与水的强烈氢键结构所稳定，可以看成是反氢键，对蛋白质分子的空间结构的稳定也起着重要的作用。

（3）盐键：在中性溶液中，蛋白质的氨基与胍基带正电荷，羧基带负电荷。在天然蛋白质中，上述基团中有一部分接近，因静电吸引而成键，这种键称为盐键。在蛋白质中虽然带电基团只有少数成盐键，但许多蛋白质都存在盐键。

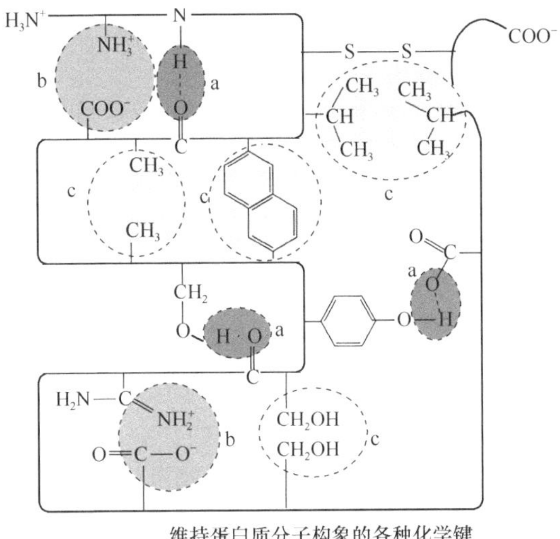

维持蛋白质分子构象的各种化学键

a 氢键；b 离子键；c 疏水键

图 19-8　次级键示意图

（4）范德瓦尔斯力：由于次级键的作用，使肽链和链中的某些部分联系在一起，而成特定的空间结构。

4.四级结构　四级结构是指亚基与亚基之间的立体排布、特定的三维空间布局等，即二条或以上具有三级结构的多肽链通过次级作用相互缔合而形成的特定的三维空间构象。维系其稳定的化学键主要为氢键和离子键。含有四级结构的蛋白质，单独的亚基一般无生物学活性，多数蛋白质有四级结构时才有活性。如血红蛋白的四级结构，由两条α肽链和两条β肽链构成（图19-9）。

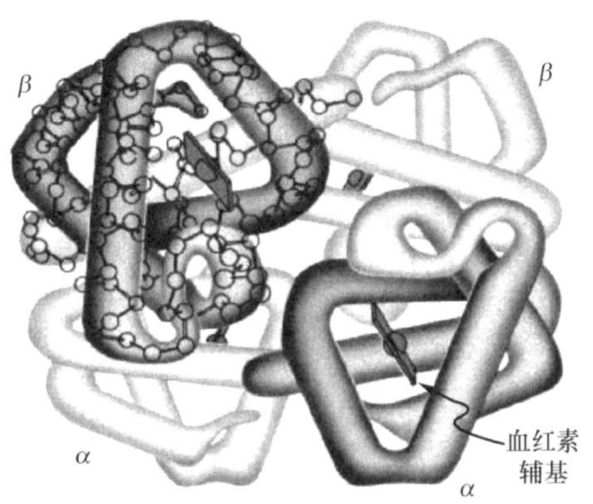

图 19-9　血红蛋白的四级结构

三、蛋白质的性质

1.两性电离和等电点　蛋白质分子在酸性溶液中能电离成阳离子，在碱性溶液中能电离成阴离子，在某一pH溶液中蛋白质为两性离子，此时溶液的pH就是该蛋白质的等电点pI。

$$\text{Ⓟ}\begin{matrix}NH_3^+\\COOH\end{matrix} \underset{H^+}{\overset{OH^-}{\rightleftharpoons}} \text{Ⓟ}\begin{matrix}NH_3^+\\COO^-\end{matrix} \underset{H^+}{\overset{OH^-}{\rightleftharpoons}} \text{Ⓟ}\begin{matrix}NH_2\\COO^-\end{matrix}$$

阴离子	两性离子	阴离子
pH<pI	pH=pI	pH>pI

蛋白质在等电点时水溶性最小，在电场中既不向阳极移动，也不向阴极移动。因此可利用蛋白质的两性电离和等电点分离提纯蛋白质。

2.胶体性质　蛋白质溶液的胶体性质在生命活动中起着极为重要的作用。

蛋白质形成胶体溶液，它具有一定稳定性，主要原因如下：

（1）蛋白质分子中含有许多亲水基，如：—COOH、—NH_2、—OH等，它们处于颗粒表面，在水溶液中能与水起水合作用形成水化膜，水化膜的存在增强了蛋白质的稳定性。

（2）蛋白质是两性化合物，颗粒表面都带有电荷，由于同性电荷相互排斥，使蛋白质分子间不会互相凝聚。

3.沉淀　蛋白质溶液与其他胶体一样，在各种不同的因素影响下，也会从溶液中析出沉淀，其方法很多。

（1）盐析法：在蛋白质溶液中加入大量盐，如NaCl、Na_2SO_4、$(NH_4)_2SO_4$等，由于盐既是电解质又是亲水性的物质，它能破坏蛋白质的水化膜，因此当加入的盐达到一定的浓度时，蛋白质就会从溶液中沉淀析出。

（2）重金属法：当溶液中pH高于蛋白质等电点时，在蛋白质溶液中加入Hg^{2+}、Pb^{2+}等，带负电荷的蛋白质与带正电荷的重金属离子形成不溶性盐而沉淀。重金属中毒，可用蛋白质（如牛奶、豆浆、生鸡蛋等）解毒。

4.水解　蛋白质在酸或碱催化下能使各级结构彻底破坏，最后水解为各种氨基酸的混合物。

5.变性　变性作用是指蛋白质受物理因素（如加热、强烈振荡、紫外线或X射线照射等）或化学因素（如强酸、重金属、乙醇等有机溶剂）的影响，其性质和内部结构发生改变的作用。

蛋白质的变性一向认为是蛋白质的二级、三级结构有了改变或遭受破坏，结果使肽链松散开来，导致蛋白质一些理化性质的改变和生物活性的丧失。如用乙醇、煮沸、高压、紫外线消毒或杀菌，原因就在于这些条件均可导致细菌或病毒体内蛋白质变性，从而造成细菌死亡或病毒丧失活性。

6.显色反应　蛋白质能发生多种显色反应，可用来鉴别蛋白质。

（1）与水合茚三酮反应：蛋白质经水解后产生的氨基酸可发生茚三酮反应，生成蓝紫色化合物，其最大吸收峰在570 nm处。可以用来定量定性测定蛋白质。

（2）缩二脲反应：蛋白质和缩二脲在NaOH溶液中加入$CuSO_4$稀溶液时会呈现红紫色。最大吸收峰在540 nm处。可以用来定量定性测定蛋白质。

（3）黄蛋白反应：蛋白质中存在有苯环的氨基酸（如苯丙氨酸、酪氨酸、色氨酸），遇浓硝酸呈黄色。这是由于苯环发生了硝化反应，生成黄色的硝基化合物。皮肤接触浓硝酸变黄就是这个缘故。

习　题

1.在pH=2、6、11时，丙氨酸主要以什么样的形式存在？请写出结构式。

2.将胱氨酸（pI=4.6）放在pH为6.5的水溶液中，在电场作用下，向何极移动？为什么？

3.按氨基酸的顺序写出赖氨酸、丙氨酸和苯丙氨酸所形成的三肽结构式。

4.引起蛋白质变性的因素有哪些？在医学上有何应用？

5.写出下列化合物的结构式：甘氨酸、苯丙氨酸、谷氨酸、丙氨酸。

6.什么是肽键？组成肽键的元素有哪些？

7.谷胱甘肽的生物作用是什么？从结构组成说明它的作用。

8.蛋白质是如何进行分类的？

9.蛋白质的次级键有哪些？

10.蛋白质的结构分为哪些层次？分别描述。

11.用简单化学方法鉴别下列各组化合物：

（1）$CH_3CH(NH_2)COOH$，$H_2NCH_2CH_2COOH$，$C_6H_5NH_2$

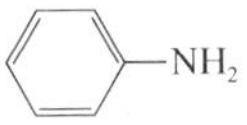

（2）苏氨酸，丝氨酸　　（3）乳酸，丙氨酸

12.下面的化合物是二肽、三肽还是四肽？指出其中的肽键、N端及C端氨基酸，此肽可被认为是酸性、碱性还是中性？

$$(CH_3)_2CHCH_2CH(NH_2)CONHCH(CH_2CH_2SCH_3)CONHCH_2CO_2H$$

（姜树原）

第二十章　放射化学概述及其应用简介

放射化学（radiochemistry）主要研究放射性核素的制备、分离、纯化、鉴定和它们在极低浓度时的化学状态、核转变产物的性质和行为，带有放射性同位素物质的化学反应，以及放射性核素在各许可领域中的应用等。核药物化学、核探测和显像技术一起，成为核医学的基础和支柱。放射化学当今发展的一个重要方向是与生物医学的结合，P、C、H等的标记化合物在生物医学研究中有着不可替代的作用和广泛的应用价值。

第一节　放射性元素

一、核子、核素和同质异能素

原子核是由质子和中子组成的。通常用电子所带电荷的绝对值为单位，称为元电荷，用符号e表示，质子带一个单位的正电荷，即+e，质量约为电子质量的1836倍。中子不带电荷，质量与质子相近。质子和中子都被称为核子（nucleon）。具有确定质子数Z、中子数N并处于一定能量状态的原子核称为核素（nuclide），符号表示为$^{A}_{Z}\mathrm{X}$，其中X是元素符号，A为质量数，Z为质子数。例如，钍元素$^{230}_{90}\mathrm{Th}$和$^{232}_{90}\mathrm{Th}$，它们的Z都是90，而质量数A分别为230和232，它们互称为同位素，其化学性质相同而核性质不同。同质异能素是指质子数和质量数相同但能量状态不同的核素，如$^{60}_{27}\mathrm{Co}$和$^{60m}_{27}\mathrm{Co}$为同质异能素，其中$^{60m}_{27}\mathrm{Co}$表示处于较高的激发态。

二、放射性元素和放射系

不稳定原子核自发发射出α、β和γ射线的现象被称为放射性，在周期表中自原子序数84的钋（Po）及之后的元素均具有放射性。它们可分为“天然放射性”和“人工放射性”两种。

放射性元素亦称“放射元素”，是由放射性同位素所组成的元素。有天然放射性元素（如铀、钍等）和人工放射性元素（如锝、钷等）之分。自然界存在的放射性核素大多具有多代母子体衰变过程。它们经过多代子体衰变最后生成稳定的核素，这一过程中发生的一系列核反应被称为放射系（radioactive series）。自然界存在铀系、钍系和锕系三大天然放射系。核医学技术就是利用非天然同位素及核射线进行生物医学研究与疾病的诊断和治疗。

第二节　核反应和核化学方程式

核反应是指粒子（如中子、光子、π介子等）或原子核与原子核之间的相互作用引起的各种变化。核反应按其本质来说是质的变化，它和一般化学反应有所不同。化学反应只是原子或离子的重新排列组合，而原子核不变。因此，在化学反应里，一种原子不能变成另一种原子。核反应使一种原子转化为另一种原子，原子发生了质变。核反应通常分为四类：衰变、粒子轰击、裂变和聚变。

一、放射性衰变

放射性衰变（radioactive decay）是放射性核素自发放射出α粒子（即氦核）、或β粒子（即电子）或γ光子，而转变成另一种核素的现象。在这个过程中，原来的核素或者变为另一种核素，或者进入另一种能量状态。

1. α衰变　产生α粒子（$_{2}^{4}He$）。

$$_{84}^{210}Po \rightarrow _{82}^{206}Pb + _{2}^{4}He$$

可用通式表示为

$$_{Z}^{A}X \rightarrow _{Z-2}^{A-4}Y + \alpha$$

式中，箭头左侧为母核，右侧分别为子核和α粒子。

α衰变的位移定则：核电荷数减少2，子核在元素周期表中的位置左移2格。

2. β⁻衰变　产生β^-粒子（$_{-1}^{0}e$）。

$$_{6}^{14}C \rightarrow _{7}^{14}N + _{-1}^{0}e$$

可用通式表示为

$$_{Z}^{A}X \rightarrow Y + _{-1}^{0}e$$

β衰变的位移定则：子核在元素周期表中的位置右移1格。

3. β⁺衰变　产生β^+粒子（$_{1}^{0}e$）。

例如：

$$_{6}^{60m}C \rightarrow _{5}^{60}B + _{1}^{0}e$$

衰变时原子核中一个质子转变为中子，发射1个正电子（positron）和1个中微子（neutrino，υ），正电子是电子的反粒子，与电子有相同的质量。β^+衰变时母核和子核的质量数不变，但子核的核电荷数减少1个单位。

正电子衰变的核素均为人工放射性核素，在原子中，所释放出的正电子会与邻近物质的电子结合而互毁，在二者湮灭的同时，失去电子质量，转变成方向相反而能量相同的两个γ射线。

4. γ衰变　核从高能态向低能态跃迁放出γ光子的过程。

例如：

$$_{49}^{113m}In \rightarrow _{49}^{113}In + \gamma$$

可以写作：

$$X \rightarrow Y^m \rightarrow Y + \gamma$$

式中，X为母核，Y^m代表子核激发态，Y是子核基态。

二、核化学方程式

核化学方程式用于表示核变化过程。其书写方法有别于化学反应方程式。在方程式中必须明确指出其质子、中子及电子数和质量数。书写时还必须遵守的原则：①方程式两端的质量数之和相等；②方程式两端的质子数之和相等。

例 20-1　写出下列核化学反应方程式：

（1）$_{94}^{240}Pu$俘获一个中子后生成$_{94}^{241}Pu$。

（2）α粒子轰击$_{13}^{27}Al$产生$_{15}^{30}P$。

解：（1）$_{94}^{240}Pu + _{0}^{1}n \rightarrow _{94}^{241}Pu$

（2）$^{27}_{13}Al + ^{4}_{2}\alpha \rightarrow ^{30}_{15}P + ^{1}_{0}n$

例20-2　配平下列核化学反应方程式：

（1）$^{235}_{92}U + ^{1}_{0}n \rightarrow ^{93}_{37}Rb + ^{141}_{55}Cs + ?$

（2）$^{10}_{5}B + ^{1}_{0}n \rightarrow ^{7}_{3}Li + ?$

解：（1）$^{235}_{92}U + ^{1}_{0}n \rightarrow ^{93}_{37}Rb + ^{141}_{55}Cs + 2\,^{1}_{0}n$

（2）$^{10}_{5}B + ^{1}_{0}n \rightarrow ^{7}_{3}Li + ^{4}_{2}He$

三、半衰期和放射性活度

半衰期和放射性活度是反映放射性元素放射性的重要指标。半衰期（half-life）放射性核素的衰变速率用半衰期表示，符号$t_{1/2}$，即任意量的放射性核素衰减一半所需时间。衰变反应半衰期的一个重要特征是它不受外界温度、压力等因素的影响。通常，半衰期越短，其射线能量越大，造成的伤害越严重。放射性活度（radioactivity）指通过实验观察到的放射性物质的衰变速率。由于它表示出放射性放射源在单位时间内发生衰变的核数，因此也被表述为放射性强度。放射性活度的SI单位为Bq（贝可），1Bq相当于每秒发生1次衰变。

第三节　放射性核素示踪技术简介

一、示踪剂制备

在医学领域，将放射性核素作为示踪剂，已得到广泛的应用。通常将加入的同位素取代化合物称为示踪剂，而将同位素未变化合物称为被示踪物。

化学合成法是目前制备各种标记化合物最常用和最重要的方法。

1.^{14}C标记化合物的化学合成　以$^{14}CO_2$为原料的合成途径：

$$4\,^{14}CO_2 + 3LiAlH_4 \longrightarrow LiAl(O^{14}CH_3)_4 + 2LiAlO_2$$

$$LiAl(O^{14}CH_3)_4 + 4ROH \longrightarrow LiAl(OR)_4 + 4\,^{14}CH_3OH$$

再由$^{14}CH_3OH$通过简单的反应得到$^{14}CH_3OH$的衍生物$H^{14}CHO$、$^{14}CH_3Br$、$^{14}CH_3I$和$^{14}CH_3COOH$。进一步可合成^{14}C定位标记的氨基酸、生物碱、糖类化合物、维生素和抗菌素等。

2. ^{3}H标记化合物的化学合成　化学合成^{3}H标记化合物有2条主要途径：一种是用氚气（T_2）对适当的不饱和碳氢化合物进行催化还原。

$$RCH{=}CH_2 + T_2 \longrightarrow RCHTCH_2T$$

另一种是用氚气对欲标记化合物的卤代物进行催化卤氚置换。

$$RX + T_2 \longrightarrow RT + TX$$

二、正电子发射计算机断层成像

正电子发射计算机断层成像（PET-CT）。是将从回旋加速器得到的发射正电子的放射性核素^{11}C、^{13}N、^{15}O和^{18}F等，标记到能够参与人体组织血流或代谢过程底物或类似物上，如糖、氨基酸、脂肪、核酸、配基或抗体等，给受检者注射标记化合物后，让受检者在PET-CT的有效视野范围内进行显像。目前临床常用的PET-CT示踪剂为2-氟-2-脱氧-*D*-葡萄糖（^{18}F-FDG）。

带有正电子的放射性药物发射出的正电子在体内移动大约1mm后和负电子结合发生湮灭反应，正、负电子消失并同时产生两个能量相等，方向相反的γ光子，被PET探头内两个相对应的探测器分别探测，探测结果可以显示体内药物的分布状况，从而获得某一正常组织或病灶在某一时刻的血流灌注、糖/氨基酸/核酸/氧代谢或受体的分布及其活性状况等功能信息，揭示机体因各种内部或环境因素导致的体内生物活动的失常，并以解剖影像的形式及相应的生理参数显示。

第四节　核辐射和辐射防护

核辐射是原子核从一种结构或一种能量状态转变为另一种结构或另一种能量状态的过程中释放出来的微观粒子流式能量。以光速运动的微小粒子都能产生辐射。核辐射分为天然辐射和人工辐射两类。天然辐射包括宇宙射线、陆地辐射源和体内放射性物质。人工辐射源包括放射性诊断和放射性治疗辐射源如X线、放射性药物、放射性废物、核武器爆炸落下的灰尘及核反应堆和加速器产生的照射等。

（一）辐射损伤的基本生物学过程

DNA是构成细胞染色体的重要组成成分，是一切细胞的基本遗传物质，决定着遗传特性的基因就定位在双螺旋结构的DNA上。当机体受辐射时，射线以直接作用和间接作用两种方式作用于DNA，直接作用是电离辐射直接把能量传递给DNA分子使之电离激发而产生损伤。间接作用是电离辐射作用于DNA分子附近其他分子，产生自由基，自由基通过一定距离的迁移，作用于DNA分子而使之受到损伤。一般情况下，细胞可以将受损伤的DNA修复。但如果在修复的过程中出现错误，将会造成基因损伤，这种基因损伤的发生，可以造成细胞的死亡或致癌。

（二）辐射防护

生存环境中辐射无处不在，按照辐射作用于物质时所产生的效应不同，可将辐射分为致电离辐射与非致电离辐射两类。致电离辐射包括宇宙射线、X线和来自放射性物质的辐射。非致电离辐射包括紫外线、热辐射、无线电波和微波。两种辐射危害不同，其防护措施也有所区别。

电磁波是很常见的辐射，对人体的影响主要由功率（与场强有关）和频率决定。如果按照频率从低到高（波长从长到短）次序排列，电磁波可以分为：长波、中波、短波、超短波、微波、远红外线、红外线、可见光、紫外线、X线、γ射线和宇宙射线。以可见光为界，频率低于可见光的电磁波对人体产生的主要是热效应，均属于非致电离辐射。频率高于可见光的射线对人体主要产生化学效应，需加以防护。而X线、γ射线和宇宙射线频率高、能量大，属于致电离辐射。

人类接受的辐射有两个途径，分别是内照射和外照射。α、β、γ三种射线由于其性质不同，其穿透能力与电离能力也不同，它们对人体造成危害的方式不同。α射线是氦核，只要用一张纸就能挡住，α粒子进入人体内部会造成损伤，这就是内照射。γ射线主要从体外对人体造成损伤，这就是外照射；γ射线穿透力很强，能穿透人体和建筑物，危害距离远。β射线既造成内照射，又造成外照射，照射皮肤后烧伤明显。对于外照射的防护可以采用以下方式：尽量缩短受照射的时间，尽量增大与辐射源的距离，在人和辐射源之间加屏障。对于内照射的防护可以采用以下方式：防止放射性物质经呼吸道进入体内，防止放射性物质经口进入体内，建立内照射检测系统。

习　　题

1. 写出下列转变过程的核平衡方程式：

（1）$^{210}_{83}Bi$ 经 β 衰变变为 $^{210}_{84}Po$

（2）$^{232}_{90}Th$ 衰变成 $^{228}_{88}Ra$

（3）$^{84}_{39}Y$ 放出一个正电子变为 $^{84}_{38}Sr$

（4）$^{44}_{22}Ti$ 俘获一个电子变为 $^{44}_{21}Sc$

2. 什么是同位素、同质异能素、核素？

3. 放射性衰变的类型主要有哪几种？

（刘广达）

参考文献

程向晖. 2016. 医用基础化学. 北京：科学出版社.

胡琴，彭金咏. 2016. 分析化学（案例版）. 第2版. 北京：科学出版社.

胡琴. 2020. 基础化学. 第4版. 北京：高等教育出版社.

李雪华，陈朝军. 2018. 基础化学. 第9版. 北京：人民卫生出版社.

陆阳. 2020. 有机化学. 第9版. 北京：人民卫生出版社.

孟长功. 2018. 无机化学. 第6版. 北京：高等教育出版社.

唐玉海. 2020. 医用有机化学. 第4版. 北京：高等教育出版社.

王祥云，刘元方. 2007. 核化学与放射化学. 北京：北京大学出版社.

徐春祥. 2008. 医学化学. 第2版. 北京：高等教育出版社.

姚文兵. 2022. 生物化学. 第9版. 北京：人民卫生出版社.

张爱平，程向晖. 2017. 无机化学（案例版）. 第2版. 北京：科学出版社.

周春燕、药立波. 2018. 生物化学与分子生物学. 第9版. 北京：人民卫生出版社.

朱圣庚，徐长法. 2017. 生物化学. 第4版. 北京：高等教育出版社.

附　　录

附表1　水的离子积常数

温度（℃）	pK_w	温度（℃）	pK_w	温度（℃）	pK_w
0	14.947	30	13.833	70	12.799
10	14.534	40	13.535	80	12.598
20	14.165	50	13.262	90	12.417
25	13.995	60	13.020	100	12.252

附表2　常用酸碱在水中的解离常数

化合物	化学式	温度（℃）	分步	K_a（或 K_b）	pK_a（或 pK_b）
无机酸					
砷酸	H_3AsO_4	25	1	5.5×10^{-3}	2.26
			2	1.7×10^{-7}	6.76
			3	5.1×10^{-12}	11.29
亚砷酸	H_2AsO_3	25	—	5.1×10^{-10}	9.29
硼酸	H_3BO_3	20	1	5.4×10^{-10}	9.27
			2		>14
碳酸	H_2CO_3	25	1	4.5×10^{-7}	6.35
			2	4.7×10^{-11}	10.33
铬酸	H_2CrO_4	25	1	1.8×10^{-1}	0.74
			2	3.2×10^{-7}	6.49
氢氟酸	HF	25	—	6.3×10^{-4}	3.20
氢氰酸	HCN	25	—	6.2×10^{-10}	9.21
氢硫酸	H_2S	25	1	8.9×10^{-8}	7.05
			2	1.0×10^{-19}	19
过氧化氢	H_2O_2	25	—	2.4×10^{-12}	11.62
次溴酸	HBrO	25	—	2.0×10^{-9}	8.55
次氯酸	HClO	25	—	3.9×10^{-8}	7.40
次碘酸	HIO	25	—	3.0×10^{-11}	10.50
碘酸	HIO_3	25	—	1.6×10^{-1}	0.78
亚硝酸	HNO_2	25	—	5.6×10^{-4}	3.25
高碘酸	HIO_4	25	—	2.3×10^{-2}	1.64

续表

化合物	化学式	温度（℃）	分步	K_a（或 K_b）	pK_a（或 pK_b）
磷酸	H_3PO_4	25	1	6.9×10^{-3}	2.16
			2	6.1×10^{-8}	7.21
			3	4.8×10^{-13}	12.32
正硅酸	H_4SiO_4	30	1	1.2×10^{-10}	9.9
			2	1.6×10^{-12}	11.8
			3	1.0×10^{-12}	12
			4	1.0×10^{-12}	12
硫酸	H_2SO_4	25	2	1.0×10^{-2}	1.99
亚硫酸	H_2SO_3	25	1	1.4×10^{-2}	1.85
			2	6.0×10^{-8}	7.20
无机碱					
氨水	NH_3	25	—	1.8×10^{-10}	4.75
氢氧化钙	$Ca(OH)_2$	25	2	4.0×10^{-2}	1.4
氢氧化铝	$Al(OH)_3$	25	—	1.0×10^{-9}	9.0
氢氧化银	AgOH	25	—	1.0×10^{-2}	2.0
氢氧化锌	$Zn(OH)_2$	25	—	7.9×10^{-7}	6.10
有机酸					
甲酸	HCOOH	25	—	1.80×10^{-4}	3.75
乙酸	CH_3COOH	25	—	1.75×10^{-5}	4.76
丙酸	C_2H_5COOH	25	—	1.3×10^{-5}	4.87
一氯乙酸	$CH_2ClCOOH$	25	—	1.4×10^{-3}	2.85
草酸	$H_2C_2O_4$	25	1	5.6×10^{-2}	1.25
			2	1.5×10^{-4}	3.81
柠檬酸	$C_6H_8O_7$	25	1	7.4×10^{-4}	3.13
			2	1.7×10^{-5}	4.76
			3	4.0×10^{-7}	6.40
巴比妥酸	$C_4H_4N_2O_3$	25	1	9.8×10^{-5}	4.01
甲胺盐酸盐	$CH_3NH_2\cdot HCl$	25	1	2.2×10^{-11}	10.66
二甲胺盐酸盐	$(CH_3)_2NH\cdot HCl$	25	1	1.9×10^{-11}	10.73
乳酸	$C_3H_6O_3$	25	1	1.4×10^{-4}	3.86
乙胺盐酸盐	$C_2H_5NH_2\cdot HCl$	20	1	2.2×10^{-11}	10.66
苯甲酸	C_6H_5COOH	25	1	6.25×10^{-5}	4.204
苯酚	C_6H_5OH	25	1	1.0×10^{-10}	10.0
邻苯二甲酸	$C_6H_4(COOH)_2$	25	1	1.14×10^{-3}	2.943
			2	3.70×10^{-6}	5.432
Tris	$C_4H_{11}NO_3$	20	1	5.0×10^{-9}	8.30
氨基乙酸盐酸盐	$H_2NCH_2COOH\cdot 2HCl$	25	1	4.5×10^{-3}	2.35

附表3 一些难溶强电解质的溶度积常数(298.15K)

难溶强电解质	K_{sp}	难溶强电解质	K_{sp}	难溶强电解质	K_{sp}
AgAc	1.94×10^{-3}	$CdCO_3$	1.0×10^{-12}	$LiCO_3$	8.15×10^{-4}
AgBr	5.35×10^{-13}	CdF_2	6.44×10^{-3}	$MgCO_3$	6.82×10^{-6}
$AgBrO_3$	5.38×10^{-5}	$Cd(IO_3)_2$	2.5×10^{-8}	MgF_2	5.16×10^{-11}
AgCN	5.97×10^{-17}	CdS	8.0×10^{-27}	$Mg(OH)_2$	5.61×10^{-12}
AgCl	1.77×10^{-10}	$Cd_3(PO_4)_2$	2.53×10^{-33}	$Mg_3(PO_4)_2$	1.04×10^{-24}
AgI	8.52×10^{-17}	$Cd(OH)_2$	7.2×10^{-15}	$MnCO_3$	2.24×10^{-11}
$AgIO_3$	3.17×10^{-8}	$Co_3(PO_4)_2$	2.05×10^{-35}	$Mn(IO_3)_2$	4.37×10^{-7}
AgSCN	1.03×10^{-12}	CuBr	6.27×10^{-9}	$Mn(OH)_2$	2.06×10^{-13}
Ag_2CO_3	8.46×10^{-12}	CuC_2O_4	4.43×10^{-10}	MnS	2.5×10^{-13}
$Ag_2C_2O_4$	5.40×10^{-12}	CuCl	1.72×10^{-7}	$NiCO_3$	1.42×10^{-7}
Ag_2CrO_4	1.12×10^{-12}	CuI	1.27×10^{-12}	$Ni(IO_3)_2$	4.71×10^{-5}
Ag_2S	6.3×10^{-50}	CuS	6.3×10^{-36}	$Ni(OH)_2$	5.48×10^{-16}
Ag_2SO_3	1.50×10^{-14}	CuSCN	1.77×10^{-13}	α-NiS	3.2×10^{-19}
Ag_2SO_4	1.20×10^{-5}	Cu_2S	2.5×10^{-48}	$Ni_3(PO_4)_2$	4.74×10^{-32}
Ag_3AsO_4	1.03×10^{-22}	$Cu_3(PO_4)_2$	1.40×10^{-37}	$PbCO_3$	7.40×10^{-14}
Ag_3PO_4	8.89×10^{-17}	$FeCO_3$	3.13×10^{-11}	$PbCl_2$	1.70×10^{-5}
$Al(OH)_3$	1.1×10^{-33}	FeF_2	2.36×10^{-6}	PbF_2	3.3×10^{-8}
$AlPO_4$	9.84×10^{-21}	$Fe(OH)_2$	4.87×10^{-17}	PbI_2	9.8×10^{-9}
$BaCO_3$	2.58×10^{-9}	$Fe(OH)_3$	2.79×10^{-39}	$PbSO_4$	2.53×10^{-8}
$BaCrO_4$	1.17×10^{-10}	FeS	6.3×10^{-18}	PbS	8.0×10^{-28}
BaF_2	1.84×10^{-7}	HgI_2	2.9×10^{-29}	$Pb(OH)_2$	1.43×10^{-20}
$Ba(IO_3)_2$	4.01×10^{-9}	HgS	4.0×10^{-53}	$Sn(OH)_2$	5.45×10^{-27}
$BaSO_4$	1.08×10^{-10}	Hg_2Br_2	6.40×10^{-23}	SnS	1.0×10^{-25}
$BiAsO_4$	4.43×10^{-10}	Hg_2CO_3	3.6×10^{-17}	$SrCO_3$	5.60×10^{-10}
CaC_2O_4	2.32×10^{-9}	$Hg_2C_2O_4$	1.75×10^{-13}	SrF_2	4.33×10^{-9}
$CaCO_3$	3.36×10^{-9}	Hg_2Cl_2	1.43×10^{-18}	$Sr(IO_3)_2$	1.14×10^{-7}
CaF_2	3.45×10^{-11}	Hg_2F_2	3.10×10^{-6}	$SrSO_4$	3.44×10^{-7}
$Ca(IO_3)_2$	6.47×10^{-6}	Hg_2I_2	5.2×10^{-29}	$ZnCO_3$	1.46×10^{-10}
$Ca(OH)_2$	5.02×10^{-6}	Hg_2SO_4	6.5×10^{-7}	ZnF_2	3.04×10^{-2}
$CaSO_4$	4.93×10^{-5}	$KClO_4$	1.05×10^{-2}	$Zn(OH)_2$	3.0×10^{-17}
$Ca_3(PO_4)_2$	2.07×10^{-33}	$K_2[PtCl_6]$	7.48×10^{-6}	α-ZnS	1.6×10^{-24}

附表4 一些还原半反应的标准电极电位$\varphi^\ominus$(298.15K)

半反应	$\varphi^\ominus$(V)	半反应	$\varphi^\ominus$(V)
$Sr^+ + e^- \rightleftharpoons Sr$	-4.10	$Sn^{4+} + 2e^- \rightleftharpoons Sn^{2+}$	0.151
$Li^+ + e^- \rightleftharpoons Li$	-3.0401	$Cu^{2+} + e^- \rightleftharpoons Cu^+$	0.153
$Ca(OH)_2 + 2e^- \rightleftharpoons Ca + 2OH^-$	-3.02	$Fe_2O_3 + 4H^+ + 2e^- \rightleftharpoons 2FeOH^+ + H_2O$	0.16
$K^+ + e^- \rightleftharpoons K$	-2.931	$SO_4^{2-} + 4H^+ + 2e^- \rightleftharpoons H_2SO_3 + H_2O$	0.172

续表

半反应	$\varphi^{\ominus}$(V)	半反应	$\varphi^{\ominus}$(V)
$Ba^{2+}+2e^- \rightleftharpoons Ba$	−2.912	$AgCl+e^- \rightleftharpoons Ag+Cl^-$	0.22233
$Ca^{2+}+2e^- \rightleftharpoons Ca$	−2.868	$As_2O_3+6H^++6e^- \rightleftharpoons 2As+3H_2O$	0.234
$Na^++e^- \rightleftharpoons Na$	−2.71	$HAsO_2+3H^++3e^- \rightleftharpoons As+2H_2O$	0.248
$Mg^{2+}+2e^- \rightleftharpoons Mg$	−2.372	$Hg_2Cl_2+2e^- \rightleftharpoons 2Hg+2Cl^-$	0.26808
$Mg(OH)_2+2e^- \rightleftharpoons Mg+2OH^-$	−2.690	$Cu^{2+}+2e^- \rightleftharpoons Cu$	0.3419
$Al(OH)_3+3e^- \rightleftharpoons Al+3OH^-$	−2.31	$Ag_2O+H_2O+2e^- \rightleftharpoons 2Ag+2OH^-$	0.342
$Be^{2+}+2e^- \rightleftharpoons Be$	−1.847	$[Fe(CN)_6]^{3-}+e^- \rightleftharpoons [Fe(CN)_6]^{4-}$	0.358
$Al^{3+}+3e^- \rightleftharpoons Al$	−1.662	$[Ag(NH_3)_2]^++e^- \rightleftharpoons Ag+2NH_3$	0.373
$Mn(OH)_2+2e^- \rightleftharpoons Mn+2OH$	−1.56	$O_2+2H_2O+4e^- \rightleftharpoons 4OH^-$	0.401
$ZnO+H_2O+2e^- \rightleftharpoons Zn+2OH$	−1.260	$H_2SO_3+4H^++4e^- \rightleftharpoons S+3H_2O$	0.449
$H_2BO_3^-+5H_2O+8e^- \rightleftharpoons BH_4^-+8OH^-$	−1.24	$IO^-+H_2O+2e^- \rightleftharpoons I^-+2OH^-$	0.485
$Mn^{2+}+2e^- \rightleftharpoons Mn$	−1.185	$Cu^++e^- \rightleftharpoons Cu$	0.521
$2SO_3^{2-}+2H_2O+2e^- \rightleftharpoons S_2O_4^{2-}+4OH^-$	−1.12	$I_2+2e^- \rightleftharpoons 2I^-$	0.5355
$PO_4^{3-}+2H_2O+2e^- \rightleftharpoons HPO_3^{2-}+3OH^-$	−1.05	$I_3^-+2e^- \rightleftharpoons 3I^-$	0.536
$SO_4^{2-}+H_2O+2e^- \rightleftharpoons SO_3^{2-}+2OH^-$	−0.9	$AgBrO_3+e^- \rightleftharpoons Ag+BrO_3^-$	0.546
$2H_2O+2e^- \rightleftharpoons H_2+2OH^-$	−0.8277	$MnO_4^-+e^- \rightleftharpoons MnO_4^{2-}$	0.558
$Zn^{2+}+2e^- \rightleftharpoons Zn$	−0.7618	$H_3AsO_4+2H^++2e^- \rightleftharpoons HAsO_2+2H_2O$	0.560
$Cr^{3+}+3e^- \rightleftharpoons Cr$	−0.744	$MnO_4^-+2H_2O+3e^- \rightleftharpoons MnO_2+4OH^-$	0.595
$AsO_4^{3-}+2H_2O+2e^- \rightleftharpoons AsO_2^-+4OH^-$	−0.71	$Hg_2SO_4+2e^- \rightleftharpoons 2Hg+SO_4^{2-}$	0.6125
$AsO_2^-+2H_2O+3e^- \rightleftharpoons As+4OH^-$	−0.68	$O_2+2H^++2e^- \rightleftharpoons H_2O_2$	0.695
$SbO_2^-+2H_2O+3e^- \rightleftharpoons Sb+4OH^-$	−0.66	$[PtCl_4]^{2-}+2e^- \rightleftharpoons Pt+4Cl^-$	0.755
$SbO_3^-+H_2O+2e^- \rightleftharpoons SbO_2^-+2OH^-$	−0.59	$BrO^-+H_2O+2e^- \rightleftharpoons Br^-+2OH^-$	0.761
$Fe(OH)_3+e^- \rightleftharpoons Fe(OH)_2+OH^-$	−0.56	$Fe^{3+}+e^- \rightleftharpoons Fe^{2+}$	0.771
$2CO_2+2H^++2e^- \rightleftharpoons H_2C_2O_4$	−0.49	$Hg^{2+}+2e^- \rightleftharpoons 2Hg$	0.7973
$B(OH)_3+7H^++8e^- \rightleftharpoons BH_4^-+3H_2O$	−0.481	$Ag^++e^- \rightleftharpoons Ag$	0.7996
$S+2e^- \rightleftharpoons S^{2-}$	−0.47627	$ClO^-+H_2O+2e^- \rightleftharpoons Cl^-+2OH^-$	0.81
$Fe^{2+}+2e^- \rightleftharpoons Fe$	−0.447	$Hg^{2+}+2e^- \rightleftharpoons Hg$	0.851
$Cr^{3+}+e^- \rightleftharpoons Cr^{2+}$	−0.407	$2Hg^{2+}+2e^- \rightleftharpoons Hg_2^{2+}$	0.920
$Cd^{2+}+2e^- \rightleftharpoons Cd$	−0.4030	$NO_3^-+3H^++2e^- \rightleftharpoons HNO_2+H_2O$	0.934
$PbSO_4+2e^- \rightleftharpoons Pb+SO_4^{2-}$	−0.3588	$Pd^{2+}+2e^- \rightleftharpoons Pd$	0.951
$Tl^++e^- \rightleftharpoons Tl$	−0.336	$Br_2(l)+2e^- \rightleftharpoons 2Br^-$	1.066
$[Ag(CN)_2]^-+e^- \rightleftharpoons Ag+2CN^-$	−0.31	$Br_2(aq)+2e^- \rightleftharpoons 2Br^-$	1.0873
$Co^{2+}+2e^- \rightleftharpoons Co$	−0.28	$2IO_3^-+12H^++10e^- \rightleftharpoons I_2+6H_2O$	1.195
$H_3PO_4+2H^++2e^- \rightleftharpoons H_3PO_3+H_2O$	−0.276	$ClO_3^-+3H^++2e^- \rightleftharpoons HClO_2+H_2O$	1.214
$PbCl_2+2e^- \rightleftharpoons Pb+2Cl^-$	−0.2675	$MnO_2+4H^++2e^- \rightleftharpoons Mn^{2+}+2H_2O$	1.224
$Ni^{2+}+2e^- \rightleftharpoons Ni$	−0.257	$O_2+4H^++4e^- \rightleftharpoons 2H_2O$	1.229
$V^{3+}+e^- \rightleftharpoons V^{2+}$	−0.255	$CdSO_4+2e^- \rightleftharpoons Cd+SO_4^{2-}$	−0.246

续表

半反应	$\varphi^{\ominus}$(V)	半反应	$\varphi^{\ominus}$(V)
$Cu(OH)_2+2e^- \rightleftharpoons Cu+2OH^-$	−0.222	$Cr_2O_7^{2-}+14H^++6e^- \rightleftharpoons 2Cr^{3+}+7H_2O$	1.36
$CO_2+2H^+ +2e^- \rightleftharpoons HCOOH$	−0.199	$Tl^{3+}+2e^- \rightleftharpoons Tl^+$	1.252
$AgI+ e^- \rightleftharpoons Ag+I^-$	−0.15224	$2HNO_2+4H^++4e^- \rightleftharpoons N_2O+3H_2O$	1.297
$O_2+2H_2O+2e^- \rightleftharpoons H_2O_2+2OH^-$	−0.146	$HBrO+H^++2e^- \rightleftharpoons Br^-+H_2O$	1.331
$Sn^{2+}+2e^- \rightleftharpoons Sn$	−0.1375	$HCrO_4^-+7H^++3e^- \rightleftharpoons Cr^{3+}+4H_2O$	1.350
$CrO_4^{2-}+4H_2O+3e^- \rightleftharpoons Cr(OH)_3+5OH^-$	−0.13	$Cl_2\,(g)+2e^- \rightleftharpoons 2Cl^-$	1.358
$Pb^{2+}+2e^- \rightleftharpoons Pb$	−0.1262	$ClO_4^-+8H^++8e^- \rightleftharpoons Cl^-+4H_2O$	1.389
$O_2+H_2O+2e^- \rightleftharpoons HO_2^-+OH^-$	−0.076	$HClO+H^++2e^- \rightleftharpoons Cl^-+H_2O$	1.482
$Fe^{3+}+3e^- \rightleftharpoons Fe$	−0.037	$MnO_4^-+8H^++5e^- \rightleftharpoons Mn^{2+}+4H_2O$	1.507
$Ag_2S+2H^++2e^- \rightleftharpoons 2Ag+H_2S$	−0.0366	$MnO_4^-+4H^++3e^- \rightleftharpoons MnO_2+2H_2O$	1.679
$2H^++2e^- \rightleftharpoons H_2$	0.00000	$Au^++e^- \rightleftharpoons Au$	1.692
$Pd(OH)_2+2e^- \rightleftharpoons Pd+2OH^-$	0.07	$Ce^{4+}+e^- \rightleftharpoons Ce^{3+}$	1.72
$AgBr+ e^- \rightleftharpoons Ag+Br^-$	0.07133	$H_2O_2+2H^++2e^- \rightleftharpoons 2H_2O$	1.776
$S_4O_6^{2-}+2e^- \rightleftharpoons 2S_2O_3^{2-}$	0.08	$Co^{3+}+e^- \rightleftharpoons Co^{2+}$	1.92
$[Co(NH_3)_6]^{3+}+ e^- \rightleftharpoons [Co(NH_3)_6]^{2+}$	0.108	$S_2O_8^{2-} + 2e^- \rightleftharpoons 2SO_4^{2-}$	2.010
$S+2H^++2e^- \rightleftharpoons H_2S(aq)$	0.142	$F_2+2e^- \rightleftharpoons 2F^-$	2.866

附表 5　常见配离子的稳定常数(293～298K)

配离子	K_s	配离子	K_s	配离子	K_s
$[Au(CN)_2]^-$	2.0×10^{38}	$[Cu(CN)_2]^-$	1.0×10^{24}	$[Hg(EDTA)]^{2-}$	6.3×10^{21}
$[Ag(CN)_2]^-$	1.3×10^{21}	$[Cu(CN)_4]^{2-}$	2.0×10^{27}	$[HgI_4]^{2-}$	6.8×10^{29}
$[Ag(NH_3)_2]^+$	1.1×10^{7}	$[Cu(NH_3)_2]^+$	7.3×10^{10}	$[Hg(NH_3)_4]^{2+}$	1.9×10^{19}
$[Ag(SCN)_2]^-$	3.7×10^{7}	$[Cu(NH_3)_4]^{2+}$	2.1×10^{13}	$[Mg(EDTA)]^{2-}$	4.4×10^{8}
$[Ag(SCN)_4]^{3-}$	1.2×10^{10}	$[Cu(OH)_4]^{2-}$	3.2×10^{18}	$[Ni(CN)_4]^{2-}$	2.0×10^{31}
$[Au(CN)_2]^-$	2.0×10^{38}	$[Cu(S_2O_3)_3]^{5-}$	6.9×10^{13}	$[Ni(NH_3)_4]^{2+}$	9.1×10^{7}
$[Al(C_2O_4)_3]^{3-}$	2.0×10^{16}	$[Fe(CN)_6]^{4-}$	1.0×10^{35}	$[Ni(NH_3)_6]^{2+}$	5.5×10^{8}
$[AlF_6]^{3-}$	6.9×10^{19}	$[Fe(CN)_6]^{3-}$	1.0×10^{42}	$[Pb(CH_3COO)_4]^{2-}$	3.2×10^{8}
$[Ca(EDTA)]^{2-}$	1.0×10^{11}	$[Fe(C_2O_4)_3]^{4-}$	1.7×10^{5}	$[Pb(CN)_4]^{2-}$	1.0×10^{11}
$[Cd(CN)_4]^{2-}$	6.0×10^{18}	$[Fe(C_2O_4)_3]^{3-}$	1.6×10^{20}	$[Pb(EDTA)]^{2-}$	2.0×10^{18}
$[CdCl_4]^{2-}$	6.3×10^{2}	$[Fe(EDTA)]^{2-}$	2.1×10^{14}	$[Pb(OH)_3]^-$	3.8×10^{14}
$[Cd(NH_3)_4]^{2+}$	1.3×10^{7}	$[Fe(EDTA)]^-$	1.7×10^{24}	$[Zn(CN)_4]^{2-}$	5.0×10^{16}
$[Cd(SCN)_4]^{2-}$	4.0×10^{3}	$[Fe(SCN)_3]$	2.0×10^{3}	$[Zn(C_2O_4)_2]^{2-}$	4.0×10^{7}
$[Co(NH_3)_6]^{2+}$	1.3×10^{5}	$[FeF_3]$	1.2×10^{12}	$[Zn(EDTA)]^{2-}$	2.5×10^{16}
$[Co(NH_3)_6]^{3+}$	1.4×10^{35}	$[HgCl_4]^{2-}$	1.2×10^{15}	$[Zn(OH)_4]^{2-}$	4.6×10^{17}
$[Co(SCN)_4]^{2-}$	1.0×10^{3}	$[Hg(CN)_4]^{2-}$	2.5×10^{41}	$[Zn(NH_3)_4]^{2+}$	2.9×10^{9}